全国普通高等医学院校药学类专业"十三五"规划教材

药事管理学

（供药学类专业用）

U0352810

主　审　杨世民

主　编　田　侃　吕雄文

副主编　俞双燕　唐楚生　童荣生　李　璠

编　者（以姓氏笔画为序）

王　韵（中国医科大学）　　　　王一硕（河南中医药大学）

王玉琨（第四军医大学）　　　　王国俊（四川医科大学附属第一医院）

木巴拉克·伊明江（新疆医科大学）　田　侃（南京中医药大学）

吕雄文（安徽医科大学）　　　　华　东（南京中医药大学）

李　璠（昆明医科大学）·　　　　孟祥丽（牡丹江医学院附属红旗医院）

俞双燕（江西中医药大学）　　　聂久胜（安徽中医药大学）

唐楚生（广东药科大学）　　　　童荣生（四川省人民医院）

解雪峰（安徽医科大学）

中国健康传媒集团

中国医药科技出版社

内容提要

本教材共分为 15 章,内容涉及药事立法与药品管理法、药品监督管理、国家药物政策与管理制度、药师与药事伦理、药品注册管理、药品生产管理、药品流通管理、医疗机构药事管理、特殊管理药品的管理、药品标识物与药品广告管理、中药管理、药品上市后监督管理、药品知识产权、药物经济学等主要内容。各章均设置有"学习导引""案例解析""知识链接""知识拓展""课堂互动""思考题"等模块,这也是本教材的最大特色。同时,为丰富教学资源,增强教学互动,更好地满足教学需要,本教材免费配套在线学习平台(含电子教材、教学课件、图片、视频和习题集),欢迎广大师生使用。

本教材主要供全国高等医药院校药学、中药学及管理类各专业本科学生使用,也适用于各级各类药学专业人员的学习参考和培训。

图书在版编目(CIP)数据

药事管理学/田侃,吕雄文主编. —北京:中国医药科技出版社,2016.1

全国普通高等医学院校药学类专业"十三五"规划教材

ISBN 978 - 7 - 5067 - 7884 - 8

Ⅰ. ①药… Ⅱ. ①田… ②吕… Ⅲ. ①药政管理—管理学—医学院校—教材

Ⅳ. ①R95

中国版本图书馆 CIP 数据核字(2016)第 014047 号

美术编辑　陈君杞
版式设计　郭小平

出版　**中国健康传媒集团** | 中国医药科技出版社
地址　北京市海淀区文慧园北路甲 22 号
邮编　100082
电话　发行:010 - 62227427　邮购:010 - 62236938
网址　www.cmstp.com
规格　787×1092mm $^1/_{16}$
印张　21 $^3/_4$
字数　497 千字
版次　2016 年 1 月第 1 版
印次　2019 年 12 月第 4 次印刷
印刷　三河市双峰印刷装订有限公司
经销　全国各地新华书店
书号　ISBN 978 - 7 - 5067 - 7884 - 8
定价　**45.00 元**

获取新书信息、投稿、为图书纠错,请扫码联系我们。

全国普通高等医学院校药学类专业"十三五"规划教材
出 版 说 明

全国普通高等医学院校药学类专业"十三五"规划教材，是在深入贯彻教育部有关教育教学改革和我国医药卫生体制改革新精神，进一步落实《国家中长期教育改革和发展规划纲要》（2010－2020 年）的形势下，结合教育部的专业培养目标和全国医学院校培养应用型、创新型药学专门人才的教学实际，在教育部、国家卫生和计划生育委员会、国家食品药品监督管理总局的支持下，由中国医药科技出版社组织全国近 100 所高等医学院校约 400 位具有丰富教学经验和较高学术水平的专家教授悉心编撰而成。本套教材的编写，注重理论知识与实践应用相结合、药学与医学知识相结合，强化培养学生的实践能力和创新能力，满足行业发展的需要。

本套教材主要特点如下：

1. 强化理论与实践相结合，满足培养应用型人才需求

针对培养医药卫生行业应用型药学人才的需求，本套教材克服以往教材重理论轻实践、重化工轻医学的不足，在介绍理论知识的同时，注重引入与药品生产、质检、使用、流通等相关的"实例分析/案例解析"内容，以培养学生理论联系实际的应用能力和分析问题、解决问题的能力，并做到理论知识深入浅出、难度适宜。

2. 切合医学院校教学实际，突显教材内容的针对性和适应性

本套教材的编者分别来自全国近 100 所高等医学院校教学、科研、医疗一线实践经验丰富、学术水平较高的专家教授，在编写教材过程中，编者们始终坚持从全国各医学院校药学教学和人才培养需求以及药学专业就业岗位的实际要求出发，从而保证教材内容具有较强的针对性、适应性和权威性。

3. 紧跟学科发展、适应行业规范要求，具有先进性和行业特色

教材内容既紧跟学科发展，及时吸收新知识，又体现国家药品标准［《中国药典》（2015年版）］、药品管理相关法律法规及行业规范和 2015 年版《国家执业药师资格考试》（《大纲》、《指南》）的要求，同时做到专业课程教材内容与就业岗位的知识和能力要求相对接，满足药学教育教学适应医药卫生事业发展要求。

4. 创新编写模式，提升学习能力

在遵循"三基、五性、三特定"教材建设规律的基础上，在必设"实例分析/案例解析"

模块的同时，还引入"学习导引""知识链接""知识拓展""练习题"（"思考题"）等编写模块，以增强教材内容的指导性、可读性和趣味性，培养学生学习的自觉性和主动性，提升学生学习能力。

5. 搭建在线学习平台，丰富教学资源、促进信息化教学

本套教材在编写出版纸质教材的同时，均免费为师生搭建与纸质教材相配套的"医药大学堂"在线学习平台（含数字教材、教学课件、图片、视频、动画及练习题等），使教学资源更加丰富和多样化、立体化，更好地满足在线教学信息发布、师生答疑互动及学生在线测试等教学需求，提升教学管理水平，促进学生自主学习，为提高教育教学水平和质量提供支撑。

本套教材共计29门理论课程的主干教材和9门配套的实验指导教材，将于2016年1月由中国医药科技出版社出版发行。主要供全国普通高等医学院校药学类专业教学使用，也可供医药行业从业人员学习参考。

编写出版本套高质量的教材，得到了全国知名药学专家的精心指导，以及各有关院校领导和编者的大力支持，在此一并表示衷心感谢。希望本套教材的出版，将会受到广大师生的欢迎，对促进我国普通高等医学院校药学类专业教育教学改革和药学类专业人才培养作出积极贡献。希望广大师生在教学中积极使用本套教材，并提出宝贵意见，以便修订完善，共同打造精品教材。

中国医药科技出版社
2016年1月

全国普通高等医学院校药学类专业"十三五"规划教材
书　　目

序号	教材名称	主编	ISBN
1	高等数学	艾国平　李宗学	978－7－5067－7894－7
2	物理学	章新友　白翠珍	978－7－5067－7902－9
3	物理化学	高　静　马丽英	978－7－5067－7903－6
4	无机化学	刘　君　张爱平	978－7－5067－7904－3
5	分析化学	高金波　吴　红	978－7－5067－7905－0
6	仪器分析	吕玉光	978－7－5067－7890－9
7	有机化学	赵正保　项光亚	978－7－5067－7906－7
8	人体解剖生理学	李富德　梅仁彪	978－7－5067－7895－4
9	微生物学与免疫学	张雄鹰	978－7－5067－7897－8
10	临床医学概论	高明奇　尹忠诚	978－7－5067－7898－5
11	生物化学	杨　红　郑晓珂	978－7－5067－7899－2
12	药理学	魏敏杰　周　红	978－7－5067－7900－5
13	临床药物治疗学	曹　霞　陈美娟	978－7－5067－7901－2
14	临床药理学	印晓星　张庆柱	978－7－5067－7889－3
15	药物毒理学	宋丽华	978－7－5067－7891－6
16	天然药物化学	阮汉利　张　宇	978－7－5067－7908－1
17	药物化学	孟繁浩　李柱来	978－7－5067－7907－4
18	药物分析	张振秋　马　宁	978－7－5067－7896－1
19	药用植物学	董诚明　王丽红	978－7－5067－7860－2
20	生药学	张东方　税丕先	978－7－5067－7861－9
21	药剂学	孟胜男　胡容峰	978－7－5067－7881－7
22	生物药剂学与药物动力学	张淑秋　王建新	978－7－5067－7882－4
23	药物制剂设备	王　沛	978－7－5067－7893－0
24	中医药学概要	周　晔　张金莲	978－7－5067－7883－1
25	药事管理学	田　侃　吕雄文	978－7－5067－7884－8
26	药物设计学	姜凤超	978－7－5067－7885－5
27	生物技术制药	冯美卿	978－7－5067－7886－2
28	波谱解析技术的应用	冯卫生	978－7－5067－7887－9
29	药学服务实务	许杜娟	978－7－5067－7888－6

注：29门主干教材均配套有中国医药科技出版社"医药大学堂"在线学习平台。

全国普通高等医学院校药学类专业"十三五"规划教材
配套教材书目

序号	教材名称	主编	ISBN
1	物理化学实验指导	高 静 马丽英	978 – 7 – 5067 – 8006 – 3
2	分析化学实验指导	高金波 吴 红	978 – 7 – 5067 – 7933 – 3
3	生物化学实验指导	杨 红	978 – 7 – 5067 – 7929 – 6
4	药理学实验指导	周 红 魏敏杰	978 – 7 – 5067 – 7931 – 9
5	药物化学实验指导	李柱来 孟繁浩	978 – 7 – 5067 – 7928 – 9
6	药物分析实验指导	张振秋 马 宁	978 – 7 – 5067 – 7927 – 2
7	仪器分析实验指导	余邦良	978 – 7 – 5067 – 7932 – 6
8	生药学实验指导	张东方 税丕先	978 – 7 – 5067 – 7930 – 2
9	药剂学实验指导	孟胜男 胡容峰	978 – 7 – 5067 – 7934 – 0

前言
PREFACE

药事管理学或社会与管理药学作为一门边缘学科在我国的发展仅有 30 年的历史。它是由药学与社会学、法学、经济学、心理学和管理学等诸多学科相互交叉、渗透而形成的一门专门研究药学事业科学管理活动客观规律、基本方法和实践效果的综合性应用性的学科，是现代化药学学科的分支，对药学实践具有重要指导意义。它与药学学科的其他分支学科如药理学、药物化学、临床药学、药剂学等具有同等重要的地位，学科宗旨都是为了促进国家医药卫生事业的发展。1987 年原国家教委将药事管理学确定为我国药学类专业主干课程，经历了多年的快速成长，药事管理研究内容得到不断充实，学科体系更加完整，专业人才数量与日剧增。拓展后的"药事管理与法规"也成为中国执业药师资格考试的必考科目之一。药事管理不仅为我国药学事业健康发展保驾护航，也日益成为药学专业人才在学习和工作中不可或缺的专业技能。

本教材作为全国普通高等医学院校药学类专业"十三五"规划教材之一，编写中坚持了中国医药科技出版社"精益求精"的指导思想，有效吸收了已出版同类教材的优点，并依据实践经验和药品监管当中需要重视的问题设计教材内容，同时结合我国执业药师资格考试"药事管理与法规"考试大纲的要求，增加药物经济学评价、药品上市后监管等内容，保证了教育教学适应医药卫生事业发展要求，做到理论与实践并重、新颖与继承并重。

本教材各章均设置有"学习导引""案例解析""知识链接""知识拓展""课堂互动""思考题"等模块，这也是本书的最大特色。本教材共分为 15 章，内容涉及药事立法与药品管理法，药品监督管理，国家药物政策与管理制度，药师与药事伦理，药品注册管理，药品生产管理，药品流通管理，医疗机构药事管理，特殊管理药品的管理，药包材、药品标识物与广告管理，中药管理，药品上市后监督管理，药品知识产权，药物经济学等主要内容。

本教材主要供我国高等医药院校药学、中药学及管理类各专业本科学生使用，也适用于各级各类药学专业人员的学习参考和培训。

全书终稿由田侃、吕雄文、华东三位老师审定，南京中医药大学研究生臧运森、余同笑、马震、刘亚敏、俞江婷做了大量辅助性的工作，在此一并表示感谢。

由于编者水平所限，疏漏在所难免，敬请使用本书的教师、学生和广大读者提出宝贵意见，以便修改完善。

编者
2015 年 10 月

目 录
CONTENTS

第一章 绪 论

学习导引

知识要求

1. **掌握** 药事管理的概念、特点、主要内容和研究方法。
2. **熟悉** 与药事相关的法律、法规。
3. **了解** 药事管理学的发展历程及药事管理法律体系。

能力要求

1. 熟练掌握药事管理的概念、特点、主要内容,学会用合适的方法来研究药事管理中的问题。
2. 学会应用药事法规的法的层级理论,熟悉药事管理中的相关问题应选择适用的法律法规,强化自身的法治意识。

第一节 药事管理的概念

药事管理是医药卫生活动中的重要组成部分,有着悠久的历史和丰富的内涵。药事管理学是我国高等药学教育中的一门重要课程,是药学学科中的重要二级学科,是药学与社会科学交叉融合形成的特点鲜明的新型学科。

一、药事管理的概念与特点

(一) 药事管理的概念

药事是具有悠久历史的一个专业用词。据史书《册府元龟》记载:"北齐门下省尚药局,有典御药二人,侍御药二人,尚药监四人,总御药之事。"北周设"主药"六人,主管药物事宜,反映出古代的药事活动已有相应的分工。

药事管理就是运用管理学的基本原理和研究方法对药事进行研究,总结其运行和发展规律,并用来指导药学行为的各种管理活动。《中华人民共和国药品管理法》(以下简称为《药品管理法》)中有关于适用范围、管理对象及内容的规定,"药事"一般是指与药品研制、生产、经营、使用和监督管理等所有与涉药活动有关的事项。

药事管理有狭义和广义之分。狭义的药事管理又称药政管理或药品管理，是国家对药品及药事的监督管理，以保证药品质量，保障人体用药安全，维护人民身体健康和用药的合法权益。广义的药事管理泛指所有与涉药有关的管理活动。本书以《药品管理法》为核心，主要涉及广义药事管理的内容。

（二）药事管理的特点

药事管理是药学科学的分支学科，是药学与社会学、法学、经济学、管理学及行为科学相互交叉、渗透形成的边缘学科。它是药学科学与药学实践的重要组成部分，与传统的药学分支（药剂学、药物化学、药理学、临床药学）不同，药事管理具有很强的社会科学特点。

1. 专业性 药事管理的对象主要是药品及药学专业技术人员。药事管理需要掌握药学和社会学基础理论、专业知识和基本方法，同时运用管理学、法学、经济学原理与方法研究药学事业各部分的活动。

2. 合法性 药事管理必须按照国家法律、法规进行，国家卫生计生行政部门和食品药品监督管理部门代表国家依法对药事活动进行管理；药事管理必须讲求法律依据，依照政策执行，做到科学严谨、公平、公正。

3. 实践性 药事管理实践性非常强，药事管理的理论、管理方法、法律法规及标准都是在药品生产、经营、使用、管理的实践基础上总结形成的，同时用来指导实践工作，并在药学实践中不断推动药事管理的发展和完善。

4. 综合性 药事管理是一个完整的系统，涉及药学的各个方面。管理者必须综合运用药学、法学、管理学、经济学、伦理学、社会学等多种学科的知识与方法，才能对药学事业进行科学有效的管理。

二、药事管理的目的及主要研究内容

（一）药事管理的目的

药事管理的目的是保证药品质量，保障人体用药安全，维护人民健康和用药的合法权益。药事管理可以分为微观药事管理和宏观药事管理。微观药事管理是指对药事各个部门内部管理，包括药品研发、药品生产、药品经营、药品使用、药学服务、药品广告等方面；宏观药事管理是指国家对药事的管理，包括药品监督管理、基本药物管理、药品储备管理、药品价格管理、医疗保险用药管理等。

（二）药事管理的研究内容

1. 药事管理体制 运用社会科学的理论，通过设计、分析、比较等方法，研究药事工作的运行方式、管理制度和管理方法，建立药事组织机构设置，优化职能配置，完善运行机制，减少行业、部门之间的重叠，有效提高药事管理水平。

2. 药事监督管理 由于药品的特殊性和作用的复杂性，需要国家对药品进行检验和监督以保障药品质量。药品、药师、药事组织作为药事客体都需要进行监督和管理。药师作为药事活动中最活跃的因素，在药事管理中起着纽带的作用，如果缺乏对药师的管理，合理用药难以保证；药事组织在药事管理中的角色越来越突出，如果缺乏对药事组织的监督和管理，容易出现寻租行为，影响正常的药品市场秩序。

知识链接

药事组织简介

药事组织是指为了实现药学的社会任务和目标，经由人为的分工形成的各种形式的药事组织机构的总称，是人们以特定形式的结构关系而共同工作的系统。

药事组织主要分为五种类型。

1. 药品生产、经营组织　"药品生产企业"（即药厂、制药公司）和"药品经营企业"（即药品批发或零售企业、药店）。

2. 事业性药房组织　是医疗机构内药剂科或药学部。是以服务患者为中心，以临床药学为基础，促进临床科学、合理用药的药学技术服务和相关的药品管理工作的药学部门。

3. 药学教育和科研组织　药学教育组织的主要功能是教育，为维持和发展药学事业培养药师、药学家、药学工程师、药学企业家和药事管理的专门技术人才。药学科研组织的主要功能是研究开发新药、改进现有药品，以及围绕药品和药学的发展进行基础研究，提高创新能力，发展药学事业。

4. 药品行政管理组织　政府机构中管理药品和药学企事业组织的国家行政机构。

5. 药事社会团体、学术组织　起到统一行业行为规范、监督管理、联系与协调的作用。

3. 药品生产、经营管理　运用科学管理的原理和方法，研究国家对药品生产企业、经营企业的管理和企业自身的科学管理。研究制定科学的管理规范如《药品生产质量管理规范》《药品经营质量管理规范》，以指导药品生产、经营活动。

4. 药品注册管理　《药品注册管理办法》主要是对药品注册管理进行规范。包括新药、仿制药、进口药、非处方药的注册管理和标准管理。

5. 药品使用管理　药品使用管理的核心是合理用药。药品使用管理重点就是以患者为中心的药学技术服务，涉及药学部门的组织架构，药师的能力、沟通方式、渠道合理性、药品分级管理、经济管理、信息管理、临床药学以及药学服务管理等。

6. 药品包装、说明书、广告及价格管理　药品包装、标签和说明书是药品基本信息的重要载体，是合理用药的认知前提。规范的包装、标签、说明书能保障药学技术人员有效地了解药品质量，指导合理用药。

7. 特殊管理的药品　特殊管理的药品主要是指麻醉药品、精神药品、医疗用毒性药品和放射性药品等，特殊药品滥用会产生药物依赖甚至危害社会的行为；加强对特殊管理的药品的规制，可以更好地维护患者的用药安全，维护社会安全。

8. 药事法制管理　药事法制分为药事立法、药事执法、药事司法。药事立法主要涉及国家的药品管理法律、法规、行政规章、条例、办法、标准的制定。药事执法是对药品生产、经营和使用机构违法行为进行处理。药事司法主要是针对涉及药事侵权行为，同时还包括医药知识产权、专利保护、医药商标权保护等法律问题。法制化管理是社会发展的必然，也是药学事业发展的要求。

9. 中药管理　中药是中华民族的瑰宝，在治疗疾病方面独具特色和优势。当前普遍存在中药材品质下降的问题，严重影响了中医用药疗效，制约了中医药的可持续发展。加强中药管理，保护中药材资源，对中医药文化的传承意义重大而深远。

10. 药事伦理 药事伦理反映的是药品研发、生产、经营、使用等传统流程中从业人员的行为规范及准则等问题；药事伦理可解决药学服务中不同价值冲突的矛盾。在药事领域中应把法治建设与道德规范结合起来，建立基于人权保障的药事伦理关系。

三、药事管理学与药事法规

（一）药事管理学与药事法规的关系

药事管理学是药学一级学科下的分支学科。其作为专业学科，在近一个世纪的发展中，已经初步形成了相对完整的学科体系和架构。药事管理学涉及药学、管理学、社会学、心理学、法学、经济学、伦理学等一系列相关学科，知识面宽、涉及范围广、应用性强，与传统药学专业课程有较大区别。有学者把药事管理学叫作社会与管理药学，虽然名称不一致，但殊途同归。目前研究方向主要有：医药政策与法规研究、医药知识产权研究、药品质量监督与管理、药物经济学及医药产业经济研究、药物资源的合理利用、医药国际商务等。

药事法规是药事管理学核心课程之一，作为国家执业药师资格考试的必考科目，是执业药师职责和执业活动所需要的必备知识与能力的重要组成部分。药事管理学主要立足管理学和药事法规角度，运用先进的管理方法、管理技术和管理手段，对药品在研究、生产、经营和使用等过程进行组织、控制、协调和监督，以合理的人力、财力、物力的投入，取得最佳的预防、治疗疾病的目的，从而提高人民的健康水平。药事法规必须站在法学的角度，以法律的思维方式，对药品研制、生产、经营、使用各环节进行法制化管理和规范化约束，以求药品达到合理的标准和质量，并对违法行为依法进行治理，达到保障药品安全性的目标。

（二）药事管理中药事法规的意义

药事法规是药学领域的一个重要组成部分。它涉及药学事业的各个层面，与药学活动有紧密的联系。缺乏药事法规的约束，药学活动就不能公平有序地进行。每一位药学工作者都需要学习药事管理法规，用以指导实际工作。

药事法规的普及，有利于规范药事工作，推动药事工作向制度化、规范化、法制化的目标发展，有利于保障患者的合法权益，降低药患纠纷与矛盾的发生，促进药患关系的和谐发展。

药事法规是依法管理药学事业的保证，是现代药学发展的重要特征。世界各国都非常重视通过立法程序，加强药品和药事活动的管理。目前在我国，药事管理法律框架已经建立并在逐渐完善。

（三）本教材药事管理学的特点

在教材内容依据上，药事管理学依据是药学、管理学和法学的概念，按照药事行为的一般逻辑顺序，适当兼顾社会学、管理学、法学的学科特点和分类来展开，药事管理具有必然的开放性和动态性，必须依据国家相关的法律法规，依靠法律的稳定性和强制性的特点，保障了药事管理学内容的稳定性。

在教材结构上，药事管理学注重按照药学专业特点进行切分，主要体现药事管理的专业管理的特色，同时强调在现有的法律框架下进行法律法规的梳理，更凸显法制特色。

第二节　药事管理发展历程

一、国外药事管理的发展

公元前 18 世纪，两河流域（今伊拉克）巴比伦王朝法令中已有关于医药方面的刑律记载。古埃及和古印度资料均记载了数百种治疗用的药材。古希腊希波克拉底强调药物在治疗中的重要作用，要求正确地保管、采集药物等。药房的希腊文意思是"贮藏"和"保护"，表示贵重物品贮藏处。公元 754 年，阿拉伯人在巴格达城建立药房，药房是独立配制和发售药物的专门机构。13 世纪的医院已逐渐脱离宗教，置于市政当局领导之下，药学成为政府卫生系统的一部分。

从 5 世纪至 17 世纪，医药学和其他科学一样，被宗教所垄断。医药主要掌握在牧师、传教士等手中。由于宗教的影响，妨碍了医药的发展。12 世纪，医药逐渐走出寺院，药学开始从医学中分离出来，一些欧洲国家从法律上加强了药事管理，在一些中心城市发展出独立的职业，有了专门的机构。1407 年意大利热地亚那市颁布《药师法》，药剂师已成为法律所认可的专门职业，法律对执业药剂师作出了明确的要求和规定。药房和药剂师的出现和发展标志着医药分业的过程，它们对药学事业和药学科学的发展也有着不可忽视的作用。英国于 1540 年制定了管理药品的法规，任命 4 位伦敦医生作为药商、药品和原料的检查员，以免消费者受到不法商人的欺骗。1546 年德国的考斯德编写的《纽伦堡药典》，为欧洲第一部药典。1618 年，英国编写的《伦敦药典》作为大不列颠王国全国性药典，促进了药品标准化管理。

17 世纪的英国资产阶级革命、18 世纪美国独立战争和法国大革命，这些人类史上的变革解放了生产力，促进了技术革新。19 世纪，自然科学的 3 个发现开创了现代科学的新纪元，医药科学也有了长足进步。制药工业迅速发展，成为国民经济中重要的工业部门，人类进入利用合成药物治疗疾病的新时期。药学不仅成为一门独立学科，还逐渐分化为药剂学、药物化学、生物药学、药理学、毒理学和药事管理学等分支科学，并和现代生物学、化学和数学等相互渗透形成更多的边缘学科。药剂师的需求大大增加，这也促进了药学教育的发展。研制新药所产生的经济和社会效益吸引了大批科学家从事药物科技工作。药房数目逐渐增长，合理用药已成为医师和药剂师研究的重大课题。1821 年成立的费城药学院，开设药学教育，并将药房业务管理列为药学教育的基本课程。1916 年美国教师联合会在药学教育中开设"商业与法律药学课程"，1950 年更名为"药事管理"。在高层次教育上，目前攻读药事管理的硕士、博士占到全美药学研究生的 8% 以上。

"药事管理学"在前苏联时代被称为"药事组织学"。1924 年苏联药学大会明确提出"药事组织学"是高、中等药学教育的必修专业课程，各药学院校均设立药事组织学教研室。国家设立中央药事科学研究所和地方药事科学研究室（站）。20 世纪 50 年代后期，前苏联药师进修学校均设有药事组织专业，课程侧重于药事行政组织机构、规章制度及行政管理。前苏联的药事管理模式曾对我国的药事管理产生过较大影响。

20 世纪 60 年代后，各国均出现了大规模的药事管理立法，大多数国家都制定和完善了药事法律、法规，形成药事法体系。世界卫生组织（WHO）、联合国麻醉药品委员会、麻管局、国际药学会等国际药事组织相继成立，《国际药典》《麻醉药品精神药品管理公约》等国际性公约也成为大多数国家推行药事管理的标准。随着时间的推移，药事管理的内容从侧重于医药商业管理，发展为从药品研制到使用的全过程管理。

二、我国药事管理的发展

（一）我国古代药事管理发展简况

周代建立了我国最早的医药管理制度，即医巫制度，也称医巫分离。据《周礼》所载六宫体制中，把巫祝划入春宫之列，把医师归于天宫管辖。据《周礼·天宫》记载，医师是官名，为众医之长。其职权是"掌众医之政令，聚毒药以供药事"；其下属官职有上士、中士、下士（皆为医官），史（管文书医案），府（管药物、器械、会计），徒（供使役、看护）。还记载了当时的医疗分工制度，把宫廷医生分为食医、疾医、疡医和兽医；病历和死亡报告制度；考核俸禄制度。

秦汉至隋唐，医药行政管理机制逐步扩大，但管理体制大体相承。据《杜佑通典》记载，秦设有太医令丞，掌管医药的政令；设有待医，负责皇帝的医药。汉代医药管理分设，东汉光武帝"置太医令一人，六百石，掌诸医。药丞、方丞各一人。药丞主药，方丞主方，右属少府。"并设有本草待诏、尚药监、中宫药长、尝药太官等职。《隋书·百官志》记载：设有尚药局、药藏局。唐政府设有药藏局，局内有药库，由药丞、药监等专职人员负责药品的收发、存储工作。

宋代设置了药事管理机构御药院和尚药局。御药院掌管帝王用药，尚药局为掌管药物的最高药政机构。1076 年在京师开封道，太医局创立"卖药所"，又称"熟药所"，出售丸散膏丹等成药；创立了世界首个官办药局。另外还设立了"修和药所"，即炮制加工教育局。1114 年"修和药所"改名为医药和剂局。"卖药所"也改名为医药惠民局，后又改为太平惠民局，并制定了世界上最早的国家药典《太平惠民和剂局方》。

古代社会医药管理的特点主要有：第一，最先是保证王公贵族药品供应与用药安全，逐步扩展至巩固帝王统治，保障战争和防治瘟疫的药品供应；第二，管理体制医药合一；第三，以集中的行政管理为主，但已有惩罚误用药或用药使人致死等的刑律，以及发挥药品标准作用的部分医药书籍，用以管理药品质量。

（二）我国近现代药事管理发展概况

我国近现代高等药学教育药事管理学发展历经曲折。我国近现代药学教育始于 1906 年（光绪三十二年）的清朝陆军医学堂的药科。辛亥革命后南京临时政府在内务部下设卫生司，为全国卫生工作的行政主管部门。卫生司下有 4 个科，第四科主办药政管理工作。

1906～1949 年间，教会学校开设了"药房管理"、"药物管理法及药学伦理"等课程；1954～1964 年间，我国学习前苏联模式，在高等药学院校开设了"药事组织学"课程；1964～1983 年间各高等药学院校先后停开这类课程。1984 年《中华人民共和国药品管理法》颁布后，药事管理学的发展受到教育、医药卫生行政主管部门重视。1985 年秋季，华西医科大学药学院药学类专业开设《药事管理学》课程；1987 年国家教委决定将药事管理学列入药学专业必修课。1996 年，中国药科大学开设药事管理学专业；2000 年，沈阳药科大学招收药学一级学科药事管理方向博士，促进我国药事管理的人才培养发展。2012 年，南京中医药大学开始招收药事管理本科专业学生，成为我国首个开设药事管理本科专业的中医药类院校。

三、药事管理的发展趋势

社会经济的发展及药学技术的进步，对药事管理活动产生了巨大的影响，主要反映在以下方面。

1. 关注无形的药学服务　随着医药卫生科技的发展以及社会生活方式和观念的变化，药学服务范围也不断扩大。现代药事管理研究除重视药品管理外，更体现人权保障理念的药学服务等无形商品管理也进入研究范围，如药物信息评价、药物治疗方案设计、临床药学服务、卫生保健系统评价等。将药学服务扩展到药事管理学科研究领域，可以更好地为患者服务，可以应用药事管理学科的原理与方法，提高药学服务质量、效率、效果，确定药学服务的报酬，推动药学事业的发展。

2. 药事管理向科学化、标准化、法制化发展　20 世纪 50 年代，美国国会通过的 Ducham - Humphrey 修正案，制定了处方药与非处方药分类标准和审批权力，建立了处方药与非处方药分类管理制度。1963 年，美国建立了在世界范围内通用的药品生产质量管理规范。之后，美国医院药师协会制定了涉及医疗机构药房管理、药品管理、药学服务管理各方面的管理标准，有效地推动了医院药房管理和医院药学工作的发展。美国先进的药事管理模式也对各国的药事管理产生了巨大的影响。在现今的大数据时代，药事管理的标准化、法制化、科学化显得更加重要。

3. 重视和研究合理利用药品资源　新药研发的难度和成本投资已经到一个新的阶段。药物滥用现象普遍存在，如何合理利用药品资源，合理用药，药物经济学分析和生命质量研究以及药物价格评价等，都成为近年药事管理研究热点。

药事管理学科发展的动力来自药事管理实践的需要，药事管理学科的生命力是理论联系实际解决药事管理实际问题，不断提高药事管理水平，以促进药学事业发展。

第三节　药事管理学研究方法

加强药事管理研究是丰富、发展药事管理学的重要途径和任务。药事管理学具有社会科学的属性，其研究方法属于社会科学研究方法的范畴。社会科学根据类型分为"基本研究"、"应用研究"、"评价研究"、"行动研究" 4 类研究。药事管理研究方面涉及内容广泛，研究方法很多。在实际研究中，常用的研究方法主要有：调查研究、描述性研究、历史研究、回顾性研究和实验研究几类。

一、调查研究

调查研究是药事管理最常用、最重要的研究方法，也是最常用的收集资料的方法。调查研究是以特定群体为对象，借助问卷、访谈或其他方式，收集有关资料及信息，用来了解群体的普遍特征。调查研究是收集第一手数据，用以描述一个难以直接观察的大总体的最佳方法。调查研究方法的一般特征是准确性较低，而可靠性较高。调查研究方法广泛应用于描述研究、解释研究和探索研究。

调查研究有两种基本类型，即普查和样本调查。药事管理研究常用的是样本调查。样本调查中抽样方法是其基本步骤，抽样设计对研究结果影响很大。样本大小、抽样方式和判断标准是样本设计的关键环节。

问卷是收集调查数据的重要方法，包括自填式问卷、访问调查问卷。问卷格式、答案格式、后续性问题、问题矩阵、提问顺序、答问指南等，是设计问卷时应充分考虑的几个方面。自填式问卷的回收率对样本的代表性有直接影响。

二、描述性研究

描述性研究的方法旨在描述或说明研究对象的特质，是描述、说明、解释现存条件的性质与特质，以弄清情况，掌握事实，了解真相。例如药品市场调查，旨在对购买或将购买的某类、某品种药品的消费倾向进行描述。描述性研究的应用范围很广，收集资料的方法也很多。按描述对象、程序的差异，进一步将其分为概况研究、个案研究（状况研究）和发展研究。

1. 概况研究和个案研究 概况研究和个案研究的目的是集中研究特定社会单位（个人、某机构等）背景、现状和环境的相互关系。例如中国制药工业现状分析/华东某制药厂现状分析。前者为概况研究，后者为个案研究。概况和个案研究作为进行大量调查研究的背景材料很实用，这类研究能开拓思路，可能成为有效假设的依据，并提供阐述一般化统计结果的实例。

概况研究与个案研究的区别在于：①概况研究侧重于通过很多样本单位，研究少数变量。而个案研究侧重于通过大量变量研究少数样本单位。②概况研究可以围绕一个完整的生命周期或选定的部分研究，它可以集中于特定因素或事物整体。个案研究是对某特定社会单位进行深入调查研究，得到对此社会一个全面完整的写照。③个案研究因局限于个别单位，代表性差，并易受研究者的主观性影响。

2. 发展研究 发展研究是随着时间的演变，研究事物或人物的形成及变化的模式和顺序。如探讨药学教育的发展，了解不同时期药学教育的课程设置，以及教学内容、教学安排，进而归纳其发展模式，就是一项发展性研究。

发展性研究又分为纵向发展研究、横向发展研究和发展趋势研究。

发展性研究具有以下特点：

（1）发展研究集中研究在一定时间内的变化和发展，研究变化、成长的模式、方向、速度、顺序及影响的因素等问题。

（2）在纵向发展研究中，由于时间演变而变化的取样问题比较复杂，增加了研究难度。选择性因素的影响，可能导致不客观，有倾向。即使从稳定的总体中取样本以避免偏见的影响，也应注意该总体中有未认识到的倾向性。另外，纵向研究不能用于本身没有连续性问题的研究。同时要求这种研究在一定时间内人、财、物的投入是稳定的。

（3）横向性发展研究通常包括的对象更多，但比纵向研究较少描述形成因素。横向研究虽然花费少，比较快，但受限于横断取样的样本不同，进行比较就很困难。

（4）发展趋势研究易受无法预测的因素影响，一般来说，长期预测往往是一种教育性的猜想，短期预测比较可靠、有效。

三、历史研究

历史研究的主要目的是了解过去事件，明确当前事件的背景，了解其中因果关系和演变规律，进而预测未来发展趋势。例如探讨我国药品监督管理的起源与发展，探讨世界药师法立法的背景与演变；也可以结合当前药事管理的论题，作历史的追溯与分析。例如以药品流通管理、药品广告管理、药品价格管理等为题材，应用历史研究方法，探本溯源，了解其发展背景及发展轨迹，对未来可能的发展的预测将有所帮助。

历史研究最主要的工作是历史资料的收集、鉴别、解释。史料的收集与鉴别往往比研究设计更为重要。由于历史研究只能在已存的文献、史料中寻找证据，故其在应用价值及结论的普遍性上受到限制。

四、回顾性研究

回顾性研究又称原因比较研究。原因比较研究是通过观察现在的结果和追溯似乎可能的原因的材料，调查可能的原因和结果的关系。此方法与在控制条件下收集数据的实验方法对比，称为可能的因果关系的研究。

原因比较研究性质是"事后的"，是指在有关的所有事件发生后收集材料，调查者随后取一个或多个结果（依赖变量）并通过对过去的追溯去核查材料，找出原因、关系和意义。例如，通过药品监督管理机构已有材料，研究假劣药案发生的各种原因，并分析比较各种因素之间的关系。

五、实验研究

实验研究的目的是研究原因和结果的关系。它通过一个或多个实验组，探讨经过"处理"的实验组与未接受处理的对照组比较分析，研究因果关系。实验研究方法适用于概念和命题相对有限的、定义明确的研究课题以及假设检验课题。如为提高药师水平，采取继续教育的措施。药事管理是在社会药事事件的一般过程中进行实践研究，而不在实验室。

无论是自然科学或社会科学的实验研究，包括以下主要环节：①明确自变量、因变量。②选取实验组与对照组。③进行事前测量与事后测量。

实验研究与事后回顾研究，都是调查分析因果关系。但实验研究是在控制变量的情况下，进行比较分析，结果比较准确。而事后回顾研究没有控制变量，是在事情发生后追根溯源，分析找出原因，准确性较差。

第四节 药品管理相关的法律制度

一、药事管理法律制度的内涵

药事管理法律制度是药事管理政策中具有国家强制力的部分，药学领域的任何单位和个人都必须遵守。药事管理法律制度以宪法为依据，以《药品管理法》为主干，由一系列的单行药事管理法律、法规、规章等组成。这些法律、法规、规章依据一定的标准、原则、功能和层次组成一个相互配合、相互补充、相互协调和相互制约的规则系统，整个规则系统组成严密，对药品的研制、注册、生产、流通、使用等药学实践过程进行严格有效的法律调整，以保障药品质量的形成、保持和实现，最大限度地实现药品的安全性、有效性、经济性、合理性，保证药品质量和人体用药安全有效，维护公众身体健康和用药的合法权益。

二、药事管理法律制度的主要内容及特征

（一）药事管理法律制度构成

1. 宪法中关于药事活动的原则性规定 宪法是我国的根本法，具有最高法律效力，是其他法律立法的基础和依据。《宪法》第21条规定：国家发展医疗卫生事业，发展现代医药和

我国传统医药，鼓励和支持农村集体经济组织、国家企业事业组织和街道组织举办各种医疗卫生设施，开展群众性的卫生活动，保护人民健康。这是药事管理法律制度最根本的法律依据。另外，国家设立的各种药事管理机构的基本原则、职权划分，应当遵守《宪法》的原则性规定。

2. 药事法律 药事法律是由全国人大及其常委会制定的，规定药事方面的基本问题。现行的药事法律是《中华人民共和国药品管理法》，是药事领域的基本法律，它系统规范了药事活动的具体原则。其他与药事相关的法律有《刑法》《广告法》《价格法》《知识产权法》等。

3. 药事行政法规 行政法规是国务院根据宪法和法律而制定的有关行政方面的具有国家强制力的规范性法律文件，其效力仅次于宪法和法律。在药事方面主要以条例和办法形式出现，主要包括《药品管理法实施条例》《中医药条例》《中药品种保护条例》《麻醉药品和精神药品管理条例》《放射性药品管理办法》《医疗用毒性药品管理办法》等。

4. 药事部门规章 药事部门规章是国务院的药事行政管理部门在职责和权限范围内制定的具体某一方面的规定。主要包括《药品生产质量管理规范》《药品经营质量管理规范》《医疗机构药事管理规定》《药物临床试验质量管理规范》《中药生产质量管理规范》《药品不良反应报告和监测管理办法》《药品召回管理办法》等。

5. 地方药事法规 地方药事法规是省、自治区、直辖市和国务院批准的较大的市人民代表大会及其常委会根据本行政区域的具体情况和实际需要，在不同宪法、法律、行政法规相抵触的前提下，制定地方性法规或单行条例。主要是指各省制定的规范，如《江苏省药品监督管理条例》《内蒙古自治区实施〈中华人民共和国药品管理法〉办法》等。

6. 地方管理规章 省、自治区、直辖市和较大的市的人民政府，可以根据法律、行政法规和本省、自治区、直辖市的地方性法规，制定规章。如《深圳市药品零售监督管理办法》《杭州市医疗机构药品使用质量监督管理办法》等。

7. 国际药事条约和公约 国际药事条约是指我国与外国签订的或批准、承认的某些国际条约或协定，如《麻醉品单一公约》。这些条约或协定可以由全国人大常委会批准承认或同外国缔结，国务院按照职权范围代表中国政府签署承认或同外国缔结。

8. 行业标准 药品标准是国家对药品质量规格及检验方法所做的技术性规定，是药品生产、经营、使用、监督和管理部门共同遵守的法定依据。国务院药品监督管理部门颁布的《中华人民共和国药典》和药品标准为国家药品标准。这些药品标准的法律效力虽然不及法律、法规，但在实际中的法定权威地位是相当高的。

9. 法律解释 司法解释一般由最高法院、检察院做出，只能对审判、检查工作具体应用的法律做出解释，公布30日后需要报全国人大常委备案。通常是对具体事件做出的解释，如《最高人民法院、最高人民检察院关于办理生产假销售劣药刑事案件具体应用法律若干问题的解释》。

（二）药事管理法律制度的特征

药事法律是以维护公众健康为最终目标的。它是由一系列的法律、法规、规章等构成一个庞大的系统，涉及药品的研发、注册、生产、流通、使用等整个过程，具有系统性特征；随着全球化的趋势加强，药品在全球范围内流通，药事法律和标准国际化倾向明显；以医药科学技术为基础的技术法律规范在其中占据重要地位。

（三）药事管理法律适用原则

药事管理法律制度是由涉及药事管理的宪法性规定以及药事管理法律、行政法规、部门规章、地方法规和地方规章等一系列规范性文件构成的。由于这些规范性文件处于不同的法律效力层级，所以这种结构称为药事管理法律制度的纵向结构或层级结构。上下层级的规范性文件之间存在的依附与服从关系，使得内容庞杂的药事管理法律制度保持着自身的和谐和统一。

1. 层级冲突适用规则　层级冲突适用规则指不同效力等级的规范性文件在适用产生冲突的时候，选择何种等级的规范性文件的规则。根据《立法法》的规定，宪法具有最高的法律效力，一切法律、行政法规、地方性法规、自治条例和单行条例、规章都不得同宪法相抵触，宪法的效力高于法律、行政法规、地方性法规、规章。法律的效力高于行政法规，行政法规的效力高于地方性法规、规章。地方性法规的效力高于本级和下级地方政府规章。省、自治区的人民政府制定的规章效力高于本行政区域内的较大的市的人民政府制定的规章。自治条例、单行条例以及经济特区法规依法只在本自治地方或本经济特区内适用。我国承认的国际相关药品监管条约除了我国声明保留的条款外，对我国产生约束力。部门规章之间、部门规章与地方政府规章之间具有同等效力，在各自权限范围内施行。如上述规章对同一事项的规定不一致，不能确定如何适用时，由国务院裁决。根据授权制定的法规与法律规定不一致，不能确定如何适用时，由全国人大常委会裁决。地方性法规和部门规章之间对同一事项的规定不一致，不能确定如何适用时，由国务院提出意见，国务院裁决应当适用地方性法规的，应当决定在该地方适用地方性法规的规定，此为终局裁决；如裁决应当适用部门规章的，应当提请全国人大常委会做出终局裁决。在审理相关的行政诉讼中，法律、法规作为审理依据，而规章只能是参照，参照与否取决于人民法院。

2. 特别冲突适用规则　特别冲突适用规则是指对同一事项，确定是适用普通法还是特别法的规则。一般来说，特别法优于一般法，这是遇到普通法和特别法冲突时的运用原则。所谓普通法是指对某一大的领域内适用的法律规定，而特别法是指在对这个领域内某一方面的具体法律规定。药品是产品的一种，但是由于其直接关系到人类生命健康，所以有其特殊性。如在一些情况下，涉及药品作用的两重性必须是依照《药品管理法》而不是《产品质量法》进行规定。

3. 新旧适用规则　新旧适用规则是指对同一事项新法和旧法的规定不同，而如何适用的规则。同一机关制定的法律、行政法规、地方性法规、自治条例和单行条例、规章，新的规定和旧的规定不一致的，适用新的规定。所以新旧适用规则主要就是新法优于旧法的原则。在药品监管实践中，当新的法律规范和旧的法律规范发生冲突时，药品监管部门一般是优先适用新的法律规范。在新旧法适用过程中还需要考虑法不溯及既往的规则，如法律关系发生在新法生效之后，适用新法；如发生在旧法生效期间，而纠纷或后果发生于新法生效后，仍只适用旧法，但新法明确规定有溯及力而适用新法的除外。另外，如果法律之间对同一事项的新的一般规定与旧的特别规定不一致，不能确定如何适用时，由全国人大常委会和国务院裁决；行政法规之间对同一事项的新的一般规定与旧的特别规定不一致，不能确定如何适用时，由国务院裁决；同一机关制定的新的一般规定与旧的特别规定不一致，不能确定如何适用时，由制定机关裁决。

本 章 小 结

　　本章是药事管理学的入门章节，简要介绍了药事管理的含义、特点、主要内容及相关发展历史和药事管理的主要研究方法。

　　重点：药事管理的研究内容和研究方法是药事管理学展开的基础，需要着重把握，加深理解。

　　难点：药事管理的研究方法。药事管理研究方法超越了传统药学的实验室研究思路，更多地强调社会科学方法运用，使药学学生具有社会科学研究的思路和精神。

思考题

1. 简述药事管理的概念与特点。
2. 简述药事法规在药事管理中的价值与意义。
3. 简述中、外药事管理的发展历程。

（田　侃）

第二章 药事立法与药品管理法

学习导引

知识要求

1. **掌握** 《药品管理法》的立法宗旨，《药品管理法》与《实施条例》中规定的药品生产、药品经营、医疗机构药剂管理、药品监督管理、药品包装、标签和说明书管理、药品价格和广告管理的主要内容。

2. **熟悉** 药事管理法律体系及其渊源，违反《药品管理法》与《实施条例》应承担的法律责任。

3. **了解** 药事立法机关、立法程序及药事立法的特征。

能力要求

使学生在熟悉、掌握《药品管理法》与《实施条例》主要内容的基础上，自觉遵守药事管理的法律法规，能运用相关药事法律规则分析和解决药学实践中遇到的问题。

第一节 药事立法概述

一、药事立法的概念

药事立法是指由特定的国家机关，依据法定的权限和程序，制定、认可、修订、补充和废除药事管理法律和规范性文件的活动。从狭义上来说，指全国人民代表大会及其常务委员会运用自身的立法权制定、认可、修订、补充和废除药品管理法律，包括宪法在内的法律性规定；从广义来看，是指从中央到地方一些特定的国家机关按照依法被授予的立法权制定和变动各种不同药事管理规范性文件的活动。

药事立法是当今世界各国对药事活动采取的主要管理手段，是实现对药品的研制、生产、流通、使用和监督管理实行法治化管理的前提条件，也是建立和完善药事管理法律体系的基础。其包含着丰富的内涵。

1. 药事立法主体是有立法权的特定国家机关。享有立法权是进行立法活动的前提，立法活动是行使立法权的过程和表现。国家性质和国家政权的组织形式与结构形式不同，这些国家机关行使制定、修改或废止法律、法规的权力与权限也不同。在我国，根据《宪法》及《立法法》的规定，全国人大及其常委会作为国家的立法机关，行使国家立法权，有权制定法律。其他的国家机关被依法授予不同层级、不同效力的立法权。中国立法权限的划分如下：①国务院享有行政法规的制定权。②国务院各部、委及具有行政管理职能的直属机构，在本部门权限范围内制定部门规章。③省、直辖市人民代表大会及其常委会可以制定地方性法规。④省、自治区、直辖市和设区的市、自治州的人民政府可以制定地方政府规章。⑤民族自治地方的人民代表大会有权制定自治条例和单行条例。⑥特别行政区有权保留原来的法律或制定本行政区的新的法律。

2. 药事立法要依据立法程序来进行。立法程序就是指具有立法权限的国家机关创制规范性法律文件所遵循的制度化的正当过程，也是国家通过立法手段协调利益冲突、规制社会秩序及配置社会资源的合法路径和正当法律程序。我国现行的立法程序划分为四个阶段，即法律草案的提出、法律草案的审议、法律草案的通过、法律的公布。《宪法》规定由国家主席公布法律。

3. 药事立法活动要在《宪法》和法律规定的范围内进行。药事立法是立法主体制定和变动规范性法律文件的活动。立法过程是一定的国家机关依据《宪法》和法律授予的行使制定、认可、解释、补充、修改或废止法律的权力的过程和活动。药事立法活动结果和直接目的是产生和变动这种特定的有关药事活动的社会规范，对药学实践过程进行有效的法律调整，以保证药品质量，保障人体用药安全有效，维护公众身体健康和用药的合法权益。

二、药事立法的原则

立法原则是指立法主体据以进行立法活动的重要准绳，是立法指导思想在立法实践中的重要体现。药事立法必须遵循的基本原则有以下几点

1. 宪法原则 宪法是具有最高法律效力等级的法律，其他所有法律、法规都是直接或间接地以宪法作为立法依据或基础，不得同宪法或宪法的基本原则相抵触。《宪法》第二十一条第一款规定："国家发展现代医药和传统医药……保护人民健康"，这是药品管理立法中最根本的法律依据。也是国家设立的各种药事管理机构活动的基本原则、所有的立法主体都应当遵循宪法的原则性规定，所有的药品管理法律和规范性文件应当以宪法为根据或不得同宪法相抵触。

2. 法治原则 药事立法要坚持法治原则。这一原则的基本要求和主要内容突出地体现为：一切药事立法的立法权的存在和行使都应当有法的根据，立法活动都依法运行，社会组织或成员以立法主体的身份进行活动，其行为应当以法为规范，行使法定职权，履行法定职责。

3. 民主原则 在现代国家和现代社会，立法应当坚持民主原则。药事立法要充分反映和保障人民群众用药安全有效，维护公众身体健康和用药的合法权益，让人民群众成为立法的真实主人。在立法过程和立法程序方面，应当注意使立法面向社会公众，使公众能有效参与和监督立法。同时，也要加强专门机关的现代化建设，充分发挥专门机关、专家和其他有关人员的作用。

4. 科学原则 坚持立法的科学原则就是要实现立法的科学化、现代化。立法遵循科学原则必须要坚持从实际出发和注重理论指导相结合，注意客观条件和主观条件相结合，原则性和灵活性相结合，稳定性、连续性和适时变动性相结合，总结借鉴和科学预见相结合，中国特色和国际大势相结合。

三、药事立法的基本特征

药事立法是针对各种药事管理活动的专门的法律关系，其立法活动的结果和直接目的是

产生和变动这种有关药事活动的特定的社会规范，因而有不同于其他法律部门的特征。

1. 立法目的是维护人们健康　由于药品质量问题将直接影响公众的健康和生命，药品管理立法要对所有药事活动主体，对参与药事活动的全过程包括药品的研制、生产、流通、使用的各个环节进行严格的法律控制，其目的是通过加强药品监督管理，保证药品质量，维护人们的健康，保障用药人的合法权益，保障人的健康权。

2. 以药品质量标准为核心　现代药品管理立法制订颁布了一系列的法律、法规，但在药事管理法律体系中，药品标准和保证药品质量的工作标准仍然是行为规范的核心问题。这和其他法律部门有很大区别。药品质量是在研制和生产过程中可靠地形成，在流通和使用中得以保持，在用药者的治疗使用中实现的。药事立法是通过保证药品标准和药品质量的工作标准来规范人们在研制、生产、流通、使用药品过程中的行为，这些行为的规范与否必须以确保药品的质量为依据。保证了药品的质量，才能有效地维护公众健康。

3. 立法的系统性　为管理好现代社会日益复杂的药事活动，药品管理立法活动也日益频繁，需要对药品的研制、生产、流通、使用和宏观管理各个方面进行全面、科学、准确地调整与规范。因而，药事管理法规不断补充增加，法规条文更复杂和精细，衔接更紧密，药事法律表现出越来越强的系统性特征。同时，由于药品质量涉及面广，内容复杂，不仅包括药品质量、过程质量、工作质量、药品质量控制和质量保证的管理质量，还包括国内药品质量、进出口药品质量，从事药事工作人员的质量等等，所有这些要靠法律规范的控制管理，因此必须通过系统的药品管理立法，使全部药品和药事工作都受系统的法律约束，才能真正保证药品的质量。

4. 内容的国际化　由于药品管理法的客体主要是药品；药品是物质的客观实体，而衡量药品的物质性质的药品质量标准在不同国家是相同的。药事管理法律法规以药品质量标准为核心，有极强的技术法特征；因此，各国药品管理法的内容越来越相似，药事管理法律法规更多地直接体现法律的社会公共职能，体现药事管理活动的科学元素，其阶级统治职能反而是间接的。经济全球化使药品的国际贸易和技术交流日益频繁，并推动医药产业的国际化。国际化则进一步促进了国际合作，国际性药品管理，控制药品管理的公约、协议、规范、制度和参加缔约的国家也不断增加。因此，各国药事管理法律体系趋同化趋势更加明显。

第二节　药事管理法律体系

一、药事管理法

（一）药事管理法的概念

药事管理法是指由国家制定或认可，并由国家强制力保证实施，以与药事活动相关的行为和社会关系为调整对象的，以实现与保证公民在药事活动中维护人体健康生命权益为价值目标的行为规范体系。药事管理法有狭义与广义之分。狭义的药事管理法仅指由人大常委会制定、修订的《中华人民共和国药品管理法》这一法律，它是调整与药品管理相关的行为和社会关系的专门法律规范。广义的则是药事管理法律体系（legal system of pharmacy administration），包括国家专门立法机关制定相关药事活动的宪法原则和药品管理法，也包括得到法律授权或国家立法机关授权的其他国家机关制定的行政法规、地方性法规、部门规章和地方规章及其他规范性文件。

药事管理法与其他法律规范一样，具有规范性、国家意志性、强制性、普遍性、程序性等基本特征。但由于其调整的是药事活动相关的特定的行为与社会关系，其调整对象和调整方式不同于其他法律规范，因而所形成的法律关系和内容区别于其他法律规范。

（二）药事管理法的法律关系与基本要素

法律关系是在法律规范调整人的行为与社会关系中形成的人们之间的权利与义务关系。药事管理法律关系是指药事活动的参与者在从事药事活动过程中，依据药事管理法律规范所形成的权利与义务关系。它有以下三个基本要素。

1. 药事管理法律关系的主体　法律关系的主体是法律关系的参加者，在法律关系中一定权利的享有者和一定义务的承担者。药事管理法律关系的主体包括以下几类。

（1）参与药事管理的国家机关　包括政府的药品监督管理部门和有关部门，以及这些政府部门管辖的内部部门与组织。

（2）从事药事活动的机构和组织　包括法人和非法人的药品研制、生产、经营与使用的企业、医疗机构、社会药房等企事业单位。

（3）公民个人（自然人）　可分为特定主体和一般主体。特定主体主要指药学事业与药品服务的从业者和药学技术人员。一般主体指所有消费使用药品与接受药学服务的公民。

2. 药事管理法律关系的客体　法律关系的客体是指法律关系主体之间的权利和义务所指向的对象。药事管理关系的客体包括以下几类。

（1）药品　这是药事管理法律关系的主体之间权利义务所指向的主要客观实体。

（2）人身　人身是人的物质形态和人的精神利益的体现。作为药事管理法客体的人身主要是指用药人的身体健康、生命与用药权益。

（3）精神产品　例如新药的技术资料、药物利用评价、药品标准等都属于这一范畴。

（4）行为结果　分为物化结果和非物化结果。例如已生产上市的药品为药品生产的物化结果。因药品、药事引起的法律诉讼，其判案结果便是非物化结果。

3. 药事管理法律关系的内容　药事管理法律关系的内容，是指药事管理法律关系的主体依法享有的权利和应承担的义务，是调整药事管理法律主体的行为和社会关系的具体的法律规范。

二、药事管理法律体系

法律体系是指一国内部现行的各种类别、所有部门的法律按照一定的结构组成的、体系化的、有机联系的统一整体。药事管理法律体系是国家制定和认可并依靠国家强制力保证其实施的，以保障药品质量、保证和实现药事立法目的的行为规范的总称。它以宪法为最终依据，以《药品管理法》和《药品管理法实施条例》为核心，由相关的药事管理法律、法规、规章及其他药事管理规范性文件按照一定的标准、原则和功能组成的结构化、体系化的有机联系的统一的规则系统。整个规则系统尽管载体形式不同，但组成严密，既相互配合协调，又相互补充制约，有着内在的结构和统一性。

法律体系有两层含义：一是其形式体系，二是内容体系。把法律体系看成是由不同形式的规范性法律文件构成的载体形式及其效力等级的不同文件体系，称之为法律的形式体系。而根据法律规则调整的领域（对象）和调整方法的不同，将所有法律法规进行分门别类，所有法律法规分别形成不同的部门，则称之为法律的内容体系。形式体系构成法律体系的纵向结构，而内容体系则形成法律体系的横向结构。

（一）药事管理法律的形式体系

药事管理法律的形式体系，表现的是药事管理法律体系所包含的不同层级的规范性文件构成的纵向结构。在药事管理法律体系中，法律规范的具体表现形式有：宪法、法律、行政法规、部门规章、地方性法规和地方规章、民族自治地方法规、法律解释等（详见第一章第四节）。这些不同形式的法律文件，依据其制定修改的国家机关及审议颁布程序的不同，具有不同的法律效力等级和效力范围，构成当代中国药事管理的不同法源，又称药事管理法律的渊源或药事管理法律的发源。

> **知识链接**
>
> **中国政府承认或加入的国际条约**
>
> 国际条约一般属于国际法范畴，但经中国政府缔结的双边、多边协议、条约和公约等，在我国也具有约束力，也构成当代中国法源之一。例如：1985 年我国加入《1961年麻醉药品单一公约》和《1971 年精神药物公约》，以及 2001 年 11 月我国加入世界贸易组织（WTO），该组织的法律条文如《马拉喀什建立世界贸易组织协定》（《WTO 协定》）等，对我国具有约束力。另如我国加入濒危动物国际保护公约后，虎骨已不能作为药品原料和制剂。

（二）药事管理法律的内容体系

药事管理法律的内容体系，既包括国家现有的全部药事管理法律规则，也包括国家应当制定而尚未制定的法律规则。我国整个药事管理法律体系的内容体系是由总则性法律规则与分则性法律规则组成的。其中，总则性法律规则针对药事管理的全局性、总体性问题进行规定，从内容来说，包括药事法的立法目的、发展药学事业的基本方针和国家药事管理体制等三个方面。而分则性法律规则分别针对具体药事活动领域的专门性、个别性的问题进行规定，它们分别构成总则性法律规则体系与分则性法律规则体系，共同对药事活动的不同领域和各个层面进行有效的规范与调整。相关内容分散到本章下节及教材其他章节之中。

第三节　《中华人民共和国药品管理法》及其实施条例概要

《中华人民共和国药品管理法》（以下简称为《药品管理法》）是专门规范药品研制、生产、经营、使用和监督管理的法律。自 1985 年 7 月 1 日起实施以来，经历了 2001 年 2 月 28日、2013 年 12 月 28 日及 2015 年 4 月 24 日三次修订。《中华人民共和国药品管理法实施条例》（以下简称为《实施条例》）是《药品管理法》的配套法规，遵循《药品管理法》的立法宗旨和原则，按照《药品管理法》的体例，并与其章节相对应，依据法的相关规定进一步细化，增加了操作性规定。现行的《药品管理法》共 104 条，《实施条例》共 86 条。

一、总则

总则是整部法律的纲领性规定，确定了该部法律的总的原则、基本制度等。总则包括，本法的立法目的；国家发展药学事业的基本方针；药品监督管理体制；《药品管理法》适用范围；药品监督检验检测机构的职责五个方面。

（一）药品管理法的立法目的

《药品管理法》的立法目的包括加强药品监督管理、保证药品质量、保障人体用药安全、维护人民身体健康和用药的合法权益四个层面的内容。其中，维护人民身体健康和用药的合法权益是药事管理立法最根本的目的。这是《宪法》第21条规定的国家发展医疗卫生事业，发展现代医药和我国传统医药的精神在本法中的具体体现。实现这一目的的方式之一是，保障人体用药安全；为了保障人体用药安全，必须保证药品质量；而为了保证药品质量，必须加强药品监督管理。反之，没有严格的药品监督管理，就不能保证药品的质量，也就无法保障人体用药安全。因此，这四个层面是一个有机的整体，不能割裂。

（二）国家发展药学事业的基本方针

根据宪法总纲第九条和第21条的精神，《药品管理法》在总则中明确了国家发展药学事业的基本方针：发展现代药和传统药，充分发挥其在预防、医疗和保健中的作用；保护野生药材资源，鼓励培育中药材；鼓励研究和创制新药，保护公民、法人和其他组织研究、开发新药的合法权益。

（三）药品监督管理体制

《药品管理法》第5条、第6条规定了我国药品监督管理的基本体制。《实施条例》第2条对药品监督检验机构的设置和确定进行了规定。除此之外，2000年6月国务院批准的《药品监督管理体制改革方案》、2003年4月批准的《国家食品药品监督管理局主要职责、内设机构和人员编制规定》以及2003年6月批准的《国家食品药品监督管理局内设机构及职能规定》，这些规范性文件是构成我国药品监督管理体制的主要法律规范。

我国药品监督管理体制主要内容有：国务院药品监督管理部门主管全国药品监督管理工作；国务院有关部门在各自的职责范围内负责与药品有关的监督管理工作；省、自治区、直辖市人民政府药品监督管理部门负责本行政区域内的药品监督管理工作；省、自治区、直辖市人民政府药品监督管理部门负责本行政区域内的药品监督管理工作；省、自治区、直辖市人民政府有关部门在各自的职责范围内负责与药品有关的监督管理工作；国务院药品监督管理部门应当配合国务院经济综合主管部门，执行国家制定的药品行业发展规划和产品政策；药品监督管理部门设置或者确定的药品检验机构，承担依法实施药品审批和药品质量监督检查所需的药品检验工作。

（四）药品管理法适用范围

1. 适用的地域范围 也称空间效力范围。《药品管理法》适用的地域范围是"中华人民共和国境内"，即中华人民共和国主权所及的全部领域内。香港、澳门特别行政区按照其基本法规规定办理。

2. 适用的对象范围 《药品管理法》适用的对象范围：一是"一切从事药品的研制、生产、经营、使用活动的单位和个人"，包括有关的科研机构、各类企业、医疗机构及个人；二是对药品的研制、生产、经营、使用活动实施监督管理的政府药品监督管理部门和其他有关部门。

（五）药品监督检验检测机构及其职责

药品检验机构是我国药品监督管理体系的重要组成部分，是在药品监督管理部门领导下执行国家对药品质量监督、检验的法定性专业技术机构。《药品管理法》明确我国药品检验机构分为两类，一类是药品监督管理部门设置的直属机构；另一类是由药品监督管理部门确立的，是独立于行政部门之外的中介机构。承担药品检验的机构的职责是"依法实施药品审批和药品质量监督检查所需的检验"。

药品监督管理部门设置或确定的药品检验机构做出的检验结论，在司法程序中作为证据并依照法律规定确定其效力。由药品监督管理部门确定的药品检验机构，是为了适应某些情况下监督检验工作的实际需要。无论设置的或者确立的药品检验机构，都应具备国家要求的条件，能胜任药品检验的职责。

二、药品生产企业管理

（一）开办药品生产企业的审批规定和程序

1. 开办药品生产企业审批规定　开办药品生产企业的审查批准机关，是拟开办企业所在地的省、自治区、直辖市人民政府的药品监督管理部门。受理开办药品生产企业申请的省、自治区、直辖市人民政府药品监督管理部门，应当依照法定的条件和程序对开办申请进行审查，经审查确认符合法定条件的，方可予以批准，并发给《药品生产许可证》；对不符合条件的，不予批准。《药品生产许可证》是取得药品生产资格的法定凭证。药品监督管理部门批准开办药品生产企业，除依据本法第八条规定的条件外，还应当符合国家制定的药品行业发展规划和产业政策，防止重复建设。

2. 开办药品生产企业申报审批程序　开办药品生产企业的申办人申请《药品生产许可证》及申请《药品生产质量管理规范》认证等过程。

3. 有关《药品生产许可证》的规定　《药品生产许可证》的有效期为 5 年。有效期届满需要继续生产药品的，持证企业应当在许可证有效期届满前 6 个月，按照国务院药品监督管理部门规定申请换发《药品生产许可证》。药品生产企业终止生产药品或关闭的，《药品生产许可证》由原发证部门缴销。《药品生产许可证》应当根据持证企业不同的生产条件，标明生产范围，即标明允许持证企业生产药品的范围。药品生产企业只能按照《药品生产许可证》规定的生产范围从事药品生产活动。超过规定的生产范围生产药品的，属于违法行为，将依法追究其法律责任。

（二）开办药品生产企业条件的规定

药品生产企业的开办条件有四个方面：①具有依法经过资格认定的药学技术人员、工程技术人员及相应的技术工人；②具有与其药品生产相适应的厂房、设施和卫生环境；③具有能对所生产药品进行质量管理和质量检验的机构、人员以及必要的仪器设备；④具有保证药品质量的规章制度。

（三）药品生产企业实施《药品生产质量管理规范》的规定

《药品生产质量管理规范》是世界各国对药品生产全过程监督管理普遍采用的法定技术规范。药品生产企业必须按照国务院药品监督管理部门依据本法制定的《药品生产质量管理规范》组织生产。《药品生产质量管理规范》的具体实施办法、实施步骤由国务院药品监督管理部门规定。

《实施条例》对药品生产企业实施 GMP 的认证，作了具体规定。

1. GMP 认证的主体　GMP 认证的主体为省级以上药品监督管理部门。其中，国家药品监督管理部门负责注射剂、放射性药品、生物制品的药品生产企业的认证工作，并负责规定GMP的实施办法和实施步骤，以及统一规定 GMP 认证证书的格式。省级药品监督管理部门负责除上述药品外，其他药品的药品生产企业的 GMP 认证工作。

2. 申请和认证期限 新开办药品生产企业、药品生产企业新建车间或新增生产剂型的，应当自取得药品生产证明文件或者经批准生产之日起 30 日内提出认证申请；省以上药品监督管理部门应当自收到企业申请之日起 6 个月内，组织对申请企业进行认证，认证合格的发给认证证书。

3. 认证检查员库 国家食品药品监督管理总局应当设立 GMP 认证检查员库，并规定进行GMP 认证时，省以上药品监督管理部门必须按照规定，从认证检查员库中随机抽取认证检查员组成认证检查组进行认证检查。

（四）药品生产的特定要求

针对药品生产的特点，《药品管理法》还专门做出如下内容的规定。

（1）药品必须按照国家药品标准和国务院药品监督管理部门批准的生产工艺进行生产。

（2）在药品标准方面，对中药饮片有特别规定。也就是有国家标准的必须按国家标准炮制，没有国家标准的，必须按省、自治区、直辖市制定的炮制规范炮制。

（3）生产药品所需的原料、辅料必须符合药用要求。生产企业对所生产的药品必须进行质量检验，不合格的不得出厂。

（4）关于药品生产检验的规定，药品生产企业必须对其生产的药品进行质量检验；不符合国家药品标准或者不按照省、自治区、直辖市人民政府药品监督管理部门制定的中药饮片规范炮制的，不得出厂。

（5）关于委托生产药品的规定，委托生产药品是指拥有药品批准文号的企业，委托其他药品生产企业进行药品代加工，其批准文号不变。《药品管理法》明确规定：经省、自治区、直辖市人民政府药品监督管理部门批准，药品生产企业可以接受委托生产药品。

接受委托生产药品的，受托方必须是持有与其受托生产的药品相适应的《药品生产质量管理规范》认证证书的药品生产企业。疫苗、血液制品和国务院药品监督管理部门规定的其他药品，不得委托生产。

三、药品经营企业管理

（一）开办药品经营企业的审批规定和程序

1. 开办药品经营企业的审批规定 开办药品批发企业必须经企业所在地省、自治区、直辖市人民政府药品监督管理部门批准并发给《药品经营许可证》。开办药品零售企业必须经企业所在地县级以上地方药品监督管理部门批准并发给《药品经营许可证》。

药品监督管理部门批准开办药品经营企业的原则是"除依据本法第十五条规定的条件外，还应当遵循合理布局和方便群众购药的原则"。

2. 开办药品经营企业申报审批程序 开办药品经营企业的申报审批程序分为三个步骤。

第一步申请筹建：拟开办药品批发企业的向省级药品监督管理部门提出筹建申请；零售企业向市级（设区的）药品监督管理机构提出筹建申请。获准后进行筹建。

第二步申请《药品经营许可证》：申办人完成筹建后，向原批准筹建的部门、机构申请核发《药品经营许可证》。符合条件的，由省级药品监督管理部门发给药品批发经营许可证；市级药品监督管理机构发给药品零售经营许可证。

第三步 GSP 认证：新开办的药品批发、零售经营企业，自取得许可证后 30 日内，申请《药品经营质量管理规范》（Good Supply Practice，GSP）认证。认证合格的，发给认证证书。

3. 有关《药品经营许可证》的规定　《药品经营许可证》应标明有效期和经营范围。药品经营企业变更许可事项的，应在许可事项发生变更 30 日前，向原发证机关申请变更登记。《药品经营许可证》有效期为 5 年。有效期届满，需继续经营药品的，应在届满前 6 个月，按国家食品药品监督管理总局规定申请换发《药品经营许可证》。药品经营企业终止经营药品或者关闭的，由原发证机关缴销《药品经营许可证》。

（二）开办药品经营企业的条件

开办药品经营企业必须具备以下条件：①具有依法经过资格认定的药学技术人员。②具有与所经营药品相适应的营业场所、设备、仓储设施、卫生环境。③具有与所经营药品相适应的质量管理机构或者人员。④具有保证所经营药品质量的规章制度。

（三）药品经营企业实施《药品经营质量管理规范》的规定

药品经营企业必须按照国务院药品监督管理部门依据本法制定的《药品经营质量管理规范》经营药品。药品监督管理部门按照规定对药品经营企业是否符合《药品经营质量管理规范》的要求进行认证；对认证合格的，发给认证证书。

《实施条例》规定：省、自治区、直辖市人民政府药品监督管理部门负责组织药品经营企业的认证工作。认证证书格式由国务院药品监督管理部门统一规定。省、自治区、直辖市药品监督管理部门应当设立《药品经营质量管理规范》认证检查员库。

新开办药品批发企业和药品零售企业，应当自取得《药品经营许可证》之日起 30 日内，向发给其《药品经营许可证》的药品监督管理部门或者药品监督管理机构申请《药品经营质量管理规范》认证。

有关《药品经营质量管理规范》内容及其认证工作，详见第八章。

（四）药品经营应遵守的规定

1. 必须建立检查验收制度　药品经营企业购进药品，必须建立并执行进货检查验收制度，验明药品合格证明和其他标识；不符合规定要求的，不得购进。

2. 必须有真实完整的购销记录　药品经营企业购销药品，必须有真实完整的购销记录。购销记录必须注明药品的通用名称、剂型、规格、批号、有效期、生产厂商、购（销）货单位、购（销）货数量、购销价格、购（销）货日期及国务院药品监督管理部门规定的其他内容。

3. 销售药品的基本规则　药品经营企业销售药品必须准确无误，并正确说明用法、用量和注意事项；调配处方必须经过核对，对处方所列药品不得擅自更改或者代用。对有配伍禁忌或者超剂量的处方，应当拒绝调配；必要时，经处方医师更正或者重新签字，方可调配。药品经营企业销售中药材必须标明产地。

4. 必须制定和执行药品保管制度　药品经营企业必须制定和执行药品保管制度，采取必要的冷藏、防冻、防潮、防虫、防鼠等措施，保证药品质量。药品入库和出库必须执行检查制度。

5. 通过互联网进行药品交易的规定　通过互联网进行药品交易的药品生产企业、药品经营企业、医疗机构及其交易的药品，必须符合《药品管理法》和本条例的规定。互联网药品交易服务的管理方法，由国务院药品监督管理部门会同国务院有关部门制定。

（五）城乡集贸市场出售中药材等的规定

1. 城乡集市贸易市场可以出售中药材，国务院另有规定的除外。

2. 城乡集市贸易市场不得出售中药材以外的药品，但持有《药品经营许可证》的药品零售企业在规定的范围内可以在城乡集市贸易市场设点出售中药材以外的药品。具体办法由国务院规定。

3. 交通不便的边远地区城乡集市贸易市场没有药品零售企业的，当地药品零售企业经所在地县（市）药品监督管理机构批准并到工商行政管理部门办理登记注册后，可以在该城乡集市贸易市场内设点并在批准经营的药品范围内销售非处方药品。

四、医疗机构的药剂管理

医疗机构的药剂管理是指，根据临床需要采购药品、自制制剂、贮存药品、分发药品、进行药品的质量管理和经济管理。

（一）医疗机构药剂技术工作人员的规定

医疗机构必须配备依法经过资格认定的药学技术人员。非药学技术人员不得直接从事药剂技术工作。医疗机构审核和调配处方的药剂人员必须是依法经资格认定的药学技术人员。"依法经过资格认定"是指国家正式大专院校毕业并经过国家有关部门考试考核合格后发给"执业药师"或专业技术职务证书的药学技术人员。

（二）医疗机构配制制剂的规定

1. 《医疗机构制剂许可证》的申报审批规定 "医疗机构配制制剂，须经所在省、自治区、直辖市人民政府卫生行政部门审核同意，由省、自治区、直辖市人民政府监督管理部门批准，发给《医疗机构制剂许可证》。无《医疗机构制剂许可证》的，不得配置制剂。《医疗机构制剂许可证》应当标明有效期，到期重新审查发证。"

《实施条例》第20条、第21条、第22条对《医疗机构制剂许可证》审批和管理实施作了具体规定。《医疗机构制剂许可证》的申报和审批，不同于药品生产许可证和药品经营许可证的相关程序。具体程序为：医疗机构向省卫生厅申请设立医疗机构制剂室，省卫生厅在收到申请之日起30个工作日内完成审核，经审核同意后，报省药品监督管理部门审批，省药品监督管理部门在30个工作日内组织对申请设立的医疗机构制剂室进行验收检查，验收合格的，予以批准，发给《医疗机构制剂许可证》。

2. 《医疗机构制剂许可证》管理规定 医疗机构变更《医疗机构制剂许可证》许可事项的，新增配制剂型或改变配制场所的，需经省级药品监督管理部门验收合格后，变更登记。《医疗机构制剂许可证》有效期为5年，有效期届满，需继续配制制剂的，届满前6个月，按国家药品监督管理部门规定申请换发许可证。医疗机构终止配制制剂或者关闭的，由原发证机关缴销许可证。

3. 医疗机构配制制剂的必备条件 "医疗机构配制制剂，必须具有能够保证制剂质量的设施、管理条件，检验仪器和卫生条件。"

4. 医疗机构配制制剂必须保证质量 "医疗机构配制制剂，必须按照国务院药品监督管理部门的规定报送有关资料和样品，经所在地省、自治区、直辖市人民政府药品监督管理部门批准，并发给制剂批准文号后，方可配制。"

（三）医疗机构制剂管理规定

医疗机构制剂，是指医疗机构根据本单位临床需要经批准而配制、自用的固定处方制剂。为了加强对医疗机构制剂质量的监督管理，《药品管理法》及《实施条例》作了以下规定：

医疗机构配制制剂，应当是为本单位临床需要而市场上没有供应的品种并须经批准；配制的制剂必须经质量检验，合格的凭医师处方在医疗机构使用，特殊情况下，经批准可以在指定的医疗机构之间调剂使用；医疗机构配制的制剂，不得在市场销售，不得发布广告。

（四）医疗机构购进和保管药品及调配处方的规定

医疗机构购进和使用药品同药品经营一样执行进货检查验收制度。医疗机构调配处方规则与药品经营中实行的规则是相同的。医疗机构的药品保管必须制定和执行药品保管制度，采取必要的冷藏、防冻、防潮、防虫、防鼠等措施，保证药品质量。

五、药品管理

《药品管理法》的第五章"药品管理"共23条（第29~51条），《实施条例》共16条（第28~43条）。该章主要包括：药品注册管理（含新药审批、已有国家标准药品的审批、进口药品审批、药品的批准文号等）；国家药品标准；药品审评和再评价；药品采购；特殊管理的药品；几种药品制度；中药材管理；假药、劣药定义。相关内容本书将在不同章节介绍。

（一）新药与已有国家标准药品的管理

1. 新药研制和临床试验 在我国，新药是指未曾在中国境内上市销售的药品。国家一方面鼓励研究和创制新药，同时对新药的审批采取慎重的态度并以立法的形式进行严格管理，以规范新药研制活动。研制新药首先必须依法如实报送研制方法、质量指标、药理及毒性试验结果等有关资料和样品，经国务院药品监督管理部门批准后，方可进行临床试验；药物临床试验机构进行药物临床试验，应当事先告知受试者或者其监护人真实情况，并取得其书面同意。药物临床试验机构资格的认定办法，由国务院药品监督管理部门、国务院卫生行政部门共同制定。其次，完成临床试验并通过审批的新药，由国务院药品监督管理部门批准，发给新药证书。再次，药物的非临床安全性评价研究机构和临床试验机构必须执行相应的质量管理规范，这些规范则由国务院确定的部门制定。

2. 药品生产批准文号管理 药品生产批准文号管理就是药品生产企业在生产每一种药品之前，必须依法申请，经过批准，取得该种药品的生产批准文号。《药品管理法》和《实施条例》规定，生产新药或者已有国家标准的药品的，须经国务院药品监督管理部门批准，并发给药品批准文号；但是，生产没有实施批准文号管理的中药材和中药饮片除外。实施批准文号管理的中药材、中药饮片品种目录由国务院药品监督管理部门会同国务院中医药管理部门制定。实施批准文号管理的药品，药品生产企业只有取得该种药品批准文号后才能生产该种药品。变更研制新药、生产药品和进口药品已获批准证明文件及其附件中载明事项的，应当向国务院药品监督管理部门提出补充申请；国务院药品监督管理部门核发的药品批准文号、《进口药品注册证》、《医药产品注册证》的有效期为5年。有效期届满，需要继续生产或者进口的，应当在有效期届满前6个月申请再注册。药品再注册时，应当按照国务院药品监督管理部门的规定报送相关资料。有效期届满，未申请再注册或者经审查不符合国务院药品监督管理部门关于再注册的规定的，注销其药品批准文号、《进口药品注册证》或者《医药产品注册证》。

3. 新药监测期的规定 国务院药品监督管理部门根据保护公众健康的要求，可以对药品生产企业生产的新药品种设立不超过 5 年的监测期；在监测期内，不得批准其他企业生产和进口。

4. 新型化学成分药品的未披露材料的保护规定 国家对获得生产或者销售含有新型化学成分药品许可的生产者或者销售者提交的自行取得且未披露的试验数据和其他数据实施保护，任何人不得对该未披露的试验数据和其他数据进行不正当的商业利用。自药品生产者或者销售者获得生产、销售新型化学成分药品和许可证明文件之日起 6 年内，对其他申请人未经已获得许可的申请人同意，使用前款数据申请生产、销售新型化学成分药品许可的，药品监督管理部门不予许可；但是，其他申请人提交自行取得数据的除外。

5. 已有国家标准的药品的管理

（1）生产已有国家标准药品的申报审批的规定："生产已有国家标准的药品，应当按照国务院药品监督管理部门的规定，向省、自治区、直辖市人民政府药品监督管理部门或者国务院药品监督管理部门提出申请，报送有关技术资料并提供相关证明文件。省、自治区、直辖市人民政府药品监督管理部门应当自受理申请之日起 30 个工作日内进行审查，提出意见后报送国务院药品监督管理部门审核，并同时将审查意见通知申报方。国务院药品监督管理部门经审核符合规定的，发给药品批准文号。"

（2）有关药品试行期标准的规定："生产有试行期标准的药品，应当按照国务院药品监督管理部门的规定，在试行期满前 3 个月，提出转正申请；国务院药品监督管理部门应当自试行期满之日起 12 个月内对该试行期标准进行审查，对符合国务院药品监督管理部门规定的转正要求的，转为正式标准；对试行标准期满未按照规定提出转正申请或者原试行标准不符合转正要求的，国务院药品监督管理部门应当撤销该试行标准和依据该试行标准生产药品的批准文号。"

（二）药品的进出口管理

为了保护国家的利益和用药者的利益，《药品管理法》和《实施条例》对药品进出口进行规范化的管理，主要规定为：

（1）禁止进口疗效不确、不良反应大或者其他原因危害人体健康的药品。

（2）进口药品须经审查批准。即药品进口须经国务院药品监督管理部门组织审查，经审查确认符合质量标准、安全有效的，方可批准进口，并发给进口药品注册证书。

（3）药品必须从允许药品进口的口岸进口，进口药品的企业向该口岸所在地药品监督管理部门登记备案，依法对进口药品进行抽查检验，海关凭法定的进口药品通关单放行。

（4）国务院药品监督管理部门指定药品检验机构对其所规定的生物制品、首次在中国销售的药品，国务院所规定其他药品，在销售前或进口时进行检验，不合格的不得销售或进口。

（5）对国内供应不足的药品，国务院有权限制或者禁止出口。

（6）疫苗类制品、血液制品、用于血源筛查的体外诊断试剂以及国务院药品监督管理部门规定的其他生物制品在销售前或者进口时，应当按照国务院药品监督管理部门的规定进行检验或者审核批准；检验不合格或者未获批准的，不得销售和进口。

除了上述规定外，国务院药品监督管理部门还应当对已经批准生产或者进口的药品组织调查，对疗效不确、不良反应大或者其他原因危害人体健康的药品撤销批准文号或者进口药品注册证书。

（三）国家药品标准的管理

药品必须符合国家药品标准。中药饮片依照本法第 10 条第 2 款的规定执行。国务院药品监督管理部门颁发的《中华人民共和国药典》和药品标准为国家药品标准。国务院药品监督管理部门组织药典委员会，负责国家药品标准的制定和修订。国务院药品监督管理部门的药品检验机构负责标定国家药品标准品、对照品。

列入国家药品标准的药品名称为药品通用名称。已经作为药品通用名称的，该名称不得作为药品商标使用。

（四）药品的再评价与淘汰

药品监督管理部门对已批准生产、销售的药品进行再评价，根据药品再评价结果，可以采取责令修改药品说明书，暂停生产、销售和使用的措施；对不良反应大或者其他原因危害人体健康的药品，应当撤销该药品批准证明文件。已被撤销批准文号或者进口药品注册证书的药品，不得生产或者进口、销售和使用；已经生产或者进口的，由当地药品监督管理部门监督销毁或者处理。

（五）国家药品审评专家

为了保证药品的质量，国家食品药品监督管理总局除在其内部设置有关的机构，负责新药的审评和对已生产药品进行再评价的工作外，还聘请药学、医学和其他技术专家作为国家药品审评专家，负责对新药、新生物制品、进口药品、仿制药品的审批注册及已生产药品再评价提供技术咨询意见。国家药品审评专家以专家库形式进行管理。

（六）对特殊药品的管理

国家对麻醉药品、精神药品、医疗用毒性药品、放射性药品实行特殊管理。国务院制定专门的管理办法。进口、出口麻醉药品和国家规定范围内的精神药品，必须持有国务院药品监督管理部门发给的《进口准许证》、《出口准许证》。

（七）中药管理

在《药品管理法》中，除在总则中明确国家发展传统药，充分发挥其在预防、医疗和保健中的作用外，还做出以下规定：国家实行中药品种保护制度，具体办法由国务院规定；新发现和从国外引种的药材，经国务院药品监督管理部门审核批准后，方可销售；地区性民间习用药材的管理办法，由国务院药品监督管理部门会同国务院中医药管理部门制定。

《实施条例》第 40 条规定："国家鼓励培育中药材。对集中规模化栽培养殖、质量可以控制并符合国务院药品监督管理部门规定条件的中药材品种，实行批准文号管理。"

（八）其他药品管理制度

1. 国家对药品实行处方药与非处方药分类管理制度。具体办法由国务院制定。

2. 国家实行药品储备制度。国内发生重大灾情、疫情及其他突发事件时，国务院规定的部门可以紧急调用企业药品。

（九）其他药品管理有关规定

1. 购进药品管理的规定　药品生产企业、药品经营企业、医疗机构必须从具有药品生产、经营资格的企业购进药品；但是，购进没有实施批准文号管理的中药材除外。

2. 从业人员健康检查规定　药品生产企业、药品经营企业和医疗机构直接接触药品的工作人员，必须每年进行健康检查。患有传染病或者其他可能污染药品的疾病的，不得从事直接接触药品的工作。

（十）禁止生产、销售假药、劣药

禁止生产、销售假药、劣药，是药品监督管理的重要环节。对违者，特别是造成严重后果者，坚决实施法律制裁，直至死刑。为了"有法可依"，《药品管理法》第48条、第49条，分别对假药及按假药处理，劣药和按劣药处理的定义作出规定。

1. 有关假药的规定　禁止生产（包括配制，下同）、销售假药。

（1）有下列情形之一的，为假药：①药品所含成分与国家药品标准规定的成分不符合的；②以非药品冒充药品或者以他种药品冒充此种药品的。

（2）有下列情形之一的药品，按假药论处：①国务院药品监督管理部门规定禁止使用的；②依照本法必须批准而未经批准生产、进口，或者依照本法必须检验而未经检验即销售的；③变质的；④被污染的；⑤使用依照本法必须取得批准文号而未取得批准文号的原料药生产的；⑥所标明的适应证或者功能主治超出规定范围的。

2. 有关劣药的规定　禁止生产、销售劣药。

（1）药品成分的含量不符合国家药品标准的为劣药。

（2）有下列情形之一的药品，按劣药论处：①未标明有效期或者更改有效期的；②不注明或者更改生产批号的；③超过有效期的；④直接接触药品的包装材料和容器未经批准的；⑤擅自添加着色剂、防腐剂、香料、矫味剂及辅料的；⑥其他不符合药品标准规定的。

六、药品包装的管理

"药品包装的管理"一章对直接接触药品的包装材料和容器、药品包装、药品标签和说明书三方面的监督管理作了规定。药品包装在药品生产、经营和使用中有重要的作用，直接关系到药品的质量、生产经营者的责任、用药者的安全与利益，因此必须严格管理，明确各有关当事人的法定义务，各个环节所承担的责任。这些内容在法律上的规定主要为以下内容。

1. 直接接触药品的包装材料和容器　《药品管理法》对此所做的规定是，直接接触药品的包装材料和容器必须符合药用要求，符合保障人体健康、安全的标准，并由药品监督管理部门在审批药品时一并审批。

2. 药品生产企业不得使用未经批准的直接接触药品的包装材料和容器　这是对药品生产企业的要求，它的界限为是否直接接触药品，直接接触的须经批准，而不是直接接触的则未要求须经批准。

3. 对不合格的直接接触药品的包装材料和容器　首先是药品监督管理部门在审批药品时就不得一并审批；第二是如果使用不合格的包装就应考虑所包装的药品可否销售，因为它直接违反了《药品管理法》第52条第1款的立法原意；第三是对不合格的直接接触药品的包装材料和容器，由药品监督管理部门责令停止使用，这项规定实际上还是要与前述的一并审批联系在一起。

4. 药品包装的基本要求　药品包装是直接为药品的生产、流通、使用服务的，对药品的质量和用药安全有直接的影响。对此在《药品管理法》中做出如下基本规定：即药品包装必须适合药品质量的要求，方便储运储存、运输和医疗使用。对于中药材，还要求发运时必须有包装，每种包装上注明法定事项，附有质量合格标志。

5. 药品包装的特定要求　法律上规定了药品包装必须按照规定印有或者贴有标签并附有说明书，同时具体规定在标签或者说明书上必须注明药品的14项内容，包括药品的通用名称、成分、规格、生产企业、批准文号、产品批号、生产日期、有效期、适应证或者功能主治、用法、用量、禁忌、不良反应和注意事项。

6. 其他 麻醉药品、精神药品、医疗毒性药品、放射性药品、外用药品和非处方药的标签，必须印有规定的标志。

七、药品价格和广告的管理

本章与《价格法》、《广告法》和《反不正当竞争法》相衔接，规定了政府价格主管部门对药品价格的管理，明确药品生产企业、经营企业和医疗机构必须遵守有关价格管理的规定，禁止暗中给予、收受回扣等违法行为；并规定药品广告须经药品监督管理部门批准，取得批准文号，规范了药品广告的管理。药品广告管理在第十一章有详细说明。

（一）药品价格管理

1. 政府价格主管部门对药品价格的管理 现行《药品管理法》对 2001 年版作了较大的修改，删去了其中的第 55 条、第 57 条，并将第 89 条改为第 88 条。

《药品管理法》修改后，国家发展改革委会同国家卫生计生委、人力资源社会保障部等部门联合发出《关于印发推进药品价格改革意见的通知》（以下简称为《通知》），决定从 2015年 6 月 1 日起取消绝大部分药品政府定价，完善药品采购机制，药品实际交易价格主要由市场竞争形成。根据《通知》：除麻醉、第一类精神药品仍暂时由国家发展改革委员会实行最高出厂价格和最高零售价格管理外，对其他药品政府定价均予以取消，不再实行最高零售限价管理，按照分类管理原则，通过不同的方式由市场形成价格。其中：医保基金支付的药品，通过制定医保支付标准探索引导药品价格合理形成的机制；专利药品、独家生产药品，通过建立公开透明、多方参与的谈判机制形成价格；医保目录外的血液制品、国家统一采购的预防免疫药品、国家免费艾滋病抗病毒治疗药品和避孕药具，通过招标采购或谈判形成价格。其他原来实行市场调节价的药品，继续由生产经营者依据生产经营成本和市场供求情况，自主制定价格。

2. 市场调节价的药品定价与价格管理 按照《药品管理法》，依法实行市场调节价的药品，药品的生产企业、经营企业和医疗机构应当按照公平、合理和诚实信用、质价相符的原则制定价格，为用药者提供价格合理的药品。

药品的生产企业、经营企业和医疗机构应当遵守国务院价格主管部门关于药价管理的规定，制定和标明药品零售价格，禁止暴利和损害用药者利益的价格欺诈行为。

▌ 课堂互动

　　1. 药品是一种事关人们生命健康和公共福利性的特殊商品，你认为政府该不该实行政府定价？如果实行政府定价应该要坚持哪些原则？

　　2. 药品实行市场自由定价可以提高药品生产效率，但可能会忽视公平并而与公共福利性相冲突，你认为政府在对药品价格管理中应该如何平衡它们之间的矛盾？

3. 如实提供药品价格信息的义务 药品的生产企业、经营企业、医疗机构应当依法向政府价格主管部门提供其药品的实际购销价格和购销数量等资料。

医疗机构应当向患者提供所用药品的价格清单；医疗保险定点医疗机构还应当按照规定

的办法如实公布其常用药品的价格，加强合理用药的管理。具体办法由国务院卫生行政部门规定。

4. 药品购销中禁止回扣 禁止药品的生产企业、经营企业和医疗机构在药品购销中账外暗中给予、收受回扣或者其他利益。

禁止药品的生产企业、经营企业或者其代理人以任何名义给予使用其药品的医疗机构的负责人、药品采购人员、医师等有关人员财物或者其他利益。禁止医疗机构的负责人、药品采购人员、医师等有关人员以任何名义收受药品的生产企业、经营企业或者其代理人给予的财物或者其他利益。

（二）药品广告管理的规定

1. 药品广告的审批 药品广告须经企业所在地省、自治区、直辖市人民政府药品监督管理部门批准，并发给药品广告批准文号；未取得药品广告批准文号的，不得发布。

在药品生产企业所在地和进口药品代理机构所在地以外的省、自治区、直辖市发布药品广告的，发布药品广告的企业应当在发布前向发布地省、自治区、直辖市人民政府药品监督管理部门备案。接受备案的省、自治区、直辖市人民政府药品监督管理部门发现广告批准内容不符合药品广告管理规定的，应当交由原核发部门处理。

处方药可以在国务院卫生行政部门和国务院药品监督管理部门共同指定的医学、药学专业刊物上介绍，但不得在大众传播媒介发布广告或者以其他方式进行以公众为对象的广告宣传。

2. 药品广告的内容要求 药品广告的内容必须真实、合法，以国务院药品监督管理部门批准的说明书为准，不得含有虚假的内容。

药品广告不得含有不科学的表示功效的断言或者保证；不得利用国家机关、医药科研单位、学术机构或者专家、学者、医师、患者的名义和形象作证明。

非药品广告不得有涉及药品的宣传。

3. 药品广告的监督管理 省、自治区、直辖市人民政府药品监督管理部门应当对其批准的药品广告进行检查，对于违反本法和《中华人民共和国广告法》的广告，应当向广告监督管理机关通报并提出处理建议，广告监督管理机关应当依法做出处理。

经国务院或者省、自治区、直辖市人民政府的药品监督管理部门决定，责令暂停生产、销售和使用的药品，在暂停期间不得发布该品种药品广告；已经发布广告的，必须立即停止。

4. 违法广告的处理 未经省、自治区、直辖市人民政府药品监督管理部门批准的药品广告，使用伪造、冒用、失效的药品广告批准文号的广告，或者因其他广告违法活动被撤销药品广告批准文号的广告，发布广告的企业、广告经营者、广告发布者必须立即停止该药品广告的发布。

对违法发布药品广告，情节严重的，省、自治区、直辖市人民政府药品监督管理部门可以予以公告。

八、药品监督

本章规定了药品监督管理部门和药品检验机构在药品管理工作中，所应负的责任、拥有的权利和义务，规定了药品监督管理部门行使行政强制措施和紧急控制措施的情形；设定了药品质量公告和对药品检验结果的申请复验及不良反应报告制度；明确了药品检验部门对药品生产经营企业的业务指导关系。

（一）药品监督检查

药品监督是指药品监督管理的行政主体，依照法定职权，对行政相对方是否遵守法律、法规、行政命令、决定和措施所进行的监督检查活动。

1. 药品监督检查的行政主体　在药品管理中，药品监督管理部门是法定的行政主体。药品监督管理部门是指：国家食品药品监督管理总局，省级药品监督管理部门及其依法设立的市级、县级药品监督管理机构。

2. 药品监督管理行政相对方　是指申报药品注册的药品研制单位、药品生产企业和个人、药品经营企业和个人、使用药品的医疗机构和有关人员。

3. 药品监督检查的对象和内容　根据规定，药品监督检查的对象和内容是，向药品监督管理部门申报，经其审批的药品研制的事项、药品生产的事项、药品经营的事项以及医疗机构使用药品的事项。另一内容是对 GMP、GSP 认证合格的药品生产、经营企业进行认证后的跟踪检查。

4. 法定监管部门依法实施监督权　在药品管理中，作为法定的药品监督管理部门，有权依法对报经其审批的药品研制和药品的生产、经营以及医疗机构使用药品的事项进行监督检查，有关单位和个人不得拒绝和隐瞒。同时规定，进行监督检查时，必须出示证明文件，对监督检查中知悉的技术秘密、业务秘密有为被检查人保密的义务。这些规定确定了监督检查的主体、被监督检查的范围、相关的权利义务，使药品管理中的监督检查有规则地进行，而防止不规范的行为，这是监督检查中的一项重要法律原则。

（二）药品质量抽查检验

1. 药品质量抽查检验的要求　药品监督管理部门根据监督检查的需要，可以对药品质量进行抽查检验；抽查检验应当按规定抽样，不得收取任何费用。药品被抽检单位没有正当理由，拒绝抽查检验的，国务院药品监督管理部门和被抽检单位所在地省、自治区、直辖市人民政府药品监督管理部门可以宣布停止该单位拒绝抽检的药品上市销售和使用。

2. 药品检验方法　药品抽样必须由两名以上药品监督检查人员实施，并按照国务院药品监督管理部门的规定进行抽样；被抽检方应当提供抽检样品，不得拒绝。

对有掺杂、掺假嫌疑的药品，在国家药品标准规定的检验方法和检验项目不能检验时，药品检验机构可以补充检验方法和检验项目进行药品检验；经国务院药品监督管理部门批准后，使用补充检验方法和检验项目所得出的检验结果，可以作为药品监督管理部门认定药品质量的依据。

3. 药品质量公告和复验　国务院和省、自治区、直辖市人民政府的药品监督管理部门应当定期公告药品质量抽查检验的结果；药品质量公告应当包括抽验药品的品名、检品来源、生产企业、生产批号、药品规格、检验机构、检验依据、检验结果、不合格项目等内容。药品质量公告不当的，发布部门应当自确认公告不当之日起 5 日内，在原公告范围内予以更正。

当事人对药品检验机构的检验结果有异议的，可以自收到药品检验结果之日起 7 日内向原药品检验机构或者上一级药品监督管理部门设置或者确定的药品检验机构申请复验，也可以直接向国务院药品监督管理部门设置或者确定的药品检验机构申请复验。申请复验的当事人，应当向负责复验的药品检验机构提交书面申请、原药品检验报告书。复验的样品从原药品检验机构留样中抽取，受理复验的药品检验机构必须在国务院药品监督管理部门规定的时间内做出复验结论。

（三）行政强制措施

药品监督管理部门对有证据证明可能危害人体健康的药品及其有关材料可以采取查封、扣押的行政强制措施，并在 7 日内做出行政处理决定；药品需要检验的，必须自检验报告书发出之日起 15 日内做出行政处理决定。

不符合立案条件的，应当解除行政强制措施；需要暂停销售和使用的，应当由国务院或者省、自治区、直辖市人民政府的药品监督管理部门做出决定。

（四）对药品监督管理部门及其药品检验所禁止性规定

1. 禁止地方保护主义和不公平竞争　《药品管理法》明确规定，地方人民政府和药品监督管理部门不得以要求实施药品检验、审批等手段限制或者排斥非本地区药品生产企业依照本法规定生产的药品进入本地区。该条规定可以防止地方保护主义和不公平竞争的发生，有利于全国统一市场的形成，维护公平竞争的市场经济秩序。

2. 监督管理者不得参与药品生产经营活动　《药品管理法》明确规定各级药品监督管理部门和法定药品检验机构，无论是单位和个人都不得参与药品生产经营活动；不得以其单位的名义推荐、监制、监销药品。

（五）国家实行药品不良反应报告制度

药品生产企业、药品经营企业和医疗机构必须经常考察本单位所生产、经营、使用的药品质量、疗效和反应。发现可能与用药有关的严重不良反应，必须及时向当地省、自治区、直辖市人民政府药品监督管理部门和卫生行政部门报告。

对已确认发生严重不良反应的药品，国务院或者省、自治区、直辖市人民政府的药品监督管理部门可以采取停止生产、销售、使用的紧急控制措施，并应当在 5 日内组织鉴定，自鉴定结论作出之日起 15 日内依法作出行政处理决定。

（六）药品行政性收费的规定

《实施条例》规定：依据《药品管理法》和本条例的规定核发证书、进行药品注册、药品认证和实施药品审批检验及其强制性检验，可以收取费用。具体收费标准由国务院财政部门、国务院价格主管部门制定。

药品抽查检验，不得收取任何费用。当事人对药品检验结果有异议，申请复验的，应当按照国务院有关部门或者省、自治区、直辖市人民政府有关部门的规定，向复验机构预先支付药品检验费用。复验结论与原检验结论不一致的，复验检验费用由原药品检验机构承担。

（七）跟踪检查责任

药品监督管理部门应当按照规定，依据《药品生产质量管理规范》、《药品经营质量管理规范》，对经其认证合格的药品生产企业、药品经营企业进行论证后的跟踪检查。这种跟踪检查责任是一种法定的责任，是该项认证制度的必不可少的内容，因为只有认证而没有跟踪检查，就难以保证认证的效果，难以保证药品质量管理规范能否全面认真的实施。

九、法律责任

现行的《药品管理法》法律责任一章中共有 28 条规定，《实施条例》设有 20 条。与 1985 年版的《药品管理法》只有 7 条法律责任相比，内容有了较大的充实。《药品管理法》所增加或充实的法律责任条款，重点强化了对药品生产、经营中违法行为的处罚力度，更强有力地采取保证药品质量和保障用药安全的法律措施，更明确地推进建立、健全药品管理的法律制度，维护药品管理秩序。

（一）法律责任

1. 法律责任的含义　法律责任是指人们对自己违法行为所应承担的带有强制性的否定性法律后果。法律责任的构成有两个部分：①法律责任的前提是人们的违法行为，法律责任是基于一定的违法行为而产生的。②法律责任的内容是否定性的法律后果，包括法律制裁、法律负担、强制性法律义务、法律不予承认或撤销等。法律责任的实质是国家对责任人违反法定义务，超越权利或者滥用权利的行为所作的否定性评价，是国家强制责任人作出一定行为或者不作出一定行为，恢复被破坏的法律关系和法律秩序的手段，也是补救受到侵害的合法权益的一种法律手段。法律责任有明确的、具体的法律规定，并以国家强制力作为保证，必须由司法机关或法律授权的国家机关来执行。

2. 法律责任的分类

（1）刑事责任　是指行为人因其犯罪行为必须承担的一种刑事惩罚性的责任。我国刑法规定的刑罚的种类有：主刑有管制、拘役、有期徒刑、无期徒刑和死刑 5 种；附加刑有罚金、剥夺政治权利、没收财产、驱逐出境等 4 种。

（2）民事责任　是由于违反民法、违约或者由于民法规定所应承担的一类法律责任。

（3）行政责任　是指因违反行政法而承担的法律责任，包括具有行政惩罚性的法律责任。

3. 法律制裁　法律制裁是指由特定的国家机关对违法者因其所应负的法律责任而实施的惩罚性措施。它不同于法律责任，仅属于承担法律责任的一类方式，即惩罚性措施这一类方式。法律责任中还有另一类非惩罚性方式，例如《民法》通则134 条中的承担民事责任的方式，停止侵害、排除妨碍、消除危险、恢复原状等均为非惩罚性方式。只有承担惩罚性责任的才是法律制裁，分为刑事制裁、民事制裁、行政制裁。

4. 行政处罚　1996 年全国人大制定并颁布实施《中华人民共和国行政处罚法》，从立法上对行政处罚作了规定。《药品管理法》法律责任中大多涉及行政处罚，1999 年国家药品监督管理部门发布《药品监督行政处罚程序》。

（1）行政处罚的概念：行政处罚是指行政机关或其他行政主体依照法定权限和程序对违反行政法规范尚未构成犯罪的相对方给予行政制裁的具体行政行为。

（2）行政处罚的种类：行政处罚法规定的行政处罚：①警告；②罚款；③没收违法所得、没收非法财物；④责令停产停业；⑤暂扣或者吊销许可证；⑥行政拘留；⑦法律、行政法规规定的其他行政处罚。《药品管理法》的行政处罚未涉及行政拘留。

（3）行政处罚的原则：①处罚法定原则：一是行政处罚必须由具有处罚权的行政机关实施，《药品管理法》规定的行政处罚，大多由县级以上药品监督管理部门实施，涉及广告、价格、集贸市场等方面的违法行为，由工商行政管理部门、物价主管部门等决定执行。二是行政处罚的依据是法定的，也就是实施行政处罚必须有法律、行政法规、规章的明确规定。三是行政处罚的程序是合法的。行政处罚法规定有三种程序即：简易程序；一般程序；听证程序。没有法定依据或者不遵守法定程序的，行政处罚无效。②行政处罚遵循公开、公正原则。③实施行政处罚，纠正违法行为，应当坚持处罚与教育相结合。

5. 行政处分　行政处分是国家行政法律规范规定的责任形式，与一般的纪律处分要区别开来。行政处分的主体是公务员所在地行政机关、上级主管部门或监察机关。而纪律处分是指一般组织内部按其章程、决议等作出的，如大学教职员的纪律处分，由大学校董会或校长或校务会作出；公司员工处分由公司董事会或总经理决定。行政处分是一种内部责任形式，是国家行政机关对其行政系统内部的公务员实施的一种惩戒，不涉及一般相对人的权益。1993 年国务院颁发的《国家公务员暂行条例》规定，行政处分共 6 种：警告、记过、记大过、降级、撤职和开除。

（二）违反有关药品许可证、药品批准证明文件规定的违法行为应当承担的法律责任

《药品管理法》中规定的许可证及药品批准证明文件有：《药品生产许可证》、《药品经营许可证》、《医疗机构制剂许可证》、《新药证书》、《进口药品注册证》，麻醉药品和精神药品的《进口准许证》、《出口准许证》，药品批准文号、《药品 GMP 证书》、《药品经营质量管理规范》认证证书、《药品非临床研究质量管理规范》（GLP）、《药物临床研究质量管理规范》（GCP）。所有的法定证、号均必须按法定程序申报、审批，均应由法定部门发给。

违反有关药品许可证、药品批准证明文件规定的违法行为可以分为以下 8 种类型，违法行为的责任者应当承担的法律责任包括行政责任（行政处罚、行政处分）、刑事责任及民事责任。

1. 无证生产、经营药品或配制制剂 对未取得《药品生产许可证》、《药品经营许可证》或者《医疗机构制剂许可证》的药品生产企业、药品经营企业、医疗机构均依法予以取缔，没收违法生产、销售的药品和违法所得，并处违法生产、销售的药品（包括已售出的和未售出的药品，下同）货值金额 2 倍以上 5 倍以下的罚款；构成犯罪的，依法追究刑事责任。

2. 从无《药品生产许可证》、《药品经营许可证》的企业购进药品 对于从无《药品生产许可证》、《药品经营许可证》的企业购进药品的药品生产企业、经营企业或者医疗机构，责令改正，没收违法购进的药品，并处违法购进药品货值金额 2 倍以上 5 倍以下的罚款；有违法所得的，没收违法所得；情节严重的，吊销《药品生产许可证》、《药品经营许可证》或者医疗机构执业许可证书。

3. 伪造、变造、买卖、出租、出借许可证或者药品批准证明文件 对伪造、变造、买卖、出租、出借许可证或者药品批准证明文件的，没收违法所得，并处违法所得 1 倍以上 3 倍以下的罚款；没有违法所得的，处 2 万元以上 10 万元以下的罚款；情节严重的，并吊销卖方、出租方、出借方的《药品生产许可证》、《药品经营许可证》、《医疗机构制剂许可证》或者撤销药品批准证明文件；构成犯罪的，依法追究刑事责任。

4. 以提供虚假的证明、文件资料样品或者采取其他欺骗手段取得许可证或者药品批准证明文件 对提供虚假的证明、文件资料样品或者采取其他欺骗手段取得《药品生产许可证》、《药品经营许可证》、《医疗机构制剂许可证》或者药品批准证明文件的，吊销《药品生产许可证》、《药品经营许可证》、《医疗机构制剂许可证》或者撤销药品批准证明文件，5 年内不受理其申请，并处 1 万元以上 3 万元以下罚款。

5. 未经批准，擅自在城乡集市贸易市场设点销售药品或超经营范围销售药品 对未经批准，擅自在城乡集市贸易市场设点销售药品或者在城乡集市贸易市场设点销售的药品超出批准经营的药品范围的，依照《药品管理法》第 72 条的规定给予处罚。

6. 未经批准，医疗机构擅自使用其他医疗机构配制的制剂 对未经批准，医疗机构擅自使用其他医疗机构配制的制剂的，依照《药品管理法》第 79 条的规定给予处罚。

7. 个人设置的门诊部、诊所等医疗机构向患者提供的药品超出规定的范围和品种 对个人设置的门诊部、诊所等医疗机构向患者提供的药品超出规定的范围和品种的，依照《药品管理法》第 72 条的规定给予处罚。

8. 变更药品生产经营许可事项应当办理变更登记手续而未办理　对药品生产企业、药品经营企业和医疗机构变更药品生产经营，未依法办理许可证变更仍继续从事药品生产、经营的，由原发证部门给予警告，责令限期补办变更登记手续；逾期不补办的，宣布其《药品生产许可证》、《药品经营许可证》和《医疗机构制剂许可证》无效；仍从事药品生产经营活动的，依照《药品管理法》第72条的规定给予处罚。

（三）生产、销售假药、劣药应承担的法律责任

生产、销售假药、劣药是一种严重危害人民群众身体健康的违法犯罪行为，必须加以严惩，可以分为以下9种不同类型，违法行为的责任者应当承担不同的法律责任。

1. 生产、销售假药　对生产、销售假药的企业、医疗机构，没收违法生产、销售的药品和违法所得，并处违法生产、销售药品货值金额2倍以上5倍以下的罚款；有药品批准证明文件的予以撤销，并责令停产、停业整顿；情节严重的，吊销《药品生产许可证》、《药品经营许可证》或者《医疗机构制剂许可证》；构成犯罪的，依法追究刑事责任。

2. 生产、销售劣药　对生产、销售劣药的企业、医疗机构，没收违法生产、销售的药品和违法所得，并处违法生产、销售药品货值金额1倍以上3倍以下的罚款；情节严重的，责令停产、停业整顿或者撤销药品批准证明文件，吊销《药品生产许可证》、《药品经营许可证》或者《医疗机构制剂许可证》；构成犯罪的，依法追究刑事责任。

3. 生产、销售假药、劣药情节严重　对从事生产、销售假药及生产、销售劣药情节严重的企业或者其他单位，其直接负责的主管人员和其他直接责任人员10年内不得从事药品生产、经营活动。

对生产者专门用于生产假药、劣药的原辅材料、包装材料、生产设备，予以没收。

4. 为假药劣药提供运输、保管、仓储等便利条件　对于知道或者应当知道属于假劣药品而为其提供运输、保管、仓储等便利条件的，没收全部运输、保管、仓储的收入，并处违法收入50%以上3倍以下的罚款；构成犯罪的，依法追究刑事责任。

5. 擅自委托或接受委托生产药品　对擅自委托或者接受委托生产药品的，对委托方和受托方均依照《药品管理法》第73条的规定给予处罚。

6. 医疗机构使用假药、劣药　对医疗机构使用假药、劣药的，依照《药品管理法》第73条、第74条的规定给予处罚。

7. 生产中药饮片或配制医院制剂不符合省药监局批准标准　对生产没有国家药品标准的中药饮片，不符合省、自治区、直辖市人民政府药品监督管理部门制定的炮制规范的；医疗机构不按照省、自治区、直辖市人民政府药品监督管理部门批准的标准配制制剂的，依照《药品管理法》第74条的规定给予处罚。

8. 从重处罚的6种违法行为　对违反《药品管理法》和本条例的规定，有下列行为之一的，由药品监督管理部门在《药品管理法》和本条例规定的处罚幅度内从重处罚：

（1）以麻醉药品、精神药品、医疗用毒性药品、放射性药品冒充其他药品，或者以其他药品冒充上述药品的；

（2）生产、销售以孕产妇、婴幼儿及儿童为主要使用对象的假药、劣药的；

（3）生产、销售的生物制品、血液制品属于假药、劣药的；

（4）生产、销售、使用假药、劣药，造成人员伤害后果的；

（5）生产、销售、使用假药、劣药，经处理后重犯的；

（6）拒绝、逃避监督检查，或者伪造、销毁、隐匿有关证据材料的，或者擅自动用查封、

扣押物品的。

9. 可免除其他行政处罚的行为 对药品经营企业、医疗机构未违反《药品管理法》和本条例的有关规定，并有充分证据证明其不知道所销售或者使用的药品是假药、劣药的，应当没收其销售或者使用的假药、劣药和违法所得；但是，可以免除其他行政处罚。

（四）违反药品管理法其他有关规定应承担的法律责任

1. 未按照 GMP、GSP、GLP、GCP 实施 药品的生产企业、经营企业、药物非临床安全性评价研究机构、药物临床试验机构未按照规定实施《药品生产质量管理规范》《药品经营质量管理规范》《药物非临床研究质量管理规范》《药物临床试验质量管理规范》的，给予警告，责令限期改正；逾期不改正的，责令停产、停业整顿，并处 5000 元以上 2 万元以下的罚款；情节严重的，吊销《药品生产许可证》《药品经营许可证》和药物临床试验机构的资格。

2. 没有向允许药品进口的口岸所在地药品监督管理局登记备案 药品进口者进口已获得药品进口注册证明的药品，未按照本法规定向允许药品进口的口岸所在地的药品监督管理部门登记备案的，给予警告，责令限期改正；逾期不改正的，撤销进口药品注册证书。

3. 在市场销售医疗机构配制的制剂 医疗机构将其配制的制剂在市场销售的，责令改正，没收违法销售的制剂，并处违法销售制剂货值金额 1 倍以上 3 倍以下的罚款；有违法所得的，没收违法所得。

4. 购销记录不真实或者不完整以及没有依法销售药品、调配处方、销售中药材 药品经营企业在药品经营中，购销记录不真实或者不完整以及没有依法销售药品、调配处方、销售中药材，责令改正，给予警告；情节严重的，吊销《药品经营许可证》。

5. 除已构成假劣药论处以外的药品标识违反规定 药品生产、经营企业、医疗机构等其药品标识不符合《药品管理法》第 54 条规定的，但不适用按照假药、劣药论处的，责令改正，给予警告；情节严重的，撤销该药品的批准证明文件。

6. 向使用其药品的机构人员行贿与药品购销活动中受贿 对药品的生产企业、经营企业、医疗机构在药品购销中暗中给予、收受回扣或者其他利益的，药品的生产企业、经营企业或者其代理人给予使用其药品的医疗机构的负责人、药品采购人员、医师等有关人员以财物或者其他利益的，由工商行政管理部门处 1 万元以上 20 万元以下的罚款，有违法所得的，予以没收；情节严重的，由工商行政管理部门吊销药品生产企业、药品经营企业的营业执照，并通知药品监督管理部门，由药品监督管理部门吊销其《药品生产许可证》、《药品经营许可证》；构成犯罪的，依法追究刑事责任。

药品的生产企业、经营企业的负责人、采购人员等有关人员在药品购销中收受其他生产企业、经营企业或者其代理人给予的财物或者其他利益的，依法给予处分，没收违法所得；构成犯罪的，依法追究刑事责任。

医疗机构的负责人、药品采购人员、医师等有关人员收受药品生产企业、药品经营企业或者其代理人给予的财务或者其他利益的，由卫生行政部门或者本单位给予处分，没收违法所得；对违法行为情节严重的执业医师，由卫生行政部门吊销其执业证书；构成犯罪的，依法追究刑事责任。

7. 在药品广告审批中及广告内容有违法行为 违反本法有关药品广告的管理规定的，依照《中华人民共和国广告法》的规定处罚，并由发给广告批准文号的药品监督管理部门撤销广告批准文号，1 年内不受理该品种的广告审批申请；构成犯罪的，依法追究刑事责任。

篡改经批准的药品广告内容的，由药品监督管理部门责令广告主立即停止该药品广告的发布，并由原审批的药品监督管理部门依照《药品管理法》第91条的规定给予处罚。

药品监督管理部门撤消药品广告批准文号后，应当自作出行政处理决定之日起5个工作日内通知广告监督管理机关。广告监督管理机关应当自收到药品监督管理部门通知之日起15个工作日内，依照《中华人民共和国广告法》的有关规定作出行政处理决定。

发布药品广告的企业在药品生产企业所在地或者进口药品代理机构所在地以外的省、自治区、直辖市发布药品广告，未按照规定向发布地省、自治区、直辖市人民政府药品监督管理部门备案的，由发布地的药品监督管理部门责令限期改正；逾期不改正的，停止该药品品种在发布地的广告发布活动。

未经省、自治区、直辖市人民政府药品监督管理部门批准，擅自发布药品广告的，药品监督管理部门发现后，应当通知广告监督管理部门依法查处。

8. 给药品使用者造成损害的行为　药品的生产企业、经营企业、医疗机构违反本法规定，给药品使用者造成损害的，依法承担赔偿责任。

9. 报送虚假药品资料和样品的　药品申报者在申报临床试验时，报送虚假研制方法、质量标准、药理及毒理试验结果等有关资料和样品的，国务院药品监督管理部门对该申报药品的临床试验不予批准，对药品申报者给予警告；情节严重的，3年内不受理该药品申报者申报该品种的临床试验申请。

10. 违反药品价格管理规定　违反药品管理相关条例中关于药品价格管理的规定的，依照《价格法》的有关规定给予处罚。

（五）行政主体违反药品管理法应承担的法律责任

1. 药品检验机构出具虚假检验报告　药品检验机构出具虚假检验报告，构成犯罪的，依法追究刑事责任；不构成犯罪的，责令改正，给予警告，对单位并处3万元以上5万元以下的罚款；对直接负责的主管人员和其他直接责任人员依法给予降级、撤职、开除的处分，并处3万元以下的罚款；有违法所得的，没收违法所得；情节严重的，撤销其检验资格。药品检验机构出具的检验结果不实，造成损失的，应当承担相应的赔偿责任。

2. 违法发给 GMP、GSP 认证证书、许可证、进口药品注册证、新药证书、药品批准文号　药品监督管理部门对不符合《药品生产质量管理规范》、《药品经营质量管理规范》的企业发给符合有关规范的认证证书的，或者对取得认证证书的企业未按照规定履行跟踪检查的职责，对不符合认证条件的企业未依法责令其改正或者撤销其认证证书的；对不符合法定条件的单位发给《药品生产许可证》、《药品经营许可证》或者《医疗机构制剂许可证》的；对不符合进口条件的药品发给进口药品注册证书的；对不具备临床试验条件或者生产条件而批准进行临床试验、发给新药证书、发给药品批准文号的。对违反本法规定，有上述列行为之一的，由其上级主管机关或者监察机关责令收回违法发给的证书、撤销药品批准证明文件，对直接负责的主管人员和其他直接责任人员依法给予行政处分；构成犯罪的，依法追究刑事责任。

3. 药品监督管理部门、药品检验机构或其人员参与药品生产、经营活动　药品监督管理部门或者其设置的药品检验机构或者其确定的专业从事药品检验的机构参与药品生产经营活动的，由其上级机关或者监察机关责令改正，有违法收入的予以没收；情节严重的，对直接负责的主管人员和其他直接责任人员依法给予行政处分。

药品监督管理部门或者其设置的药品检验机构或者其确定的专业从事药品检验的机构的

工作人员参与药品生产经营活动的，依法给予行政处分。

4. 在药品监督检验中违法收费　药品监督管理部门或者其设置、确定的药品检验机构在药品监督检验中违法收取检验费用的，由政府有关部门责令退还，对直接负责的主管人员和其他直接责任人员依法给予行政处分。对违法收取检验费用情节严重的药品检验机构，撤销其检验资格。

5. 与企业生产销售假药劣药有关的有失职、渎职行为的药品监督管理部门人员　药品监督管理部门应当依法履行监督检查职责，监督已取得《药品生产许可证》、《药品经营许可证》的企业依照本法规定从事药品生产、经营活动。

对已取得《药品生产许可证》、《药品经营许可证》的企业生产、销售假药、劣药的企业，药品监督管理部门直接负责的主管人员和其他直接责任人员在监管中有失职、渎职行为的，依法给予行政处分；构成犯罪的，依法追究刑事责任。

6. 对下级药品监督部门逾期不改正的行政违法行为　药品监督管理部门对下级药品监督管理部门违反本法的行政行为，责令限期改正；逾期不改正的，有权予以改变或者撤销。

7. 滥用职权、徇私舞弊、玩忽职守的药品监督管理人员　对药品监督管理人员滥用职权、徇私舞弊、玩忽职守，构成犯罪的，依法追究刑事责任；尚不构成犯罪的，依法给予行政处分。

8. 不履行药品广告审查职责造成虚假广告　药品监督管理部门对药品广告不依法履行审查职责，批准发布的广告有虚假或者其他违反法律、行政法规的内容的，对直接负责的主管人员和其他直接责任人员依法给予行政处分；构成犯罪的，依法追究刑事责任。

9. 泄露未披露试验数据，造成损失的　药品监督管理部门及其工作人员违反规定，泄露生产者、销售者为获得生产、销售含有新型化学成分药品许可而提交的未披露试验数据或者其他数据，造成申请人损失的，由药品监督管理部门依法承担赔偿责任；药品监督管理部门赔偿损失后，应当责令故意或者有重大过失的工作人员承担部分或者全部赔偿费用，并对直接责任人员依法给予行政处分。

（六）实施法律责任的有关规定

对假药、劣药的处罚通知，必须载明药品检验机构的质量检验结果；但是，《药品管理法》第48条第3款第（一）、（二）、（五）、（六）项和第49条第3款规定的情形除外。

《药品管理法》第72条至第86条规定的行政处罚，由县级以上药品监督管理部门按照国务院药品监督管理部门规定的职责分工决定；吊销《药品生产许可证》、《药品经营许可证》、《医疗机构制剂许可证》、医疗机构执业许可证书或者撤消药品批准证明文件的，由原发证、批准的部门决定。

药品监督管理部门设置的派出机构，有权作出《药品管理法》和《实施条例》规定的警告、罚款，没收违法生产、销售的药品和违法所得的行政处罚。

《药品管理法》规定的货值金额以违法生产、销售药品的标价计算；没有标价的，按照同类药品的市场价格计算。

依照《药品管理法》和《实施条例》的规定没收的物品，由药品监督管理部门按照规定监督处理。

案例解析

泰元胶囊现场销售案

2003年8月15日，根据群众举报，武汉市药品监督管理局执法人员在书剑苑现场聆听了都江堰市弘泰生物工程有限公司其产品"泰元胶囊"的宣传讲座，发现都江堰市弘泰生物工程有限公司夸大其产品"泰元胶囊"（保健食品）能够治疗各种风湿病、颈椎病、腰腿疼等疾病，并现场卖"药"，两天出售了50盒，获得违法所得4000元。

提问：本案违法主体是谁？有何违法行为，应定性为什么？应承担什么法律责任？

解析：本案中都江堰市弘泰生物工程有限公司的行为有以下违法之处：

1. 销售假药的行为。都江堰市弘泰生物工程有限公司夸大其产品"泰元胶囊"（保健食品）能够治疗各种风湿病、颈椎病、腰腿疼等疾病，是以保健食品冒充药品，属于假药。

2. 虚假广告的行为。都江堰市弘泰生物工程有限公司宣传其"泰元胶囊"能治疗人体疾病，属于非法的虚假宣传。

武汉市药品监督管理局对该公司的违法行为进行了三种处罚：①没收销售假药的违法所得4000元；②销售假药的行为处以8000元的罚款（两倍）；③警告今后必须按照国家批准的保健食品宣传内容进行宣传。

十、附则

第十章"附则"，《药品管理法》共5条（100～104条），《实施条例》共4条（83～86条）。主要包括：用语定义；有关管理办法的制定；施行时间规定。

1. 用语定义 《药品管理法》对本法使用的药品、辅料、药品生产企业、药品经营企业等4个用语作了解释性的定义。《实施条例》对药品合格证明和其他标识、新药、处方药、非处方药、医疗机构制剂、药品认证、药品经营方式、药品经营范围、药品批发企业、药品零售企业以及《药品管理法》第41条中的"首次在中国销售的药品"、第58条中的"禁止药品的生产企业、经营企业或者其代理人以任何名义给予使用其药品的医疗机构的负责人、药品采购人员、医师等有关人员以财务或者其他利益"中的"财务或者其他利益"等12个用语作了定义。

2. 有关管理办法的制定

（1）中药材的种植、采集和饲养的管理办法，由国务院另行制定。（《药品管理法》第101条）

（2）国家对预防性生物制品的流通实行特殊管理。具体办法由国务院制定。（《药品管理法》第102条）

（3）国务院根据《药品管理法》，于2005年3月24日发布了《疫苗流通和预防接种管理条例》，自2005年6月1日实施。

（4）中国人民解放军执行本法的具体办法，由国务院、中央军事委员会依据本法制定。（《药品管理法》第103条）

（5）国务院、中央军事委员会依据《药品管理法》制定了《中国人民解放军实施＜中华人民共和国药品管理法＞办法》，于2004年12月9日发布，自2005年1月1日起施行。

3. 施行时间规定　　《药品管理法》自2001年12月1日起施行。《实施条例》自2002年9月15日起施行。

本 章 小 结

本章介绍了药事立法的含义及特征，从药事管理法的形式上分析了药事管理法法律体系及渊源，按照《药品管理法》及其《实施条例》体例，分章节概括归纳其主要内容。

重点：药事立法及药事管理法的概念；我国药事管理法律的渊源有：宪法、法律、行政法规、部门规章、地方性法规和地方规章、民族自治地方法规、法律解释等；药事立法的基本特征：立法目的是维护人民健康，以药品质量标准为核心，立法的系统性，内容国际化的倾向；《药品管理法》包括：立法目的、《药品管理法》调整对象和适用范围、国家发展药学事业的基本方针、药品监督管理体制、药品监督检验检测机构的职责。

难点：《药品管理法》及《实施条例》是调整与药品管理相关的行为和社会关系的专门法律规范，是我国药事管理法律体系的核心。

思考题

1. 简述药事立法和药事管理法的概念。
2. 说明药品生产、药品经营必须遵守的规定。
3. 生产、销售假劣药应承担什么法律责任？
4. 简述《药品管理法》对直接接触药品的包装材料和容器的规定。
5. 有哪些行为在《药品管理法》和《实施条例》规定的处罚幅度内需从重处罚？

（唐楚生）

第三章 药品监督管理

学习导引

知识要求

1. **掌握** 药品监督管理的含义、原则和分类；药品、药品标准的含义；药品监督管理的行政主体及相关的法律关系，药品监督管理的行政职权及其行政行为；我国药品技术监督管理体系的构成及其职能；建立药品技术监督管理体系模式的选择及不同模式的利弊。

2. **熟悉** 我国药品监督管理存在的问题及对策；《中国药典》的内容以及药品的分类；药品监督管理的行政机构，药品监督管理的原则和作用；我国药品技术监督管理体系存在的问题；美国和欧盟药品监督管理体系中的机构设置及职责。

3. **了解** 药品监督管理的信息化建设；国内外药品标准的发展史；我国药品技术监督体系改革的设想及应该注意的问题；国外药品审批和管理及不良反应报告。

能力要求

1. 熟练掌握区分药品监督管理分类方法的技能；药品分类；药品行政监督管理体系的内容；我国药品技术监督管理体系的构成及其职能。

2. 学会应用药品监督管理的基础知识分析我国当下药品监督管理体系存在的问题；学会查阅《中国药典》；明确行政监督管理的各行政机构及职能。

3. 了解药品监督管理的行政职权与行政行为；通过分析我国药品技术监督管理体系存在的问题，探索该体系改革的方向。

4. 学会应用药品监督管理的基础知识分析各国药品监督管理体系存在的问题。

第一节 概　述

一、药品监督管理的概念

药品监督管理（supervision and management of drug）是药事管理的主要内容，指国家授权的行政机关依据法律法规，对药品的研制、生产、经营、使用等环节进行监督与检查，以保证药品质量，保障人体用药安全有效，维护人民用药的合法权益；同时，对药事组织、药事活动、药品信息进行监督。药品监督管理属于国家行政，以国家强制力保证其职权的行使。

二、药品监督管理的原则

1. 依法实施监督管理原则　依法实施监督管理是依法治国方针在药品监督管理中的体现，是国家药品监督管理的最基本原则。任何药品监督管理行为必须具有法律依据，并且在药品管理法律规定的权限内实施监督管理，体现了国家意志，由国家强制保障。违反这种法律关系会受到法律追究。

2. 双重性原则　药品监督管理既包括依法享有国家行政权力的行政机构，依法实施行政管理活动；同时也包括监督主体依法对行政权进行的监督。

3. 以事实为依据原则　药品监督管理部门在监督管理过程中必须一切从实际出发，尊重客观事实，以客观存在的事实为依据，不能凭主观想象。

三、药品监督管理的分类

1. 按行为方式分　按照药品监督管理的行为方式，可以分为依职权的药品监督管理和依申请的药品监督管理。

（1）依职权的药品监督管理是药品监督管理的主要行为方式，是指药品监督管理部门根据法律、法规的授权，对药品的研制、生产、流通、使用活动进行监督管理，发现违法行为及时采取措施进行纠正和处理，维护药品管理法律、法规的正确实施，保证公众用药安全、有效。

（2）依申请的药品监督管理是药品监督管理部门只在管理相对人提出申请的情况下，才能依法采取的药品监督管理行为，例如，药品生产许可证、药品经营许可证的审批，药品注册的审批，GMP认证和GSP认证等。对于管理相对人的申请，药品监督管理部门必须在法律、法规规定的期限内实施相应的管理行为，并对相对人的申请做出正式答复。药品监督管理部门如未按法律、法规规定的期限答复，即构成违法，要承担相应的法律责任。

▌案例解析

"骨刺风湿宁胶囊"假药案

2013年5月，根据食品药品监管部门移送案件，湖南省隆回县公安局成功破获孙某等生产、销售假药案，抓获犯罪嫌疑人34名，查缴假药生产线2条、制假设备6台，缴获假药6000余瓶及各类假药商标、包装盒2.8万余套，查明该团伙2007年以来生产加工"骨刺风湿宁胶囊"等假药销售至湖南、湖北、广东等16个省市区，案值1000余万元。

提问：以上案例属于哪种类型的药品监督管理方式？

解析：这起生产假药的案件，应该属于依职权的药品监督管理，监管部门应对药品的研制、生产、流通、使用活动进行监督管理，发现违法行为及时采取措施进行纠正和处理。

2. 按监督过程分　按照药品监督管理的过程，可以分为预防性药品监督管理和一般性药品监督管理。

（1）预防性药品监督管理是指药品监督管理部门为防止危害后果的发生，依据药品监督管理法律规定，对药品的研制、生产、经营和使用等事项进行事前审批、验收或审核等监督管理活动，主要包括开办药品生产企业、药品经营企业的审批，委托生产审批，药品注册审批等。

（2）一般性药品监督管理是指药品监督管理部门定期或不定期地对辖区内发生的药品研制、生产、流通、使用活动等进行监督检查，以保证药事管理法规得到正确的贯彻和实施，维护公众用药安全、有效。这种监督属于事中监督，如监督抽验、发布药品质量公告、不良反应的监测、GMP跟踪检查和飞行检查等。

四、药品监督管理取得的成就

1. 新体制有效运转　新中国成立后，国家制定了保障人民健康、发展医药卫生事业的方针。药事管理工作受到重视，建立和健全了药政、药检机构和管理药品生产、经营的机制，颁发了许多药品管理法规和《中华人民共和国药典》，更颁布和修订了《中华人民共和国药品管理法》。药品质量管理工作从行政、技术管理进入法制、科学、技术结合的管理。药事单位也普遍推行全面质量管理、目标管理等科学管理。近年来我国药事管理工作的进展已超过任何时期，卓有成效地推动了中国药学事业的发展。1998年后，按照精简、统一、高效的原则，药品监管体制进行了改革和探索。先是组建了国家和省一级集中统一的药品监管机构。2002年6月，又开始建立省以下实行垂直管理新体制。到2002年底，全国批准设置的352个市（地、州、盟）、2060个县（市）药监机构基本组建。这标志着国家建立的全国集中统一，省以下实行垂直管理的药品监管体制已基本建立并有效运转。

2. 新体制的前景　新体制的建立，改变了我国药品、医疗器械监管长期存在的政出多门的局面，实现了由多头分散向集中统一的转变，优化了行政资源配置，提高了监管效率。这一体制适应了社会主义市场经济体制不断发展完善的要求和我国药品监管的客观现实，借鉴了发达国家的成功经验和做法，是历史和现实的必然选择。经过长达十年的有效运转，新体制的优势和效率日益凸现，为今后药品监管的改革和长远发展奠定了坚实的基础。

五、药品监督管理中存在的问题

1. 药品市场较为混乱　某些地方的药品监督管理部门工作成绩不理想，导致药品流通秩序错综复杂、较为混乱。表面上已经关闭的非法药品交易市场，实则转入地下为假冒伪劣药品提供了生存的空间。这种情况不仅对医药市场的正常秩序造成了极坏的影响，而且对人民群众的健康、生命造成了极大的危害，如果不加以改善，长此以往必将影响到我国医药经济的健康发展。药品市场的混乱是药品监督管理不得不面对的一个难题。

2. 监督体制不够完善 通过分析不难发现，药品从生产到最终送达购买者手中的整个过程，先后要经过 2～3 次的质量检查。然而除了生产环节的质量检查外，其他几次质量检查基本上属于"走形式"。这种模式让后续的检查全部没能发挥出应有的效果。这易使存在问题的药品被送到消费者手中，更可引发严重的后果以及一系列的社会问题。

3. 政府监督力度不够 政府的规定虽然对药品监督体系进行了一定程度的构建，却没有明确的考察时间以及相关标准进行细化的管理，导致规定流于形式，可操作性较差，监管力度不够。

六、药品监督管理的对策

1. 规范药品市场 假冒伪劣药品"祸国殃民"，应该坚决取缔非法药品集贸市场，从源头上对其进行打击。具体的方法有如下几点：①日常监管、专项监督相互配合，严格控制药品从生产到使用的各个环节；②重视群众的力量，发动群众投入到打假活动中去，形成人人打假的氛围；③将药品抽检工作落到实处，最大程度发挥出技术监督的保障作用；④建立相应的法律法规，让药品监督管理工作有法可依；⑤取缔非法药品市场从而实现药品市场的整顿与净化，能从根本上打击假冒伪劣药品的泛滥，是药品监督管理中的重点所在。

2. 完善监督体制 我国应借鉴国外的先进经验，结合自身的实际情况，建立一套符合自身特点的监督体制，并通过立法的手段，保障监督的力度和效果。只有建立一套切实有效的监督体制，才能及时、准确地处理药品安全的相关问题。完善监督体制的过程中应注意的一些问题：①将监督细节尽可能的细化，从而形成对监督管理机构的必要约束，使其严格按照我国相关的法律法规开展工作，实现对药品的有效监管，这也是我国法律法规可操作性的具体体现；②改变过去形式审查的模式，将其转变为实质审查，即药物流通的各个环节中，要求相关单位不仅要检查合格证，还要采取随机抽检的方式检查药品的质量，这样可以很大程度减少由于药品生产厂家麻痹大意而产生的药品危害患者生命的恶性事件的出现；③重视辅助措施的应用，加大信息的透明度，如建立信息抄告制度和运用检举制度，这样能够更好地实现信息的公开，从而及时、有效、准确地解决问题。

3. 提高药品监督管理人员的综合素质 药品监督管理人员是药品监督管理工作的具体执行者，其综合素质的高低直接影响政府药品监督管理的力度和效果。因此，提高药品监督管理人员的综合素质是很有必要的。可以从下列几个方面做起：①转变药品监督管理人员的传统观念，向他们灌输服务人民的意识，让他们自觉遵守道德规范，做到爱岗敬业；②建立一套完善的法律制度，明确政策标准，公开办事程序，最大程度杜绝违法行为的发生，树立药品监督管理队伍的良好形象；③药品监督管理人员要认真学习药品监督管理相关的法律法规，不断提高自身的思想道德水平，不断提升自身的业务素质。

第二节 药品与药品标准

案例解析

"磺胺酏剂"事件

早在 1935 年科学家们发现了磺胺有抗菌作用，特别对淋病及其他链球菌感染有治疗特效。磺胺因不溶于水一般都是片剂和散剂。由于固态磺胺制剂很难吞咽，美国 Massengil 制药公司的首席化学家将其溶于乙二醇和水的混合液，制成口感很好的磺胺酏剂，在 1937 年以药名 "Elixir Sulfanilamide" 上市。虽然当时的法律并不要求药品上市前进行安全性审查，公司对药物本身进行了各种质量和安全检验，但其忽略了溶剂的安全性，致使许多人服用此药后出现了尿不利、腹痛、恶心、呕吐、痉挛和昏迷等严重不良反应，最终造成 107 人死亡，其中多数是儿童。

磺胺酏剂事件发生数月之后，美国国会终于在 1938 年 6 月通过了《食品、药品和化妆品法》，该法由罗斯福总统签字生效。从此，美国法规要求新药必须经过 FDA 安全性检查，批准后方可合法上市。申请新药必须描述药品的成分组成、报告安全试验结果，并描述药品的生产过程和质量控制。

提问：该案例中有哪些值得我们反思的地方？

解析：在该案例中，可以发现问题主要集中在两个环节：药品研制环节和审批环节。这两个环节只要任何一个监管措施得当，悲剧都不会发生。我们应从该事件中吸取教训，完善法规制度，加强对药品生产与质量的监督管理，防止此类事件再次发生，以保障患者的用药安全。

一、药品的定义

课堂互动

王磊晚上睡不好，想去药店买点改善睡眠的药品服用，店员推荐了"脑白金"。

思考：你理解的药品是什么？药品与保健食品有何区别？

《中华人民共和国药品管理法》对药品定义："药品，指用于预防、治疗、诊断人的疾病，有目的地调节人的生理机能并规定有适应证或者功能与主治、用法和用量的物质，包括中药材、中药饮片、中成药、化学原料药及其制剂、抗生素、生化药品、放射性药品、血清、疫苗、血液制品和诊断药品等。"

上述定义有以下含义：

1. 明确规定《中华人民共和国药品管理法》管理的是人用药品，主要用于预防、治疗、诊断人的疾病。它与日本、美国、英国等许多国家的药事法、药品法对药品的定义还包括兽用药不同。

2. 其基本特点是使用目的和使用方法是区别于保健品、食品和毒品等其他物质。其作用目的是有目的地调节人的生理机能并规定有适应证或者功能与主治、用法和用量的物质，这就与保健品、食品、毒品区分开来，因为保健品、食品、毒品的使用目的显然与药品不同，使用方法也不同。

3. 明确规定中药材、中药饮片、中成药等传统药和现代药（化学药品等）均是药品，这和一些西方国家不完全相同。这一规定有利于继承、整理、提高和发扬中医药文化，更有效地促进对医药资源的开发利用，使之为现代医疗保健服务。

二、药品的分类

药品有多种分类方法，按照药品的物质性质进行划分，可分为中药与天然药物、化学药品、生物制品三大类；根据药品的给药途径不同，可分为口服药、外用药、注射用药等；按照药品的临床药理作用不同可分为神经系统药物、心血管系统药物等（表 3 - 1）。

表 3 - 1　药品的分类

分类角度	药品分类
历史发展	现代药和传统药
药品注册管理	新药、仿制药、进口药品和医疗机构制剂
药品质量监督管理	合格药品、假药和劣药
安全性	麻醉药品、精神药品、医疗用毒性药品和放射性药品
使用途径和安全	处方药和非处方药
社会价值和社会功能	国家基本药物、基本医疗保险用药和国家储备药品

三、药品标准

（一）药品标准概述

药品标准由政府或权威性机构编纂、发布药品质量标准，统一全国药品标准，鉴别药品的真伪优劣，用以监督管理生产、贸易、使用中的药品质量，仲裁药品质量方面纠纷的方法有悠久的历史。我国唐代政府在公元 659 年组织编写的《新修本草》，是我国第一部具有药典性质的国家药品标准。自 1772 年丹麦药典出版后，瑞典、西班牙等国陆续出版了国家药典。至 20 世纪，多个国家出版药典。《中华药典》于 1930 年颁布。1951 年 WHO 出版了《国际药典》；瑞典、丹麦、挪威合编的《北欧药典》于 1964 年出版；《欧洲药典》于 1969 年由欧共体各国编写出版。这些国家或地区的药典，对提高药品质量、发展制药工业、保证人们用药安全起到重要的作用；同时，也促进了药事管理的发展。

药品标准（drug standard）是指国家对药品的质量、规格、检验方法等所作出的技术规定，是药品研制、生产、经营、使用、检验和管理部门共同遵循的法定依据。其内容包括药品的名称、成分或处方的组成；含量及其检查、检验方法；制剂的辅料；允许的杂质及其限量要求，以及药品的适应证或功能主治；用法、用量；注意事项；贮藏方法等。中药材、中药饮片、中成药、化学原料药及其制剂、生物制品等应根据各自的特点设置相应的项目。

（二）国家药品标准

1. 国家药品标准的含义　《中华人民共和国药品管理法》规定：国务院药品监督管理部门颁布的《中华人民共和国药典》和药品标准为国家药品标准。其内容包括质量指标、检验方法以及生产工艺等技术要求。

国家药品标准由凡例、正文及其引用的附录共同构成。药典收载的凡例、附录对药典以外的其他国家药品标准具有同等效力。

此外，我国省级药品监督管理部门可以制定医疗机构制剂规范、中药饮片炮制规范、地方性中药材质量标准，从而形成完备的药品标准体系。

2.《中华人民共和国药典》　《中华人民共和国药典》（the Pharmacopoeia of the People's Republic of China, ChP）简称《中国药典》。《中国药典》是由国家药典委员会主持编写，经国家药品监督管理部门批准颁布并实施的有关药品质量标准的法典，是监督检验药品质量的技术法规，是我国药品生产、经营、使用和监督管理所必须遵循的法定依据。中华人民共和国成立后，我国政府非常重视药品标准的编纂修订工作，先后编纂颁布了《中国药典》1953年版、1963年版、1977年版、1985年版、1990年版、1995年版、2000年版、2005年版、2010年版及2015年版共10版药典。从1985年起，每隔5年修订一次。最新修订的2015年版，已于2015年12月1日起执行。《中国药典》共分为四部出版，一部为中药，二部为化学药品，三部为生物制品，四部为药用辅料。

列入《中国药典》药品品种的范围和要求是：①防治疾病必需、疗效肯定、不良反应少、优先推广使用，并有具体的标准，能控制或检定质量的品种；②工艺成熟、质量稳定、可成批生产的品种；③常用的医疗敷料、基质等。凡属《中国药典》收载的药品及制剂，其在出厂前均需按《中国药典》规定的方法进行质量检验，凡不符合《中国药典》规定标准的不得出厂、销售和使用。然而，《中国药典》所规定的质量标准应该是该药品应达到的最低标准，各生产厂家可制定出高于这些指标的标准作为企业的内控标准，以生产出质量更好的药品。

第三节　我国药品行政监督管理体系

药品是一种特殊的商品。药品安全关系着人民的健康水平、生命安全乃至整个社会的稳定。随着我国医药卫生事业的迅速发展，人民群众对健康水平要求的不断提高，我国用药问题的重点已经逐步从保障有药可用转变为如何保障合理用药、安全用药。在新医改的大背景下，加强药品行政监督管理体系，推进药品安全监管法制化进程意义重大、迫在眉睫。行政监督管理体系是药品监管是否有效的重要决定因素，是药品安全监管模式能否有效运行的重要制度保障。

案例解析

停产整顿期间擅自生产药品

2006年8月初，某省食品药品监督管理局组织GMP跟踪检查时发现，S药品生产企业两项关键项和九项一般项不符合GMP规范要求，随即口头责令该企业停产整顿，8月10日下达了书面的《责令停产整顿通知书》。2006年10月，S药品生产企业在没有向该省食品药品监督管理局汇报并取得同意的情况下，擅自生产了A药品，并投放市场销售。群众举报后，B市食品药品监督管理局立案调查，证实该企业在停产整顿期间确实生产了A产品，且已经全部销售。经抽验，该批药品每单位药品含量不均。

提问：应该如何减少药品生产违章违规情况的发生？

解析：根据《药品管理法》第48条"依照本法必须批准而未经批准生产、进口，或者依照本法必须检验而未经检验即销售的"判断，本例中S企业行为应按生产假药论处。药品监督管理部门应加强对违章违规企业的查处，并及时备案；制药企业应本着"制良心药"的宗旨，自觉遵守相关法律法规。

一、药品监督管理概述

（一）药品监督管理的含义和性质

1. 药品监督管理的含义　前文提到药品监督管理（drug administration）是指国家授权的行政机关，依法对药品、药事组织、药事活动、药品信息进行管理和监督；另外，也包括司法、检察机关和药事法人及非法人组织、自然人对管理药品的行政机关和公务员的监督。

2. 药品监督管理属于国家行政　国家行政是以组织、执行为其活动方式的。行政是国家的基本职能，是统治阶级为了实现自己的意志，依法对国家事务进行的一种有组织的管理活动，其管理的主体是国家行政机关。

因为现代社会行政权的扩大，国家机关不同程度地进行着一些实质上属于"司法"和"立法"范围的活动，故而现代"行政"的概念扩大。同时，公共组织也不仅是国家机关也扩展到公共团体、企事业单位，例如行政主体授权药学社团进行某项监督管理活动。国家行政以公共利益为导向，依法行使行政权力，以国家强制力保证其职权的行使。

3. 药品监督管理的法律性　药品监督管理是依据《药品管理法》依法进行的活动，体现了国家意志，由国家强制力作保障。违反、破坏这种法律关系的行为，要受到法律追究。

4. 药品监督管理的双重性　药品监督管理既包括依法享有国家行政权力的行政机构，依法实施行政管理活动；同时也包括监督主体依法对行政权进行的监督。对行政权有无监督是现代行政和传统行政的一个重要分水岭。《药品管理法》第八章"药品监督"明确了对药品监督管理部门及其药检所的禁止性规定，明确了监督主体对药品监督管理、药品检验机构违法的行政处罚，以及降职、撤职、开除等行政处分和赔偿的规定，构成犯罪的话，依法追究刑事责任。

（二）我国药事管理体制的发展现状

我国现行的药品监督管理机构分为行政监督机构和技术监督机构。药品行政监督机构包括国家食品药品监督管理总局，省、自治区、直辖市食品药品监督管理局，地市级食品药品监督管理局和区县级食品药品监督管理局。药品技术监督机构包括中国食品药品检定研究院在内的各级药品检验机构和国家食品药品监督管理总局直属事业机构。表3-2列有我国药事管理体制发展的大事件。

知识链接

2013年3月，国务院机构改革，组建国家食品药品监督管理总局（China Food and Drug Administration，CFDA），为国务院直属机构（正部级），其主要职责是对生产、流通、消费环节的食品安全和药品安全性、有效性实施统一监督管理。CFDA含有办公厅、综合司（政策研究室）、法制司、药品化妆品注册管理司（中药民族药监管司）、药品化妆品监管司、稽查局等17个内设机构。

表 3 - 2　我国药事管理体制发展的大事件

时间	大事件
1949 年 10 月	卫生行政部门主管药品监督工作，县以上地方各级卫生部门的药政机构主管所辖行政区域的药品监督管理工作
1998 年	第九届全国人民代表大会第一次会议审议通过了国务院将国家医药管理局行使的药品生产流通管理职能、卫生部行使的药政管理和药检职能、国家中医药管理局行使的中药流通监督管理职能集于一体，挂牌成立了国家药品监督管理局（State Drug Administration，SDA）
2000 年 6 月 7 日	国务院批准同意"国家药品监督管理局《药品监督管理体制改革方案》"，实行省以下药品监督管理系统垂直管理
2003 年 3 月 10 日	第十届人民代表大会第一次会议审议通过了关于国务院机构改革方案的决定，国家药品监督管理局合并了卫生部的食品监督职能，成立了国家食品药品监督管理局（State Food and Drug Administration，SFDA）
2008 年 3 月 15 日	第十一届全国人民代表大会第一次会议审议通过的《国务院机构改革方案》，将国家食品药品监督管理局改由卫生部管理，将卫生部餐饮业、食堂等消费环节食品卫生许可、食品安全监督和保健品、化妆品监督管理的职责，划入国家食品药品监督管理局，并要求相应对食品安全监督队伍进行整合
2013 年 3 月 17 日	十二届全国人民代表大会第一次会议审议通过根据国务院机构改革和职能转变方案，将国务院食品安全办的职责、食品药品监督管理局的职责、质检总局的生产环节食品安全监督管理职责、工商总局的流通环节食品安全监督管理职责整合，组建国家食品药品监督管理总局（China Food and Drug Administration，CFDA）

（三）药品监督管理的作用

1. 保证药品质量　药品是防病治病不可缺少的物质，但由于其质量好坏消费者难以辨别，常有不法分子以假药、劣药冒充合格药品；或者不具备生产、销售药品的基本条件，而擅自生产、进口、销售药品，以牟取暴利。其后果必然是危害人们健康和生命，扰乱社会秩序，影响政府和医疗机构的威信。为此，必须加强政府对药品的监督管理，严惩制售假、劣药和无证生产、销售药品，以及其他违反《药品管理法》的违法犯罪活动，唯有如此才能保证药品质量，从而保证人们用药安全有效。

2. 促进新药研究开发　新药研究开发是投资多、风险大、利润高的高科技活动。新药的质量和数量，对防治疾病和发展医药经济均有重大影响。但若失之管理，导致毒性大的药品、无效药品上市，则既危害人民健康和生命，亦会导致企业破产、直接责任人受法律制裁。因此，加强药品监督管理，更有利于规范药品市场，促进新药研发，使我国医药事业又快又好发展。

3. 提高制药工业的竞争力　药品质量水平是制药企业生存竞争的基础。在药品生产过程中影响质量的因素很多，除技术因素、环境因素等以外，社会因素也很重要。只有政府加强药品监督管理，才能控制经济效益与社会效益的矛盾，坚持质量第一，确保产品质量，提高制药企业的竞争力。

4. 规范药品市场，保证药品供应　药品市场较复杂，药品流通过程影响药品质量、药学服务质量的因素很多而且较难控制。如何防止假药、劣药和违标药混入市场，在流通过程中如何保持药品质量不变、合理定价、公平交易和药品信息真实性是当前的主要问题。只有政府加强药品监督管理，规范药品市场，反对不正当竞争，打击扰乱药品市场秩序的违法犯罪活动，才能保证及时地为人们供应合格药品。

5. 为合理用药提供保证 随着化学药物治疗发展，在带给人们很大好处的同时也发生了许多危害人类的药害事件，合理用药问题已引起社会广泛关注。为此，政府和相关行业协会对保证合理用药制定了各种规范、规定，药品监督管理对防止药害及不合理用药引起的不良反应起到积极作用，有效地保证人们用药安全、有效、经济、合理。

二、药品监督管理的行政主体和行政法律关系

（一）药品监督管理的行政主体

在法学中，主体是指法律关系中主动的要素，它的对立面是法律关系中相对被动的要素——客体。法律关系中的主体是指在法律上具有人格者，是指在行政法律关系中享有权利、承担义务的组织和个人。而行政主体和行政法律关系中的主体是两个有本质差别的概念。行政主体是指依法享有国家的行政权力，以自己的名义实施行政管理活动，并独立承担由此产生的法律责任的组织。行政主体是具备行政法上的人格的主体，行政法律关系主体是行政主体的基础。

1. 行政主体的资格条件 在我国，行政主体的资格条件主要有以下几点。

（1）拥有行政权 在我国，行政权主要通过：①宪法、法律直接规定；②地方性法规的规定；③行政法规、规章的规定；④行政机构的其他规定行为；⑤行政授权决定；⑥委托行为等方式配置给行政主体及其他组织、公民。

（2）能以自己的名义开展行政活动 能否以自己的名义开展活动，是确定行为人是否具有独立的法律人格的重要标志，即行政主体必不可少的资格条件之一。

（3）能独立承担法律后果或责任。

2.《药品管理法》的相关规定 药品监督管理的行政主体《药品管理法》第 5 条明确规定："国务院药品监督管理部门主管全国药品监督管理工作。"《药品管理法》第 6 条明确规定："药品监督管理部门设置或者确定的药品检验机构，承担依法实施药品审批和药品质量监督检查所需的药品检验工作。"

根据《药品管理法》的规定，国务院药品监督管理部门是药品监督管理工作的主要行政主体，拥有药品监督管理行政职权的所有权，其全称是"国家食品药品监督管理总局"（CF-DA）。CFDA 直属的药品检验机构的名称是中国食品药品检定研究院；省级药检机构的名称是"××省/市/自治区食品药品检验所"。

（二）药品监督管理的行政法律关系

药品监督管理的行政法律关系也称为受药品管理法调整的行政关系。

1. 行政法律关系构成要素 行政法律关系由行政法律关系主体、客体和内容三大要素构成，缺一不可。

（1）行政法律关系主体 行政法律关系主体是行政法律关系当事人，它是参加法律关系、享有权利、承担义务的当事人。在没有当事人或只有一方当事人的情况下，都不可能产生法律关系。

行政法律关系的主体由行政法制监督主体与行政主体及其工作人员的行政主体和行政相对方构成。行政相对方可以是国家组织、企事业单位、社会团体、公民和在我国境内的外国组织和无国籍人等。

（2）行政法律关系客体 指行政法律关系当事人权利、义务所指向的对象，包括物、行

为和精神财富。

（3）行政法律关系的内容　指行政法律关系主体间的权利与义务。

2. 行政法律关系的产生、变更和消灭

（1）行政法律关系的产生，必须有相应的行政法律规范存在，同时要有相应的法律事实发生，两者缺一不可。

（2）行政法律关系的变更，包括主体变更、客体变更和内容变更。

（3）行政法律关系的消灭，是行政法律关系义务的消灭，包括一方或双方当事人消灭，以及行政法律关系的权利和义务内容全部消灭。

3. 行政法律关系的特点　行政法律关系具有以下特点：①在行政法律关系双方当事人中，必有一方是行政主体。②行政法律关系当事人的权利和义务由行政法律规范预先规定，例如企业申请药品批准文号时，只能接受《药品管理法》事先规定的条件和程序，并向药品监督管理部门申请。同时，只要申请者提交的资料、样品符合药品注册要求，并符合程序，药品监督管理部门必须依法发给药品批准文号；否则，构成行政不作为，要承担不作为的法律责任。③行政法律关系具有不对等性。④法律关系中的行政主体的权利与义务具有统一性。⑤行政法律关系引起的争议，在解决方式及程序上有其特殊性。

4. 药品监督管理的行政法律关系　药品监督管理的法律关系的当事人，既包括行政主体——国务院药品监督管理部门，也包括行政相对方——在我国境内从事药品研制、生产、经营和使用的单位或者个人。药品监督管理法关系的客体，是药品、药事行为、药事信息、药事脑力活动所取得的成果。药品监督管理法律关系的内容，主要包括药品监督管理部门的行政职权、职责，以及相对方药事单位及个人的权利（如了解行政管理权、隐私保密权、行政救济权等）和义务（如遵守药事法律、法规和规章，服从行政命令，协助行政管理等）。以上要素构成药品监督管理的行政法律关系。药品监督管理行政法律关系的产生，是因《药品管理法》的实施，那么同时就有相对的药品研制、生产、经营、使用和监督管理的法律事实发生。

三、药品监督管理的行政职权和行政行为

（一）药品监督管理的行政职权

行政职权是行政组织的核心，是行政行为的基础，是行政救济的标尺。

1. 行政职权的定义　行政职权是具体配置于不同的行政主体的行政权，是行政主体所拥有的具体的行政权。首先行政权与行政主体具有密切的关联性。其次，行政权具有对相对方有强制力和约束力的两面性；而对国家而言，则是行政主体的职责，如果构成行政失职，国家就要追究有关机构及人员的违法失职责任。再次，行政权具有优益性，即拥有行政优先权，包括社会协助权、优先通过权、优先使用权以及行政优益权，如工资福利、社会保障、办公场所及用具、行政经费等均由国家或地方财政供给。

2. 行政职权的内容　行政职权是具体配置给各个行政主体的行政权，其具体内容因行政主体的不同而异，但从总体上可以概括为几个主要方面：①行政规范权（或称"立法"权）；②行政许可权；③行政禁止权；④行政形成权；⑤行政处罚权；⑥行政强制权；⑦行政确认权；⑧行政裁决权，指行政主体以"中间人"身份断决民事纠纷的权力；⑨行政监督权，它是行政主体为保证行政管理目标的实现，而对行政相对人遵守法律法规、履行义务情况进行

检查监督的权力，其形式多种多样，主要有检查、检验、鉴定、查验、审计等。

3. 国务院药品监督管理部门的行政职权　根据《药品管理法》的规定，药品监督管理部门主要拥有以下职权：

（1）行政规范权　制定和公布药品监督管理的政策、规划等规范性文件，参与起草相关法律法规和部门规章草案。

（2）行政许可权　有权发放药品生产、经营许可证，有权发放药品质量认证证书，有权批准药品注册，发给药品批准文号，有权批准药品广告发布和互联网提供药品信息服务等。

（3）行政形成权　有权接收相对方依法申请药品注册及药品生产、经营许可证等，使药品监督管理的法律关系产生，并有权规定变更和撤销。

（4）行政监督权　有权对相对人的药品质量、药事活动、药事单位质量管理、药品广告、药品信息提供等进行监督检查，检查其遵守药品管理法律、法规、药品标准和履行义务的情况。并有权进行监督抽查检验和验证。

（5）行政处罚权　行政处罚是指行政机关或其他行政主体依照法规权限和程序对违反行政法规规范尚未构成犯罪的相对方给予行政制裁的具体行政行为。

（6）行政强制权　药监部门有权对行政相对人实施强制手段的权力，如对可能危害人体健康的药品及相关材料采取查封、扣押的行政强制措施。

（7）行政禁止权　有权不允许行政相对人进行一定的作为与不作为。如决定 2005 年起禁止所有药品采用普通天然胶塞包装。

（二）药品监督管理的行政行为

行政行为是行政机关及其他行政主体在职权行使过程中所做的能够引起行政法律效果的行为。它不仅是行政权的行为或职权行为，也是行政主体的行为。合法的行政行为一经做出，将形成行政法律关系，即导致当事人之间权利义务的获得、变更与丧失。

行政行为的合法要件，一般包括：符合法定管辖权的规定；符合法定内容；正当程序；法定形式。法治国家对行政行为规定的正当程序，主要有以下基本原则：①公平；②公开听证；③获取信息；④法律代理；⑤说明理由；⑥教示救济途径。

药品监督管理的行政行为，主要包括：

1. 组织贯彻实施药品管理法及有关行政法规　依法制定和发布有关药品监督管理的规章及规范性文件，组织制定、发布国家药品标准。

2. 审批确认药品，实施药品注册制度　根据申请依法进行新药审批注册、进口药品注册，确认该药品符合法律法规的规定，发给《新药证书》及生产批准文号，或发给《进口药品注册证》，从而使其能在本国生产、销售、使用。审批仿制已有国家药品标准的药品，发给生产批准文号。这是药品质量监督管理的基点、关键环节。

3. 准予生产、经营药品和配置医疗机构制剂实行许可证制度　根据相对人申请，审批药品生产、药品经营和医疗机构制剂，进行 GMP、GSP、GLP 认证，发给《药品生产许可证》、《药品经营许可证》《医疗机构制剂许可证》《药品 GMP 证书》《药品经营质量管理规范》认证证书等。控制生产、经营药品和配置医院制剂的基本条件，建立相应的质量体系，确保药品生产、经营质量及医疗机构制剂质量。

4. 监督管理药品信息，实行审批制度　审批药品说明书、包装标签；审批药品广告，审批提供药品信息的服务互联网址，根据相对人申请，发给药品广告批准文号；发给《互联网药品信息服务资格证书》。

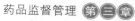

5. 严格控制特殊管理的药品，确保人们用药安全 确认特殊管理的药品（许多国家称控制物质、毒剧药品）。根据有关的国际公约和本国的法律法规，制定管制药品名单，确认生产、供应、使用单位和管理办法，规定特殊标志，进行严格管制、管理。

6. 对上市药品组织调查，进行再审查、再评价，实行药品不良反应报告制度 对疗效不确切、不良反应大或者其他原因危害人民健康的药品，采取修改药品说明书、撤销批准文号或进口药品注册证等措施。

7. 行使监督权，实施法律制裁 药品监督管理部门有针对性、有计划地对上市药品质量及药品生产、经营企业和医院制剂的质量体系及管理进行监督检查和质量监督抽样检验。对制售假药、劣药、违标药及无"三证"进行生产、经营药品和配制医院制剂的，以及违反《药品管理法》有关规定的，依法进行处罚。

四、药品监督管理的主要行政手段

根据法律法规的规定，药品监督管理部门具体行使以下监督管理职权。

1. 监督检查 各级药品监督管理部门有权按照法律法规的规定，对药品的研制、生产、流通、使用等全过程进行监督检查，接受监督检查的单位不得拒绝和隐瞒，应当主动配合。接受监督检查时，应当向药品监督管理部门反映真实情况，如研制资料、原始记录、购销记录、处方登记等。

药品监督管理部门除了一般性监督检查，还应当对通过 GMP、GSP 认证的药品生产企业、药品经营企业进行认证后的跟踪检查，动态监督管理企业贯彻执行 GMP、GSP 的情况。

2. 发布药品质量公告 药品质量公告是药品监督管理中的一项重要内容。从保障人民用药安全有效、对药品实行严格规范管理的角度出发，药品质量公告的重点是公告不符合国家药品质量标准的药品。在 2003 年 2 月，由国家药品监督管理局发布的《药品质量监督抽验管理规定》中，就药品质量公告作了以下规定：药品质量公告由国家和省（区、市）药品监督管理部门定期发布。国家药品质量公告每年至少 4 期，每季度至少 1 期。省（区、市）药品质量公告每年至少 2 期，每半年至少 1 期。国家药品质量公告公布国家药品质量监督抽验结果。省（区、市）药品质量公告，应当及时通过国家药品监督管理部门网站向社会公布，并在发布后 5 个工作日内报国家药品监督管理部门备案。公告不当的，必须在原公告范围内予以更正。

3. 采取行政强制措施与实施行政处罚 行政强制措施是对紧急情况的控制，不带有惩罚性，不属于行政处罚，其目的在于防止可能存在质量问题的药品在社会上扩散，防止能够证明可能存在违法行为的证据的转移和灭失。药品监督管理部门对有证据证明可能危害公众健康的药品及有关材料可以采取查封、扣押的行政强制措施，并在 7 日内作出行政处罚决定；药品需要检验的，必须自检验报告书发出之日起 15 日内作出行政处理决定。

在药品监督管理部门实施查封、扣押的行政强制措施以后，将会进行两种可能的处理后果，一种是经过进一步的调查，证明先前怀疑的药品和有关材料不存在危险或违法行为，应当及时解除行政强制措施，恢复正常的药品生产、经营秩序和药品使用秩序。另一种是经过进一步的调查，证明确实存在危害人体健康的药品或违法行为，依法作出正式的行政处罚决定或行政处理决定。实施处罚时，要遵守《中华人民共和国行政处罚法》规定，本着依法处罚原则，在法定的职权范围内以法律法规为依据，依照法定程序，在法定的处罚种类和处罚幅度内合理裁量和实施处罚。在此过程中坚持处罚与教育相结合的原则，教育公众、法人或其他组织自觉遵守药事管理法律法规。公众、法人或其他组织享有陈述权、申辩权，对处罚不服的，有权依法申请行政复议或者提起行政诉讼。药品监督管理部门不得因陈述和申辩加重处罚。

4. 对药品不良反应危害采取必要的控制措施　药品监督管理部门应当组织药品不良反应的监测和上市后药品再评价工作，对疗效不确切、不良反应大或者其他原因危害人体健康的药品，国家和省级药品监督管理部门可以采取停止生产、销售、使用的紧急控制措施，并应当于 5 日内组织鉴定，自鉴定结论作出之日起 15 日内依法作出行政处理决定。对已确认发生严重不良反应的药品应采取停止生产、销售和使用的紧急控制措施，防止该药品使用范围和损害继续扩大；同时，药品监督管理部门在采取紧急控制措施期间，可以组织有关专家进行鉴定，以便进一步作出行政处理决定。

行政处理决定包括以下两种情况：①经过权衡利弊，以最大可能保证用药者安全为前提，在可控的条件下继续使用该药品。例如，采取修改说明书、调整用法用量、增加注意事项和给以特别警示等措施后，即可撤销对该药品的紧急控制措施。②经过鉴定后认为继续使用该药品不能保证用药者安全的，或者有其他更安全的同类药品可以取代的，由国家药品监督管理部门依法撤销该药品的注册批准文号或者进口药品注册证书；已经生产或进口的药品，由当地药品监督管理部门监督销毁或处理。

第四节　我国药品技术监督管理体系

一、药品技术监督管理体系的构成

药品技术监督管理机构是药品监督管理的组成部分，为药品行政监督提供技术支撑与保障。在我国，药品技术监督管理体系主要包括药品检验机构以及国家食品药品监督管理总局主要直属事业机构。

（一）药品检验机构

药品检验机构是法定的药品技术机构，是同级药品监督管理机构的直属事业单位，依法承担药品审批和质量监督检查所需的药品检验工作。我国药品检验机构分为四级，包括中国食品药品检定研究院、省级药品检验所、地市级药品检验所和县级药品检验所。

中国食品药品检定研究院（以下简称中检院，原名中国药品生物制品检定所），是国家食品药品监督管理总局的直属事业单位，是国家检验药品生物制品质量的法定机构和最高技术仲裁机构，依法承担实施药品、生物制品、医疗器械、食品、保健食品、化妆品、实验动物、包装材料等多领域产品的审批注册检验、进口检验、监督检验、安全评价及生物制品批签发，负责国家药品、医疗器械标准物质和生产检定用菌毒种的研究、分发和管理，开展相关技术研究工作。

中检院前身是 1950 年成立的中央人民政府卫生部药物食品检验所和生物制品检定所。1961 年，两所合并为卫生部药品生物制品检定所。1998 年，由卫生部成建制划转为国家药品监督管理局直属事业单位。2010 年，更名为中国食品药品检定研究院，加挂国家食品药品监督管理局医疗器械标准管理中心的牌子，对外使用"中国药品检验总所"的名称。

（二）国家食品药品监督管理总局主要直属事业机构

国家食品药品监督管理总局下设的与药品管理相关的直属事业机构有国家药典委员会、药品审评中心、食品药品审核查验中心、国家中药品种保护审评委员会（保健食品审评中心）、药品评价中心（国家不良反应监测中心）、执业药师资格认证中心。

1. 国家药典委员会（Chinese Pharmacopoeia Commission，ChPC） 国家药典委员会主要职责是：①组织编制与修订《中华人民共和国药典》（以下简称《中国药典》）及其增补本；②组织制定与修订国家药品标准以及药用辅料、直接接触药品的包装材料和容器的技术要求与质量标准；③参与《中国药典》和国家药品标准执行情况的评估；④负责《中国药典》和国家药品标准的宣传培训与技术咨询；⑤参与拟订药品、药用辅料、直接接触药品包装材料和容器标准的管理制度，建立和完善药品标准管理体系及相关工作机制；⑥组织开展药品标准化战略、药品标准管理政策和技术法规研究，承担药品医学临床信息的分析评估工作；⑦开展药品标准相关国际交流与合作，参与国际药品标准适用性认证合作活动和国际药品标准制修订工作；⑧负责药品标准信息化建设；⑨负责组织《中国药典》配套丛书以及《中国药品标准》等刊物的编辑、出版和发行；⑩根据《药典委员会章程》，负责药典委员会有关工作会议的组织协调及服务保障工作以及承办 CFDA 交办的其他事项。

知识链接

中华人民共和国药典委员会

国家药典委员会成立于1950年，为 CFDA 直属事业单位，是国家药品标准化管理的法定机构。药典委员会实行秘书长负责制，下设办公室、业务综合处、中药标准处、化药标准处、生物制品标准处、质量管理处、人事处、医学评价处、宣传交流处等9个处室以及《中国药品标准》杂志社等分支机构。

2. 药品审评中心（Center for Drug Evaluation，CDE） 是 CFDA 药品注册技术审评机构。主要职责有：①对药品注册申请进行技术审评。②参与起草药品注册管理相关法律法规、部门规章和规范性文件，参与制定我国药品技术审评规范并组织实施。③受国家食品药品监督管理总局委托，组织协调省级药品审评部门对部分注册申请事项进行技术审评，并进行质量监督和技术指导。④为基层药品监管机构提供技术信息支撑；为公众用药安全有效提供技术信息服务。⑤承办国家食品药品监督管理总局交办的其他事项。

3. 食品药品审核查验中心（Center for Food and Drug Inspection，CFDI） 食品药品审核查验中心是2014年2月由原药品认证管理中心更名而来。其主要职责有：①组织制定药品、医疗器械、化妆品审核查验工作的技术规范和管理制度；参与制定药品、医疗器械、化妆品相关质量管理规范及指导原则等技术文件。②组织开展药品注册现场核查相关工作；开展与药物研究、药品生产质量管理规范相关的合规性核查和有因核查；开展与医疗器械相关质量管理规范的合规性核查、临床试验项目现场核查以及有因核查；组织开展与药品、医疗器械、化妆品质量管理规范相关的飞行检查。③承担相关国家核查员的聘任、考核、培训等日常管理工作；指导地方核查员队伍建设。④指导地方药品、医疗器械、化妆品审核查验相关工作；开展审核查验机构能力评价相关工作。⑤负责汇总分析全国药品审核查验相关信息，开展相关风险评估工作；开展药品、医疗器械、化妆品审核查验相关的理论、技术和发展趋势研究；组织开展相关审核查验工作的学术交流和技术咨询。⑥组织开展药品、医疗器械、化妆品相关境外核查工作；承担审核查验相关的国际交流与合作工作。⑦承办国家食品药品监督管理总局交办的其他事项。

4. 国家中药品种保护审评委员会（保健食品审评中心） 国家中药品种保护审评委员会是 CFDA 直属事业单位，承担国家中药品种保护、保健食品、化妆品的技术审评和食品许可指导工作。其职责有：①负责国家中药品种保护审评委员会的日常工作；②负责组织国家中药保护品种的技术审查和审评工作；③配合国家食品药品监督管理总局制定或修订中药品种保护的技术审评标准、要求、工作程序以及监督管理局中药保护品种；④负责组织保健食品的技术审查和审评工作；⑤配合国家食品药品监督管理总局制定或修订保健食品技术审评标准、要求及工作程序；⑥协助国家食品药品监督管理总局制定保健食品检验机构工作规范并进行检查；⑦负责化妆品的技术审查和审评工作；⑧配合国家食品药品监督管理总局制定或修订化妆品审评标准、要求及工作程序；⑨受委托指导地方食品生产经营许可业务工作；⑩承办国家食品药品监督管理总局交办的其他事项。

5. 药品评价中心（Center for Drug Reevaluation，CDR） 药品评价中心（国家不良反应监测中心）主要职责有：①组织制订药品不良反应、医疗器械不良事件监测与再评价以及药物滥用、化妆品不良反应监测的技术标准和规范；②组织开展药品不良反应、医疗器械不良事件、药物滥用、化妆品不良反应监测工作；③开展药品、医疗器械的安全性再评价工作；④指导地方相关监测与再评价工作，组织开展相关监测与再评价的方法研究、培训、宣传和国际交流合作；⑤参与拟订、调整国家基本药物目录；⑥参与拟订、调整非处方药目录；⑦承办总局交办的其他事项。

6. 执业药师资格认证中心（Center for Qualification of Licensed Pharmacists，CQLP） 执业药师资格认证中心主要职责有：①开展执业药师资格准入制度及执业药师队伍发展战略研究，参与拟订完善执业药师资格准入标准并组织实施。②承担执业药师资格考试相关工作；组织开展执业药师资格考试命审题工作，编写考试大纲和应试指南；负责执业药师资格考试命审题专家库、考试题库的建设和管理。③组织制订执业药师认证注册工作标准和规范并监督实施；承担执业药师认证注册管理工作。④组织制订执业药师认证注册与继续教育衔接标准；指导拟订执业药师执业标准和业务规范，协助开展执业药师相关执业监督工作。⑤承担全国执业药师管理信息系统的建设、管理和维护工作，收集报告相关信息。⑥指导地方执业药师资格认证相关工作。⑦开展执业药师资格认证国际交流与合作。⑧承办总局交办的其他事项。

二、药品技术监督体系模式的建立

1. 技术监督体系与行政监督体系完全合二为一 完全实行专家执法与行政监督执法人员专家化，在药品监督行政机关内部配备充足的专家，设置药品监督所需要的全部技术机构。这种模式符合药品监督管理的规律，有利于提高监督管理的效率，提高整个监督管理体系的灵活性，降低体系的成本。但在这种模式下，行政机构要配备非常强大的技术力量，有可能造成行政机构过于庞大，内部管理的负担加重，降低监督管理的效率。因此，世界上没有一个国家采用纯粹的技术监督体系与行政监督体系合二为一模式。

2. 技术监督与行政监督完全分离的模式 即相互监督，相互制约。独立的技术监督体系，可以让技术监督与行政监督相互制约，这在一定程度上可以防止腐败和行政权力滥用，也可以使政府机构看上去显得精干简练。但技术监督与行政监督的分离与制约，并不是防止腐败和权力滥用的唯一方法，通过严格的程序制度和法律责任制度也可以防止腐败和权力滥用。而且，如果没有严格的程序制度及法律责任制度，单靠技术监督与行政监督的分离并不能从根本上杜绝腐败和权力滥用。更为重要的是这种模式应对紧急药品事件的反应速度慢，系统灵活性差，技术监督与行政监督协调工作增加，管理成本上升，造成效率的降低和管理资源的浪费。我国现今采用的就是这种模式。

3. 混合模式 将完成药品监督管理所需要的基本技术能力和技术手段配置到行政机构内部，按照技术监督与行政监督合一的原则，组建一支融技术监督与行政执法为一体的精干灵活的专家执法队伍；在此之外，再设置一些具有一定独立性的专门技术机构，可利用专业学会、协会力量组织各种专家咨询委员会，为药品监督管理提供更进一步的技术支持。兼有第一种模式和第二种模式的优点，同时又可以部分克服其缺点，此种模式为当今世界多数国家所采用。

4. 我国药品技术监督体系的模式选择 美国是世界上最讲究利用权力来制约权力的国家，并把权力分离与制约作为国家制度设置的一个重要原则。但在药品监督管理方面，美国没有采用行政监督与技术监督分离的做法，而是将技术监督体系与行政监督体系合二为一。FDA行政机关自身配备了强大的技术监督力量，可以独立完成大部分基本技术监督工作。同时，作为自身技术力量的必要补充，还合理利用外部技术资源，组成各种专家委员会和咨询委员会来协助判断与处理一些特殊技术问题，这实际上是一种混合的模式。借鉴国际经验，结合我国药品监督管理的实际，我国药品技术监督体系应当选择：在专家执法与行政执法人员专家化原则下，建立行政监督与基本技术监督合一的综合性药品监督体系，同时吸收外部专家和适当采用外部技术机构参与技术工作的混合模式。

案 例 解 析

医疗机构违法采购药品

根据群众举报，某市药品监督管理局对被举报医院进行了现场检查。检查中发现，该医院院长办公室内存有4种药品，其中"气管炎灵"和"气管炎灵胶囊"两种药品无批准文号；另有两种药品名称为"偏袒复原丸（批号为010901）"、"醒脑再造丸（批号为010801）"，在包装上印有"唐山第三制药厂"字样。执法人员当场对上述药品予以封存扣押，共计15瓶，74袋，18盒，案值人民币2305元。

提问： 上述事实，在什么样的药品监督体系模式下更为合适，为什么？

解析： 应该选择技术监督和行政监督混合的方法，在专家执法与行政执法人员专家化原则下，同时吸收外部专家和适当采用外部技术机构参与技术工作，从而从源头上监管药品的质量，最大程度上避免劣药和伪药的产出。

三、我国药品技术监督体系改革的发展方向

1. 建立集技术与行政合一的综合性药品监督核心机构 按照精简高效的原则，扩充CFDA进行药品监督管理所需要的基本技术力量，在CFDA内部设置必要的技术机构，以适应CFDA开展产品注册、安全监管和市场监督的需要。首先应把CFDA独立开展药品评审、评价、检验和标准制定审核所需要的基本技术力量纳入CFDA机关体系内，同现有行政机构融为一体，组成我国药品监督管理的核心结构。

2. 建立外围多层次咨询型技术专家团体　构建一批专职常任专家委员会或咨询委员会。可以将 CFDA 现有直属技术机构中没有纳入 CFDA 行政体系的专家成员，由 CFDA 根据药品监督管理的需要，聘为相应技术咨询委员会的常任专家成员。主要使用社会兼职专家的非常任专家委员会或咨询委员会，其专家成员主要来自医疗机构、大专院校、科研院所，但其常设办事机构应作为国家 CFDA 内部的工作机构。并将中国药学会等学会组织及其下设的专业委员会通过适当的调整，纳入 CFDA 外围专家咨询委员会体系，为药品监督提供更广泛的技术支持。更为重要的是通过国际交流与合作，扩大国外专家的智力引进，以充实我国药品监督技术支持能力，适应我国加入 WTO 以后日益艰巨的药品技术监督任务。

3. 把省级食品药品监督管理局建成技术与行政合一的综合性地方药品监督管理机构　省级药品监督管理机构应根据其自身工作职能需要，将经常性监督管理所需要的基本技术力量纳入行政体系内，形成一个结构精干、协调统一、指挥灵活的地方药品监督管理核心体系。取消独立设置的各级药品检验所，在药品监督机关内部设置药品检验室，这样有利于机构的精简，并提高药品监督体系应对紧急药品事件的反应速度和机动灵活性，提高药品监督管理的效率。省级食品药品监督管理机构在全省范围内，根据药品监督管理的需要，合理决定药品监督技术力量的分布。

最终建立一个在专家执法与行政执法人员专家化原则下，在药品行政机关内部设置必要的技术部门，配备必要的技术专家，使药品行政机关可以自行解决与处理药品监督管理中的常规技术问题，即基本技术监督与行政执法为一体的综合性药品监督行政机构。并以此作为我国药品监督管理的核心结构，再吸收外部专家组成各种层次和形式的专家咨询委员会作为我国药品监督管理的外围辅助结构。在这种稳定的"壳－核"结构的监督管理下，使我国的药品更加安全、高效地促进我国国民的用药安全以及我国医药事业的蓬勃发展。

四、我国药品技术监督体系改革应当注意的问题

1. 加强宣传　使药品技术监督体系改革得到国家政策和社会各方面的支持。尽管在我国法律层面上，CFDA 增设一定的内部技术机构和技术职位没有法律阻碍，但由于 CFDA 的编制受国务院编制管理部门控制，所以有必要加强具体问题的研究，扩大宣传，赢得支持。

2. 实现专家执法与执法人员专家化　高水平的专家人才是关键。要在更广泛的范围内选拔人才，对于关键人才可以在世界的范围内遴选。同时，还要加强现有人才的培养和磨炼。

3. 加强制度建设　任何一种模式，单靠合理的体系结构还不足以保证体系运转的成功，还必须有与之相配套的合理制度。很多体系运转不良的原因，不在于结构问题，而在于体系重要制度的缺乏。而在所有制度中，程序制度和责任制度最为重要。专家执法与执法人员专家化，再配合以严格的程序制度和法律责任制度，这是我国药品技术监督体制改革的方向，也是我国整个药品监督体制改革的方向。

第五节　国外药品监督管理体系

由于药品的特殊属性，对于药品的管理一直是各国政府十分重视的领域，同时药品管理体系的建立和完善在药品管理中也逐渐开始扮演越来越重要的角色。现代的药品监督管理体系已经包含了药品的临床前研究、临床研究、生产、销售、不良反应监测等多个方面，随着国际上有关药品质量监督管理制度的推行，各国药政管理机构也不断地对体系进行加强和

完善。

一、美国药品监督管理体系

（一）药品监督管理机构

美国的药品监督管理机构是美国食品和药品监督管理局（Food and Drug Administration，FDA），它负责全美食品、药品、化妆品、医疗器械以及兽药等的管理。FDA 下设药品局、食品局、兽药局、放射卫生局、生物制品局、医疗器械局、生物制品局、医疗器械及诊断用品局等机构。其中药品局与药物监督和管理关系最为密切，它下设药物监督、药物管理、药物标准、药物评审、流行病与生物统计、研究以及仿制药等 8 个处和若干科室。除此之外，FDA 在美国各地都设有分支机构，它们负责对辖区内食品、药品、生物制品以及化妆品等进行监督检查和质量控制。同时，设立在各州的药物监督管理部门还负责对药师进行注册和考试、对药品经营部门和药房进行监督、发放或更换许可证等。

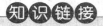

FDA 国际自由销售许可证

FDA 国际自由销售许可证不仅是美国 FDA 认证中最高级别的认证，而且是世贸组织（WTO）核定有关食品、药品的最高通行认证，是唯一必须通过美国 FDA 和世界贸易组织全面核定后才可发放的认证证书。一旦获此认证，产品可畅通进入任何 WTO 成员国家，甚至连行销模式所在国政府都不得干预。

（二）药品的审批和管理

美国的药品申请分为研究性药品申请、新药申请和简易新药申请 3 类。其中，新药申请和简易新药申请占较大比例。新药申请主要针对创新药物，这些药物除了需要经过 1 年左右的临床前研究、5 年的三期临床试验外，还需要经过 2 年的 FDA 新药审查。最后仅有约 10% 的药物可以通过复杂的审批过程，进入生产。而简易新药申请针对仿制药，当药物超过专利保护期，并且经过 FDA 仿制药物处同意后，方可使用简易新药申请。

美国的药品管理可以分为两级：FDA 总部的药品监督办公室主要负责跟踪药厂的退货信息、清理欺骗性药品信息、管理常用药和处方药的标签、监督药品和药物原料的质量、研究法定检验方法存在的争议、收集药品举报信息以及起草药品管理法案等；位于各地的监督办公室则负责对本地区药品生产企业的监督，检查药厂的生产活动是否符合食品药品及化妆品的相关法规以及现行的药品生产管理规范。

一般情况下制药企业每 2 年接受一次简易检查，检查员会对药厂的设施、代表性的批记录、包装和标签以及生产工艺和生产工艺中的物相变化、化学反应、条件调节等关键参数进行检查；而 3 年之后，药厂必须接受一次更为全面的检查，检查的内容除了上述内容以外，还包括厂房设备的状态、人员的素质以及培训、生产原料的储存、标准以及质量、实验室的管理及实验室仪器的性能和维护、产品包装以及生产记录等。全面检查结束后，检查员会对检查的结果做出详细的书面报告。地区根据监督情况以及举报或返工情况进行记录上报 FDA，并根据检查的情况做出监督计划。

（三）不良反应报告

美国政府鼓励医院企业以及患者对用药之后的不良反应进行报告。药品在医院中发生的不良反应必须由医生或者护士填写专门的药品不良反应（adverse drug reaction，ADR）报告表呈报 FDA；而不在医院发生的不良发应事件则由医院的药剂师协会研究决定是否属于 ADR，对于确定属于 ADR 的，再由医护人员填报 ADR 报告。同时，药品生产企业也设有 ADR 监测部门，它们会从患者和医生处收集 ADR 信息，并呈送 FDA。对于知情不报的药品生产厂家，FDA 会从重处罚。

（四）应急管理程序

为了预防突发事件的发生，FDA 制定了相应的应急管理程序，从而及时掌握相关信息并有效应对危机。FDA 的应急处理部门主要包括：

1. 应急管理协调机构　FDA 的应急管理机构包括危机管理办公室（The Office of Crisis Management，OCM），国际项目办公室（Office of International Programs，OIP），首席法律顾问办公室（Office of the Chief Counsel，OCC）和媒体中心（Online Performance Appendix，OPA）。其中 OCM 作为应急响应行动的中枢负责制定危机管理政策，并在危机发生时管理各应急响应机构，协调 FDA 机构内部和机构之间的应急准备和行动响应；OIP 是领导、管理并协调所有国际活动的机构，负责 FDA 与国外政府和组织沟通恰当的危机相关信息，并从国外政府获取信息，并保证 FDA 的国际交流、协作同美国健康与公共事业部（United State of Department of Health and Human Service，HHS）的公共健康目标一致；OCC 是为 FDA 的监管活动提供法律服务的下属机构，主要为 FDA 的各办公室和中心提供法律服务和援助；OPA 负责与新闻媒体进行沟通，为 FDA 就公共健康和消费者保护信息与公众沟通准备材料。

2. 应急管理地区活动领导机构　应急事务处（Office of Regulatory Affairs，ORA）包括大区行动办公室（Office of Regional Operations，ORO），区域和地区办公室两部分。ORO 负责维护 FDA 快速沟通系统，以尽快与主要州、城市和毒性药品控制中心进行沟通；为 ORA 实验室应急响应做好准备，并监控数据库；控制与危险相关的产品、国家、国外生产商的进出口活动；以及为紧急事件现场提供指导和援助。区域和地区办公室负责维护与州、地方和其他联邦机构协调关系；区域和地区办公室还负责与其他联邦机构合作，以验证产品的详细信息，并识别可疑产品；同时，办公室还可以通过现场调查为实验室进行产品分析收集样本；扣留、没收或禁运可疑产品，保护公众健康。

3. 技术支持机构　FDA 下设的 6 个中心是应急管理重要的技术支持机构，在紧急状态发生时，各中心可以协助对产品受到污染的程度以及实验室的检测能力进行评估，并为应急管理协调机构提供信息。

二、欧盟药品监督管理体系

（一）药品监督管理机构

1. 欧洲药品质量和健康保障局　欧洲药品质量和健康保障局（EDQM）是欧盟负责药物质量监督和管理的主要部门，总部位于法国斯特拉斯堡。EDQM 现由 10 个部门组成，分别为欧洲药典会、发行和多媒体部、实验室、生物检定、官方药物控制实验室网络和健康保障部、药物物质认证部、标准物质和样品部、公共关系和档案部、资金和管理部、质量和环境小组以及翻译小组。

2. 欧洲药典会 欧洲药典会是欧洲药典委员会的秘书处，负责同专家组一起编纂《欧洲药典》的各章节和各论。《欧洲药典》每 3 年再版，每年会有 3 个增补版。根据规定，欧洲各成员国的上市药品必须执行《欧洲药典》的各论。

3. 发行和多媒体部 发行和多媒体部负责《欧洲药典》、《欧洲药典》论坛、《欧洲药典》论坛生物版和科技论文、标准术语、国际会议、技术指导原则、输血及器官移植指导原则等在内的多种出版物的完成和数据库的整理和维护等工作。

4. 实验室 EDQM 的实验室参与起草和修订《欧洲药典》的各论，建立、监控所有的《欧洲药典》的标准物质。现《欧洲药典》共有 2000 多个各论，其中 1900 种标准物质，均由实验室负责制备及标定。

5. 生物检定、官方药品控制实验室网络和健康保障部 该部门主要承担欧洲官方药品控制实验室网络的秘书处工作，网络的成员来自与《欧洲药典》签约的 90 多个实验室。它具体负责生物检定程序的制定、人用及兽用生物制品的批签发，以及欧洲上市药品的抽验、打假以及能力验证等工作。

6. 药用物质认证部 药用物质认证部负责药用物质的质量控制，具体执行认证的程序，受理、评审和发放《欧洲药典》适用性证书的工作。

7. 标准物质和样品部 标准物质和样品部负责样品和标准物质的生产、分发等工作。根据规定，EDQM 样品以及 EDQM 标准物质的生产、分装车间需要按照 GMP 的管理方式进行。同时，标准物质和样品部还负责在建立《欧洲药典》各论时给不同专家组发放样品，以及各类实验室试剂的采购等日常工作。

EMDQ 其他部门的主要工作包括处理 EDQM 与其他机构的沟通、图书资料的整理维护、收入与支出的管理、药典翻译与会议同声传译、网站的建设以及维护等等。

8. 欧洲药品管理局（EMEA） EMEA 的总部设在伦敦，它负责欧洲共同体市场药品的审查、批准上市，评估药品科学研究，以及监督药品欧洲共同体使用药品的安全性、有效性。同时，EMEA 也负责协调、检查、监督欧洲共同体成员国药品 GAP、GMP、GLP、GCP 等工作。

（二）药品的审批和管理

欧盟药品的审批分为集中审批程序和成员国审批程序两部分。药品的集中审批程序是药品在欧洲诸国都能获得批准上市的重要审批程序之一。通过集中审批程序获得上市许可的药品在任何一个成员国中均认为有效。药品的非成员国申请则由各成员国的药物审批部门根据其医药法规对药品进行审批，生产许可仅在本国有效，而且药品生产厂家需要按照成员国的要求提供相应的申请材料。除此之外，欧盟国家之间还存在一种药物的互认可程序，一旦药品通过一个成员国审核，互认可程序涉及的国家通常也会认可第一个国家的决定，给予相应的上市许可。

在药品的管理方面，欧盟对于药物分销有具体而严格的规定，同时对于药品的标签、说明书包装盒也有详细说明。药品定价遵循透明、公开和非歧视的原则；处方药不能在大众媒体上做广告。药品生产许可证每 5 年更换一次；此时，企业需要申请主管部门对药品生产条件等作出论证。

（三）不良反应报告

欧盟具有完善的不良反应报告体系。欧盟的药物不良反应报告体系包括自发报告体系和强制报告体系两部分。自发报告系统又可以分为由专门的药物监测机构组织的药物不良反应报告，即正式报告以及来自于期刊等的非正式报告两部分。强制报告体系主要针对制药企业，对于严重的不良反应，生产企业人员、不良反应体系的工作人员以及临床研究人员在获知报告后应立即上报到不良反应发生的成员国主管当局，而且报告的时间必须在获知不良反应的15日内。

除了不良反应报告以外，欧盟还会对获得欧盟药物许可后2年内的药品进行定期的安全性更新报告，一般6个月报告一次，报告内容包括安全性的总体评价，对于新出现的安全问题的风险利益评估，既往未明确的毒理研究资料，滥用情况等，以便于欧盟向全世界范围内提供药品安全方面的更新。

本 章 小 结

本章首先介绍了药品监督管理的概念、原则及分类，阐述了现阶段监管中存在的问题并给出了建议；之后介绍了药品的定义及药品标准的概念；最后对药品行政监管体系和技术监管体系作了详细的阐述。

重点：药品监督管理的定义、原则和分类；《药品法》规定的药品和药品标准的含义；药品监督管理的作用；药品监督管理的行政主体及其资格条件；我国药品技术监督管理体系的构成及不同部门的职责。

难点：不同药品技术监督管理模式及其利弊；药品监督管理取得的成就，及我国现阶段存在的问题。

思考题

1. 国家药品标准的内容是什么？
2. 简述药品监督管理的行政职权及其内容。
3. 药品监督管理的行政行为有哪些？
4. 简述药品技术监督管理体系和药品行政监督管理体系的关系。
5. 对于药品监督管理中存在的问题有哪些应对措施？

（王玉琨）

第四章 国家药物政策与管理制度

学习导引

知识要求

1. **掌握** 国家药物政策的主要目标；我国基本药物制度的主要内容；我国处方药和非处方药分类管理的主要内容。

2. **熟悉** 国家药物政策与管理制度的定义与关系；深化卫生体制改革的基本原则和主要内容；药品其他分类管理形式；国家药品储备制度；医疗保障用药管理制度。

3. **了解** WHO 及其他国家的基本药物政策；美国等其他国家的药品分类管理内容。

能力要求

1. 学生通过熟练掌握我国基本药物制度的主要内容，具备及时领会医药卫生政策，指导实际工作开展的能力。

2. 学会应用药品分类管理的具体法律法规，解决在药品管理中遇到的实际问题。

第一节 概 述

一、国家药物政策与管理制度

（一）定义

1. 国家药物政策（national drug policy，NDP） 是国家卫生政策的组成部分，是由政府制定的，在一定时期内指导药品研制、生产、流通、使用和监督管理的总体纲领。其目标是保证药品的安全性、有效性、经济性、合理性等。国家药物政策由一系列政策目标和政策措施构成，包括药品研制政策、生产供应政策、使用政策和经济政策等内容。

2. 药品管理制度 是为实现某一特定政策目标而建立的一组药品管理规则或规则体系，包括药品研制管理制度、生产供应管理制度、使用管理制度以及经济管理制度等。这些规则中的一些内容可能已经上升为法律法规，也可能尚未上升为法律法规，以某种指导性文件的形式存在。

（二）国家药物政策、药品管理制度、药事管理法律法规三者的关系

国家药物政策是一种宏观性的纲领，对各项药品管理制度的制定和实施以及药事管理立

法具有普遍的导向作用。国家药物政策可以通过这种导向机制发挥作用，但更主要的作用机制是通过具体化为相关药品管理制度和药事管理法律法规，来保证实现其政策目标。尤其是国家药物政策上升为法律以后，其内容得到具体化和定型化，法律的国家强制性、严格的程序性、切实的可诉性，使国家药物政策目标的实现得到可靠的保障。

国家药品管理制度的建立和实施以及国家药事管理立法都需要国家药物政策的指导。各项药品管理制度是国家药物政策的具体化，同时对药事管理立法也具有一定的导向作用，许多药品管理制度也需要通过法律化，转化为法律制度，借助法律的国家强制力来保障各项管理制度的有效实施。

（三）国家药物政策的构成

1. 目标 各国药物政策的目标大多与基本药物政策一致，主要包括：基本药物的供应、获得和费用支付，以及与之相对应的药物的安全、有效、优质并合理使用。力求以最少资源投入获得最大健康效果，提高药物经济效率。减少进口药品所用外汇，提供医药企业就业岗位，努力发展本国制药工业，发挥国有与民办企业各自的作用，保证医药事业可持续发展。各国制定的国家药物政策目标主要包括以下方面：

（1）基本药物的供应。

可供性：指基本药物供应体系有效运作。

可得性：指保证供应的基本药物品种、数量、信息，以及对患者一视同仁。

可承受性：指价格适宜，可负担。

（2）保证向公众提供安全、有效的优质药品。

（3）促进合理用药。

2. 内容 WHO 提出的国家药物政策的主要内容有以下几个方面：

（1）立法与药品监督管理。

（2）基本药物的选择。

（3）基本药物供应。

（4）合理用药。

（5）药物经济学策略。

（6）人力资源管理。

（7）政策实施的监测、评价。

（8）国际合作交流。

二、深化医药卫生体制改革

2009 年 4 月 6 日，《中共中央国务院关于深化医药卫生体制改革的意见》发布，标志着新一轮医改正式启动，中国医药卫生体制进入深化改革阶段。该医改方案的出台包括对未来一个时期我国药物政策改革的宏观指导。

（一）深化医药卫生体制改革的基本原则和总体目标

1. 基本原则

（1）医药卫生体制改革必须立足国情，一切从实际出发，坚持正确的改革原则。该原则强调：①坚持以人为本，把维护人民健康权益放在第一位；②坚持立足国情，建立中国特色医药卫生体制；③坚持公平与效率统一，政府主导与发挥市场机制作用相结合；④坚持统筹兼顾，把解决当前突出问题与完善制度体系结合起来。

（2）基本原则既着眼长远，创新体制机制，又立足当前，着力解决医药卫生事业中存在的突出问题；既注重整体设计，明确总体改革方向目标和基本框架，又突出重点，分步实施，积极稳妥地推进改革。

2. 总体目标

（1）建立健全覆盖城乡居民的基本医疗卫生制度，为群众提供安全、有效、方便、价廉的医疗卫生服务。

（2）按照规定，到2011年，基本医疗保障制度全面覆盖城乡居民，基本药物制度初步建立，城乡基层医疗卫生服务体系进一步健全，基本公共卫生服务得到普及，公立医院改革试点取得突破，明显提高基本医疗卫生服务可及性，有效减轻居民就医费用负担，确实缓解"看病难、看病贵"问题。

（3）到2020年，覆盖城乡居民的基本医疗卫生制度基本建立。普遍建立比较完善的公共卫生服务体系和医疗服务体系，比较健全的医疗保障体系，比较规范的药品供应保障体系，比较科学的医疗卫生机构管理体制和运行机制，形成多元办医格局，人人享有基本医疗卫生服务，基本适应人民群众多层次的医疗卫生需求，人民群众健康水平进一步提高。

（二）基本医疗卫生制度的主要内容

基本医疗卫生制度主要由医药卫生四大体系、八项支撑组成。

1. 基本医疗卫生制度的四大体系　四大体系是指建设公共卫生服务体系、医疗服务体系、医疗保障体系和药品供应保障体系，这些构成我国的基本医疗卫生制度。

（1）全面加强公共卫生服务体系建设　包括：确定公共卫生服务范围；完善公共卫生服务体系；加强健康促进与健康教育；深入开展爱国卫生运动；加强卫生监督服务。

（2）进一步完善医疗服务体系　包括：大力发展农村医疗卫生服务体系；完善以社区卫生服务为基础的新型城市医疗卫生服务体系；健全各类医院的功能和职责；建立城市医院与社区卫生服务机构的分工协作机制；充分发挥中医药（民族医药）在疾病预防控制、应对突发公共卫生事件、医疗服务中的作用；建立城市医院对口支援农村医疗卫生工作的制度。

（3）加快建设医疗保障体系　包括：建立覆盖城乡居民的基本医疗保障体系；鼓励工会等社会团体开展多种形式的医疗互助活动；做好城镇职工基本医疗保险制度、城镇居民基本医疗保险制度、新型农村合作医疗制度和城乡医疗救助制度之间的衔接；积极发展商业健康保险。

（4）建立健全药品供应保障体系　建立国家基本药物制度，规范药品生产流通。加快建立以国家基本药物制度为基础的药品供应保障体系，保障人民群众安全用药。

2. 基本医疗卫生制度的八项支撑　八项支撑主要是完善医药卫生的管理、运行、投入、价格、监管体制机制，加强科技与人才、信息、法制建设，保障医药卫生体系有效规范运转。包括建立协调统一的医药卫生管理体制；高效规范的医药卫生机构运行机制；政府主导的多元卫生投入机制；科学合理的医药价格形成机制；严格有效的医药卫生监管体制；可持续发展的医药卫生科技创新机制和人才保障机制；共享的医药卫生信息系统；健全医药卫生法律制度。

（三）建立健全药品供应保障体系

建立药品供应保障体系的总体要求是加快建立以国家基本药物制度为基础的药品供应保障体系，保障人民群众安全用药。其具体要求如下：

1. 建立国家基本药物制度 中央政府统一制定和发布国家基本药物目录，合理确定品种和数量。建立基本药物的生产供应保障体系，基本药物实行公开招标采购，统一配送，减少中间环节，保障群众基本用药。

2. 规范药品生产流通 完善医药产业发展政策和行业发展规划，严格市场准入和药品注册审批，大力规范和整顿生产流通秩序，推动医药企业提高自主创新能力和医药产业结构优化升级，发展药品现代物流和连锁经营，促进药品生产、流通企业的整合。建立便民惠农的农村药品供应网。

3. 完善药品储备制度 支持用量小的特殊用药、急救用药生产。规范药品采购，坚决治理医药购销中的商业贿赂。加强药品不良反应监测，建立药品安全预警和应急处置机制。

（四）"十二五"期间深化医药卫生体制改革规划暨实施方案

自 2009 年 4 月深化医药卫生体制改革启动实施以来，按照"保基本、强基层、建机制"的基本原则，完善政策、健全制度、加大投入、统筹推进五项重点改革，取得了明显进展和初步成效，实现了阶段性目标。其中，国家基本药物制度初步建立，政府办基层医疗卫生机构全部实施基本药物零差率销售，药品安全保障得到明显加强；以破除"以药补医"机制为核心的基层医疗卫生机构综合改革同步推进，开始形成维护公益性、调动积极性、保障可持续的新机制。医药卫生体制改革是一项长期艰巨复杂的系统工程，存在许多问题和挑战，还必须持续不断地推进改革。国务院于 2012 年 3 月公布《"十二五"期间深化医药卫生体制改革规划暨实施方案》，本节主要介绍与药物政策有关的内容。

1. 总体要求和主要目标

（1）总体要求 以邓小平理论和"三个代表"重要思想为指导，深入贯彻落实科学发展观，紧紧围绕《中共中央国务院关于深化医药卫生体制改革的意见》（中发〔2009〕6 号）精神，坚持把基本医疗卫生制度作为公共产品向全民提供的核心理念，坚持保基本、强基层、建机制的基本原则，坚持预防为主、以农村为重点、中西医并重的方针，以维护和增进全体人民健康为宗旨，以基本医疗卫生制度建设为核心，统筹安排、突出重点、循序推进，进一步深化医疗保障、医疗服务、公共卫生、药品供应以及监管体制等领域综合改革，着力在全民基本医保建设、基本药物制度巩固完善和公立医院改革方面取得重点突破，增强全民基本医保的基础性作用，强化医疗服务的公益性，优化卫生资源配置，重构药品生产流通秩序，提高医药卫生体制的运行效率，加快形成人民群众"病有所医"的制度保障，不断提高全体人民健康水平，使人民群众共享改革发展的成果。

（2）主要目标 基本医疗卫生制度建设加快推进，以基本医疗保障为主体的多层次医疗保障体系进一步健全，通过支付制度等改革，明显提高保障能力和管理水平；基本药物制度不断巩固完善，基层医疗卫生机构运行新机制有效运转，基本医疗和公共卫生服务能力同步增强；县级公立医院改革取得阶段性进展，城市公立医院改革有序开展；卫生资源配置不断优化，社会力量办医取得积极进展；以全科医生为重点的人才队伍建设得到加强，基层人才不足状况得到有效改善，中医药服务能力进一步增强；药品安全水平不断提升，药品生产流通秩序逐步规范，医药价格体系逐步理顺；医药卫生信息化水平明显提高，监管制度不断完善，对医药卫生的监管得到加强。

2. 巩固完善基本药物制度

（1）扩大基本药物制度实施范围 巩固政府办基层医疗卫生机构实施基本药物制度的成果，落实基本药物全部配备使用和医保支付政策。有序推进村卫生室实施基本药物制度，执行基本药物制度各项政策，同步落实对乡村医生的各项补助和支持政策。对非政府办基层医疗卫生机构，各地政府可结合实际，采取购买服务的方式将其纳入基本药物制度实施范围。鼓励公立医院和其他医疗机构优先使用基本药物。

（2）完善国家基本药物目录　根据各地基本药物使用情况，优化基本药物品种、类别，适当增加慢性病和儿童用药品种，减少使用率低、重合率低的药品，保持合理的基本药物数量，更好地满足群众基本用药需求。2012 年调整国家基本药物目录并适时公布。逐步规范基本药物标准剂型、规格和包装。基本药物由省级人民政府统一增补，不得将增补权限下放到市、县或基层医疗卫生机构。要合理控制增补药品数量。

（3）规范基本药物采购机制　坚持基本药物以省为单位网上集中采购，落实招采合一、量价挂钩、双信封制、集中支付、全程监控等采购政策。坚持质量优先、价格合理，进一步完善基本药物质量评价标准和评标办法，既要降低虚高的药价也要避免低价恶性竞争，确保基本药物安全有效、供应及时。建立以省为单位的基本药物集中采购和使用管理系统，明显提高基本药物使用监管能力。对独家品种和经多次集中采购价格已基本稳定且市场供应充足的基本药物试行国家统一定价。对用量小、临床必需的基本药物可通过招标采取定点生产等方式确保供应。对已达到国际水平的仿制药，在定价、招标采购方面给予支持，激励企业提高基本药物质量。提高基本药物生产技术水平和供应保障能力；完善基本药物储备制度。强化基本药物质量监管，所有基本药物生产、经营企业必须纳入电子监管。

3. 积极推进公立医院改革

（1）坚持公立医院公益性质，以破除"以药补医"机制为关键环节，推进医药分开，逐步取消药品加成政策，将公立医院补偿由服务收费、药品加成收入和财政补助三个渠道改为服务收费和财政补助两个渠道。

（2）制止开大处方、重复检查、滥用药品等行为，及时查处为追求经济利益的不合理用药，严格基本医保药品目录使用率及自费药品控制率等指标考核，控制医疗费用增长。

（3）开展医院管理服务创新。深化以患者为中心的服务理念，不断完善医疗质量管理与控制体系，持续提高医院管理水平和医疗服务质量。推广应用基本药物和适宜技术，规范抗菌药物等药品的临床使用。

4. 推进药品生产流通领域改革

（1）改革药品价格形成机制，选取临床使用量较大的药品，依据主导企业成本，参考药品集中采购价格和零售药店销售价等市场交易价格制定最高零售指导价，并根据市场交易价格变化等因素适时调整。完善进口药品、高值医用耗材的价格管理。加强药品价格信息采集、分析和披露。

（2）完善医药产业发展政策，规范生产流通秩序，推动医药企业提高自主创新能力和医药产业结构优化升级，发展药品现代物流和连锁经营，提高农村和边远地区药品配送能力，促进药品生产、流通企业跨地区、跨所有制的收购兼并和联合重组。到 2015 年，力争全国百强制药企业和药品批发企业销售额分别占行业总额的 50% 和 85% 以上。鼓励零售药店发展。完善执业药师制度，加大执业药师配备使用力度，到"十二五"期末，所有零售药店法人或主要管理者必须具备执业药师资格，所有零售药店和医院药房营业时有执业药师指导合理用药。严厉打击挂靠经营、过票经营、买卖税票、行贿受贿、生产经营假劣药品、发布虚假药品广告等违法违规行为。

（3）落实《国家药品安全"十二五"规划》，提高药品质量水平，药品标准和药品生产质量管理规范与国际接轨。全面提高仿制药质量，到"十二五"期末，实现仿制药中基本药物和临床常用药品质量达到国际先进水平。实施"重大新药创制"等国家科技重大专项和国家科技计划，积极推广科技成果，提高药品创新能力和水平。加强药品质量安全监管，全面实施新修订的药品生产质量管理规范，修订并发布实施药品经营质量管理规范，实行药品全品种电子监管，对基本药物和高风险品种实施全品种覆盖抽验，定期发布药品质量公告。

第二节　国家基本药物制度

一、WHO 的基本药物制度

（一）起源

1977 年，WHO 就正式提出了基本药物的概念，指出国家基本药物是各国根据其国情和基本药物政策，用科学方法从各类临床药物中遴选出的，具有代表性的药物。随后，WHO 开始不断地推进基本药物相关工作（表 4-1）。

表 4-1　WHO 的基本药物的起源过程

时间	基本药物提出过程
1977 年	WHO 正式提出基本药物的概念，并积极推广
1978 年	WHO 在阿拉木图召开国际初级保健大会，制定并通过了《阿拉木图宣言》，确认提供基本药物是初级卫生保健的八大要素之一
1981 年	WHO 成立了基本药物行动委员会
1985 年	内罗毕会议，WHO 拓展了基本药物概念：基本药物是能够满足大多数人口卫生保健需要的药物，国家应保证其生产和供应，还应高度重视合理用药
1991 年	WHO 药物遴选委员会成员调整，吸纳公共卫生领域和发展中国家的专家
1995 年	开发"基本药物处方集"，配合基本药物目录使用
1997 年	WHO 发布第 2 版《药品供应管理》，提供疾病分布情况和标准治疗指南遴选基本药物的详细方法
2000 年	开发一系列基本药物和国家药物政策监测、评估技术，向各国提供技术支持
2002 年	WHO 执行委员会报告指出基本药物是指能满足人们卫生保健需求优先选择的药物，是按照一定的遴选原则，经过认真筛选确定的、数量有限的药物；并在现有医疗保障体系下，人们能获得所需数量的具有合适的剂型、可承受的价格、质量优良、药品信息客观准确的基本药物
2007 年	发布第 1 版儿童基本药物目录
2009 年	发布第 16 版基本药物示范目录，包含 340 种基本药物
2010 年	将如何制定国家基本药物目录纳入研究日程

综上可知，WHO 基本药物的概念发生了如下变化：①基本药物的遴选更系统化，在确定优先疾病的基础上遵照循证的诊疗指南进行遴选；②2002 年以前，WHO 示范目录里不收录昂贵的药品，因为那时认为，使用昂贵药品是不切实际的。在新定义中，单价高的药品如果成本效果好，仍可被收录到基本药物目。

（二）WHO 的基本药物遴选标准

1. 应考虑地方疾病和本国的具体条件，找出本国或本地区的常见病、多发病，尽可能收集能够得到的流行病学数据，进行认真分析和统计，保证所选出的药物是最有效的药物，还应考虑现有的医疗设施，医务人员的素质，财政来源和遗传、地理、环境等因素。

2. 应从安全性、有效性方面考虑，选择在各种医疗机构常规使用或在临床研究中较好的药物。

3. 应保证每个药物的可获得性，并保证药品的安全性和稳定性。

4. 如果两个或更多的药物在上述几个方面均很相似，应对其安全性、有效性、可获得性等进行仔细评价，再做出最优选择。

5. 药物间的价格比较应考虑整个疗程的费用，不应仅考虑其单价。

6. 基本药物应由单一成分组成。如果有证据表明复方制剂在安全性、有效性、依从性等方面的确比单组分药更有优越性，也可以考虑选择复方制剂。

二、我国的基本药物制度

课堂互动

张明身体不适，到药店购买"黄连素"和"头痛粉"，只见药架上摆满了各种包装精致、价格昂贵的治疗肠炎和头痛的药品，却唯独找不到家里常用的廉价药品。同学建议他到附近村卫生室看看，果真找到了熟悉的"黄连素"，其价格仅 2 元。但医生说："头痛粉在我们这是肯定买不到的！"

为什么会出现这种情况？

（一）概述

1. 发展历程 我国政府积极响应 WHO 的倡导，为加强药物使用和生产供应的宏观调控和管理，保障人民群众安全、有效、合理的用药，从 1979 年开始国家基本药物的制定工作，1982 年公布了首个基本药物目录。目前我国的基本药物制度指的 2009 年国家发布《关于建立国家基本药物制度的实施意见》之后所开展的系列工作。（表 4-2）

表 4-2 我国基本药物政策发展历程

时间	政策制定实施过程
1979 年	开始国家基本药物的制定工作
1982 年	发布了我国首个基本药物目录
1991 年	我国被指定为基本药物行动委员会西太平洋区代表
1992 年	我国政府决定制定并实施国家基本药物制度
1997 年	国家基本药物政策列入我国的国家卫生改革与发展的纲要之中
2006 年	党的十六届六中全会通过《中共中央关于构建社会主义和谐社会若干重大问题的决定》，提出了"要建立国家基本药物制度，加强医药服务监管，整顿药品生产和流通秩序，保证群众基本用药"的要求
2007 年	党的"十八大"把"建立国家基本药物制度"作为加快推进以改善民生为重点的社会建设的一项重要内容
2009 年	卫生部等九部委联合发布《关于建立国家基本药物制度的实施意见》（以下简称为《实施意见》）、《国家基本药物目录管理办法（暂行）》（以下简称为《基药办法》）和《国家基本药物目录（基层医疗卫生机构配备使用部分）》（2009 版），标志着我国国家基本药物制度正式全面启动
2009 年	国务院印发《医疗卫生体制改革近期重点实施方案（2009～2011 年)》，提出近期重点推进五项改革，其中包括初步建立国家基本药物制度
2013 年	2012 年 9 月 21 日卫生部部务会议讨论通过 2012 年版《国家基本药物目录》（以下简称 2012 年版目录），自 2013 年 5 月 1 日起施行

2. 定义及内涵

（1）基本药物 是适应基本卫生需求，剂型适宜，价格合理，能够保障供应，公众可公平获得的药品。

（2）基本药物制度 指对基本药物的遴选、生产、流通、使用、定价、报销、监测评价等环节实施有效管理的制度，与公共卫生、医疗服务、医疗保障体系相衔接。

（二）基本药物制度的目标和管理部门

1. 基本药物制度的目标

（1）为提高群众获得基本药物的可及性，保障群众基本用药需求；

（2）维护群众的基本医疗卫生权益，促进社会公平正义；

（3）改变医疗机构"以药补医"的运行机制，体现基本医疗卫生的公益性；

（4）规范药品生产流通使用行为，促进合理用药，减轻医药费用负担。

2. 基本药物管理部门 2009年《实施意见》中明确国家基本药物工作委员会负责协调解决制定和实施国家基本药物制度过程中各个环节的相关政策问题，确定国家基本药物制度框架，确定国家基本药物目录遴选和调整的原则、范围、程序和工作方案，审核国家基本药物目录。

国家基本药物工作委员会由国家卫生和计划生育委员会、国家发展和改革委员会、工业和信息化部、监察部、财政部、人力资源和社会保障部、商务部、国家食品药品监督管理总局、国家中医药管理局组成。办公室设在国家卫生和计划生育委员会，承担国家基本药物工作委员会的日常工作。

（三）基本药物目录管理

1. 基本药物目录的遴选

（1）遴选原则 基本药物目录的遴选原则是"防治必需、安全有效、价格合理、使用方便、中西药并重、基本保障、临床首选、基层能够配备"。目录在遴选时应坚持科学、公开、公正、透明。

（2）遴选品种分类 《基药办法》规定："国家基本药物目录中的药品包括化学药品、生物制品、中成药。化学药品和生物制品主要依据临床药理学分类，中成药主要依据功能分类。药品应当是《中华人民共和国药典》收载的，国家卫生行政部门、国家食品药品监督管理部门颁布药品标准的品种。除急救、抢救用药外，独家生产品种纳入国家基本药物目录应当经过单独论证。"

（3）不得纳入遴选范围的情形 ①含有国家濒危野生动植物药材的；②主要用于滋补保健作用，易滥用的；③非临床治疗首选的；④因严重不良反应，国家食品药品监督管理部门明确规定暂停生产、销售或使用的；⑤违背国家法律、法规，或不符合伦理要求的。

2. 目录制定程序

（1）成立专家组 从国家基本药物专家库中随机抽取专家成立目录咨询专家组和目录审评专家组，咨询专家不参加目录审评工作。

（2）制定备选目录 咨询专家根据循证医学、药物经济学对纳入遴选范围的药品进行技术评价，提出遴选意见，制定备选目录。

（3）形成初稿 审评专家组对备选目录进行审核投票，形成目录初稿。

（4）征求意见 将目录初稿征求有关部门意见，修改完善后形成送审稿。

（5）审核后发布 送审稿经国家基本药物工作委员会审核后，授权国家卫生和计划生育委员会发布。

3. 目录调整

（1）在保持数量相对稳定的基础上，对目录实行动态管理，原则上3年调整一次，具体调整情况见表4-3所示。

（2）调出情形 《基药办法》规定属于下列情形之一的品种，应当从国家基本药物目录中调出：①药品标准被取消的；②国家食品药品监督管理部门撤销其药品批准证明文件的；③发生严重不良反应的；④根据药物经济学评价，可被风险效益比或成本效益比更优的品种所替代的；⑤国家基本药物工作委员会认为应当调出的其他情形。

表4-3　基本药物目录调整情况

发布调整时间	化学药品（含生物制品）	中成药	合计数
1982 年	278 种	—	278 种
1996 年	699 种	1699 种	2398 种
1998 年	740 种	1333 种	2073 种
2000 年	770 种	1249 种	2019 种
2004 年	759 种	1260 种	2001 种
2009 年	205 种	102 种	307 种
2012 年	317 种	203 种	520 种

知识链接

省级增补目录与国家基本药物目录的关系

1979年我国开始引入"基本药物制度"概念，1996~2004年均采用国家统一的遴选品种模式，即"多品种无增补模式"，却没有得到预期的理想效果。直到2009年《实施意见》中明确规定各省可根据实际情况适当增补目录，制定各省的基本药物增补目录（简称PEML）。采取"少目录加增补"的模式后，以"防治必需、结合当地财政承受能力和基本医疗保障水平"为原则，由省级卫生行政部门会同发展改革等部门组织专家论证，主要从国家基本医疗保险药品目录（甲类）范围内选择，增补目录的报销资金全部由本省自己补贴承担。对于各省普遍增补或是重合率很高且实际的临床使用效果好的品种，经过适当的询证评价和药物经济学评价后，考虑调入下一版本的国家基本药物目录。

（四）基本药物的质量监督管理

2009年9月，国家食品药品监督管理局发布了《关于加强基本药物质量监督管理的规定》（以下简称《规定》），对基本药物的质量监督管理机构、生产企业、配送企业以及医疗机构和零售药店均做出明确规定。

1. 基本药物质量监督管理机构 《规定》明确了基本药物质量监督管理领域各方的责

任，并对各方在基本药物质量监督管理上的具体工作进行了划定。各级食品药品监督管理部门应当按照职责分工和属地管理的原则，各负其责，切实加强基本药物质量监督管理，确保基本药物质量。其中，国务院食品药品监督管理部门负责组织协调、监督指导全国基本药物质量监督管理工作；各省级及以下食品药品监督管理部门负责本辖区内基本药物生产、配送和使用各环节监督管理工作的组织实施、指导协调和具体运行。

2. 基本药物生产企业

（1）应当根据基层医疗卫生机构和其他不同层级医疗机构的用药特点，在确保基本药物质量的前提下，采用适宜包装，方便使用；

（2）改变基本药物剂型和规格必须严格按照《药品注册管理办法》的规定办理。

（3）应当对处方和工艺进行自查，针对基本药物生产规模大、批次多的特点，严格按照《药品生产质量管理规范》组织生产；建立实施质量授权人制度，完善质量管理、强化风险控制体系建设，对原辅材采购、投料、工艺控制及验证、产品检验、放行等环节加强管理，确保药品质量。

（4）省级食品药品监督管理部门应当组织对基本药物生产企业进行处方和工艺核查，建立基本药物生产核查品种档案；核查结果不符合要求的，企业不得组织生产。

3. 基本药物配送企业

（1）应当整合配送资源，发展现代物流，提高药品配送能力；

（2）必须严格按照《药品经营质量管理规范》的要求，加强对基本药物进货、验收、储存、出库、运输等环节的管理；

（3）对农村、偏远地区的药品配送，必须根据药品包装及道路、天气状况等采取相应措施，防止运输过程中不良因素对药品质量造成影响；

（4）省级食品药品监督管理部门应当组织对基本药物配送企业的监督管理，对在监督检查中发现的违法行为，依法予以查处，并将查处结果通报本省基本药物招标采购机构。

4. 医疗机构和零售药店

（1）必须严格按照规定加强对基本药物进货、验收、储存、出库、运输等环节的管理，保证基本药物质量；

（2）零售药店应当充分发挥执业药师等药学技术人员的作用，指导患者合理用药；

（3）食品药品监督管理部门应当加强对医疗机构和零售药店基本药物质量的日常监督检查，依法查处违法行为，对医疗机构的查处结果应当及时通报同级卫生行政部门。

5. 基本药物评价抽验　由国家食品药品监督管理部门组织，在年度药品抽验计划中加大对基本药物的抽验比例，对基本药物实行全品种覆盖抽查检验，并及时向社会公布抽验结果。

省级食品药品监督管理部门应当制定基本药物的监督抽验年度计划，统一组织、统筹协调辖区内基本药物的监督抽验，每年至少对辖区内基本药物生产企业生产的基本药物进行一次抽验。

县级以上品药品监督管理部门应当结合本辖区实际，加强对辖区内基本药物经营企业和使用单位的监督抽验。

6. 基本药物不良反应报告　基本药物生产企业、配送企业以及医疗机构和零售药店应当建立健全药品不良反应报告、调查、分析、评价和处理制度，主动监测、及时分析、处理和上报药品的不良反应信息；对存在安全隐患的，应当按规定及时召回。

（五）基本药物的生产、流通、使用等相关管理规定

1. 基本药物的招标定点生产管理规定 政府主办的医疗卫生机构使用的基本药物，由省级政府指定的机构公开招标采购，按《中华人民共和国招标投标法》和《中华人民共和国政府采购法》的有关规定，实行以省级为单位的集中网上公开招标，择优选定药品生产企业。结合企业的产品质量、服务和保障能力，具体制定参与投标的基本药物生产企业资格条件。药品招标采购要坚持"质量优先、价格合理"的原则，坚持全国统一市场，不同地区、不同所有制企业公平参与、公平竞争。药品购销双方要根据招标采购结果签订合同并严格履约。用量较少的基本药物，可以采用招标方式定点生产。

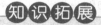

"双信封"招标制度

2010年，国务院办公厅关于印发《建立和规范政府办基层医疗卫生机构基本药物采购机制指导意见》的通知明确指出：鼓励各地采用"双信封"的招标制度，即在编制标书时分别编制经济技术标书和商务标书，企业同时投两份标书。经济技术标书主要对企业生产规模、配送能力、销售额、行业排名、市场荣誉，以及GMP、GSP资质认证，药品质量抽验检查历史情况，电子监管能力等指标进行评审，以保证基本药物质量。2013年，由国务院办公厅发布了《关于巩固完善基本药物制度和基层运行新机制的意见》，指出继续沿用"双信封"制度，进一步完善其评价办法，取消了原有的商务标书审评由价格最低者中标的规定，突出了质量在基本药物招标中的重要地位，对竞标价格明显偏低的药品进行综合评估，避免恶性竞争。

2. 基本药物的销售管理规定

（1）基本药物购销合同管理 生产企业、经营企业和医疗卫生机构按照《合同法》等规定，根据集中采购结果签订合同，履行药品购销合同规定的责任和义务；合同需明确品种、规格、数量、价格、回款时间、履约方式、违约责任等内容；各级卫生行政部门要会同有关部门督促检查。

（2）基本药物价格规定 基本药物零售指导价格原则上按药品通用名称制定公布，不区分具体生产经营企业；在国家零售指导价格规定的幅度内，省级人民政府根据招标形成的统一采购价格、配送费用及药品加成政策确定本地区政府举办的医疗卫生机构基本药物具体零售价格；实行基本药物制度的县（市、区），政府举办的基层医疗卫生机构配备使用的基本药物实行零差率销售。另外，关于印发《推进药品价格改革意见》的通知（发改价格〔2015〕904号）中明确指出自2015年6月1日起，除麻醉药品和第一类精神药品仍暂时实行最高出厂价格和最高零售价格管理外，其他药品则取消药品政府定价，药品实际交易价格主要由市场竞争形成。

3. 基本药物的使用管理规定 2009年4月《中共中央国务院关于深化卫生体制改革的意

见》（以下简称为《意见》）发布以来，政府出台医药卫生体制改革的相关制度中，国家基本药物使用相关规定包括：①建立基本药物优先和合理使用制度；②政府举办的基层医疗卫生机构全部配备和使用国家基本药物；③政府举办的基层医疗卫生机构增加使用非目录药品品种数量，应坚持防治必需、结合当地财政承受能力和基本医疗保障水平从严掌握；④其他各类医疗机构也要将基本药物作为首选药物并达到一定使用比例，具体使用比例由卫生行政部门确定；⑤医疗机构要按照国家基本药物临床应用指南和基本药物处方集，加强合理用药管理，确保规范使用基本药物；⑥民族自治区政府举办的基层医疗卫生机构配备使用国家基本药物目录以外的民族药，由自治区人民政府制定相应管理办法。

4. 基本药物的报销与补偿规定

（1）基本药物的报销　《意见》要求"完善基本药物的医保报销政策"，并提出"基本药物全部纳入基本医疗保障药物报销目录，报销比例明显高于非基本药物"。基本药物医保报销政策是基本药物成为公共产品的标志之一，是全民公平获得基本药物的重要保障。目前，基本药物目录中的全部品种已被纳入城镇职工医疗保险、城镇居民医疗保险及新农村合作医疗保险药品报销目录，基本药物报销将主要通过各类型的国家基本医疗保险进行。

（2）基本药物的补偿　《实施意见》要求实施基本药物制度的政府办城市社区卫生服务机构和县（基层医疗卫生机构），全部配备使用基本药物并实行零差率销售。基本药物零差率销售在降低基本药物价格的同时，使得基层医疗卫生机构的收入减少。为维持正常的运行，国务院办公厅下达了《关于建立健全基层医疗卫生机构补偿机制的意见》，明确提出要建立多渠道补偿机制，落实政府对基层医疗卫生机构的专项补助经费，具备条件的地区可以实行收支两条线，由中央财政通过"以奖代补"等方式进行补助，支持各地实施基本药物制度。

三、其他国家的基本药物制度

1. 澳大利亚基本药物制度　澳大利亚除了向在公立医院以 Medicare 持卡人身份住院的患者免费提供药品外，更通过药品津贴计划（PBS）向在医院以外就诊的患者提供药品。PBS 于 1948 年开始实施，其提供的基本药物仅包括处方药，但涵盖了临床用药的主要品种。PBS 目录每年都会更新，药品的规模保持在 600 种左右（以通用名计算），占澳大利亚处方总量的 75%。在基本药物的选择方面，只有当某种药品具有足够的证据证明其疗效、安全性和成本－效果时才会被纳入 PBS 目录。在 PBS 药物定价方面，澳大利亚卫生部主要依据药物经济学评价中所使用的价格来确定最终价格。其中，药品价格与其临床疗效有关，而不是与药品生产商的成本或药物的可获得性及利润相关。近年来，澳大利亚药品价格咨询委员会（PBPA）将药品价格同销售数量联系起来，对销售数量增加的药品适当降低价格，对销售数量减少的必需药品适当提高价格，以促进基本药物的供应。

2. 印度德里基本药物制度　1994 年，为解决药物匮乏和昂贵药滥用问题，德里开始以提高基本药物的可获得性为核心目标，实行全面的药物政策，对基本药物采取统一采购、统一贮存、统一批发的方式，由州一级中央药品集中管理中心具体操作。为了采购到优质优价的基本药物，德里实施了"双信封招标"的措施，即招标时将技术标书和价格标书分别装在两个信封里，只有当技术标书达到药品采购委员会规定的关于制药企业的合法性、生产设备、企业职工的资质和年资金周转率等 9 个标准之后价格标书才会被公开。此外，德里通过"药物贮存目录"这一计算机智能系统查看各医院的用药信息，以保证药品在医院不过期及 24 小时内能将紧缺药品送至医院。在促进基本药物合理应用上，德里出台了供初级医疗保健中心和各医院门诊部使用的标准治疗指南，卫生部规定综合性医院只能有 10% 的药品支出可超出《基本药物目录》，专科医院可有 20% 的药品支出超出《基本药物目录》。

3. 南非基本药物制度 南非的《基本药物目录》是将住院用药和门诊用药分开遴选的，且每 2 年更新一次。由卫生部下属的《基本药物目录》委员会完成。基本药物采购由公共部门药品采购联合体在全国统一进行。该机构通过价格谈判和招标的方式确定药品价格并签订合同，然后由省级卫生部门直接向药品供应商购买。与德里一样，南非也建立了仓库药品信息系统，记录各省政府和其他组织所购买的药品，以预测每年的药品需求量。为了保证预测的准确性，南非卫生部要求所有医疗机构必须在指定的仓库购买基本药物。其基本药物配送由各省自行组织，如果合适也可承包给私人。为了监控医疗机构的用药情况，卫生部要求所有医院和诊所都要建立电子药品存货清单，并与仓库药品信息系统联网。在促进合理用药方面，南非主要通过合适的培训、向从业人员和社区提供科学有效的药物信息、建立医院治疗委员会、强化药剂师职能等途径得以实现。

4. 津巴布韦基本药物制度 津巴布韦从 1986 年开始实施基本药物制度。津巴布韦基本药物行动计划建立的是一个混合的药品供应系统。在基本药物目录中，使用量大的药品通过中央药房批量采购、储存和经销。费用高但使用较少的专科药品签订直接配送合同。一般专科药品通过年度招标确定年度价格，需要药品的 20 多家国家医院和非政府组织举办的医院根据需求下定单，药品直接配送到医院。对那些抗肿瘤药和特别的专科药品不需签订合同，而由卫生部药品管理部门经卫生部长批准单独采购。

第三节 药品分类管理

课堂互动

处方药随意买留隐患

8 岁男孩壮壮，半月前因呼吸道感染引发感冒，家长在未带孩子到医院看病的情况下，便让壮壮服用了 7 天从药店买来的头孢 × ×（处方药），结果病情非但没有好转，反而加重，引发肺炎，而且还出现皮肤过敏、腹泻等不良反应。

在上述情况下，药店是否应该出售头孢 × × 给患者家属？为什么？处方药是如何定义的？我国的药品又是如何分类管理的呢？

一、药品分类管理概况

（一）处方药和非处方药分类管理的发展沿革

药品按处方药和非处方药分类管理是国际通行的管理办法。它是根据药品的安全性、有效性原则，依其品种、规格、适应证、剂量及给药途径等的不同，将药品分别按处方药和非处方药管理的规定。处方药（prescription drugs）是指凭执业医师或执业助理医师处方才可调配、购买和使用的药品；非处方药（over the counter drugs，OTC drugs）是由国务院药品监督管理部门公布，不需要凭执业医师或执业助理医师处方即可自行判断、购买和使用的药品。

处方药和非处方药分类管理首次在英国试行，《1868 年药房法》《食品和药品销售法》没有规定药品的分类销售，药师可以随意向消费者出售药品；1917 年颁布的《国防条例》规定生活绝望的军人须凭医师处方才能购买或领取可卡因、吗啡、阿片等药品；1920 年颁布的《危险药品法》进一步确认此规定，从此药品分类管理制度化。

美国于 1951 年率先规定了处方药与非处方药的分类标准，正式对药品分类管理进行了立法。随后，世界上许多国家也陆续建立该制度。1989 年 WHO 向成员国推荐此制度。我国在实施药品分类管理以前，医院销售的药物都需要处方；社会药店除了对麻醉药品、精神药品、医疗用毒性药品、放射性药品、戒毒药品的销售有特殊限制外，包括抗生素、注射剂、大输液等在内的其他药品基本上处于自由销售的状态，使得药物滥用、群体耐药性增加等现象无法得到有效抑制。

我国从 1995 年起开始探索药品分类管理工作。1996 年《关于成立制定处方药与非处方药领导小组的通知》，确定了国家非处方药领导小组，成立了国家非处方药办公室；1997 年 1 月《中共中央、国务院关于卫生改革与发展的决定》提出了国家建立和完善处方药与非处方药分类管理制度；1999 年下半年开始药品分类管理试点工作；2000 年 1 月 1 日实行《处方药与非处方药分类管理办法（试行）》；2001 年修订的《药品管理法》第 37 条规定："国家对药品实行处方药与非处方药分类管理制度。"至此，我国药品分类管理制度上升到了法律的高度。除此之外，国家还出台了一系列规范性文件从各方面保障了药品分类管理制度的确立。

（二）处方药和非处方药分类管理的意义

处方药与非处方药分类管理制度，是我国医药卫生事业发展、医疗卫生体制和药品监督管理深化改革的一件大事，也是促进我国药品监督管理部门与国际接轨的一项重要举措。其重要意义体现为以下几点：

1. 保证公众用药安全有效、方便及时 一方面对安全性高的药品实行非处方药管理，有利于增强人们的自我药疗、自我保健意识；另一方面对于不适合自我药疗的品种实行处方药管理，有利于减少药品滥用，保证用药安全。

2. 合理分配医疗卫生资源、降低医疗费用 随着生活水平的提高，人们自我保健意识不断增强，"大病去医院、小病进药店"的观念日益深入人心，消费者自行判断、购买和使用非处方药大大节约了诊疗费用和治疗时间。

3. 促进我国药品监督管理模式与国际接轨 处方药与非处方药分类管理制度是国际通行的药品管理模式，目前西方主要发达国家都相继建立了药品分类管理制度。因此实施药品分类管理有利于国际间合理用药的学术交流，提高用药水平。

（三）我国实施药品分类管理的指导思想、目标和基本原则

1. 药品分类管理 根据药品安全有效、使用方便的原则，依其品种、规格、适应证、剂量及给药途径不同，对药品进行处方药与非处方药进行分类管理。

2. 指导思想 从保证人民用药安全有效和提高药品监督管理水平出发。结合国情，建立科学、合理的药品分类管理体系，在制定法规和政策时，将先原则、后具体、先综合、后分类，实施工作要在充分调查研究的基础上，既要积极，又要做细，按照分步实施，逐步到位的方式进行。

3. 目标 争取从 2000 年开始，初步建立起符合社会主义市场经济体制要求的处方药与非处方药分类管理制度和与之相适应的新的药品监督管理法规体系，再经过若干年，建立起一个比较完善、具有中国特色的分类管理制度。并根据我国社会和经济发展的实际，采取"积极稳妥、分步实施、注重实效、不断完善"的方针，保证社会安定和秩序；加强处方药监督管理，规范非处方药监督管理，确保人民用药安全有效。

（四）我国处方药和非处方药分类管理的相关法律法规

为保障人民用药安全有效、促进医药卫生事业健康发展并建立起符合社会主义市场经济体制要求的处方药与非处方药分类管理制度，我国制定的相关法律法规如表 4 - 4 所示。

表 4 - 4　我国处方药和非处方药分类管理的相关法律法规

颁布时间	颁布部门	法律法规名称
1997 年 1 月	中共中央、国务院	《关于卫生改革与发展的决定》中首次提出"国家建立完善处方药与非处方药分类管理制度"
1999 年 6 月	国家药品监督管理局	处方药与非处方药分类管理办法（试行）
1999 年 4 月	国家药品监督管理局	关于我国实施处方药与非处方药分类管理若干意见的通知
1999 年 11 月	国家药品监督管理局	非处方药专有标识管理规定（暂行）
1999 年 12 月	国家药品监督管理局	处方药与非处方药流通管理暂行规定
2001 年 2 月	全国人大常委会	《药品管理法》第 37 条规定"国家对药品实行处方药与非处方药分类管理制度，具体办法由国务院制定"
2001 年 4 月	国家药品监督管理局	关于开展部分处方药品转换评价为非处方药品申报工作的通知
2004 年 4 月	国家食品药品监督管理局	关于开展处方药与非处方药转换评价工作的通知
2005 年 8 月	国家食品药品监督管理局	关于做好处方药与非处方药分类管理实施工作的通知
2006 年 3 月	国家食品药品监督管理局	药品说明书和标签管理规定
2006 年 11 月	国家食品药品监督管理局	关于进一步加强非处方药说明书和标签管理的通知
2010 年 6 月	国家食品药品监督管理局	关于做好处方药转换为非处方药有关事宜的通知
2012 年 11 月	国家食品药品监督管理局	国家食品药品监督管理局办公室关于印发处方药转换为非处方药评价指导原则（试行）等 6 个技术文件的通知

（五）国务院有关部门在药品分类管理中的职责

国家食品药品监督管理总局是组织实施药品管理分类管理的牵头部门；国家卫生和计划生育委员会、国家中医药管理局从卫生改革与发展的实际出发，按药品分类的相关要求，加强医疗机构的处方管理；人力资源社会保障部在实施城镇职工基本医疗保险制度改革中将同国家药品监督管理部门共同研究、密切配合，在定点药房加强药品分类管理工作和率先开展试点工作；国家工商行政管理部门会同国家药品监督管理部门在修改并发布《药品广告审查办法》（局令第 27 号）、《药品广告审查标准》（国家工商总局局令第 27 号）中加强药品广告监督。

二、处方药的管理

(一) 处方药的种类

处方药的安全性和稳定性、使用方便程度都不及非处方药，应当在流通、经营、使用中严格管理。目前我国没有制定处方药目录，药品监督管理局公布了 11 类处方药，必须凭医师处方销售，具体包括：①麻醉药品、精神药品、医疗用毒性药品、放射性药品；②终止妊娠药品；③药品类易制毒化学品、疫苗；④蛋白同化剂、肽类激素及其他按型分级管理的药品；⑤注射剂；⑥精神障碍治疗药（抗精神病、抗焦虑、抗狂躁、抗抑郁药）；⑦抗病毒药（逆转录酶抑制剂和蛋白酶抑制剂）；⑧肿瘤治疗药；⑨含麻醉药品的复方口服液；⑩未列入非处方药目录的抗菌药和激素以及药品监督管理局公布的其他必须凭处方销售的药品。

(二) 处方药的生产、销售和使用、广告的管理

为了加强处方药、非处方药的流通管理，保证人民用药安全、有效、方便、及时，依据《中共中央、国务院关于卫生改革与发展的决定》和《处方药与非处方药分类管理办法》（试行），制定了《处方药与非处方药流通管理暂行规定》，凡在国内从事药品生产、批发、零售的企业及医疗机构适用于本规定。

1. 处方药的生产及销售管理

（1）处方药的生产销售、批发销售业务必须由具有《药品生产企业许可证》、《药品经营企业许可证》的药品生产企业、药品批发企业经营。必须按照分类管理、分类销售的原则和规定向相应的具有合法经营资格的药品零售企业和医疗机构销售处方药和非处方药，并按有关药品监督管理规定保存销售记录备查。

（2）生产企业应当在进入药品流通领域的处方药的包装、标签和说明书上醒目地印制警示语或忠告语："处方药：凭医师处方销售、购买和使用！"药品生产、批发企业不得以任何方式直接向病患者推荐、销售处方药。

（3）销售处方药的零售药店必须具有《药品经营企业许可证》、《药品 GSP 证书》，须配备驻店执业药师或药师以上药学技术人员。必须从具有《药品生产企业许可证》、《药品经营企业许可证》的药品生产企业、药品批发企业采购药品。

（4）处方药不得采用开架自选销售方式。处方药、非处方药应当分柜摆放。不得采用有奖销售、附赠药品或礼品销售等销售方式，暂不允许采用网上销售方式。

（5）药店的《药品经营企业许可证》和执业药师证书应悬挂在醒目、易见的地方。执业药师应佩戴标明其姓名、技术职称等内容的胸卡。

（6）处方药必须凭执业医师或执业助理医师处方销售、购买和使用。患者凭处方可以在药品零售企业或医疗机构购买药品。除麻醉药品、精神药品、医疗用毒性药品和儿科处方外，医疗机构不得限制门诊就诊人员持处方到药店买药。

（7）执业药师或药师必须对医师处方进行审核、签字后依据处方正确调配、销售药品。对处方不得擅自更改或代用。对有配伍禁忌或超剂量的处方，应当拒绝调配、销售，必要时，经处方医师更正或重新签字，方可调配、销售。零售药店对处方必须留存 2 年以上备查。药师不在岗时，应挂牌告知，并停止销售处方药。

（8）处方药中不得零售的药品　国家药品监督管理局规定从 2006 年 1 月 1 日起，以下药

品不得在全国范围内的药品零售企业中经营：麻醉药品、第一类精神药品、放射性药品、终止妊娠药品、蛋白同化制剂、肽类激素（胰岛素除外）、药品类易制毒化学品、疫苗，以及我国法律法规规定的其他药品零售企业不得经营的药品。另外，禁止普通商业企业销售处方药。

2. 医疗机构处方药的使用　处方药必须由执业医师或执业助理医师处方。医师处方必须遵循科学、合理、经济的原则，医疗机构应据此建立相应的管理制度。医疗机构可以根据临床及门诊医疗的需要按法律、法规的规定使用处方药和非处方药。

3. 处方药的广告管理　处方药只能在国务院卫生行政部门和国家药品监督管理部门共同制定的专业性医药报刊上进行广告宣传，不得在大众媒体上发布广告或者以其他方式进行以公众为对象的广告宣传。其目的是严格管理，防止消费者可能产生误导，使消费者能正确地理解和使用处方药。

2012 年 3 月国家药品监督管理局公布了最新一批（第 25 批）允许发布处方药广告的国内出版发行的医学、药学专业刊物名单，如《中华消化外科杂志》、《中国医药科学》、《中国卫生资源》等获批刊登药品广告。发布药品广告仅宣传药品名称（包括通用名、商品名）无需审查，否则应按照《药品广告审查办法》申请广告批准文号。

三、非处方药的管理

（一）非处方药目录及其制定和调整

根据《处方药与非处方药分类管理办法》第 3 条、第 4 条和第 6 条的规定，国家食品药品管理总局负责非处方药目录的遴选、审批、发布和调整。

1. 非处方药目录的遴选原则　CFDA 按照"安全有效、慎重从严、结合国情、中西药并重"的指导思想和"应用安全、疗效确切、质量稳定、使用方便"的原则，进行反复遴选、审评并确定非处方药目录。

（1）应用安全　不会导致严重的药品不良反应，如致癌、致畸、致死、致出生缺陷、危及生命以及导致住院等；不产生药物依赖性；无潜在毒性；不良反应发生率很低且程度轻微，有的基本无不良反应。

（2）疗效确切　药品适应证或功能主治明确，药品临床作用确切、疗效好，不需要经常调整剂量，连续使用不产生耐药性。

（3）质量稳定　药品理化及生物性质稳定，有效期较长，不需要在特殊条件下保存。

（4）使用方便　消费者可以根据说明书使用，不需要医护人员的治疗监护，以口服、外用为主。

2. 非处方药目录的调整　国家食品药品监督管理总局药品评价中心对非处方药目录中的药品进行检测与评价，根据临床安全信息作出目录调整建议，再由总局公布调整结果。

（二）处方药转为非处方药的规定

处方药转换为非处方药是指将已上市适于自我药疗的处方药评价转换为非处方药的过程。

1. 申请范围　除以下规定情况外，申请单位均可对其生产或代理的品种提出处方药转换评价为非处方药的申请：①监测期内的药品；②用于急救和其他患者不宜自我治疗疾病的药品，如用于肿瘤、青光眼、消化道溃疡、精神病、糖尿病、肝病、肾病、前列腺疾病、免疫性疾病、心脑血管疾病、性传播疾病等的治疗药品。③消费者不便自我使用的药物剂型，如注射剂、埋植剂等。④用药期间需要专业人员进行医学监护和指导的药品。⑤需要在特殊条件下保存的药品。⑥作用于全身的抗菌药、激素（避孕药除外）。⑦含毒性中药材，且不能证明其安全性的药品。⑧原料药、药用辅料、中药材、饮片。⑨国家规定的医疗用毒性药品、麻醉药品、精神药品和放射性药品，以及其他特殊管理的药品。⑩其他不符合非处方药要求的药品。

2. 基本原则与要求 申报药品应符合"应用安全、疗效确切、质量稳定、使用方便"的基本原则，同时，药品的各种属性均应体现"适于自我药疗"。

基本要求有：制剂或其成分应已在我国上市，并经过长期临床使用，同时应用比较广泛、有足够的使用人数；制剂及其成分的研究应充分，结果应明确，安全性良好；制剂及其成分具有法定质量标准，质量可控、稳定；用法用量、疗程明确，疗效确切；药品适应证应符合非处方药适应证范围，适于自我药疗；如涉及小儿、孕妇等特殊人群用药，应有明确的用药指示；给药途径、剂型、剂量、规格、用药时间、贮存、包装、标签及说明书等特性均适于自我药疗需求。

处方药转换为非处方药时，需要进行安全性评价和有效性评价。

3. 工作程序及处理 经国家食品药品监督管理总局批准上市的药品，符合申请范围，其生产企业可向所在地省级药品监督管理部门提出处方药转换评价为非处方药的申请。并按规定填报《处方药转换非处方药申请表》，提供相关资料。初审通过后，相关资料被送至国家食品药品监督管理总局药品安全监管司，再次进行医学和药学评价，并定期公布处方药转换为非处方药的品种名单及其说明书。

（三）非处方药的分类

根据药品的安全性，非处方药分为甲、乙两类。甲类非处方药的安全性低于乙类非处方药。甲类非处方药须在药店由执业药师或药师指导下购买和使用；而对于非处方药中安全性更高的一些药品则划为乙类非处方药，乙类非处方药除可在药店出售外，还在所在地设区的市级批准的超市、宾馆、百货商店等处销售。每类又可分为化学药、中成药。

（四）非处方药的生产、经营和使用管理

1. 非处方药的注册 《药品注册管理办法》规定了非处方药注册的申报要求。申请的仿制药为非处方药的应当在《药品注册申请表》中标注非处方药项，属于同时按处方药和非处方药管理（即"双跨"药品）的则可以选择处方药或者非处方药的注册申请。

2. 非处方药的生产 管理非处方药的生产企业、药品批发企业经营必须具有《药品生产企业许可证》、《药品经营企业许可证》；必须在非处方药的包装、标签和说明书上醒目地印制相应的警示语或忠告语："请仔细阅读药品使用说明书并按说明使用或在药师指导下购买和使用！"

3. 非处方药的经营管理

（1）销售甲类非处方药的零售药店必须具有《药品经营企业许可证》。且必须配备驻店执业药师或药师以上药学技术人员。并按有关药品监督管理规定保存采购记录备查。《药品经营企业许可证》和执业药师证书应悬挂在醒目、易见的地方。执业药师应佩戴标明其姓名、技术职称等内容的胸卡。

（2）非处方药可不凭医师处方销售、购买和使用，但患者可以要求在执业药师或药师的指导下进行购买和使用。

（3）执业药师或药师应对患者选购非处方药提供用药指导或提出寻求医师治疗的建议。

（4）非处方药也不得采用有奖销售、附赠药品或礼品销售等销售方式。

（5）乙类非处方药可在经批准的普通商业企业销售。

4. 非处方药的使用管理 医疗机构可以根据临床及门诊医疗的需要按法律、法规的规定使用非处方药。消费者有权自主选择非处方药，并须按非处方药标签和说明书所示内容使用。医疗机构药房的条件及非处方药的采购、调配等活动可参照零售药店进行。

（五）非处方药的专用标识、标签、说明书和广告的管理

1. 专有标识的管理 我国非处方药专有标识图案为椭圆形背景下的 OTC（over the counter）3 个英文字母的组合，这也是国际上对处方药的习惯称谓。红底白字图案用于甲类非处方药药品，绿底白字图案用于乙类非处方药（见第十一章图 11 - 2）。

药品的使用说明书和大包装单色印刷时，非处方药专有标识下方必须标示"甲类"或"乙类"字样。

非处方药专有标识应与药品标签、使用说明书、内包装、外包装一体化印刷，其大小可根据实际需要设定。非处方药药品标签、使用说明书和每个销售基本单元包装印有中文药品通用名称（商品名称）的一面（侧），其右上角是非处方药专有标识的固定位置。

2. 标签和说明书的管理 非处方药的标签和说明书是指导患者正确用药的重要文件。非处方药的标签和说明书必须经过国家药品监督管理部门的批准，用语便于消费者自行判断、购买和使用。规定说明书中应当列出全部活性成分或者组方中的全部中药药味以及所用的全部辅料名称，且标签内容不得超出其非处方药说明书的内容。

3. 广告的管理 仅宣传处方药药品名称（包括通用名、商品名）的无须经过审查批准，宣传除药品名称以外的内容则需申请广告批准文号。

知识拓展

双跨药品简介

有些药品根据其适应证、剂量和疗程的不同，既可以作为处方药，有可以作为非处方药，这种具有双重身份的药品即为"双跨"药品。

目前在我国公布的 4400 多种非处方药中，双跨药物有 2300 多个品种，包括化学药物约 300 种，中药 2000 多种。日常生活中常用的阿司匹林、正骨水、复方感冒灵片、清开灵滴丸、急支糖浆等都是"双跨药"。比如用来治胃病的西咪替丁、雷尼替丁等作为处方药，其适应证为"胃及十二指肠溃疡、应激性溃疡、上消化道出血、反流性食管炎、卓艾综合征等"。大众消费者对这些适应证难以理解，难以自我判断，不能自我药疗，必须由医生诊治，用作处方药。而当其作为 OTC 时，其适应证已修改为患者能自我判断的轻微痛症，仅限于"胃酸过多引起的胃痛、胃灼热、烧心、反酸"，而且连续使用不得超过 7 天。

四、药品其他的分类管理

药品的分类方法有很多，本教材主要从药品管理法律、法规中有关药品分类管理的类别来简介药品的分类。

（一）现代药与传统药

按照药品的历史发展，可将其分为现代药和传统药。《药品管理法》第 3 条明确规定：

"国家发展现代药和传统药，充分发挥其在预防、医疗和保健中的作用。"

1. 现代药（modern drugs） "现代药"是指化学药品、抗生素、生化药品、血清、疫苗、血液制品等。这些物质是用现代医学的理论和方法筛选确定其药效，并按照现代医学理论用以防治疾病的。

2. 传统药（traditional drugs） "传统药"是指历史上各国、各民族传统医学或民间医学使用而流传下来的药物，在我国主要是指中药和民族药（藏药、蒙药等）。

（二）化学药品、中药、生物制品

按照药品原材料物质本源和加工制造方法等，可分为化学药品、中药和天然药物、生物制品，这也是药品注册和药典的分类方式。

1. 化学药品（chemical drugs） 一般是用合成、分离、提取、化学修饰等方法制取的物质。

2. 中药（traditional Chinese medicine） 是指在中医基础理论指导下，用以防病治病的药物，包括中药材、中药饮片、中成药和民族药。

3. 生物制品（biological product） 用生物技术（普通的或基因工程、细胞工程、蛋白质工程、发酵工程）获得的生物材料（微生物、细胞、各种动物和人源的细胞及体液）可制备生物制品等。

（三）新药、仿制药、进口药、医疗机构制剂

按照药品注册申请方式，可分为新药、仿制药品、进口药品、医疗机构制剂。

1. 新药（new drugs） 新药是指未曾在中国境内上市销售的药品。

2. 仿制药品（generic drugs） 仿制药品又称为已有国家标准的药品，指仿制（生产）国家药品监督管理部门已批准上市的已有国家标准的药品品种，但是生物制品按照新药申请的程序申报。

3. 进口药品（import drugs） 进口药是指境外生产的，安全、有效而且临床需要，经国家药品监督管理部门批准在中国境内上市销售的药品。

4. 医疗机构制剂（pharmaceutical preparations dispensed by medical institutions） 医疗机构制剂指医疗机构根据本单位临床需要经批准而配制、自用的固定处方制剂。医疗机构制剂不得上市销售。

（四）特殊管理的药品

1. 特殊管理的药品品种 按照《药品管理法》第 35 条，对麻醉药品（narcotic drugs）、精神药品（psychotropic substances）、医疗用毒性药品（medicinal toxic drugs）、放射性药品（radioactive pharmaceuticals）实行特殊管理。

2. 其他严格管理的药品

（1）药品类易制毒化学品 是指可用于制造海洛因、甲基苯丙胺（冰毒）、可卡因等麻醉药品和精神药品的物质。依照国务院制定的《易制毒化学品管理条例》中所列物质划分。

（2）兴奋剂 《反兴奋剂条例》所称兴奋剂，是指兴奋剂目录所列的禁用物质等，如蛋白同化制剂、肽类激素等。兴奋剂目录是由国家体育总局、商务部、国家卫生计生委、海关总署、国家食品药品监督管理总局制定、调整并公布。

（3）生物制品 卫生部《预防用生物制品生产供应管理办法》规定：预防用生物制品是指《中华人民共和国传染病防治法》规定管理的甲类、乙类和丙类传染病的菌苗、疫苗、类

毒素等人用生物制品。《药品管理法》第 102 条规定："国家对预防性生物制品的流通实行特殊管理,具体办法由国务院制定"。

(五)假、劣药品

根据药品所含成分及含量符合国家药品标准的情况,可分为假药、劣药。

1. 假药 《药品管理法》第 48 条规定了假药及按假药论处的情形。假药是指药品所含成分与国家药品标准规定的成分不符,以非药品冒充药品或者以他种药品冒充此种药品。

2. 劣药 《药品管理法》第 48 条规定了劣药及按劣药论处的情形。劣药是指药品成分的含量不符合国家药品标准。

五、国外药品分类管理概况

社会经济、医疗保险和报销制度等政策法规、政府支持态度、医师和药师的支持及消费者的意愿,是影响药品分类管理的主要因素。各国在这些因素的不同影响下,制定出不同的药品分类管理规定。

(一)美国实施的药品分类管理制度

美国的药品分类管理由来已久,其在药品分类及药店管理方面都是比较健全和成熟的。

1. 药品分类管理准则 1951 年美国国会通过关于《食品药品和化妆品法》的修改案,对处方药做出定义,即没有在医疗监督护理下使用是不安全的一类药物为处方药,只有凭具有职业资格的从业医师的处方才能销售处方药。这是国际上首次在法律上对药品的分类(处方药与非处方药)做出规定,也是国际上首次实行药品分类管理的开端。

2. 处方药与非处方药的区分标准

(1)美国的《食品药品和化妆品法》规定,如果一种人用药品满足以下条件之一者,则为处方药:①由于毒性或其他潜在毒害作用,或其使用方法,或在使用时需采取另外措施,这种药品使用如不在法律许可的从业医师监护下是不安全的;②根据新药申请,这种药品仅限于由法律许可的从业医师监护下使用。

(2)美国的食品药品和化妆品法规定,一种药品除了下列需要通过处方销售的药品以外,均为非处方药:①因其为成瘾性药品;②因其毒性或其他潜在毒害作用,或其使用方法,或其使用所要求的并行措施,如没有按照法律注册的从业医师监护,使用该药是不安全的;③必须在法律注册开药的从业人员的专业监控下使用。

3. 非处方药的市场管理

(1)药品销售管理规定 在美国,有两种方式可以上市销售非处方药。一种方式是根据 OTC Drug Review(即专论系统)的条款,另一种方式是按照新药申请的条件。制造商使用"专论"里所列的成分或成分的组合,并在制造和销售的时候按照"专论"的规定生产出的药品可以直接作为非处方药来销售而不需要得到食品药品监督管理局预先批准。未包括在"专论"里面的药品要作为非处方药销售,需要按照新药申请的条件来办理。

(2)药品双重身份的规定 在美国药品市场上双重身份(即既是处方药,又是非处方药)的药品,数量极少;FDA 对此类药品重点强调要在外包装、标识、说明书上加以严格的区分。

(3)药品广告管理规定 在药品广告方面,FDA 除允许非处方药可以在大众媒体作广告外,也允许处方药在法规条例下在大众媒体作广告。现行的广告法规规定:广告信息需要包括所有的该产品已批准的标签上的风险信息,药品广告还必须包括关于副作用、禁忌证及药效的简短概要。

（二）世界其他主要国家的药品分类管理政策

1. 各国有关处方药与非处方药物的销售使用　德国、日本等将药品分为处方药和非处方药两类，规定处方药凭医师处方才能得到，非处方药则免除处方，并规定只能在药房出售。英国、意大利、法国、西班牙、新西兰、瑞士等国，都在划分出处方药与非处方药以后又作出了更为详细的划分；如英国、意大利、新西兰、瑞士等国，将非处方药再分为两类，即需要由药师指导，只能在药房出售的 P 类药品（药房药），以及可以在任何的连锁零售点（超市、杂货店和百货店）的 GSL（普通销售药）；西班牙则将非处方药分为可报销非处方药及可做广告的非处方药；法国的分类则更为详尽，分为非处方可报销药、非处方需咨询药、非处方可作广告药。

2. 有关处方药与非处方药的广告宣传、标识等管理　大部分实施非处方药政策的国家对非处方药的广告宣传、标识和说明书有专门的管理制度。标识应能明显区别该药是作为处方药还是作为非处方药使用，如英、德等国的处方药均需注明"无医师处方禁止调配"，而非处方药标签上应有"适当的用药指导"等字样。

标签应以正常人能理解的文字表述，甚至加以图解，以便消费者凭标签便能正确使用 OTC 药品。

第四节　其他药品管理制度

一、国家药品储备制度

（一）概述

《药品管理法》第 43 条明确规定，国家实行药品储备制度，国内发生重大灾情、疫情及其他突发事件时，国务院规定的部门可以紧急调用企业药品。我国现在的药品储备工作，主要是按照《国家医药储备管理办法》（国经贸医药〔1999〕544 号）的规定进行，在中央统一政策、统一规划、统一组织实施的原则下，建立中央与地方两级医药储备制度，实行统一领导、分级负责的管理体制，实行品种控制、总量平衡、动态管理、有偿调用，以保证储备资金的安全、保值和有效使用。中央医药储备主要负责储备重大灾情、疫情及重大突发事故和战略储备所需的特种药品、专项药品；地方医药储备负责储备地区性或一般灾情、疫情及突发事故和地方常见病防治所需的药品。

（二）主要内容

1. 主管机构及职责

（1）国家发展和改革委员会负责协调全国的医药储备工作。主要职责是：负责对各省级人民政府或其指定的职能部门动用中央医药储备申请的审批；根据国家需要，负责调剂、调用地方医药储备的审批；会同有关部门制定或调整国家医药储备管理的有关政策，监督、检查国家医药储备政策的贯彻和执行情况；负责组织编制中央医药储备年度计划；会同有关部门确定并适时调整中央储备药品的品种；负责选择承担中央医药储备的企业，并监督企业做好医药储备的各项管理工作；商财政部后安排下达中央医药储备资金，并会同财政、金融及审计等部门做好中央医药储备资金的监督管理、财务审计工作；负责建立医药储备统计制度，组织对承担医药储备任务的企业进行检查、培训和考核，推广医药储备的先进经验；负责指导地方医药储备工作。

（2）国家食品药品监督管理总局一四六仓库作为国家特殊管理药品的储备管理部门，其管理职能如下：按照国家下达计划，负责国家特殊管理的药品（指鸦片膏和罂粟浓缩物等，下同）的收购、调拨任务；负责特殊管理的药品的储备管理工作；负责特殊管理的药品储备过程中的安全保卫工作；负责上报特殊管理的药品收购、调拨、储备过程中的技术数据并提供质量信息及储备信息；负责国家特殊管理的药品专项储备金的管理和使用以及承办总局交办的其他事项。

2. 承担医药储备任务企业的条件及职责

（1）承担医药储备任务企业的条件　承担医药储备任务的企业，分别由国家医药储备主管部门和省级医药储备管理部门根据企业管理水平、仓储条件、企业规模及经营效益等情况商同级财政部门择优选定，这些企业必须是国有或国有控股的大中型医药企业，并为通过《药品经营质量管理规范》认证的企业，亏损企业不得承担医药储备任务。

（2）承担储备任务企业的职责　①执行医药储备管理部门下达的储备计划；②依照医药储备管理部门下达的调用通知单，执行储备药品的调用任务，确保调用时储备药品及时、有效的供应；③负责对储备药品进行适时轮换，保证储备药品的质量；④建立健全企业内部医药储备管理的各项规章制度，加强储备药品的原始记录、账卡、档案等的基础管理工作；⑤建立健全企业内部医药储备资金管理制度，确保医药储备资金的安全和保值；⑥按时、准确上报各项医药储备统计报表；⑦负责对从事医药储备工作的人员进行培训，不断提高其业务素质和管理水平。

3. 储备计划管理　医药储备实行严格的计划管理。中央和地方的医药储备计划，分别由国家医药储备主要管理部门和省级医药储备管理部门下达。承担医药储备任务的企业要与相应的医药储备管理部门签订"医药储备责任书"，认真执行储备计划，在储备资金到位后1个月内，保证储备计划的落实。计划的变动或调整，需报国家医药储备主要管理部门审核批准。企业调出药品后，应按储备计划及时补齐相应的品种及数量。

4. 储存管理

（1）医药储备实行品种控制、总量平衡的动态储备。在保证储备药品的品种、质量、数量的前提下，承担储备任务的企业要根据具体药品的有效期及质量要求对储备药品适时进行轮换，储备药品的库存总量不得低于计划总量的70%。

（2）储备药品入、出库要实行复核签字制。有关部门和企业要不断提高医药储备管理水平，逐步实行计算机联网管理。

（3）承担储备任务的企业要切实加强其储备药品的质量管理，落实专人负责，建立月检、季检制度，检查记录参照GSP相关要求。

5. 调用管理

（1）医药储备调用的总体原则　①发生一般灾情、疫情及突发事故或一个省、自治区、直辖市范围内发生灾情、疫情及突发事故需要紧急动用医药储备时，由本省、自治区、直辖市在省级医药储备内供应。②发生较大灾情、疫情及突发事故或发生灾情、疫情及突发事故涉及若干省、自治区、直辖市时，首先动用本省、自治区、直辖市医药储备，不足部分按有偿调用的原则，向相邻省、自治区、直辖市人民政府或其指定的部门请求动用其医药储备，仍难以满足需要时再申请动用中央医药储备。③发生重大灾情、疫情及重大突发事故时，应首先动用地方医药储备，不能满足需要时，可申请动用中央医药储备。④没有建立地方医药储备的省、自治区、直辖市，原则上不得申请动用中央医药储备。

（2）各级医药储备主要管理部门之间的调用原则　①各省级人民政府可以指定申请使用中央医药储备的责任部门，并报国家医药储备主要管理部门备案。②地方需要动用中央医药储备时，可以由省级人民政府或其指定的职能部门向国家医药储备主要管理部门提出申请，国家医药储备主要管理部门商有关部门后，下达调用药品品种、数量通知单，由有关承储单位组织调运相应的储备药品。③申请动用中央医药储备的省级人民政府或其指定的职能部门要及时将货款支付给调出企业。供需双方应在储备药品调出 10 日内补签购销合同。④本着有偿调用的原则，国家医药储备主要管理部门可以根据需要调用地方医药储备。

（3）医药储备企业在调用中的任务　承担医药储备任务的企业接到调用通知后，须在规定的时限内将药品发到指定地区和单位，并对调出药品的质量负责。有关部门和企业要积极为紧急调用储备药品的运输提供条件。遇有紧急情况如中毒、爆炸、突发疫情等事故发生，承担储备任务的企业接到国家医药储备主要管理部门的电话或传真后，可按要求先发送储备药品。申请调用的省级人民政府或其指定的职能部门要在 1 周内补办有关手续。

（4）储备药品的补调　中央储备药品在调用过程中如发现质量问题，应就地封存，事后按规定进行处理。接收单位和调出单位应立即将情况报告国家医药储备主要管理部门，由其通知调出单位按同样品种、规格、数量补调。与医药储备有关的政府部门、承担医药储备任务的企业，均应设立 24h 传真电话，建立 24h 值班制度。并将单位名称、负责人及值班电话上报国家医药储备主要管理部门。

6. 储备资金管理

（1）中央与地方两级医药储备所需资金分别由国务院和各级人民政府落实。中央和地方医药储备资金由国家医药储备主要管理部门和省级医药储备管理部门按照其储备计划会同同级财政部门下达。医药储备资金是政府的专项资金，必须严格管理，专款专用，不得挤占挪用，并要确保储备资金的安全和保值。

（2）储备药品实行有偿调用。调出方要及时收回货款，调入方不得以任何借口或理由拖延或拒付货款。

（3）当储备计划调整或企业承储任务调整或企业不能按计划完成储备调运任务时，以及出现不符合医药储备其他规定的情形时，国家医药储备主要管理部门和各省级医药储备管理部门应会同同级财政部门调整或收回医药储备资金。

二、医疗保障制度与用药政策

医疗保障制度是指当人们生病或受到伤害后，为确保其获得必要的医疗服务，而由国家（地区）或社会给予物质帮助以保障或恢复其健康的费用保障制度。医疗保障制度作为社会保障制度的重要组成部分，对促进人民身体健康、经济发展和社会进步有着重要的意义。医疗保障制度由多种形式组成，医疗保险是最主要的形式。

（一）我国基本医疗保险体系

经过多年的改革和探索，我国基本建立起了具有特色的"三纵三横"的医疗保障体系框架。"三纵"即城镇职工基本医疗保险、城镇居民基本医疗保险和新型农村合作医疗，分别覆盖城镇就业人员、城镇未就业居民和农村居民，从重点保障大病起步，逐步向门诊小病延伸，"三纵"是基本医疗保险体系的主体部分。"三横"即主体层、保底层和补充层，3 项基本医疗保险制度构成了主体层；城乡医疗救助和社会慈善捐助等制度对困难群体参保和个人负担给予帮助，构成保底层；对群众在基本医疗保险之外更高的、多样化的医疗需求，通过补充医疗保险和商业健康保险来满足。

为了促进和完善基本医疗保障体系建设、实现全民"医保"，我国建立起三大类保障性药品目录，分别是基本药物目录、"医保"目录和"新农合"报销目录。我国还实行了定点医疗机构（包括中医医院）和定点药店管理，争取从各个方面加强基本医疗保险服务。

1. 我国城镇职工基本医疗保险　城镇所有用人单位，包括企业（国有企业、集体企业、外商投资企业、私营企业等）、机关、事业单位、社会团体、民办非企业单位及其职工，都要参加基本医疗保险。乡镇企业及其职工、城镇个体经济组织业主及其从业人员是否参加基本医疗保险，由各省、自治区、直辖市人民政府决定。城镇职工基本医疗保险基本覆盖了城镇全体从业人员。

基本医疗保险由用人单位和职工共同缴纳。职工个人缴纳的基本医疗保险费，全部计入个人账户。用人单位缴纳的基本医疗保险费分为两部分，一部分用于建立统筹基金，一部分划入个人账户。

城镇基本医疗保险实行定点医疗机构（包括中医医院）和定点药店管理。国务院劳动保障部会同国家卫生计划生育委员会、财政部等有关部门制定定点医疗机构和定点药店的资格审定办法。社会保险经办机构负责确定定点医疗机构和定点药房。

2. 我国城镇居民基本医疗保险　不属于城镇职工基本医疗保险制度覆盖范围的中小学阶段的学生（包括职业高中、中专、技校学生）、少年儿童和其他非从业城镇居民都可自愿参加城镇居民基本医疗保险。城镇居民基本医疗保险以家庭缴费为主，政府给予适当补助。城镇居民基本医疗保险实行定点医疗机构和定点零售药店管理。

3. 我国新型农村合作医疗　新型农村合作医疗制度是由政府组织、引导、支持，农民自愿参加，个体、集体和政府多方筹资，以大病统筹为主的农民医疗互助共济制度。所有农村居民都可以家庭为单位自愿参加新型农村合作医疗。

新型农村合作医疗制度实行个人缴费、集体扶持和政府资助相结合的筹资机制。从2003年起，农民个人每年的缴费标准不应低于10元，地方财政对参加新农合医疗的农民补助每年不低于人均10元，中央财政对西部除市区以外的参加新农合医疗的农民每年按人均10元安排合作医疗补助资金。根据《国务院办公厅关于印发深化医药卫生体制改革2014年重点工作任务的通知》（国办发〔2014年〕24号），各级财政对新农合城镇居民医保人均补助标准在2013年的基础上提高40元，达到320元。农民和城镇居民个人缴费标准在2013年的基础上提高20元，全国平均个人缴费标准达到每人每年90元左右。

（二）基本医疗保险用药政策

为了推进基本医疗保障体系的建设，我国建立起三大类保障性药品目录，分别是基本药物目录、"医保"目录和"新农合"药品目录。国家基本药物目录人人享有，用以满足人们基本医疗用药需求；"医保"目录主要是为了保障职工基本医疗用药；"新农合"药品目录是从保障农村居民基本医疗用药需求出发，各地依据实际情况制定的基本医疗保障药物目录。其中"医保"目录和"新农合"药品目录是以国家基本药物目录为基础的。

1.《基本医疗保险药品目录》（下称为《药品目录》）　2000年，我国正式制定了第一版《国家基本医疗保险药品目录》，2004年、2009年我国根据临床用药需求对目录做了较大幅度的调整。2009年我国《药品目录》的全称为《国家基本医疗保险、工伤保险和生育保险药品目录（2009年版）》。

（1）《药品目录》确定原则和条件 纳入《药品目录》的药品，应是临床必须、安全有效、价格合理、使用方便、市场能够保证供应的药品，并具备下列条件之一：《中华人民共和国药典》（现行版）收载的药品；符合国家药品监督管理部门颁发标准的药品；国家药品监督管理部门批准正式进口的药品。

（2）《药品目录》的分类、制定与调整 《药品目录》所列药品包括西药、中成药（含民族药）、中药饮片（含民族药）。西药和中成药根据《国家基本药物》遴选，分为"甲类目录"和"乙类目录"，其名称采用通用名，并表明剂型；中药饮片名称则采用药典名。

"甲类目录"所列的药品是临床治疗必须、使用广泛、疗效好、同类药品中价格低的药品；"乙类目录"所列的药品是可供临床治疗选择使用、疗效好、同类药品中比"甲类目录"药品价格略高的药品。"甲类目录"由国家统一制定，各地不得调整；"乙类目录"由国家制定，各省、自治区、直辖市可根据当地实际情况适当进行调整，但增加和减少的品种数之和不得超过国家制定的"乙类目录"药品总数的 15%。

国家《药品目录》原则上每两年调整一次，各省、自治区、直辖市的《药品目录》进行相应的调整。国家《药品目录》的新药增补工作每年进行一次，各地不得自行进行新药增补。

（3）费用支付原则以及定点机构使用《药品目录》的管理 使用"甲类目录"的药品所产生的费用，按基本医疗保险的规定支付；使用"乙类目录"的药品所产生的费用，先由参保人员自付一定比例，再按基本医疗保险的规定支付；使用中药饮片所产生的费用，除基本医疗保险基金不支付的药品外，均按基本医疗保险的规定支付。

定点医疗机构和零售药店在使用《药品目录》时，医师开具的处方须符合相应的诊治原则，并鼓励医师按照先甲类后乙类、先口服制剂后注射制剂、先常释剂型后缓（控）释剂型等原则选择药品。

2. 城镇居民基本医疗保险用药 国家《基本医疗保险和工伤保险药品目录》的甲类目录药品全部纳入城镇居民基本医疗保险基金的支付范围。同时根据儿童用药的特点，还适当增加了儿童用药的品种和剂型。

3. 新型农村合作医疗用药 "新农合"药品目录实行县（及以上）、乡、村三级。县级（及以上）新农合报销药物目录要包含全部国家基本药物目录，并能满足诊治疑难重症的需要；乡级新农合报销药物目录要以国家基本药物目录（基层部分）为主体，可根据当地突出健康需求和新农合基金支付能力适当增加，增加的药品从本省（区、市）县级（及以上）新农合报销药物目录内选择；村级新农合报销药品目录使用国家基本药物目录（基层部分），如地方根据实际确需增加民族药或地方特殊疾病用药，经省级卫生行政部门批准，适当增加相应的药物品种。

本 章 小 结

本章介绍了药物政策与管理制度的定义与关系；介绍了我国深化医药卫生体制改革的基本原则、目标及其中的重点改革内容——初步建立国家基本药物制度。在大的政策背景下具体介绍基本药物制度的起源及发展。

重点：我国基本药物制度的内涵，基本药物目录的遴选、产生以及对基本药物的生产、流通、使用、定价、报销、监测评价等环节实施的有效管理；我国的处方药与非处方药的分类管理制度。

难点：遴选非处方药的原则、非处方药的分类、药品储备制度、医疗保障用药政策。

思考题

1. 简述国家药物政策的目标。

2. 简述我国基本药物的生产、流通、使用等相关管理规定。

3. 简述处方药和非处方药的定义及分类管理的意义。

4. 简述处方药、非处方药的生产、经营和使用管理规定。

5. 简述医药储备调用的总体原则。

（李　璠）

第五章　药师与药事伦理

第一节　概　述

现代药学的发展主要经历了三个阶段，即保障药品供应的传统药学阶段，参与临床用药实践、促进合理用药的临床药学阶段和以患者为中心、强调改善患者生命质量的药学服务阶段。随着不同时期药学实践技能要求的变化，药学专业技术人才的职业准入和能力发展要求也相应不断提高。

一、药学技术人员的概念

药学技术人员（pharmaceutical professionals）是指受过系统的药学专业培训，经过国家相关资格认定，取得药学专业技术职务证书或执业药师资格，遵循药事法规和职业道德规范，从事与药品的研发、生产、经营、使用、检验和监督管理有关实践活动的技术人员。

近年来，随着我国医药卫生体制改革的深入推进和药学学科的发展，现代社会对药学专业技术人员提出了更高的要求和希望。药学服务成为健康服务产业中非常重要的组成部分，药学工作人员的服务质量与患者的健康和生命息息相关，各国均立法对药学专业技术人员进行管理。

二、国际药学技术人员管理制度的发展

1. 国际药师制度的发展概况　世界上多数国家和地区积极推行药师制度，普遍重视立法，

以规范药师在药事管理活动中的职业行为。绝大多数国家和地区都制定颁布《药师法》《药房法》或者相应的药事管理法律，并形成一套比较完善的规范药师准入、注册、继续教育和执业行为的法律法规体系。药师越来越具有较高的社会认可度和地位，深受公众信任与尊重。多数国家对药师设立了较好的职业保障和社会福利。

目前，国际药师制度正处于快速发展阶段。以经济合作与发展组织（OECD）所属国家的药师人力资源发展情况为例，几乎所有的 OECD 国家人均药师数均有较大幅度的增长。其中 2012 年，日本每万人口拥有药师数高达 16.1 人。药师参与为公众提供多元化和专业化的药学服务，其作用不断被公众所认可。以患者为中心的药学服务理念已深入人心，并成为全球药师共同追求的目标，实现全程化的药学服务是全体药师共同的责任。药师在安全、合理用药和提升健康服务品质方面都表现出专业优势，受到公众信任和支持，使社会药房的专业功能逐渐增强。在英国超过 70% 的药师在社区药房，社区药房在社会健康体系中被定位是提供健康服务的区域，而不是单纯销售药品的地方。

2. 主要国家药师制度简介

（1）美国药师管理制度　美国较早开始实施药师管理制度，早在 1869 年便实行执业药师资格制度，而后在 1904 年成立了"国家药事管理委员会协会"（简称 NABP），负责制定《标准州药房法》，建立药师执业标准，组织执业药师考试、注册管理等相关工作。药房法则由各州根据自身具体情况分别制定，针对执业药师的职责、标准、药事管理法律法规的考核等提出要求。目前美国的医疗卫生机构和社会药房领域共有三类药学技术人员：药师、药剂员和专科药师。一般只有获得临床药学博士（Pharm. D）学位，经过药师资格考试和注册的药学技术人员，才可担任药师。

（2）英国药师管理制度　英国具有较完善的国民医疗保健体系（NHS），NHS 面向全体英国公民免费提供医疗卫生服务，并拥有"世界上最好的医疗体系之一"的药师，以及较为完备的药事管理制度和管理理念。现行《药房与药房技术员法 2007》（The pharmacists and Pharmacy Technicians Order 2007）对药师与药房技术员的注册要求、执业行为与执业能力、法律程序等方面做出相应规定。

（3）新加坡药师管理制度　新加坡在亚洲有着较为完善的医疗保健系统。新加坡近些年非常重视药师制度建设，在高等药学教育、药师实践能力和药师精英培养方面进行了诸多探索。为了规范药师注册行为和执业行为，新加坡为药师制度制订了一套较完备的法律法规。在立法之外，新加坡药师理事会还制定了药师职业道德规范。药师必须参加继续教育，继续教育以 2 年为一个周期，如果注册药师仅注册而没有执业，处于静止状态，也必须参加继续教育。

课堂互动

> 　　孙思邈是唐代医药学家，被后人誉为"药王"，一生致力于药物研究，著《千金要方》，公元 659 年参编完成了世界上第一部国家药典《唐新本草》。孙思邈认为，医生应以解除患者痛苦为唯一职责，对患者一视同仁"皆如至尊"，"华夷愚智，普同一等"，著《大医精诚》。他也是我国医德思想的创始人，被西方称之为"医学论之父"。
> 　　请结合药学实践，思考：作为一名药师，在各个药学岗位应履行怎样的职责？

三、我国药学技术人员管理制度的发展

新中国成立后，随着专业技术领域职称资格制度的实施，我国开始对药学人员进行规范

化专业技术职务聘任和职业准入管理。1994 年《执业药师资格制度暂行规定》颁布，我国开始正式实施执业药师资格制度。当时将执业药师定位在对药品质量把关方面，那个时期我国药学人才培养教育是以培养制药工程师为目标。在经过 20 多年的制度实施后，我国现在对药学专业技术人才培养的目标日趋精细化，其管理办法也根据不同的岗位设置，对配备的药学专业技术人才设置不同的要求。

我国《药品管理法》（2015 年）及《药品管理法实施条例》（2002 年）明确规定：开办药品生产企业，必须具有依法经过资格认定的药学技术人员、工程技术人员及相应的技术工人；开办药品经营企业必须具有依法经过资格认定的药学技术人员。医疗机构必须配备依法经过资格认定的药学技术人员，审核和调配处方的药剂人员必须是依法经资格认定的药学技术人员。除此之外，部门规章及相关文件中的规定如下。

（一）药品研发岗位药学技术人员管理要求

1.《药物非临床研究质量管理规范》（2003 年）规定 非临床安全性评价研究机构负责人应具备医学、药学或其他相关专业本科以上学历及相应的业务素质和工作能力。非临床安全性评价研究机构应设立独立的质量保证部门，其人员的数量根据非临床安全性评价研究机构的规模而定。每项研究工作必须聘任专门负责人。

非临床安全性评价研究机构的人员，具备严谨的科学作风和良好的职业道德以及相应的学历，经过专业培训，具备所承担的研究工作需要的知识结构、工作经验和业务能力；定期进行体检，患有影响研究结果的疾病者，不得参加研究工作；经过培训、考核，并取得上岗资格。

2.《药物临床试验质量管理规范》（2003 年）规定 负责临床试验的研究者应具备下列条件：

（1）在医疗机构中具有相应专业技术职务任职和行医资格；

（2）具有试验方案中所要求的专业知识和经验；

（3）对临床试验方法具有丰富经验或者能得到本单位有经验的研究者在学术上的指导；

（4）熟悉申办者所提供的与临床试验有关的资料与文献；

（5）有权支配参与该项试验的人员和使用该项试验所需的设备。

（二）药品生产岗位药学技术人员管理要求

主要由《药品生产质量管理规范》（2010 年）规定：企业应当配备足够数量并具有适当资质（含学历、培训和实践经验）的管理和操作人员。关键人员应当为企业的全职人员，至少应当包括企业负责人、生产管理负责人、质量管理负责人和质量受权人。

1. 生产管理负责人应当至少具有药学或相关专业本科学历（或中级专业技术职称或执业药师资格），具有至少 3 年从事药品生产和质量管理的实践经验，其中至少有 1 年的药品生产管理经验，接受过与所生产产品相关的专业知识培训。

2. 质量管理负责人应当至少具有药学或相关专业本科学历（或中级专业技术职称或执业药师资格），具有至少 5 年从事药品生产和质量管理的实践经验，其中至少 1 年的药品质量管理经验，接受过与所生产产品相关的专业知识培训。

3. 质量受权人应当至少具有药学或相关专业本科学历（或中级专业技术职称或执业药师资格），具有至少 5 年从事药品生产和质量管理的实践经验，从事过药品生产过程控制和质量检验工作。

（三）药品经营岗位药学技术人员管理要求

1.《药品经营质量管理规范》（2016 年）

（1）药品批发和零售企业技术人员的共同要求

①企业从事药品经营和质量管理工作的人员，应当符合有关法律法规及本规范规定的资格要求，不得有相关法律法规禁止从业的情形。

②企业应当对各岗位人员进行与其职责和工作内容相关的岗前培训和继续培训，以符合本规范要求。

③质量管理、验收、养护、储存等直接接触药品岗位的人员应当进行岗前及年度健康检查，并建立健康档案。患有传染病或者其他可能污染药品的疾病的，不得从事直接接触药品的工作。身体条件不符合相应岗位特定要求的，不得从事相关工作。

（2）药品批发企业技术人员的管理要求

①企业负责人应当具有大学专科以上学历或者中级以上专业技术职称，经过基本的药学专业知识培训，熟悉有关药品管理的法律法规及本规范。

②企业质量负责人应当具有大学本科以上学历、执业药师资格和 3 年以上药品经营质量管理工作经历，在质量管理工作中具备正确判断和保障实施的能力。

③企业质量管理部门负责人应当具有执业药师资格和 3 年以上药品经营质量管理工作经历，能独立解决经营过程中的质量问题。

④企业应当配备符合以下资格要求的质量管理、验收及养护等岗位人员：A. 从事质量管理工作的，应当具有药学中专或者医学、生物、化学等相关专业大学专科以上学历或者具有药学初级以上专业技术职称。B. 从事验收、养护工作的，应当具有药学或者医学、生物、化学等相关专业中专以上学历或者具有药学初级以上专业技术职称。C. 从事中药材、中药饮片验收工作的，应当具有中药学专业中专以上学历或者具有中药学中级以上专业技术职称；从事中药材、中药饮片养护工作的，应当具有中药学专业中专以上学历或者具有中药学初级以上专业技术职称；直接收购地产中药材的，验收人员应当具有中药学中级以上专业技术职称。D. 经营疫苗的企业还应当配备 2 名以上专业技术人员专门负责疫苗质量管理和验收工作，专业技术人员应当具有预防医学、药学、微生物学或者医学等专业本科以上学历及中级以上专业技术职称，并有 3 年以上从事疫苗管理或者技术工作经历。E. 从事采购工作的人员应当具有药学或者医学、生物、化学等相关专业中专以上学历，从事销售、储存等工作的人员应当具有高中以上文化程度。

（3）药品零售企业技术人员的管理要求

①企业法定代表人或者企业负责人应当具备执业药师资格。企业应当按照国家有关规定配备执业药师，负责处方审核，指导合理用药。

②质量管理、验收、采购人员应当具有药学或者医学、生物、化学等相关专业学历或者具有药学专业技术职称。从事中药饮片质量管理、验收、采购人员应当具有中药学中专以上学历或者具有中药学专业初级以上专业技术职称。

③营业员应当具有高中以上文化程度或者符合省级药品监督管理部门规定的条件。中药饮片调剂人员应当具有中药学中专以上学历或者具备中药调剂员资格。

2. 《药品流通监督管理办法》（2007 年） 经营处方药和甲类非处方药的药品零售企业，执业药师或者其他依法经资格认定的药学技术人员不在岗时，应当挂牌告知，并停止销售处方药和甲类非处方药。药品零售企业在执业药师或者其他依法经过资格认定的药学技术人员不在岗时销售处方药或者甲类非处方药的，责令限期改正，给予警告；逾期不改正的，处以1000 元以下的罚款。

医疗机构设置的药房，应当具有与所使用药品相适应的场所、设备、仓储设施和卫生环境，配备相应的药学技术人员。

（四）医疗机构药学岗位技术人员管理要求

1.《处方管理办法》（2007 年） 取得药学专业技术职务任职资格的人员方可从事处方调剂工作。具有药师以上专业技术职务任职资格的人员负责处方审核、评估、核对、发药以及安全用药指导；药师应当凭医师处方调剂处方药品，非经医师处方不得调剂。药师应当按照操作规程调剂处方药品，应当认真逐项检查处方前记、正文和后记书写是否清晰、完整，并确认处方的合法性。药师经处方审核后，认为存在用药不适宜时，应当告知处方医师，请其确认或者重新开具处方。药师发现严重不合理用药或者用药错误，应当拒绝调剂，及时告知处方医师，并应当记录，按照有关规定报告。药师对于不规范处方或者不能判定其合法性的处方，不得调剂等。

2.《医疗机构药事管理规定》（2011 年） 医疗机构药学专业技术人员按照有关规定取得相应的药学专业技术职务任职资格。依法取得相应资格的药学专业技术人员方可从事药学专业技术工作。

药学专业技术人员应当严格按照《药品管理法》、《处方管理办法》、药品调剂质量管理制度等有关法律、法规、规章制度和技术操作规程，认真审核处方或者用药医嘱，经适宜性审核后调剂配发药品。发出药品时应当告知用法用量和注意事项，指导患者安全用药。

案例解析

药店药师未在岗履职

2009 年 1 月 7 日，A 县食品药品监管局在 GSP 专项检查中，发现辖区内 B 药店在执业药师陈某不在岗的情况下，未悬挂警示牌告知消费者，也未停止销售处方药和甲类非处方药。检查结束后，执法人员依据《药品流通监督管理办法》第 18 条第 2 款规定，给 B 药店下达了《责令改正通知书》，责令该药店执业药师陈某要在 7 日内到岗履职；同时，要求 B 药店在药师不在岗时，要悬挂警示牌告知消费者和停止销售处方药、甲类非处方药。同年 1 月 16 日，该局对 B 药店改正措施落实情况进行复查，发现 B 药店执业药师陈某已到岗履职。7 月 13 日，该局在日常监督检查中又发现 B 药店在执业药师陈某不在岗的情况下，未悬挂警示牌告知消费者，也未停止销售处方药和甲类非处方药。执法人员随即根据《药品流通监督管理办法》第 38 条第 2 款的规定，就 B 药店的违法行为下达了当场行政处罚决定书，给予了警告的行政处罚。2010 年 1 月 9 日，A 县食品药品监管局接到举报称，B 药店陈某为"挂职"药师，长期不在岗履职。接到举报后，执法人员立即到现场检查，发现 B 药店执业药师陈某不在岗，药店内也未悬挂警示牌告知消费者和停止销售处方药、甲类非处方药。

提问： 药品监管部门是否有权对该药店直接处以 1000 元以下的罚款？

解析：《药品流通监督管理办法》第 18 条第 2 款规定，经营处方药和甲类非处方药的药品零售企业，执业药师或者其他依法经资格认定的药学技术人员不在岗时，应当挂牌告知，并停止销售处方药和甲类非处方药。第 38 条第 2 款规定，违反上述规定，药品零售企业在执业药师或者其他依法经过资格认定的药学技术人员不在岗时销售处方药或者甲类非处方药的，责令限期改正，给予警告；逾期不改正的，处以 1000 元以下的罚款。本案例中，1 年之内，B 药店又出现药师不在岗的现象，这一系列事实表明其根本没有认真改正违法行为，只是在药品监管部门跟踪回访时，暂时应付监督检查。因此药品监管部门有权对该药店直接处以 1000 元以下的罚款。

第二节　药师

药师（pharmacist）的定义有广义和狭义之分。广义的药师是指受过高等药学专业教育，经有关部门考核合格后取得资格，从事药学专业技术工作的个人。狭义的药师是指药学专业技术职称系列中的药师（中药师），属于初级职称。按照工作领域不同，药师可以分为药品生产岗位药师、药品经营岗位药师、药品使用岗位药师及监督检验岗位的药师。药师在不同的岗位履行相应的岗位职责。

一、药品生产企业药师的工作职责

1. 负责生产管理的药师职责

（1）按照批准的工艺规程生产、贮存药品，以保证药品质量；

（2）严格执行与生产操作相关的各种操作规程；

（3）认真审核批生产记录和批包装记录并送交质量管理部门；

（4）负责厂房和设备的维护保养，以保持其良好的运行状态；

（5）完成各种必要的验证工作等；

（6）确保生产相关人员经过必要的岗前培训和继续培训，并根据实际需要调整培训内容等。

2. 负责质量管理的药师职责

（1）确保原辅料、包装材料、中间产品、待包装产品和成品符合经注册批准的要求和质量标准；

（2）确保在产品放行前完成对批记录的审核；

（3）确保完成所有必要的检验；

（4）对所有重大偏差和检验结果超标进行调查并及时处理；

（5）监督厂房和设备的维护，以保持其良好的运行状态；

（6）进行各种必要的确认或验证工作，撰写、审核和批准确认或验证方案和报告；

（7）制定产品的持续稳定性考察计划，提供稳定性考察的数据；

（8）开展产品质量回顾分析等。

二、药品经营企业药师的工作职责

根据我国《药品经营质量管理规范》的规定，药品经营企业药师应履行以下职责：

1. 药品质量的监督和管理

（1）验证购进药品的批发企业资质，确保批发企业证照齐全且真实，杜绝非法渠道购销药品；

（2）对所在单位购进的药品进行验收与检验；

（3）对所用设施和设备定期进行检查、维修、保养并建立档案，负责经营药品的合理摆放、储存与养护、出库与运输、销售和售后服务；

（4）开展药品质量管理工作，收集、报告药品不良反应情况，定期对企业各类人员进行药品法律、法规、规章和药品专业技术知识、职业道德等教育和培训，并建立档案等。

2. 提供合理用药指导及信息等药学服务

（1）药品零售企业药师应熟知店内药品功效、使用方法、配伍禁忌及不良反应，销售药品必须准确无误，并正确说明用法、用量和注意事项。

（2）询问患者病情、既往史、过敏史，帮助顾客正确选购药品，详细告知患者及其家属此药物可能产生的不良反应，就给药时间、给药剂量方面提供合理指导。

（3）收集药品不良反应信息，对顾客投诉的药品不良反应完整记录并跟踪处理、上报。

（4）对常见疾病、慢性病能提供合理用药指导。

（5）正确调剂处方，坚持处方药与非处方药分类管理制度，对处方所列药品不得擅自更改或者代用。对有配伍禁忌或者超剂量的处方，应当拒绝调配，维护患者的用药权益。

（6）对公众进行安全、合理用药健康教育。重点宣传合理用药的基本常识，包括影响治疗的药物相互作用、食物与药物相互作用等，提高患者用药依从性。

（7）药师应当对药品安全进行不良反应监测和药物警戒工作，特别关注新上市的药品和特殊人群使用的药品。

三、医疗机构药师的工作职责

1. 负责药品采购供应、处方或者用药医嘱审核、药品调剂、静脉用药集中调配和医院制剂配制，指导病房（区）护士请领、使用与管理药品。

2. 参与临床药物治疗，进行个体化药物治疗方案的设计与实施，开展药学查房，为患者提供药学专业技术服务。

3. 参加查房、会诊、病例讨论和疑难、危重患者的医疗救治，协同医师做好药物使用遴选，对临床药物治疗提出意见或调整建议，与医师共同对药物治疗负责。

4. 开展抗菌药物临床应用监测，实施处方点评与超常预警，促进药物合理使用。

5. 开展药品质量监测，负责药品严重不良反应和药品损害的收集、整理、报告等工作。

6. 掌握与临床用药相关的药物信息，提供用药信息与药学咨询服务，向公众宣传合理用药知识。

7. 结合临床药物治疗实践，进行药学临床应用研究；开展药物利用评价和药物临床应用研究；参与新药临床试验和新药上市后安全性与有效性监测。

8. 其他与医院药学相关的专业技术工作。

其中，临床药师是指以系统药学专业知识为基础，并具有一定医学和相关专业基础知识与技能，直接参与临床用药，促进药物合理应用和保护患者用药安全的药学专业技术人员。临床药师是临床医疗治疗团队成员之一，应与临床医师一起坚持通过临床实践，发挥药学专业技术人员在药物治疗过程中的作用，更加注重在临床用药实践中发展、解决、预防潜在的或实际存在的用药问题，促进药物合理使用。

四、药品监督检验岗位的药师工作职责

我国药品监督管理由行政岗位和技术岗位组成。要求进行药品监管的药学专业人员必须掌握相关的药品检验鉴定技术或了解药学学科知识背景；同时，该部门的药师应熟悉我国药事法律法规，并严格遵照执行，以维护药事活动的公平公正。

所有岗位的药学专业技术人员还应共同遵守的一项职责，即不断学习的职责。药师应不断学习新知识、新技术，努力提高自己的专业水平和执业能力，时刻把群众的身体健康和生命安全放在首位，以药师的专业知识、技能和良知，尽心尽职地为公众服务，同时向公众提供优质的药品和优良的药学服务。

知识拓展

八星药师

20 世纪 80 年代末，世界卫生组织（WHO）和国际药学联合会（FIP）提出了"药学服务"的概念，2000 年提出"七星药剂师"的目标。按照"七星药剂师"的角色要求，药剂师应成为：健康的看护者（care giver）、决策的制定者（decision maker）、沟通者（communicator）、引导者（leader）、管理者（manager）、终身学习者（life - long learner）、教学者（teacher）。2006 年，在七星药剂师的要求基础上再加上"研究者"（researcher），称为八星药师。

五、执业药师

1994 年，国家人事部和医药管理局发布《执业药师资格制度暂行规定》；1995 年，开始实施执业药师资格考试和注册制度；1999 年，人事部和国家药品监督管理局发布修订的《执业药师资格制度暂行规定》及《执业药师资格考试实施办法》。并将执业药师（licensed pharmacist）定义为：经全国统一考试合格，取得《执业药师资格证书》并经注册登记，在药品生产、经营、使用单位中执业的药学技术人员。凡从事药品生产、经营、使用的单位均应配备相应的执业药师，并以此作为开办药品生产、经营、使用单位的必备条件之一。国家食品药品监督管理部门负责对需由执业药师担任的岗位做出明确规定并进行检查。

（一）考试

申请考试条件：凡中华人民共和国公民和获准在我国境内就业的其他国籍的人员具备以下条件之一者，均可申请参加执业药师资格考试：①取得药学、中药学或相关专业中专学历，从事药学或中药学专业工作满 7 年；②取得药学、中药学或相关专业大专学历，从事药学或中药学专业工作满 5 年；③取得药学、中药学或相关专业大学本科学历，从事药学或中药学专业工作满 3 年；④取得药学、中药学或相关专业第二学士学位、研究生班毕业或取得硕士学位，从事药学或中药学专业工作满 1 年；⑤取得药学、中药学或相关专业博士学位。

执业药师资格考试合格者，由各省、自治区、直辖市人事（职改）部门颁发统一印制的、人力资源管理部门与国家药品监督管理部门用印的中华人民共和国《执业药师资格证书》。该证书在全国范围内有效。

（二）注册

按照国际上的通行做法，考试合格的执业药师需进行注册管理，以规范药师的执业行为，保证良好有序的执业环境。

1. 注册机构 国家食品药品监督管理总局为全国执业药师资格注册管理机构，各省、自治区、直辖市药品监督管理局为注册机构。取得《执业药师资格证书》者，须按规定向所在省（区、市）药品监督管理局申请注册。经注册后，方可按照注册的执业类别、执业范围从事相应的执业活动。未经注册者，不得以执业药师身份执业。

2. 申请注册的条件 申请注册者，必须同时具备下列条件：①取得《执业药师资格证书》；②遵纪守法，遵守药师职业道德；③身体健康，能坚持在执业药师岗位工作；④经所在单位考核同意。

经批准注册者，由各省、自治区、直辖市药品监督管理部门在《执业药师资格证书》中的注册情况栏内加盖注册专用印章，同时发给国家食品药品监督管理总局统一印制的中华人民共和国《执业药师注册证》，并报国家食品药品监督管理总局备案。

3. 注册管理　执业药师只能在一个省、自治区、直辖市注册。执业药师变更执业地区、执业范围应及时办理变更注册手续。执业药师注册有效期为3年，有效期满前3个月，持证者须到注册机构办理再次注册手续。再次注册者，除须符合首次注册的规定外，还须有参加继续教育的证明。

有下列情况之一者，不予注册：不具有完全民事行为能力的；因受刑事处罚，自刑罚执行完毕之日到申请注册之日不满2年的；受过取消执业药师执业资格处分不满2年的；国家规定不宜从事执业药师业务的其他情形的。

知识链接

2016年6月全国执业药师注册情况

截至2016年6月30日，全国执业药师注册人数为284704人，注册于药品生产企业、药品批发企业、社会药店及医疗机构的执业药师人数分别为3101人、33245人、244984人、3374人。其中执业药师学历分布情况：研究生5990人，本科88328人，大专99794人，中专90592人。本科及以上学历占比33.1%。专业分布情况：药学类专业115003人，中药学类专业48749人，医学专业48724人，中医学专业17940人，其他专业54288人。药学类（中药学类）专业占比57.5%。已注册的执业药师执业类别分布情况：药学178237人，中药学103196人，药学与中药学3271人。

（三）继续教育

执业药师同时也执行继续教育登记制度。所有药学专业技术人员均需努力钻研业务，不断更新知识，掌握最新医药信息，保持较高的专业水平。执业药师的继续教育的内容必须适应执业药师工作岗位的实际需求，适应执业药师提供高质量药学服务的基本要求。

由各省、自治区、直辖市药品监督管理局负责本地区执业药师继续教育的实施工作。执业药师每期接受继续教育经考核合格后，由培训机构在国家食品药品监督管理总局统一印制的《执业药师继续教育登记证书》上登记盖章，并以此作为再次注册的依据。

第三节　药事伦理和药学职业道德

在我国医药事业快速发展的形势下，加强医药工作者及医药院校学生的职业道德伦理建设，对维护人民用药的安全、有效、经济和适当意义重大。

一、伦理与道德

现代伦理学认为，伦理与道德都属于行为规则范畴。伦理是应然性的社会关系，道德是应当如何的规范。伦理强调的是由人构成的人伦关系，这些关系是外在的、客观存在的；道德则要将伦理客观化的道理、原则内化为内在的规范和德性，具有主观性。伦理构成了道德的基础和前提；道德则成为伦理的载体和形式。伦理更关注的是和谐，这是伦理关系的核心；

道德则更强调规范，是伦理联系的外在形式。

药事伦理与药学职业道德是和药学职业发展的历程密切相关、共同发展，药事伦理更为注重分析研究药事活动中各方之间应遵循的行为关系和规范，而药学职业道德往往代表着社会对药事活动的正面价值取向，起判断行为正当与否的作用。在对药学技术人员进行专业技能培训的同时，应重视培养和提高药学伦理道德水平，为药学职业发展奠定坚实的思想基础。

二、药事伦理

伦理研究一般都贯穿着认识论原则和利益原则的统一。它既着眼于整个社会的道德风尚，又注目于社会成员个人的道德品质。伦理所关注的是整体地提高社会道德水平，一方面是要促进社会正义秩序的出现，并使之获得一种制度依靠。药学伦理是用伦理学理论和原则来探讨和解决在药学工作中人类行为的是非善恶的问题。在各个环节的药事活动中，需要依靠伦理道德来指导药学从业人员与患者、服务对象、社会，以及药学人员彼此之间应当遵循的行为准则和规范。

（一）药物临床试验的伦理原则

药物临床试验是新药开发上市前的关键步骤，也是验证药物疗效和安全性的必经之路。药物临床试验是一种特殊的科学研究，其受试者为人类。第二次世界大战后，纽伦堡法庭制定了《纽伦堡法典》，并于1946年公布于世，作为国际上进行人体实验的行为规范。随后，世界医学会和国际医学科学组织理事会分别出台了《赫尔辛基宣言》和《生物医学研究国际伦理准则》来保护试药者的利益。尤其是《赫尔辛基宣言》，是国际广泛认可和使用的最为重要的人类医学研究伦理准则，很多国家已将这一宣言吸收进本国的法律，成为规范临床研究的主要依据。其第一版于1964年颁布，迄今为止已经修订过7次，共计颁布了8版。2013年10月在第64届世界医学会大会上通过了新的修订版。修正案扩展了宣言的适用对象，重申并进一步澄清了基本原则和内容，加强了对受试者的权益保护，同时还增加了临床试验数据注册和使用人体组织时需获得同意等新内容，修正案提高了人体医学研究的伦理标准。《赫尔辛基宣言》进一步强化了以伦理委员会和知情同意书为基础的受试者权益保护手段。

知识拓展

赫尔辛基宣言

赫尔辛基宣言（Declaration of Helsinki, DoH）在第18届世界医学协会联合大会（赫尔辛基，芬兰，1964年6月）采用，并由第64届世界医学协会联合大会（福塔莱萨，巴西，2013年10月）第七次修订。

世界医学会制订了《赫尔辛基宣言》，作为涉及人类受试者的医学研究的伦理原则。涉及人类受试者的医学研究包括利用可鉴定身份的人体材料和数据所进行的研究。

在涉及人类受试者的医学研究中，个体研究受试者的安康必须优于其他所有利益。

医学研究必须遵守的伦理标准是：促进对人类受试者的尊重并保护他们的健康和权利。有些研究人群尤其脆弱，需要特别的保护。这些脆弱人群包括那些自己不能做出同意或不同意的人群，以及那些容易受到胁迫或受到不正当影响的人群。

（二）药品生产过程中的伦理要求

1. 热爱岗位，明确生产目的 制药行业是一个比较特殊的行业，从事药品生产的药学人员必须具备高度的职业奉献精神。要树立本职工作服务于企业、服务于社会和坚持保证生产全过程质量第一的伦理思想。我国制药行业发展的核心资源就是药学专业技术人员，而主导人的行为的是他们的伦理价值观念，只有热爱生产岗位，具有奉献与敬业精神，以及科学扎实的药学专业知识才能从事药品生产工作。

2. 质量第一，确保药品安全有效 "质量第一"的伦理思想是每一位制药人应坚守的根本。在生产药品时，为追求利益最大化，想办法躲避药事法规的制约，减少投料、降低生产工艺参数、以次充好等现象，严重影响了药品质量，有的甚至造成了严重的临床药害事件。对"保证质量"的伦理要求没有层次性可言，该要求是绝对需要遵循的。

3. 保护环境，坚持文明生产 由于药品生产过程中的排放物，会对周围湖泊、空气、土壤等环境造成污染，制药者应积极主动采取消除污染的治理措施，而不应该偷排偷放。在药品生产工艺设计上，应引入绿色药物化学和制药技术，即使在政府监管之外，仍应该自觉坚守药事伦理，在保护生产者自身健康的同时，积极保护环境安全。

（三）药品流通中的伦理要求

1. 规范流通渠道，杜绝伪劣药品流入市场 药品采购供应是流通领域的重要源头。在市场经济条件下，对采购人员要求有更高的伦理道德修养，要有克己奉公、廉洁奉公、尽职尽责的精神，规范药品流通渠道，坚持查验进货企业和药品品种，以杜绝不合格药品流入市场。

2. 买卖公平，秉公销售 2015年6月1日起，国家进一步推进药品价格改革，国家发展改革委会同国家卫生计生委、人力资源社会保障部等部门发出通知，决定取消绝大部分药品政府定价，同步完善药品采购机制，建立以市场为主导的药品价格形成机制。药品经营者在药品销售价格上有进一步的自主权，要求经营者应该首先秉承对患者合理用药的选择，进行药品信息宣传。应主导公平买卖的市场，尤其在突发性公共卫生事件等情况下，不应囤货居奇、哄抬药品价格，对药品的可及性与可获得性造成人为障碍。

3. 广告准确规范 药品广告宣传的目的是为了使消费者和医、护、药人员正确了解企业药品的产品特点。药品广告不同于其他商品广告，药品是为人们防病治病的，它的消费者就是患者，他们不是药学专业人员，而是健康方面的弱者。因此，药品宣传最重要的一点是要有伦理良心，坚持以药品说明书为依据，实事求是，不夸大、不言过其实，严肃认真，对国家负责、对社会负责、对患者负责的态度，准确传播药品的信息。为此，药品宣传要严格遵守广告法和有关政策规定，并坚持在法律法规的基础上用社会公共道德和药学伦理来引导正确规范的药品广告行为。

（四）药品使用中的伦理要求

据世界卫生组织的调查：全球有1/7的人不是死于自然衰老及疾病，而是死于不合理用药。药物的不合理使用对人类的生存已经构成了严重的威胁。强调合理用药是全人类的共同愿望，它符合人类可持续发展的伦理要求。在药品使用环节应坚持的伦理原则包括：有效原则、择优原则和有利无害原则。

1. 临床用药的伦理要求

（1）对症下药，防止药物的滥用；

（2）合理配伍，安全有效；

（3）节约用药，避免浪费。

2. 医院药剂工作的伦理要求

（1）医院制剂工作的伦理要求　①遵守国家法规，保证药品的合理合法配制；②坚持公益原则；③遵守制药规范，保证制剂质量。

（2）医院调剂工作中的伦理要求　①认真审方；②准确配药；③仔细核对并签字；④发放药品及用药咨询有耐心。

三、药学职业道德

药学的职业活动涉及公众的健康和生命，社会对药学职业活动的期望中的一部分逐渐形成为广泛的各种控制，这些控制一部分形成社会法规，一部分形成药学职业道德准则，简称药学职业道德。

（一）药师承诺、誓言、职业道德

2005 年 10 月，在中国药学会第七届药师周大会上，确立了药师宗旨、承诺、誓言、职业道德。

药师的承诺：关爱人民健康，药师在您身边。

药师的誓言：实事求是、忠实于科学；全心全意、服务于社会；忠于职守、献身于药学；尽职尽责、承诺于人民。

药师职业道德：以人为本、一视同仁；尊重患者、保护权益；廉洁自律、诚实守信；崇尚科学、开拓创新。

（二）药学职业道德准则

药学职业道德准则是在药学职业社会化的长期过程中逐渐形成的，并还在不断发展。我国古代药业中便有"地道药材"、"遵古炮炙"、"药真价实"、"对症下药"、"童叟无欺"等药学职业道德准则，反映了采购、生产和销售中药学人员的行为准则。2006 年中国执业药师协会发布了我国首个《药学职业道德准则》，其适用于中国境内的执业药师，包括依法暂时代为履行执业药师职责的其他药学技术人员。具体内容为：

1. 救死扶伤，不辱使命　执业药师应当将患者及公众的身体健康和生命安全放在首位，以我们的专业知识、技能和良知，尽心尽职尽责为患者及公众提供药品和药学服务。

2. 尊重患者，一视同仁　执业药师应当尊重患者或者消费者的价值观、知情权、自主权、隐私权，对待患者或者消费者应不分年龄、性别、民族、信仰、职业、地位、贫富，一律平等相待。

3. 依法执业，质量第一　执业药师应当遵守药事管理法律、法规，恪守职业道德，依法独立执业，确保药品质量和药学服务质量，科学指导用药，保证公众用药安全、有效、经济、合理。

4. 进德修业，珍视声誉　执业药师应当不断学习新知识、新技术，加强道德修养，提高专业水平和执业能力；知荣明耻，正直清廉，自觉抵制不道德行为和违法行为，努力维护职业声誉。

5. 尊重同仁，密切协作　执业药师应当与同仁和医护人员相互理解，相互信任，以诚相待，密切配合，建立和谐的工作关系，共同为药学事业的发展和人类的健康奉献力量。

（三）执业药师业务规范

执业药师是药学专业技术人员，是药学服务工作者，是药品专业技术队伍中重要的组成部分；在药学总体道德准则的框架下形成有标志性、代表性的执业药师行业行为规范、服务标准和专有的职业形象标识，有助于提高执业药师的公众认知度、公信力，增强执业药师的职业素养。

2015年11月12日，国家食品药品监督管理总局执业药师资格认证中心、中国药学会、中国非处方药物协会和中国医药商业协会联合发布了《执业药师业务规范（试行）》（以下简称《规范》），《规范》自2016年1月1日起施行。《规范》包含了6章31条，主要对执业药师从事业务活动即处方调剂、用药咨询、药物警戒、健康教育等方面做出了规定。

执业药师只有掌握岗位执业所必需的药学自然学科知识和法律规定，在药学实际中不断强化药事伦理和道德修养，才能够避免药事活动中的纠纷，提高药学服务的水平和服务的效率。

知识链接

美国药学会制定的《药师职业道德规范》

美国药师职业道德规范包括9条：

1. 药师应加入以发展药学事业为目标的组织。
2. 药师应尽力向患者提供专业、真实、准确、全面的信息。
3. 药师应努力完善和扩大自己的专业知识。
4. 药师在任何时候都只能为自己的服务索取公正合理的报酬。
5. 药师决不能同意在可能妨碍或损害自己的正常专业判断力和技能的条件下，从事使自己的服务质量下降或使自己进行不道德行为的工作。
6. 药师必须严守专业记录中的个人秘密，不得在未获患者同意前公布这些记录给任何人。
7. 药师有义务遵守法律，维护其职业的高尚品质和荣誉。
8. 药师首先必须考虑的是维护患者的健康和安全。
9. 药师决不允许调配、推销、分发质量差、没有达到法定标准要求、缺乏疗效的药物、医疗器械或辅助品。

本 章 小 结

本章主要介绍了药学技术人员，尤其是执业药师管理的相关规定。在对药学各领域人员岗位职责及法律规定的基础上，强调药事伦理和药学职业道德对药事活动行为的约束作用，以形成药学人员之间应遵守的共同行为准则和行为规范。

重点：执业药师的定义、考试、注册及继续教育管理的规定；我国药师的职业道德准则；执业药师业务规范。

难点：药品生产企业、经营企业、医疗机构以及药品监督管理岗位药师的工作职责；药学伦理与职业道德的作用。

1. 药学技术人员的概念是什么？药学各领域药师的工作职责有哪些？
2. 简述我国执业药师首次注册、再次注册和注销注册的条件和要求。
3. 试举例讨论我国药事伦理和药学职业道德对药事活动的规范化作用。

（解雪峰）

第六章　药品注册管理

药品研究与开发工作结果关系到药品质量合格和人们用药的安全性和有效性，而被视为各国通过法律法规进行药事管理的一项重要内容。药物研究与开发的管理目的是加强对研究开发到上市成为药品整个过程实施的监督管理，保证药品注册所要求的有关试验资料真实、规范、科学，注册申报程序合法。

2001 年 12 月 1 日修订的《中华人民共和国药品管理法》、2002 年 9 月 15 日公布的《中华人民共和国药品管理法实施条例》、2007 年 10 月 1 日修订的《药品注册管理办法》实施后，国家食品药品监督管理局又相继颁布了关于中药注册、药品注册现场核查、药品技术转让的相关规定，完善了我国药品注册的法规体系。

课堂互动

在生活中，人们可以从各类渠道了解到有关于药品注册的信息。请结合当前药监部门注册审批的实际情况，谈谈你对药品注册的理解。

第一节　药品注册管理的历史发展

一、药品注册管理的发展

药品安全关系到公众健康，事关民生和社会和谐。新药研究开发过程中，如何保证新药的质量即安全、有效、稳定和均一是核心问题。20世纪医药发展的历史与人们在"药害"事件中付出的惨痛代价，教育后人在新药研制过程中引以为戒，理性接受并理解国家对药品注册管理法制化的重要意义。

（一）国外药品注册管理的发展

1. 国外药品注册管理的发展　1906年美国国会针对防掺假和标签有关事项，通过并颁布了第一部综合性药品管理法律《联邦食品、药品、化妆品法》。在此之前，基本上没有药品注册管理的规定。1937年"磺胺酏剂"等药害事件带来严重后果，促使美国于1938年修订《食品、药品和化妆品法》，规定上市药品必须向FDA提供新药安全性证明。美国此项规定当时未引起其他国家注意，"药害"事件仍层出不穷，详见表6-1。

"反应停"药害事件的严重后果使美国于1962年再次修订《食品药品化妆品法》（又称Kefauver-Harris修订案），确定了新药上市审批的必要程序，规定上市药品必须向FDA提供临床实验证明的新药安全性证明外还要提供有效性证明，并且要求制药商保留药品的不良反应记录。同时规定FDA有权力将已经上市销售的但被认为缺乏安全性的药品或缺乏有效性实质证据的药品从市场上取缔。在此规定影响下，20世纪70年代开始各国纷纷制定药品注册法律、法规，明确定义新药，明确药品注册范围；明确新药注册集中于中央政府有关部门，由专门机构负责审批注册；规定申请和审批程序以及上市后监测；规定申请者必须提交的研究资料；制定各项试验研究指南；实行《药物非临床研究质量管理规范》（Good Laboratory Practice，GLP）和《药物临床试验质量管理规范》（Good Clinical Practice，GCP）；规定已在国外上市而未曾在本国上市的进口药品，按新药对待等。现阶段，各国药品注册法规内容大体一致，但在具体技术指标上有差别。

2. 国外药物研究开发中相关法规体系　药物研究与开发贯穿药品注册整个环节，规范药品注册行为可为合格药品顺利上市提供可遵循原则。20世纪70年代初，美国FDA发现新药临床前毒性试验进行中导致新药安全性隐患的包括研究人员、实验流程、管理者等方面许多问题。经过政府投资，1979年通过GLP并将其收载于联邦法规汇编。根据GLP，FDA负责对毒性试验研究实验机构进行认证，新药临床前安全性评价试验研究必须在经GLP认证的机构进行。现阶段，GLP成为国际上认可新药的一种规范。20世纪60年代中期，一些发达国家注意到新药研究与开发临床试验管理中的一些问题，1964年第18届世界医学协会大会发表《赫尔辛基宣言》声明医生的首要职责是保护受试者的生命和健康。随后，部分国家针对研究开发新药临床研究管理制定了指南或规范。WHO在1968年提出"药物临床评价原则"，1975年又提出"人用药物评价的指导原则"。美国FDA发现在临床试验中欺骗行为的证据，1980年前后以法律的形式在美国执行GCP。根据GCP要求，伦理委员会批准并获得受试者知情同意书才能开展临床试验，实施中保证临床试验的科学性。随后，英国、日本、加拿大等国也先后制定并颁布了各自 GCP。

表 6-1 世界上重大药害事件

序号	时间（年）	国家或地区	药品名称	用途	引起的疾病或后果
1	1922~1934	欧洲、美国	氨基比林 aminopyrine	退热	粒细胞缺乏症，死亡美国 1981 人，欧洲 200 余人
2	1935~1937	美国	二硝基酚 dinitrophenol	减肥	白内障，骨髓抑制，死亡 177 人
3	1937~1938	美国	磺胺酏剂 elixir sulfanlamide	消炎	尿毒症，肾功能衰竭，中毒 358 人，死亡 107 人
4	1900~1940	欧洲、美国	蛋白银 agento protienum	尿道杀菌	银质沉淀，死亡 100 人以上
5	1939~1948	英国（威尔士）	甘汞 calomel	泻剂，驱虫	肢端疼痛症，儿童死亡 585 人
6	1939~1950	美国	黄体酮 progesterone	先兆流产	女婴外生殖器男性化 600 余人
7	1953	欧洲、美国	非那西丁 phenacetin	止痛退热	肾损害，肾功能衰竭，2000 余人
8	1950~1954	法国	二碘二乙基锡 stalinon	疖肿，葡萄球菌感染	神经毒，视力失明，中毒性脑炎，中毒 270 人
9	1950~1962	美国	三苯乙醇 triparanol	降低胆固醇	白内障，乳房增大，阳痿，脱发，1000 余人
10	1959~1962	欧洲	反应停 thalidomide	安眠，妊娠呕吐	畸胎，多发性神经炎，12000 人
11	1960~1966	澳大利亚、英国	异丙基肾上腺素气雾剂 erosol Isoprenlinillel	哮喘	心律紊乱，心动过速，死亡 3500 人
12	1965~1972	日本	氯碘喹 vioform	肠道感染	SMON 症 7865 人，死亡近 400 人
13	1966~1972	美国	己烯雌酚 diethylstilbastrol	先兆流产	少女阴道腺癌 300 余人
14	1966~1979	英国	新得宁 practolol	心律失常	耳－皮肤－黏膜综合征
15	1968~1969	澳大利亚	苯妥英钠 phenytoinum natricum	癫痫	苯妥英钠中毒

当代医药市场趋于全球化，为便于药品在不同国家之间的注册与流通，协调不同国家之间人用药品注册技术规定方面的差异，节省大量的人力和物力，1990 年欧共体欧洲联盟、欧洲制药工会协会联合会、日本厚生省、日本制药工业协会、美国 FDA、美国药物研究和生产联合会共同建立"人用药品注册技术规范的国际协调会议"，简称 ICH（International Conference on Harmonization of Technical Requirements for Registration of Pharmaceuticals for Human Use）。ICH 指导文件大多数已被采纳和执行，作为共同标准被美国、欧共体、日本以及参加国采用；使用其统一的技术文件格式 CTD 和技术要求提交注册申报资料，从而实现产品注册合理化、国际化，推进制药企业和监管机构之间更有效的沟通。目前，ICH 被越来越多的国家采纳，便

于药品在不同国家之间的注册与流通，协调不同国家之间人用药品注册技术规定方面的差异，而为规范新药研究开发行为，对保证新药安全、有效发挥着越来越重要的作用。

知识链接

"反应停"事件

人类发明的化学药物，既给人类带来了极大的益处，但也给自己造成了意想不到的伤害。对化学药物的盲目依赖和滥服药物，已造成了许多不应有的悲剧。其中最典型的案例就是"反应停"事件。

1956年，原联邦德国格仑南苏制药厂生产了一种治疗妊娠反应的镇静药 Thalidomide（沙利度胺、肽咪哌啶酮）。1957年首次被用作处方药。沙利度胺推出之始，科学家们说它能在妇女妊娠期控制精神紧张，防止孕妇恶心，并且有安眠作用。因此，此药又被叫作"反应停"。销售6年间，因临床疗效明显，先后被28个国家广泛使用。欧美至少15个国家的医生都在使用"反应停"治疗妇女妊娠反应，很多人吃了药后恶心呕吐的症状得到了明显的改善，成为"孕妇的理想选择"（当时的广告用语）。于是，"反应停"被大量生产、销售，仅在联邦德国就有近100万人服用过"反应停"，"反应停"每月的销量达到了1吨的水平。在联邦德国的某些州，患者甚至不需要医生处方就能购买到"反应停"。但随即而来的是，许多出生的婴儿都是短肢畸形，形同海豹，被称为"海豹肢畸形"。1961年，这种症状终于被证实是孕妇服用"反应停"所致。于是，该药被禁用，然而，受其影响的婴儿已多达12000名。日本直到1963年才停用反应停，造成很大的灾害，电影《典子》便是一个受害者的真实写照。经过媒体的进一步披露，人们才发现，这起丑闻的产生背后原因，一是"反应停"未经过严格的临床前药理实验，二是"反应停"出售之前，有关机构并未仔细检验其可能产生的副作用，三是上市后制药厂虽收到有关"反应停"毒性反应的100多例报告，但都被隐瞒下来。记者的发现震惊了世界，引起了公众的极大愤怒，并最终迫使沙利度胺的销售者支付了赔偿。这次畸胎事件被称为"20世纪最大的药物灾难"。

（二）国内药品注册管理的发展

1. 国内药品注册管理的发展 1978年卫生部、国家医药管理局颁布《新药管理办法》（试行），1985年卫生部发布《新药审批办法》，1999年国家药品监督管理局修订发布《新药审批办法》《仿制药品审批办法》《进口药品管理办法》等，2002年国家药品监督管理局发布《药品注册管理办法》（试行）及附件，2003年国家食品药品监督管理局修订颁布 GLP 和 GCP，2005年4月、2007年7月两次修订颁布新《药品注册管理办法》。2007年8月至2008年底，国家食品药品监督管理局开展药品研制环节专项整治工作，较大程度上规范了药品注册秩序，净化了药品研究与开发环境使药品注册申请数量趋于规范，申报质量不断提高，申报行为更加趋于理性。药品注册管理经过分散到集中，受理、审核、审批一体化到受理、审核、审批三分离过程，在改革与发展中逐步过渡到科学化、法制化管理。

2013年国家食品药品监督管理总局药品审评中心发布《2013年度药品审评报告》。国家食品药品监督管理总局2013年共受理新注册申请7529个，其中化学药品6409个，中药品594

个，生物制品 526 个。最终，批准药品注册申请有 416 个，其中批准境内药品注册申请 339 件，批准进口药品 77 件。详见表 6－2。

表 6－2　我国 2013 年批准药品上市情况

注册分类	新药	改剂型	仿制药	进口药	合计
化学药品	91（分类 1－4）	22（分类 5）	187（分类 6）	74	374
中药	15（分类 1－7）	9（分类 8）	3（分类 9）	0	27
生物制品	12（未进行分类）	3	15		
合计			416		

2. 国内药物研究与开发中相关法规体系　目前，我国药品注册管理法律法规体系包括《中华人民共和国药品管理法》、《中华人民共和国药品管理法实施条例》、《药品注册管理办法》、GLP、GCP 等，以及药品注册管理的规范性文件"新药注册特殊审批管理规定"、"药品技术转让注册管理规定"，药品注册管理技术要求和药物研究技术指导原则等。为了逐步实现我国药物研究与开发的质量和水平与国际接轨，国家食品药品监督管理局于 2010 年 9 月颁布《化学药品 CTD 格式申报资料纂写要求》，鼓励 CTD 格式提交申报资料。

二、药物研究开发的内容及特点

1. 药物研究开发

（1）药物研究开发的内容　药物研究开发（research and development，R&D）包括：①研究和开发新原料药。创新药包括新化学实体（new chemical entities，NCEs），新分子实体（new molecular entities，NMEs）及新活性实体（new active substances，NASs），来源于合成新药（synthetic new drugs）、天然药物的单一有效成分及采用重组等新技术制得的生物技术药品。②研究开发已知化合物用作药物。③研究开发已上市药物，进行结构改造，即新药－模仿性新药研究（me－too 药）。④已上市药物的进一步研究开发，又称延伸性新药研究与开发，如新用途、新剂型、新用法用量。⑤研究开发新的复方制剂。⑥研究开发新的中药。⑦新工艺、新材料（原辅料）的研究开发。其中①至④按创新程度实施分类。

（2）药物研究开发阶段　以化学药为例，新药研究开发一般分为三个阶段：

①新活性物质的发现和筛选　通过计算机辅助药物设计或通过天然产物来源等多种途径获得新的化学物质，并用特定的体内外药理模型进行活性筛选，以发现结构新颖、药理活性显著的先导化合物，从中选择成药性最佳的新化合物实体。

②新药的临床前研究评价　临床前研究系统评价新的候选药物，确定其是否符合进入人体临床试验研究的要求。其实施必须参照国家食品药品监督管理总局发布的有关技术指导原则，其中核心内容安全性评价必须执行 GLP。

③新药的临床研究　临床研究是评价候选药物能否上市的最后关键阶段，必须通过国家食品药品监督管理总局批准获得临床试验批件，实施过程中必须严格执行 GCP 并接受国家食品药品监督管理总局监督检查。

2. 药物研究特点　药物研究特点可总结为：①需要多学科协同配合；②创新药开发的费用、时间、风险日益增大；③创新药带来巨额利润；④竞争激烈。

3. 药物研究与开发重点　药物研究与开发的最大区别在于药物研究更注重技术创新和方法创新，药物开发更注重的是根据国家食品药品监督管理总局相关指导原则开展研究工作。根据医药发展的实际，21世纪10～20年内中国新药研究与开发的重点应该是心脑血管药物、老年人用药、手性对映体药物、生物技术药物和天然药物。

第二节　药品注册管理

一、药品注册管理概述

1. 药品注册　药品注册是依照法定程序，对拟上市销售药品的安全性、有效性、质量可控性等进行系统评价，并作出是否同意进行药物临床研究、生产药品或进口药品决定的审批过程，包括对申请变更药品批准证明文件及其附件中载明内容的审批。药品注册管理是法定的控制药品市场准入的前置性药品管理制度。

药品注册在国外往往称为药品的上市许可管理。根据这一管理模式，任何称为药品或作为药品使用的物质，在生产之前，必须首先通过国家法定药品注册机构的注册管理程序审查。这是国际通用的药品管理模式之一。

2.《药品注册管理办法》适用范围　在中华人民共和国境内申请药物临床试验、药品生产和药品进口，以及进行药品审批、注册检验和监督管理，适用本办法。

3. 药品注册管理机构　我国法定的药品注册管理机构是国家食品药品监督管理总局，省药品监督管理局受国家食品药品监督管理总局委托，负责对药品注册申报资料的完整性、规范性和真实性进行审核；国家食品药品监督管理总局药品化妆品注册管理司是具体负责药品注册管理的业务部门；国家食品药品监督管理总局药品审评中心主要负责对化学药品、生物制品、体外诊断试剂、中药新药申请以及进口药品、仿制药品申请进行技术审评工作；国家药典委员会负责国家药品标准的制定工作；中国食品药品检定研究院负责药品质量标准复核工作；国家食品药品监督管理总局食品药品审核查验中心负责对药物非临床研究机构的GLP认证，药物临床试验机构的GCP认证及对药品生产进行现场检查。

4. 药品注册申请人　指提出药品注册申请，承担相应法律责任，并在该申请获得批准后持有药品批准证明文件的机构。境外药品注册申请人指境外合法制药厂商。办理进口药品注册，应当由其驻中国境内的办事机构或者由其委托的中国境内代理机构办理。境内药品注册申请人指中国境内合法登记的法人机构；为了便于管理，我国药品注册申请人只能是机构而不能是个人。

5. 药品注册管理核心内容　在我国，除麻醉药品、精神药品、毒性药品、放射性药品等特殊管理药品外，药物的临床前研究一般不需要经过审批即可进行。临床研究是以人为受试对象，为了保护受试者的安全与权益，保证试验数据及结果的科学、准确与可靠，必须对临床前研究结果进行严格的综合评价，并将此结果提交药品注册有关机构，审查批准后获得临床试验批件方可进行临床试验研究。临床研究结束后，应对临床研究结果、生产药品现场情况考察结果进行综合评价，将结果提交药品注册有关机构，审查拟上市药品是否可以合法地生产，以获得药品注册分类相应的药品生产上市批件。因此，药物临床研究的申报与审批和药品生产上市的申报与审批，简称"两报两批"成为药物研究与开发过程中的主要环节，即药品注册管理的核心内容。

6. 药品注册管理原则 药品注册工作应当遵循公开、公平、公正的原则。国家食品药品监督管理总局对药品注册实行主审集体负责制、相关人员公示制和回避制、责任追究制，受理、检验、审评、审批、送达等环节接受社会监督。

7. 药品注册申请分类 药品注册申请根据申请者研究内容、技术要求及提交资料不同在《药品注册管理办法》中将药品注册申请分为：新药申请、进口药品申请、仿制药品申请、药品补充申请及药品再注册申请。

8. 药品技术转让 药品技术的所有者按照《药品技术转让注册管理规定》的要求，将药品生产技术转让给受让方药品生产企业，由受让方药品生产企业申请药品注册的过程。药品技术转让分为新药技术转让和药品生产技术转让。为促进新药研究与开发成果的转化、规范药品技术转让注册行为，保证药品安全、有效和质量可控，国家食品药品监督管理局于2009年8月19日起公布施行《药品技术转让注册管理规定》。

（1）药品技术转让按《药品技术转让注册管理规定》，应满足以下要求：

①生产范围一致：受让方应当为药品生产企业，其受让的品种剂型应当与《药品生产许可证》中载明的生产范围一致。

②一次性完全转让：药品技术转让时，转让方应当将转让品种所有规格一次性转让给同一个受让方。

③不得转让及限制转让的情形：麻醉药品、第一类精神药品、第二类精神药品原料药和药品类易制毒化学品不得进行技术转让；第二类精神药品制剂及放射性药品申请技术转让的，受让方应当取得相应品种的定点生产资格或许可证。

（2）药品技术转让的申请及审批 转让方应填写《药品补充申请表》，按药品补充申请的程序和规定以及相应规定的要求向受让方所在地省药品监督管理局（以下简称省药监局）报送有关资料和说明。受让方所在地省药监局对药品技术转让的申报资料进行受理审查，组织对受让方药品生产企业进行生产现场检查，药品检验所对抽取的3批样品进行检验。国家食品药品监督管理总局药品审评中心对申报药品技术转让的申报资料进行审评。国家食品药品监督管理总局依据药品审评中心的综合意见，作出审批决定。符合规定的，发给《药品补充申请批件》及药品批准文号。需要进行临床试验的，发给《药物临床试验批件》。

二、药品注册分类

为了保证药品研究质量，同时又能提高新药研制的投入和产出效率，我国采用药品注册分类审批管理的办法。《药品注册管理办法》附件中将药品按种类分中药和天然药物、化学药品、生物制品，并对各类药品申请注册时应提交的研究资料分别做出具体规定。其中，中药、天然药物注册分为9类，化学药品注册分为6类，生物制品注册分为15类。具体分类如下所示。

（一）中药、天然药物

中药、天然药物分为9类，注册分类1~6的品种为新药，注册分类7、8的品种按新药申请程序申报，注册分类9的品种为仿制药品。具体包括：

1. 未在国内上市销售的从植物、动物、矿物等物质中提取的有效成分及其制剂　国家药品标准中未收载的从植物、动物、矿物等物质中提取得到的天然的单一成分及其制剂，其单一成分的含量应当占总提取物的90%以上。

2. 新发现的药材及其制剂　未被国家药品标准或省、自治区、直辖市地方药材规范收载的药材及其制剂。

3. 新的中药材代用品　替代国家药品标准中药成方制剂处方中的毒性药材或处于濒危状态药材的未被法定标准收载的药用物质。

4. 药材新的药用部位及其制剂　具有法定标准药材的原动物、植物新的药用部位及其制剂。

5. 未在国内上市销售的从植物、动物、矿物等物质中提取的有效部位及其制剂　国家药品标准中未收载的从单一植物、动物、矿物等物质中提取的一类或数类成分组成的有效部位及其制剂，其有效部位含量应占提取物的50%以上。

6. 未在国内上市销售的中药、天然药复方制剂　包括：中药复方制剂（应在传统医药理论指导下组方。主要包括：来源于古代经典名方的中药复方制剂、主治为证候的中药复方制剂、主治为病证结合的中药复方制剂等），天然药物复方制剂（应在现代医药理论指导下组方，其适应证用现代医学术语表述）及中药、天然药物和化学药物组成的复方制剂（中药和化学药品，天然药物和化学药品，中药、天然药物和化学药品三者组成的复方制剂）。

7. 改变国内已上市销售药品给药途径的制剂　不同给药途径或吸收部位之间相互改变的制剂。

8. 改变国内已上市销售药品剂型的制剂　在给药途径不变的情况下改变剂型的制剂。

9. 改变国内已上市销售药品工艺的制剂　注册申请我国已批准上市销售的中药或天然药物。

（二）化学药品

化学药品分为6类，注册分类1~4的品种为新药，注册分类5的品种按新药申请程序申报，注册分类6的品种为仿制药品。

1. 未在国内外上市销售的药品，包括通过合成或半合成的方法制得的原料药及其制剂；天然物质中提取或通过发酵提取的新的有效单体及其制剂；用拆分或合成等方法制得的已知药物中的光学异构体及其制剂；由已上市销售的多组分药物制备为较少组分的药物；新的复方制剂；已在国内上市销售的制剂增加国内外均未批准的新适应证。

2. 改变给药途径且尚未在国内外上市销售的制剂。

3. 已在国外上市销售但尚未在国内上市销售的药品，已在国外上市销售的制剂及其原料药，和（或）改变该制剂的剂型，但不改变给药途径的制剂；已在国外上市销售的复方制剂，和（或）改变该制剂的剂型，但不改变给药途径的制剂；改变给药途径并已在国外上市销售的制剂；国内上市销售的制剂增加已在国外批准的新适应证。

4. 改变已上市销售盐类药物的酸根、碱基（或金属元素），但不改变其药理作用的原料药及其制剂。

5. 改变国内已上市销售药品的剂型，但不改变给药途径的制剂。

6. 已有国家标准的原料药或制剂。

（三）生物制品

生物制品注册分类时首先根据药物类别分为治疗用生物制品和预防用生物制品。分类后各类又分别分为 15 项，注册分类 1 ~ 14 的品种为新生物制品，注册分类 15 的品种为已有国家药品标准的生物制品。

1. 治疗用生物制品分为 15 类

（1）未在国内外上市销售的生物制品。

（2）单克隆抗体。

（3）基因治疗、体细胞治疗及其制品。

（4）变态反应原制品。

（5）由人的、动物的组织或者体液提取的，或者通过发酵制备的具有生物活性的多组分制品。

（6）由已上市销售生物制品组成新的复方制品。

（7）已在国外上市销售但尚未在国内上市销售的生物制品。

（8）含未经批准菌种制备的微生态制品。

（9）与已上市销售制品结构不完全相同且国内外均未上市销售的制品（包括氨基酸位点突变、缺失，因表达系统不同而产生、消除或者改变翻译后修饰，对产物进行化学修饰等）。

（10）与已上市销售制品制备方法不同的制品（例如采用不同表达体系、宿主细胞等）。

（11）首次采用 DNA 重组技术制备的制品（例如以重组技术替代合成技术、生物组织提取或者发酵技术等）。

（12）国内外尚未上市销售的由非注射途径改为注射途径给药，或者由局部用药改为全身给药的制品。

（13）改变已上市销售制品的剂型但不改变给药途径的生物制品。

（14）改变给药途径的生物制品（不包括上述 12 项）。

（15）已有国家药品标准的生物制品。

2. 预防用生物制品分为 15 类

（1）未在国内外上市销售的疫苗。

（2）DNA 疫苗。

（3）已上市销售疫苗变更新的佐剂，偶合疫苗变更新的载体。

（4）由非纯化或全细胞（细菌、病毒等）疫苗改为纯化或者组分疫苗。

（5）采用未经国内批准的菌毒种生产的疫苗（流感疫苗、钩端螺旋体疫苗等除外）。

（6）已在国外上市销售但未在国内上市销售的疫苗。

（7）采用国内已上市销售的疫苗制备的结合疫苗或者联合疫苗。

（8）与已上市销售疫苗保护性抗原谱不同的重组疫苗。

（9）更换其他已批准表达体系或者已批准细胞基质生产的疫苗，采用新工艺制备并且实验室研究资料证明产品安全性和有效性明显提高的疫苗。

（10）改变灭活剂（方法）或者脱毒剂（方法）的疫苗。

（11）改变给药途径的疫苗。

（12）改变国内已上市销售疫苗的剂型，但不改变给药途径的疫苗。

（13）改变免疫剂量或者免疫程序的疫苗。

（14）扩大使用人群（增加年龄组）的疫苗。

（15）已有国家药品标准的疫苗。

第三节　药物临床前研究管理

一、临床前研究内容

为申请药品注册而进行的药物临床前研究包括合成工艺、提取方法、理化性质及纯度、剂型选择、处方筛选、制备工艺、检验方法、质量标准、稳定性、药理、毒理、动物药代动力学研究等。中药制剂还包括原药材的来源、加工及炮制等。生物制品还包括菌毒种、细胞株、生物组织等起始材料的质量标准、保存条件、遗传稳定性及免疫学研究等。药物临床前研究可概括分为：文献研究、药学研究、药理毒理研究。以化学药品为例，《药品注册管理办法》附件 2 中临床前研究工作具体申报资料项目包括以下内容。

1. 综述资料　包括药品名称，证明性文件，立题目的与依据，主要研究结果的总结及评价，药品说明书、起草说明及相关参考文献，包装、标签设计样稿等 6 项。

2. 药学研究资料　包括药学研究资料综述，原料药生产工艺的研究资料及文献资料、制剂处方及工艺的研究资料及文献资料，确证化学结构或者组分的试验资料及文献资料，质量研究工作的试验资料及文献资料，药品标准及起草说明，并提供标准品或者对照品及样品的检验报告书，原料药、辅料的来源及质量标准、检验报告书，药物稳定性研究的试验资料及文献资料，直接接触药品的包装材料和容器的选择依据及质量标准等 9 项。

3. 药理毒理研究资料　包括药理毒理研究资料综述，主要药效学试验资料及文献资料，一般药理学的试验资料及文献资料，急性毒性试验资料及文献资料，长期毒性试验资料及文献资料，过敏性（局部、全身和光敏毒性）、溶血性和局部（血管、皮肤、黏膜、肌肉等）刺激性等特殊安全性试验资料和文献资料，复方制剂中多种成分药效、毒性、药代动力学相互影响的试验资料及文献资料，致突变试验资料及文献资料，生殖毒性试验资料及文献资料，致癌试验资料及文献资料，依赖性试验资料及文献资料，非临床药代动力学试验资料及文献资料等 12 项。

4. 临床试验资料　包括国内外相关的临床试验资料综述，临床试验计划及研究方案，临床研究者手册，知情同意书样稿、伦理委员会批准件，临床试验报告等 5 项。

二、基本要求

1. 临床前研究实施要求　药物临床前研究实施中应当执行有关管理规定，并参照国家食品药品监督管理总局发布的有关技术指导原则进行，其中安全性评价研究必须执行 GLP。申请人应当对申报资料中的药物研究数据的真实性负责。

2. 从事药物研究开发机构的要求　具备与试验研究项目相适应的人员、场地、设备、仪器和管理制度；所用试验动物、试剂和原材料符合国家有关规定；保证所有试验数据和资料的真实性。

3. 对研究用原料药的要求　必须具有批准文号、《进口药品注册证》或者《医药产品注册证》，必须通过合法的途径获得；若不具有，须经国家食品药品监督管理总局批准后方可使用。

4. 对研究药品生产工艺要求　申请人获得药品批准文号后，应按国家食品药品监督管理总局批准的生产工艺生产。

5. 境外药物试验研究资料的处理要求　须附有境外药物研究机构出具的经公证的证明文件并经国家食品药品监督管理总局认证。

6. 委托研究要求　应当与被委托方签订合同，并在申请注册时予以说明；申请人对研究数据的真实性负责。

三、药物非临床研究质量管理规范

药物非临床研究是指为评价药物安全性，在实验室条件下，用实验系统进行各种毒性试验，包括单次、反复给药毒性试验，生殖毒性、致突变、致癌试验及与评价药物安全性有关的其他试验。

《药物非临床研究质量管理规范》适用于申请药品注册而进行的非临床安全性研究。为了提高药物非临床研究质量，确保试验资料的真实性、完整性和可靠性，保证人们用药安全，我国自 2003 年 9 月 1 日起施行 GLP，现行 GLP 主要内容包括：总则，组织机构和工作人员，实验设施，仪器设备和实验材料，标准操作规程，研究工作的实施，资料档案，监督检查和附则，共 9 章 45 条。

第四节　药物临床试验管理

一、药物临床研究的内容

临床研究（clinical study）是药品注册管理核心内容之一，包括临床试验（clinical trial）和生物等效性研究（bioequivalence trial）。其实施必须经国家食品药品监督管理总局批准。

1. 临床试验　临床试验分为Ⅰ期、Ⅱ期、Ⅲ期、Ⅳ期，各期临床试验的目的和设计不同，详见表 6-3。临床试验步骤明确，早期小规模临床试验研究信息用于支持后续规模更大、目的性更强的临床试验研究。根据药品注册分类不同决定进行临床试验分期数不同。一般，中药、天然药注册分类为 1~7 类，需进行Ⅰ~Ⅳ期；中药、天然药注册分类为 8~9 类，需进行Ⅰ期和Ⅱ期。化学药品为 1~2 类，需进行Ⅰ~Ⅳ期；化学药品 3~4 类，需进行Ⅰ期和Ⅱ期。生物制品 1~12 类，需进行Ⅰ~Ⅳ期。新药在批准上市前，一般应当进行Ⅰ期、Ⅱ期、Ⅲ期临床试验。批准上市后进行Ⅳ期临床试验。

2. 生物等效性研究　是指以药代动力学参数为指标，比较同一种药物的相同或者不同剂型的制剂，在相同的试验条件下，其活性成分吸收程度和速度有无统计学差异的人体试验。生物利用度试验的病例数为 18~24 例。化学药品为 5~6 类，有特殊情况需要进行生物等效性研究。

表 6 - 3　临床试验的分期及相关要求

分期	研究内容	受试者	最低试验例数	备注
I 期	耐受性试验 药代动力学试验	健康志愿者（必要时为患者）	20 ~ 30 例	初步临床药理学和人体安全性试验
II 期	多中心临床试验（随机盲法对照）	患者	≥100 例	治疗作用初步评价阶段
III 期	扩大多中心临床试验	患者	试验组≥300 例	治疗作用确定阶段
IV 期	上市后监测	患者	开放试验≥2000 例	申请人自主进行的应用研究阶段

二、药物临床研究的基本要求

（一）药物临床研究实施前要求

1. 提交资料　申请人在药物临床研究实施前，将已确认的临床研究方案和临床研究负责单位的主要研究者姓名、参加研究单位及其研究者名单、伦理委员会审核同意书、知情同意书样本等报送国家食品药品监督管理总局备案，并抄送临床试验单位所在地和受理该申请的省、自治区、直辖市药品监督管理部门。

2. 临床试验机构　经国家食品药品监督管理总局审批批准后，申请人应当从具有药物临床试验资格的机构中选择承担药物临床试验机构。临床试验机构必须通过 GCP 认证。

3. 临床试验用药物　应当在符合 GMP 的车间制备。制备过程应当执行 GMP 的要求。试验用药物经检验合格后方可用于临床，药品监督管理部门可以对其抽查检验，其中疫苗类制品、血液制品、国家食品药品监督管理总局规定的其他生物制品，必须经国家食品药品监督管理总局指定的检验所进行检验。申请人对试验用药物质量负责。

（二）药物临床研究实施要求

1. 药品监督管理部门应当对批准的临床试验进行监督检查。

2. 临床研究必须执行 GCP。

3. 申请新药注册，必须进行临床试验。

4. 申请仿制药品注册，一般不需要进行临床试验；需要进行临床试验的是，化学药品一般进行生物等效性试验；需要用工艺和标准控制药品质量的药品，应当进行临床试验。

5. 申请进口药品注册应按照国内相应药品注册类别要求进行临床试验。

6. 药品补充申请，已上市药品增加新的适应证或者生产工艺等有重大变化的，需要进行临床试验。

7. 药物临床研究被批准后应当在 3 年内实施，逾期作废，应当重新申请。

8. 申请人完成临床试验后，应当向国家食品药品监督管理总局提交临床试验总结报告、统计分析报告等。

9. 临床研究机构和临床研究者有义务采取必要措施，保障受试者安全。密切注意药物不良反应，按照规定进行报告和处理。出现大范围、非预期的药物不良反应，或确证临床试验药物有严重质量问题，国家食品药品监督管理总局或省药监局，可以责令暂停或终止临床研究。

案 例 解 析

江苏省首例临床试验诉讼案

2005 年 9 月，南京糖尿病患者郭某因血糖波动住院。住院期间，医师推荐其参加徐州某药厂新药的临床试验，声称该药对他应该有效果，不仅用药免费，还可以获得赠品（血糖测量仪）。

郭某同意，在进行体检后签署了知情同意书。体检结果为尿蛋白＋＋。9 月 29 日起，郭某按要求停用原来服用的药品，每天按时试用新药，试用过程中，患者的血糖不降反升，医师继续要求他加大用药量。完成了 13 周的临床试验后，患者的血糖不仅没有得到控制，还被诊断为 2 型糖尿病、糖尿病肾病。

2006 年 2 月，南京鼓楼法院接到郭某的诉讼。2006 年 6 月 23 日，法院宣判：被告医院及药厂的临床试验行为合法，但两被告未充分履行知情同意义务，侵害了原告的自我决定权，给其造成了精神损害。医院赔付原告精神抚恤金一万元，药厂承担连带责任。

提问：请分析该案件中郭某的知情同意范围。

解析：郭某的知情同意范围主要有：试验用新药是否对他具有一定的效果；尿蛋白＋＋，参加药物试验有何风险，是否会贻误病情；试验过程中，郭某血糖不降反升，是否可以退出试验，退出有何风险或是否会避免病情加重；继续加大用药量有何后果。

（三）境外申请人在中国进行国际多中心药物临床研究的规定

1. 临床研究用药物应当是已在境外注册的药品或者已进入 Ⅱ 期或 Ⅲ 期临床试验的药物。

2. 不受理境外申请人提出的尚未在境外注册的预防用疫苗类新药的国际多中心药物临床研究申请。

3. 国家食品药品监督管理总局可根据需要，要求申请人在中国首先进行 Ⅰ 期临床试验。

4. 在进行临床研究时，在任何国家发现与该药物有关的严重不良反应或非预期不良反应，申请人应按照有关规定及时报告国家食品药品监督管理总局。

5. 临床研究结束后，申请人应将完整的临床研究报告报送国家食品药品监督管理总局。

6. 国际多中心药物临床研究取得的数据，用于在中国进行药品注册申请，必须符合有关临床试验的规定，申请人必须提交多中心临床研究的全部研究资料。

三、药物临床试验质量管理规范简介

《药物临床试验质量管理规范》适用于药物临床研究，凡进行药物的各期临床试验，包括人体生物利用度或生物等效性试验，均需按 GCP 执行。GCP 规定了保护受试者权益的原则，即公正、尊重人格、力求使受试者最大限度受益和尽可能避免伤害。伦理委员会与知情同意书是保障受试者权益的主要措施。为了保证药物临床试验过程规范，结果科学可靠，保护受试者的利益，并保障其安全，我国自 2003 年 9 月 1 日起施行 GCP。现行 GCP 主要内容包括：总则，临床前准备与必要条件，受试者权益保障，试验方案，研究者的职责，申办者的职责，监查员的职责，记录与报告，统计分析与数据处理，试验用药品的管理，质量保证，多中心试验及附则，共 13 章 70 条。

第五节 药品注册的申报与审批

《药品注册管理办法》于 2007 年 7 月 10 日由国家食品药品监督管理局发布，2007 年 10 月 1 日起施行。内容包括 15 章 177 条，章节名称分别为：第一章总则；第二章基本要求；第三章药物的临床试验；第四章新药申请的申报与审批；第五章仿制药申请的申报与审批；第六章进口药的申报与审批；第七章非处方药的申报；第八章药品补充申请的申报与审批；第九章药品再注册；第十章药品注册检验；第十一章药品注册标准和说明书；第十二章药品注册的时限；第十三章复审；第十四章法律责任；第十五章附则。其中，第四章至第九章分别概述新药、仿制药品、进口药品、药品补充申请及药品再注册相关规定。另外包括 6 个附件，附件名称分别为：附件 1. 中药、天然药物注册分类及申报资料要求；附件 2. 化学药品注册分类及申报资料要求；附件 3. 生物制品注册分类及申报资料要求；附件 4. 药品补充申请注册事项及申报资料要求；附件 5. 药品再注册申报资料项目；附件 6. 新药监测期。

一、新药的注册管理

（一）基本概念

1. 新药 指未曾在中国境内上市销售的药品。包括：国内外均未曾上市的创新药；国外已上市但未曾在我国境内上市的药品；新的复方制剂；已上市药品改变剂型的、改变给药途径、增加新的适应证的也按新药管理。

2. 新药申请（new drugs application，NDA） 指未曾在中国境内上市销售的药品的注册申请。对已上市药品改变剂型、改变给药途径的，增加适应证的，按照新药申请的程序申请。

知识链接

国务院关于改革药品医疗器械审评审批制度的意见（国发〔2015〕44 号）

提高药品审批标准。将药品分为新药和仿制药。将新药由现行的"未曾在中国境内上市销售的药品"调整为"未在中国境内外上市销售的药品"。根据物质基础的原创性和新颖性，将新药分为创新药和改良型新药。将仿制药由现行的"仿已有国家标准的药品"调整为"仿与原研药品质量和疗效一致的药品"。根据上述原则，调整药品注册分类。仿制药审评审批要以原研药品作为参比制剂，确保新批准的仿制药质量和疗效与原研药品一致。对改革前受理的药品注册申请，继续按照原规定进行审评审批，在质量一致性评价工作中逐步解决与原研药品质量和疗效一致性问题；如企业自愿申请按与原研药品质量和疗效一致的新标准审批，可以设立绿色通道，按新的药品注册申请收费标准收费，加快审评审批。上述改革在依照法定程序取得授权后，在化学药品中进行试点。

（二）申报与审批

新药临床研究的申报与审批和新药生产上市的申报与审批流程见图 6-1、6-2。

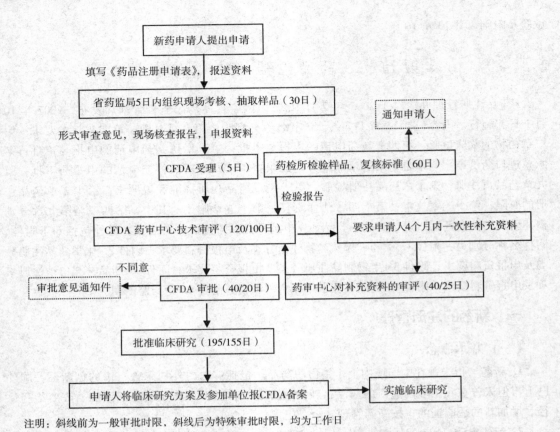

注明：斜线前为一般审批时限，斜线后为特殊审批时限，均为工作日

图 6-1　新药临床研究的申报审批流程

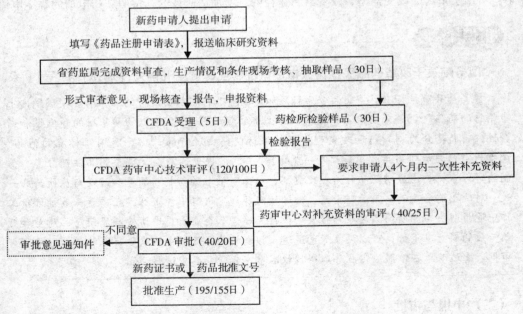

注明：斜线前为一般审批时限，斜线后为特殊审批时限

图 6-2　新药生产上市的申报与审批流程

（三）有关规定

1. 新药申请人的要求 多个单位联合研制的新药，应当由其中的一个单位申请注册，其他单位不得重复申请。需要联合申请的，应当共同署名作为该新药的申请人。新药申请获得批准后每个品种，包括同一品种的不同规格，只能由一个单位生产。

2. 新药审批的要求

（1）鼓励仿制创新 对已上市药品改变剂型但不改变给药途径的注册申请，应当采用新技术以提高药品的质量和安全性，且与原剂型比较有明显的临床应用优势。改变剂型但不改变给药途径，以及增加新适应证的注册申请，应当由具备生产条件的企业提出；靶向制剂、缓释、控释制剂等特殊剂型除外。

（2）新药审批期间的注册分类和技术要求 在新药审批期间，新药的注册分类和技术要求不因相同活性成分的制剂在国外获准上市而发生变化，不因国内药品生产企业申报的相同活性成分的制剂在我国获准上市而发生变化。

（3）补充资料的规定 药品注册申报资料应当一次性提交，药品注册申请受理后不得自行补充新的技术资料；进入特殊审批程序的注册申请或者涉及药品安全性的新发现，以及按要求补充资料的除外。申请人认为必须补充新的技术资料的，应当撤回其药品注册申请。申请人重新申报的，应当符合有关规定且尚无同品种进入新药监测期。

（4）样品管理 新药申请所需的样品，应当在取得 GMP 认证证书的车间生产；新开办药品生产企业、药品生产企业新建药品生产车间或者新增生产剂型的，其样品的生产过程必须符合 GMP 的要求。

3. 审批有效期 临床研究批准后，2 年内须进行临床研究；逾期未实施的，原批准证明文件自行废止，仍需进行临床研究的，应当重新申请。

4. 新药再注册 新药批准文号有效期为 5 年，届满前 6 个月重新申请，由国家食品药品监督管理总局委托省药监局负责。

5. 新药的监测期 国家食品药品监督管理总局根据保护公众健康的要求，可以对批准生产新药设立监测期，对该新药的安全性继续进行监测。

（1）新药监测期限 自批准该新药生产之日起计算不超过 5 年。不同新药，根据其现在的安全性研究资料、境内外研究状况，确定不同的监测期，见表 6-4。

（2）监测期内的新药管理 监测期内的新药，国家食品药品监督管理总局不批准其他企业生产和进口，也不得转让。设立监测期的新药从批准之日起 2 年内没有生产的，国家食品药品监督管理总局可以批准其他药品生产企业生产该新药的申请，并继续进行监测。药品生产企业应经常考察处于监测期内的新药的生产工艺、质量、稳定性、疗效及不良反应等情况，并每年向所在地省药监局报告。药品生产企业未履行监测期责任的，省、自治区、直辖市食品药品监督管理局（FDA）应当责令其改正。药品生产、经营、使用及检验、监督单位发现新药存在严重质量问题、严重或者非预期的不良反应时，应当及时向省、自治区、直辖市 FDA 报告。省、自治区、直辖市 FDA 收到报告后应当立即组织调查，并报告国家食品药品监督管理总局。

表 6 - 4　药品注册分类监测期限表

期限	中药、天然药物	化学药品	治疗性生物制品	预防性生物制品
5 年	1	1.1 ~ 1.3	1	1
4 年	2, 4, 5, 6	1.4, 1.5, 2, 3.1	2 ~ 12	2 ~ 8
3 年	7, 8（工艺有质的改变）	3.2, 3.3, 4, 5（采用特殊制剂技术者）	14	9 ~ 11
不设		其他注册分类	13	12 ~ 14

（3）涉及监测期新药的其他药品的申请审批　新药进入监测期起，国家食品药品监督管理总局已经批准其他申请人进行药物临床试验的，可以继续办理该申请；符合规定的，国家食品药品监督管理总局批准该新药的生产或进口。新药进入监测期起，不再受理其他申请人的同品种注册申请。已经受理但尚未批准进行药物临床试验的其他同品种申请退回；新药监测期满后，申请人可提出仿制药品或者进口药品申请。进口药品注册申请先获得批准后，已经批准境内申请人进行临床试验的，可以继续办理其申请，符合规定的国家食品药品监督管理总局批准其进行生产；申请人也可以撤回该项申请，重新提出仿制药品申请。对已经受理但尚未批准进行药物临床试验的退回，申请人可以提出仿制药品申请。

6. 新药注册特殊审批　申请人申请特殊审批，应填写《新药注册特殊审批申请表》，并提交相关资料。申请特殊审批的申请人，在申报临床试验、生产时，均应制定相应的风险控制计划和实施方案。药品注册受理部门受理后，国家食品药品监督管理总局药品审评中心对特殊审批申请组织审查确定，并告知申请人，在国家食品药品监督管理总局药品审评中心网站上公布。药品审评中心按相应的技术审评程序及要求开展工作，负责现场核查、检验的部门对获准实行特殊审批的注册申请优先办理。申请人可以对新发现的重大安全性信息、根据审评会议要求准备的资料以及沟通交流所需的资料补充新的技术资料。国家食品药品监督管理总局药品审评中心应建立与申请人沟通交流的工作机制，共同讨论相关技术问题。实行快速审批的品种为：

（1）未在国内上市销售的从植物、动物、矿物等物质中提取的有效成分及其制剂，新发现的药材及其制剂，即中药、天然药注册分类第 1 类。

（2）未在国内外获准上市的化学原料药及其制剂、生物制品，即化学药注册分类第 1 类。

（3）优于已上市治疗艾滋病、恶性肿瘤、罕见病等疾病药品的新药。

（4）治疗尚无有效治疗手段的疾病的新药。

属于（1）、（2）项情形的，药品注册申请人可以在提交新药临床试验申请时提出特殊审批的申请。属于（3）、（4）项情形的，申请人在申报生产时方可提出特殊审批的申请。

7. 新药技术转让

（1）新药技术转让　新药技术转让是指新药证书持有者，将新药生产技术转给受让方药品生产企业，并由该药品生产企业申请生产该新药的行为。

（2）《药品技术转让注册管理规定》中对新药技术转让的有关规定如下：

①转让方　持有新药证书且尚未取得药品批准文号的机构。已取得批准文号的，申请转让时，应当提出注销原药品标准文号的申请。转让方应当一次性转让，特殊情况药品生产企业不能生产的，新药证书持有者可以持原受让方放弃生产的合同等证明文件，再转让一次。

②受让方　必须取得《药品生产许可证》和《GMP 认证证书》，受让方不得再次转让。

③其他规定　新药技术转让的转让方与受让方应当签订转让合同。对于仅持有《新药证书》，但未取得药品批准文号的新药技术转让，转让方应当为《新药证书》所有署名单位。对于持有《新药证书》并取得药品批准文号的新药技术转让，转让方除《新药证书》所有署名单位外，还应当包括持有药品批准文号的药品生产企业。转让方应转让品种的生产工艺和质量标准等相关技术资料全部转让给受让方，并指导受让方试制出质量合格的连续3个生产批号的样品。新药技术转让注册申请获得批准之日起，受让方应当继续完成转让方原药品批准证明文件中载明的有关要求，如药品不良反应监测和Ⅳ期临床试验等后续工作。

二、进口药品的注册管理

（一）基本概念

1. 进口药品申请　在境外生产的药品在中国上市销售的注册申请。

2. 进口药品分包装　药品已在境外完成最终制剂过程，在境内由大包装改为小包装，或者对已完成内包装的药品进行外包装，放置说明书、粘贴标签等。

（二）申报与审批

进口药品临床研究的申报与审批和进口药品生产上市的申报与审批流程见图6-3、6-4。

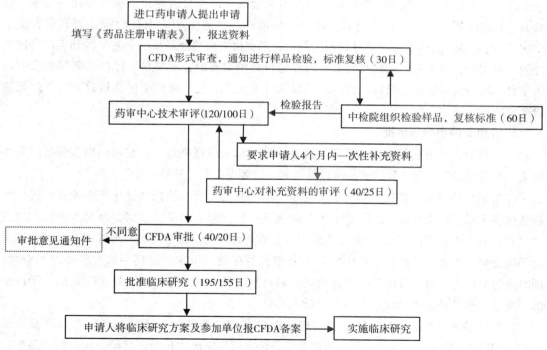

注明：斜线前为一般审批时限，斜线后为特殊审批时限，均为工作日

图6-3　进口药品临床研究的申报与审批流程

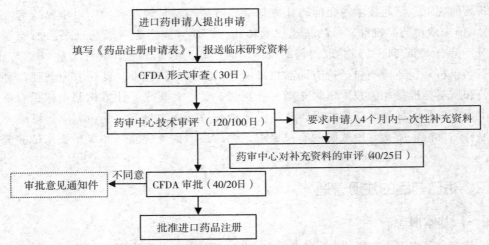

注明：斜线前为一般审批时限，斜线后为特殊审批时限，均为工作日

图6-4　进口药品生产上市的申报与审批流程

（三）有关规定

1. 申请进口药品的要求　申请进口的药品，应获得境外制药厂商所在生产国家或地区的上市许可，未在生产国获得上市许可，但经国家食品药品监督管理总局确认该药品安全、有效而且临床需要的，可以批准进口。申请进口的药品，其生产应当符合所在国家或者地区GMP及中国GMP的要求。申请进口药品制剂，须提供直接接触药品的包装材料和容器合法来源的证明文件、用于生产该制剂的原料药和辅料合法来源的证明文件。原料药和辅料未取得国家食品药品监督管理总局批准的，应当报送有关生产工艺、质量指标和检验方法等规范的研究资料。

2. 分包装的申报与审批

（1）进口药品分包装概述　是药品已在境外完成最终制剂过程，在境内由大包装改为小包装，或者对已完成内包装的药品进行外包装，放置说明书、粘贴标签等。

（2）进口药品分包装的申请与审批程序　境外制药厂商与境内药品生产企业签订进口药品分包装合同。接受分包装的药品生产企业向所在地省药监局提出申请，提交由委托方填写的《药品补充申请表》，报送有关资料和样品。省药监局对申报资料进行形式审查，符合要求的予以受理，提出审核意见，将申报资料和审核意见报送国家食品药品监督管理总局审批，同时通知申请人。国家食品药品监督管理总局对报送的资料进行审查，符合规定的，予以批准，发给《药品补充申请批件》和药品批准文号。

（3）申请进口药品分包装的要求　应已取得《进口药品注册证》或者《医药产品注册证》；除片剂、胶囊外，分包装的其他剂型应当已在境外完成内包装；接受分包装的药品生产企业，应当持有《药品生产许可证》；应当是中国境内尚未生产的品种，或者虽有生产但是不能满足临床需要的品种；同一制药厂商的同一品种应当由一个药品生产企业分包装；应在该药品《进口药品注册证》或者《医药产品注册证》的有效期届满前1年以前提出。

（4）对分包装药品的有关规定

①进口分包装的药品应当执行进口药品注册标准。

②进口分包装药品的说明书和包装标签必须与进口药品的说明书和包装标签一致，并且应当同时标注分包装药品的批准文号和分包装药品生产企业的名称。

③境外大包装制剂的进口检验按照国家食品药品监督管理局的有关规定执行。包装后产品的检验与进口检验执行同一药品标准。

提供药品的境外制药厂商应对分包装后药品的质量负责。分包装后的药品出现质量问题，国家食品药品监督管理总局可撤销分包装药品的批准文号，必要时可以依照《药品管理法》有关规定，撤销该药品的《进口药品注册证》或者《医药产品注册证》。

三、仿制药品的注册管理

（一）基本概念

1. 仿制药品　是已由国家食品药品监督管理总局颁布的正式标准的药品。

2. 仿制药品注册管理　是生产已经有国家食品药品监督管理总局颁布的正式标准的药品的注册申请，但是生物制品按照新药申请的程序申报。

3. 申请人条件　仿制药品申请人应当是药品生产企业，其申请的药品应当与《药品生产许可证》载明的生产范围一致。

（二）申报与审批

仿制药品临床研究的申报与审批及生产上市的申报与审批流程见图6-5、6-6。

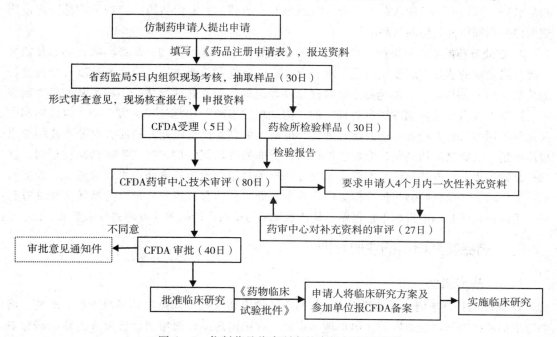

图6-5　仿制药品临床研究的申报与审批流程

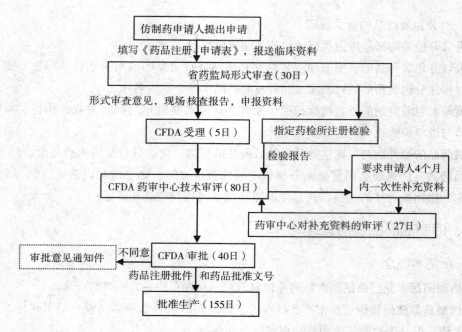

图 6-6 仿制药品生产上市的申报与审批

（三）有关规定

1. 仿制药品的条件 仿制药品应当与被仿制药品具有同样的活性成分、给药途径、剂型、规格和相同的治疗作用。已有多家企业生产的品种，应当参照有关技术指导原则选择被仿制药品进行对照研究。已确认存在安全性问题的上市药品，国家食品药品监督管理总局可以决定暂停受理和审批其仿制药品申请。

2. 非处方药的申报与审批 申请仿制的药品属于：①非处方药；②经国家食品药品监督管理总局确定的非处方药改变剂型，但不改变适应证或者功能主治、给药剂量以及给药途径的药品；（3）使用国家食品药品监督管理总局确定的非处方药活性成分组成的新的复方制剂的，申请人应当在《药品注册申请表》的"附加申请事项"中标注非处方药项。申请仿制的药品属于同时按处方药和非处方药管理的，申请人可以选择按照处方药或者非处方药的要求提出申请。国家食品药品监督管理总局认为符合非处方药规定的，可在批准药品注册时，将该药品确定为非处方药；认为不符合非处方药有关规定的，按处方药审批和管理。非处方药的注册申请，药品说明书和包装标签应当符合非处方药的有关规定。进口药品属于非处方药的，适用进口药品的申报和审批程序，其技术要求与境内生产的非处方药的技术要求一致。

四、药品补充申请的注册管理

（一）基本概念

1. 药品的补充申请 是新药申请、仿制药品的申请或进口药品申请经批准后，改变、增加或取消原批准事项或内容的注册申请。审批过程中的药品注册申请、已批准的临床研究申请需要进行相应变更的，以及新药技术转让、进口药品分包装、药品试行标准转正，按药品补充申请办理。

2. 进口药品的补充申请 申请人向国家食品药品监督管理总局报送有关资料和说明，提交生产国家或者地区药品管理机构批准变更的文件。国家食品药品监督管理总局审查后符合要求的，出具药品注册申请受理通知书；不符合要求的，出具不予受理通知书并说明理由。

3. 国产药品的补充申请 申请人填写《药品补充申请表》向所在地省药监局报送有关资料和说明。省药监局审查后符合要求的，出具药品注册申请受理通知书；不符合要求的，出具不予受理通知书，并说明理由。

（二）申报与审批

1. 修改药品注册标准、变更药品处方中已有药用要求的辅料、改变影响药品质量的生产工艺等的补充申请 由省药监局提出审核意见后，报送国家食品药品监督管理总局审批，同时通知申请人。国家食品药品监督管理总局对药品补充申请进行审查，必要时可以要求申请人补充资料，并说明理由。符合规定的，发给《药品补充申请批件》；不符合规定的，发给《审批意见通知件》，并说明理由，详见流程图6-7。

2. 改变国内药品生产企业名称、改变国内生产药品的有效期、国内药品生产企业内部改变药品生产场地等的补充申请 由省药监局受理并审批，符合规定的，发给《药品补充申请批件》，并报送国家食品药品监督管理总局备案；不符合规定的，发给《审批意见通知件》，并说明理由，详见流程图6-7。

3. 按规定变更药品包装标签 根据国家食品药品监督管理总局的要求修改说明书等的补充申请报省药监局备案。

4. 进口药品的补充申请 由国家食品药品监督管理总局审批。其中改变进口药品制剂所用原料药的产地、变更进口药品外观但不改变药品标准、根据国家药品标准或国家食品药品监督管理总局的要求修改进口药说明书、补充完善进口药说明书的安全性内容、按规定变更进口药品包装标签、改变注册代理机构的补充申请，由国家食品药品监督管理总局备案，详见流程图6-7。

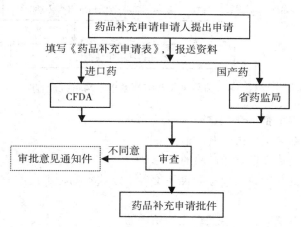

图6-7 药品补充申请的申报与审批流程

（三）有关规定

1. 申请人应当参照相关技术指导原则，评估其变更对药品安全性、有效性和质量可控性的影响，并进行相应的技术研究工作。

2. 对药品生产技术转让、变更处方和生产工艺可能影响产品质量等的补充申请，省药监局应根据其《药品注册批件》附件或者核定的生产工艺，组织进行生产现场检查，药品检验所应当对抽取的 3 批样品进行检验。

3. 修改药品注册标准的补充申请，药品检验所在必要时应当进行标准复核。

4. 药品补充申请获得批准后，换发药品批准证明文件的，原药品批准证明文件由国家食品药品监督管理总局予以注销；增发药品批准证明文件的，原批准证明文件继续有效。

五、药品再注册申请的申报与审批

1. 基本概念　药品再注册申请　是药品批准文件有效期满后申请人拟继续生产或者进口该药品的注册申请。

2. 申报与审批　国家食品药品监督管理总局核发的药品批准文号、《进口药品注册证》或者《医药产品注册证》有效期为 5 年。有效期届满，需要继续生产或者进口的，申请人应当在有效期届满前 6 个月申请药品再注册。进口药品的再注册申请由申请人向国家食品药品监督管理总局提出，受理后国家食品药品监督管理总局在 6 个月内完成审查，符合规定的，予以再注册；不符合规定的，发出不予再注册的通知，并说明理由。具体流程如下：药品批准文号的持有者向省药监局提出再注册申请、填写《药品再注册申请表》并提供有关申报资料，省药监局审查申报资料，符合要求的，受理。省药监局在 6 个月内审查，符合规定的，予以再注册；不符合规定的，报国家食品药品监督管理总局。经国家食品药品监督管理总局审查不符合药品再注册规定的，发出不予再注册的通知，并说明理由，见图 6-8。

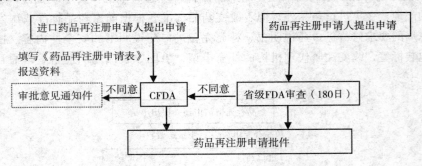

图 6-8　药品再注册申请的申报与审批流程

3. 不予药品再注册的情形和规定

（1）有效期届满前未提出再注册申请的。

（2）未按照要求完成Ⅳ期临床试验的。

（3）经国家食品药品监督管理总局再评价属于疗效不确、不良反应大或其他原因危害人体健康的。

（4）不具备《药品管理法》规定的生产条件的。

（5）未达到国家食品药品监督管理总局批准上市时提出的有关要求的。

（6）未按照规定进行药品不良反应监测的。

（7）按照《药品管理法》的规定应当撤销药品批准证明文件的。

（8）未按规定履行监测期责任的。

（9）其他不符合有关规定的情形。

第六节　药品注册检验与药品注册标准

一、药品注册检验

1. 基本概念　申请药品注册必须进行药品注册检验。药品注册检验包括样品检验和药品标准复核。

（1）样品检验　药品检验所按照申请人的申报或者国家食品药品监督管理总局核定的药品标准对样品进行的检验。

（2）药品标准复核　药品检验所对申报的药品标准中检验方法的可行性、科学性、设定的项目和指标能否控制药品治疗等进行的实验室检验和审核工作。

2. 检验机构　中国食品药品检定研究院和省级药品检验所是药品注册检验的法定专业技术机构，负责进行对注册样品检验和药品标准复核。进口药品的注册检验由中国食品药品检定研究院组织实施。样品检验报告和药品标准复核意见是国家食品药品监督管理总局审评注册药品的关键信息。因此，负责药品注册检验的检验机构应按照药品检验所实验室质量管理规范和国家计量认证的要求，配备与药品检验任务相适应的人员和设备，以便符合药品注册检验质量保证体系和技术要求。

二、药品注册标准

（一）基本概念

1. 药品标准　国家对药品质量规格和检验方法所作的技术规定，是药品生产、供应、使用、检验和管理部门共同遵循的法定依据。

2. 国家药品标准　是指国家为保证药品质量所制定的质量指标、检验方法以及生产工艺等的技术要求。包括国家食品药品监督管理总局颁布的《中华人民共和国药典》、药品注册标准和其他药品标准。《中华人民共和国药典》是法定的、强制性国家药品标准。

3. 药品注册标准　是国家食品药品监督管理总局批准给申请人特定药品的标准，生产该药品的药品生产企业必须执行该注册标准，属于国家药品标准。药品注册标准要求不低于现行版《中华人民共和国药典》标准。新药经批准生产后，其药品标准为试行标准，试行期为2年。生产试行标准药品，药品生产企业应当在试行期满前3个月，向省药监局提出转正申请，并提交资料，审查同意后报国家食品药品监督管理总局，组织国家药典委员会负责技术审查，中检院或省药检所负责实验室技术复核。期满未按规定转正或不符合专业要求的，国家食品药品监督管理总局撤销该试行标准及药品批准文号。

（二）药品标准类型

凡正式批准生产的药品、辅料和基质以及商品经营中的中药材，都要制定标准。药品标准要能够反映药品的质量、生产技术水平和管理水平。目前，我国药品标准主要类型包括以下11类：

1. 药典标准。

2. 卫生部中药成方制剂1~21册。

3. 卫生部化学、生化、抗生素药品第一分册。

4. 卫生部药品标准（二部）1~6 册。

5. 卫生部药品标准藏药第 1 册、蒙药分册、维吾尔药分册。

6. 新药转正标准 1~88 册。

7. 国家药品标准化学药品地标升国标 1~16 册。

8. 国家中成药标准汇编内科心系分册，内科肝胆分册，内科脾胃分册，内科气血津液分册，内科肺系（一）、（二）分册，内科肾系分册，外科妇科分册，骨伤科分册，口腔肿瘤儿科分册，眼科耳鼻喉皮肤科分册，经络肢体脑系分册。

9. 国家注册标准。

10. 进口药品标准。

11. 中药材及中药饮片标准。

三、药品批准证明文件的格式

药品经注册所取得的各种药品批准证明文件格式如下：

1. 药品批准文号格式　国药准字 H（Z，S，J）+4 位年号 +4 位顺序号。

2. 试生产药品批准文号格式　国药试字 H（Z，S，J）+4 位年号 +4 位顺序号。

3. 《进口药品注册证》证号格式　H（Z，S）+4 位年号 +4 位顺序号。

4. 《医药产品注册证》证号格式　H（Z，S）C+4 位年号 +4 位顺序号。

5. 新药证书号格式　国药证字 H（Z，S）+4 位年号 +4 位顺序号。

其中 H 代表化学药品，Z 代表中药，S 代表生物制品，J 代表进口药品分包装；对于境内分包装用大包装规格的注册证，其证号在原注册证号前加字母 B。

知识链接

我国药品批准文号举例

一、药品批准文号举例

表 6 - 5　药品批准文号举例

编号	药品名称	批准文号	规格	企业名称	产品简介
1	硫酸氢氯吡格雷片（波立维）	国药准字 J20080090	100ml	Sanofi Winthrop Industrie	血小板聚集抑制剂
2	西帕依固龈液	国药准字 Z65020012	铝塑泡罩包装，75mg，7 片/盒	新疆奇康哈博维药有限公司	健齿固龈，清血止痛
3	斯利安片	国药准字 H10970079	0.4mg＊31 片	北大药业	用于预防"神经管畸形"
4	复方金银花颗粒	国药准字 Z45021244	10g＊10 袋	广西壮族自治区凌云制药厂	清热解毒，凉血消肿

以编号2为例，"国药准字Z"字后第1，2位为原批准文号的来源代码，本例中"65"为新疆维吾尔自治区代码。第3，4位为换发批准文号之年公元年号的后两位数字，但来源于卫生部和国家药品监督管理局的批准文号仍使用原文号年号的后两位数字，本例中"02"为换发之年2002年。数字第5至8位为新的顺序号，本例中"0012"为顺序号。

二、不同药厂生产同一种药品批准文号举例

双氢青蒿素片（科泰复）：重庆华立岩康制药有限公司，国药准字H20059812。

双氢青蒿素片：北京万辉双鹤药业有限责任公司，国药准字H10970338。

双氢青蒿素片：安徽新和成皖南药业有限公司，国药准字H20067334。

<h2 style="text-align:center">本 章 小 结</h2>

本章主要介绍了国内外药品注册管理的历史发展及其基本内容。

重点：药品注册及药品注册申请人概念；药品注册分类及药品注册申请分类；药品注册管理机构；药品注册核心内容——两报两批；药品注册申请分类新药、仿制药品、进口药品、药品补充申请的注册申请及审批程序；药品再注册的管理；药品技术转让概念及分类。

难点：药物临床前研究和药物临床研究的内容和管理；药品注册检验；药品注册标准概念；药品批准证明文件类型及其格式。

思考题

1. 概述新药、仿制药品、药品注册管理、药品注册检验和药品注册标准定义。

2. 药品注册管理核心内容包括哪些？

3. 我国药品注册分类中中药、天然药和化学药品是如何进行分类的？

4. 新药临床前研究的内容有哪些？临床研究分几类？临床试验研究分几期？各期的特点和研究目的是什么？

5. 结合本书其他章节内容比较新药监测期与药品专利保护的异同。

（木巴拉克·伊明江　俞双燕）

第七章　药品生产管理

学习导引

知识要求

1. **掌握**　药品生产及药品生产管理的特点；《药品生产质量管理规范》（GMP）的主要内容及特点；GMP 认证管理；药品生产企业开办条件及审批管理。
2. **熟悉**　药品委托生产的管理；药品召回的管理。
3. **了解**　药品生产管理的现状；质量管理的有关概念；质量管理的原则。

能力要求

1. 熟练掌握制定药品生产管理规范的文件技能。
2. 学会应用《药品生产质量管理规范》解决药品生产质量保障的初步设计、验收等。

第一节　药品生产管理概述

药品生产是向社会提供可以预防、治疗、诊断疾病的药品，是保证药品供应的主要环节。药品生产管理是确保在适当的时间、以适当的产量向社会提供质量合格、经济合理的药品。

一、药品生产

（一）药品生产的范围

药品生产（drug production）是指将药物原料加工制备成能供临床医疗使用的药品的过程。药品的生产包括原料药生产和制剂生产。

1. 原料药的生产　原料药有植物、动物或其他生物产品、无机物和有机化合物等。原料药的生产根据原材料性质的不同、加工制造方法不同，大体可分为以下几种。

（1）生药的加工制造　生药一般为来自植物和动物的生物药材，通常为植物或动物机体、器官或其分泌物。主要经过干燥加工处理。我国传统用中药的加工处理称为炮制，中药材必须经过蒸、炒、炙、煅等炮制操作制成中药饮片。

（2）药用元素和化合物的加工制造　主要包括从天然物（植物、动物）分离提取制备的；用化学合成法（合成法、半合成法）制备的，如维生素、甾体、激素等。

（3）生物制品　用生物技术（普通生物技术、基因工程、细胞工程、蛋白质工程、发酵工程等）获得的生物材料的生物制品。生产材料有微生物、细胞、各种动物和人体的细胞及体液等。

2. 制剂的生产 由各种来源和不同方法制得的原料药，通过添加辅料并运用制剂技术进一步制成适合于医疗或预防用的形式，即药物制剂（或称药物剂型），才能用于患者，如大输液、粉针剂、片剂、丸剂、颗粒剂、软膏剂、注射剂、口服制剂、外用制剂等。不同剂型的成品药有不同的加工制造方法。

（二）药品生产的特点

1. 质量要求严格 由于药品与人们生命安危、健康长寿有密切的关系，对药品的质量要求特别严格。各国政府都制定有本国生产的每一种药品的质量标准，以及管理药品质量的制度和方法，使药品生产企业的生产经营活动置于国家的严格监督管理之下。

生产车间的卫生洁净程度及厂区的卫生状况都会对药品质量产生较大影响，不同品种或同一品种的不同批次的药品之间都互为污染源。因此，药品生产对生产环境的卫生要求十分严格，厂区、运输等不得对药品的生产造成污染，生产人员、设备及药品的包装物等均不得对药品造成污染。

2. 机械自动化高 现代药品生产企业运用电力、蒸汽、压缩空气等为动力，一般都拥有成套的生产设备、动力设备、动力传导装置，各种仪表、仪器、电子技术、生物技术和自动控制设备在药品生产中的运用愈来愈多，科学技术的作用更加明显。药品生产中所运用的机器体系与其他化工工业有很多不同之处。因为药品品种多，生产工艺各不相同，产品质量要求很高，而产量与一般化工产品相比却少得多；因此，要求所使用的生产设备要便于拆卸维护，便于清洗；其材料对药品不产生化学或物理的变化；密封性能好以防止污染或变质等。

3. 原辅料多样化 药品生产投入的原料、辅料的种类多；原料、辅料的范围广泛，包括无机物、有机物、植物、动物及矿物等；一些原料药所用原料、辅料的消耗大，一吨原料只能产出数公斤甚至数克原料药；药品生产产出的废气、废液、废渣多，"三废"处理量大。

4. 品种更新较快 由于人体和疾病的复杂性，随着医药学的发展，药品的品种和规格日益增多，现有的药品已达数万种。人们对高效、特效、速效、毒副反应小、有效期长、价格低的药品需求不断增长，促使药品不断地更新换代。

5. 生产技术复杂 药品的生产涉及药学、化学、生物学、医学、化学工程及电子等领域的最新成果。在药品生产过程中的许多问题，都必须综合运用科学知识和技术来解决，有关的科技水平越高、越全面，生产发展就越快。

二、药品生产企业

（一）药品生产企业的概念

药品生产企业（drug manufacturer）是指生产药品的专营企业或者兼营企业，是应用现代科学技术，获准从事药品的生产活动，实行自主经营，独立核算，自负盈亏，具有法人资格的基本经济组织。

（二）药品生产企业的特征

1. 知识技术密集 药品品种多，品种更新换代快，新药研究开发科技难度大，因此对企业经营管理人员及生产技术人员的文化、专业知识要求高。药品生产各要素密集度相比，知识技术密集度被放在首位。

2. 资本密集　为了保证药品质量，开办药品生产企业需要有较高金额的投资，以具备政府要求的硬件、软件条件，获得药品生产许可；为了保持企业的活力和持续发展，药品生产企业需要有较高的投资用于新药的研究开发和产品的更新换代；为了适应市场的竞争和消费者的需求，药品生产企业需要有较高的费用用于市场开发、产品的宣传推介等市场营销活动。因此，药品生产企业必须有足够的资本投入，而且要不断筹资、融资用于企业的发展，才能在激烈的药品市场竞争中求得生存。

3. 多品种分批生产　药品生产企业普遍生产多个品种，而且为了保证药品质量的稳定、一致、可控，药品的生产采用分批的方式进行，世界各国均对药品生产的批和批号进行严格地管理。同品种药品的批量因药品生产企业的规模不同而不相同。一般来说每批的批量不大，和石油化工产品、化肥等很不相同。大型制药公司常设多个分厂，把同类型品种集中在一个分厂生产，按品种生产可以大大提高劳动生产率，降低成本。在开辟国际市场时，则采用按地域办厂的办法。

4. 以流水线为基础的车间生产　药品生产企业根据产品工艺特点设置生产车间，各车间按照药品的生产工艺流程特点设一个或多个生产流水线，各流水线分别设工段、岗位。一些原料药生产企业，为了解决多品种小批量的问题，采用机群式生产。

三、药品生产管理

药品生产管理（management of drug production）是指对药品生产活动进行计划、组织、协调、控制，使药品生产企业适时地生产出符合国家标准的药品。

案例解析

甲氨蝶呤事件

2007 年 7 月底，国家药品不良反应监测中心陆续收到广西、上海等地医院的药品不良反应病例报告，一些白血病患者在使用上海华联制药厂生产的甲氨蝶呤注射液后出现行走困难等神经损害症状。7 月 30 日，上海华联制药厂 070405B、070502B 两个批号注射用甲氨蝶呤（5mg）被暂停用于鞘内注射。药品检测机构同时对甲氨蝶呤注射液展开分析检验。但不良事件进一步恶化。8 月，北京、安徽、河北、河南等地医院有关使用上海华联药品发生不良事件的报告陆续上报到国家药品不良反应监测中心。此时，发生不良事件的药品已涉及上海华联甲氨蝶呤、盐酸阿糖胞苷两种注射剂。8 月 30 日，国家食品药品监督管理局和卫生部决定，暂停上海医药（集团）有限公司华联制药厂生产的注射用甲氨蝶呤和注射用盐酸阿糖胞苷用于鞘内注射，被禁范围进一步扩大。9 月 5 日，为防止不良事件的进一步扩大，国家食品药品监督管理局和卫生部决定，暂停上海华联制药厂注射用甲氨蝶呤和注射用盐酸阿糖胞苷的生产、销售和使用。9 月 14 日，药监、卫生部门的联合专家组终于查明，上海华联甲氨蝶呤、阿糖胞苷鞘内注射后引起的损害，与两种药品的部分批号产品中混入了微量硫酸长春新碱有关。

提问：这两种注射剂如何混入了硫酸长春新碱？

解析：两种药品混入微量硫酸长春新碱说明在药品的生产环节很可能出现了问题，导致了药品不良事件的发生。经过调查，两种药品与硫酸长春新碱在同一生产线上生产，同一批号药品均在长春新碱之后生产，生产管理不善，导致了药品的污染。

（一）药品生产管理的目的

药品生产管理的目的是将市场所需的具有规定质量的药品，在需要的时间，以适宜的价格，按照规定质量要求及需要的数量，准确、及时、经济地生产出来；具有社会、经济双重目的。

1. 社会目的 药品生产管理首先强调的是药品的质量，同时强调满足社会需要，以使药品能够及时、足量、正确使用，从而发挥其应有的作用。

2. 经济目的 在保证药品质量的前提下，药品生产管理强调经济的组织生产。

（1）以市场需求为导向，生产市场需要的药品。

（2）使生产及时、准确地满足需求。

（3）力求生产过程以最经济的方式运行，提高生产效率，降低生产成本，创造较高的经济效益。

（二）药品生产管理的特点

药品生产属工业生产，其生产管理应遵循工业生产管理的一般规律。但是由于药品质量直接影响人的生命与健康，因此，更强调生产过程中对药品质量的保证程度。与一般生产管理相比，药品生产管理具有以下几个方面的特点。

1. 质量第一，预防为主 药品质量至关重要，药品生产管理的核心是确保所生产的药品质量稳定、均一，符合相关标准的要求，而实现这一目标的关键在于预防，在于使生产过程所有可能影响药品质量的因素都处于严格的受控状态，而不能仅用对成品进行检验的事后把关进行质量控制。

2. 执行强制性的质量标准 药品标准是对药品质量、规格及其检验方法所作的技术规定，是药品质量特性的定量表现。药品只有达到一定的标准，才能保证其有效性和安全性，才称其为合格的药品。上述"一定的标准"实质是合格药品必须达到的最低标准，也是世界各国为保证人民用药安全、有效而通常以法律形式要求药品生产企业执行的强制性标准。

3. 实行规范化的生产 质量不仅包括活动或过程的结果，还包括使质量形成和实现的活动及过程本身。质量形成和实现通常直接关系到过程的结果，药品生产尤为如此。因此，世界上绝大多数国家都对药品生产企业及其经营活动制定一系列的法律法规、管理制度、方针政策和标准，用以控制药品的生产条件、技术水平和产品质量，实现药品生产的规范化。于20世纪60年代开始推行的GMP，对消除影响药品生产质量的因素，规范药品生产行为，生产合格的药品，起到了有力的保证作用。

药品生产企业如何在国家药品宏观管理的约束下，根据自身特点制定具体的药品生产管理制度、规程、条例，提高药品生产全过程诸方面（包括人员、设备、原辅材料、工艺技术、生产环境、产品质量控制检验等）的规范化程度，以确保药品质量，是药品生产管理的核心内容。

四、药品生产管理的原则

（一）遵循管理的基本原理

管理是社会组织为了实现预期的目标，以人为中心进行的计划、组织、指挥、协调、控制活动。管理的本质是协调，使个人的努力与组织的预期目标相一致。不同的管理思想、管理制度和管理方法会产生完全不同的效果。现代的药品生产是工业化大生产，需要由多人组成的群体——组织共同完成，组织中的每个成员都必须按照一定的方式相互合作，才可能形成合力，共同完成既定的组织目标。因此，药品生产管理应遵循管理的基本原理。

管理原理是现实管理现象的抽象，是对管理工作的实质内容进行科学分析总结而形成的基本真理，是对各项管理制度和管理方法的高度综合与概括，包括管理的系统原理、效益原理、责任原理和人本原理等，对一切管理活动具有普遍的指导意义。研究和掌握管理原理有助于提高管理工作的科学性，有助于迅速找到解决管理问题的途径和手段。如以系统原理作指导，对药品生产过程中影响药品质量的人员、仪器设备、原辅材料及包装材料、工艺方法、生产环境等相关因素进行系统地控制与管理，使之产生良性的联系、作用与影响，可实现药品生产过程诸因素的协调。

（二）遵循基本经济规律，以生产理论作指导

药品作为一类商品，虽然有其特殊性，但也要受到市场的检验和调控。药品生产企业有着与一般工业企业相同的性质，追求经济效益同样是开办药品生产企业的主要目的之一。药品生产在讲求药品的安全性、有效性的同时，同样讲求其经济性。因此，有效的药品生产管理离不开生产理论和经济规律的指导。

1. 药品生产的效益追求　效益是管理的追求目标，任何组织的管理都是为了获得某种效益。效益的高低直接影响着组织的生存和发展。对效益的追求，是包括药品生产企业在内的各类组织共性的目标。效益是有效产出与其投入之间的一种比例关系。

药品生产是投入—转换—产出的动态体系，其投入与产出之间存在着经济、技术的函数关系。按照生产系统的普遍规律，有效的投入可以提高产出率，而且在产出不变的条件下，生产要素投入量之间具有一定的替代性，其投入在合理组合区域内存在一个最佳组合。因此需要对药品生产要素的投入进行科学合理的设计，以求以最小的投入获取最大的产出，以最小的成本获取最大的效益。

2. 药品生产的资源配置和利用　社会的自然资源是有限的，社会资源的有限性决定了可用于药品生产资源的有限性。经济学将如何使有限的资源获得最优产出的选择问题称为"资源的最优配置"。人们对药品无限的期望和需求，同满足愿望和需求所需资源的有限性存在着矛盾。

药品生产企业只有用有限的资源生产出尽可能多的、尽可能安全和高效的药品，才能实现有限资源的优化配置和合理利用。因此在获取和利用各种资源进行药品生产的时候，应充分考虑到人类的可持续发展和各种资源的再生利用问题。尽量节约和合理使用资源，并对企业品种结构、生产规模、生产方式等进行科学的规划与管理，可实现社会及企业自身资源的最优配置。

药品生产企业对药品生产过程中各环节的布局、衔接进行有效的安排，合理确定劳动定额及劳动岗位分配，以达到人、机、环境的高度和谐，可以有效地缩短生产周期，保持生产各阶段、各工序生产能力（如设备能力、生产速率、工人数量与工作效率、开班次数等）的均衡比例，提高生产过程的均衡性、适应性和合理性。而合理的生产过程可以使生产资源被充分利用。

对药品生产过程进行科学和规范化的管理，可提高药品的安全和有效程度，进而提高药品生产的资源利用程度及其产出效率，影响资源的配置效率。

3. 药品生产中的计划安排　现代化的药品生产建立在严密分工的基础上，生产过程中各

个环节之间一方面要相对独立地进行生产活动，另一方面要保持良好的比例关系，以实现均衡的投入产出。因此应制定生产计划，对企业生产的品种、产量、质量、进度、经济指标等进行统筹安排，确定产品的品种指标、质量指标、产量指标、产值指标，为企业生产活动和物资供应、设备维修等计划的制定提供依据；同时也为企业的利润、销售等经营计划的实施打下基础。

（三）依法管理

采用法律方法对药品生产进行管理，体现了全体人民要求确保药品质量的意志，可维护人民大众用药的合法权益。世界上很多国家都采用法律方法对药品生产进行管理。违反有关法律法规的单位和个人要承担相应的法律责任。

五、我国药品生产及其管理的概况

课堂互动

据国家食品药品监督管理总局数据显示，截止 2015 年 12 月 28 日共有 7179 家药品生产企业按照规定进行注册登记。请问你如何理解我国药品生产的"一小二多三低"？

1. 药品生产能力　新中国成立以来，我国的药品生产能力不断提高，生产范围不断扩大，制药业得到了迅速的发展，形成了门类齐全的药品生产体系。可以生产化学原料药近 1500 种，总产量 43 万吨，位居世界第二，并有 60 多种原料药在国际市场上具有较强的竞争力；能生产化学药品制剂 34 个剂型，4000 多个品种；传统中药已逐步走上科学化、规范化的道路，能生产现代中药剂型 40 多种，中成药品种 8000 多种；可以生产 11000 多个品种和规格的医疗器械。

2. 药品生产规模　我国现代药品生产始于 20 世纪初，1900 年开始有中国人自己开办的药厂，也有世界一些跨国制药公司（拜耳、默沙东、武田等）办的药厂。至 1949 年全国有制药厂 150 家左右，规模都很小，共生产原料药 40 余种，批量也很少。当时的西药主要是靠进口，尚未形成制药工业规模。

1950 年至 1985 年期间，我国药品生产逐渐形成规模。至 1985 年，全国有药品生产企业共 1377 家，工业总产值 130.02 亿元，从业人员 52.26 万人，化学药品总产量 5.76 吨，销售金额 82.99 亿元。人均药品消费额 10.03 元。

改革开放以来，医药经济一直保持着较快的发展速度，1978～2003 年，我国医药工业生产连续 25 年保持 15% 以上高速增长的态势，成为国民经济中发展最快的行业之一。据有关统计资料显示，2003 年全国医药工业生产按可比价格计算共完成工业总产值同比增长 19.86%，全国医药工业平均产销率为 94.35%，较上年提高 0.18%。据南方医药经济研究所数据，2005 年全年医药工业总产值（现价）为 4627.71 亿元，同比增长 26.25%；医药工业销售收入达 4372.77 亿元，同比增长 25.78%。相比 2004 年，化学原料药工业利润增长突出，中成药工业利润和生物制药工业利润增幅均有所增加，化学制剂工业利润增幅下降。

2001 年全国持有药品生产许可证的企业共 6731 家，其中 5146 家是原料药或药品制剂生产企业，有 700 余家中药饮片企业，其余为药用辅料、药用空心胶囊等生产企业。截至 2005 年 11 月底，全国换发药品生产许可证的企业有 4160 家。

2013 年上半年，中国共有药品生产许可证 7232 个，其中，基本药物生产许可证 2635 个，生产化学药企业 3602 家，生产中药的企业 3618 家。全年医药工业总产值突破 2.2 万亿，医药工业利润率保持在 10% 以上。但年销售规模在 10 亿元以下的企业占总数的 95.03%。

3. 药品生产管理水平　制药工业的发展与变化，为改进和提高药品生产管理水平创造了条件。国际医药市场竞争的日益加剧则不断地给药品生产管理提出更高的要求。药品生产管理的相关法律法规不断建立、健全，对药品生产过程的技术与行政监督和检查的不断加强，均促使我国药品生产管理水平不断提高。药品生产管理在三个方面发生了根本性的变化：

（1）药品生产管理由粗放式、经验型转变为全方位、科学化。

（2）药品生产操作由凭经验、凭感觉转变为凭标准、凭规程。

（3）药品质量控制由只注重事后把关转变为更注重事前、事中、全过程把关。

生产管理水平的提高，使我国在药品生产环节的药品质量保障能力大大增强。

4. 药品生产存在问题　目前，我国药品生产依然处于"一小二多三低"的状态。即产业和企业的规模小；企业数量多，产品、项目重复多；产品科技含量低，生产能力或水平低，管理水平低。

长期以来，药品生产管理的重心和核心一直集中在其社会目的方面，特别是集中在对药品质量的保证方面。国家对药品生产管理经济目的的实现关注、引导、要求与制约较少，这导致我国制药企业在能耗等方面的经济技术指标明显落后于发达国家，生产率总体水平不高，制药产业提高整体经济性的空间较大。

第二节　药品质量管理

药品质量管理及其标准贯穿于药品生产的全过程，既是其出发点，也是归宿点。

一、质量与质量管理的概念

1. 质量　质量（quality）是指一组固有特性满足要求的程度。其中特性（characteristic）是指可区分的特征；要求（requirement）是指明示的、通常隐含的或必须履行的需求或期望。也就是说，质量是指一组固有的可区分的特征满足明示的、通常隐含的或必须履行的需求或期望的程度。

质量不仅是指产品质量，也可以是某项活动或过程的工作质量，还可以是质量管理体系运行的质量。定义中"要求"的覆盖范围扩大，对质量的要求除考虑满足顾客的需要外，还应当考虑组织自身利益，提供原材料等的供方利益等多种需求，例如需考虑安全性、环保要求、节能要求等外部强制要求。

定义提出"固有特性"概念，说明固有特性是产品、过程、体系的一部分，如药品的有效性、安全性。而人为赋予的特性，如产品的价格，产品的所有者，不是固有特性，不反映在产品质量范畴中。

2. 质量管理　质量管理（quality management，QM）是指在质量方面指挥和控制组织的协调活动。在质量方面的指挥和控制活动，通常包括制定质量方针和质量目标以及质量策划、质量控制、质量保证和质量改进。

质量管理是管理的一部分。与产品、过程或体系质量有关的活动都是质量管理的内容，它包括制定组织的质量方针，确定在质量方面所追求的目标，进行质量策划、质量控制、质量保证和质量改进。

3. 质量管理体系 质量管理体系（quality management system，QMS）是指在质量方面指挥和控制组织的管理体系。定义中的组织是指职责、职权和相互关系得到安排的一组人员及设施。如公司、集团、商行、企事业单位、研究机构、慈善机构、代理商、社团或上述组织的部分或组合。定义中管理体系是指建立方针和目标并实现这些目标的相互关联或相互作用的一组要素。

质量管理体系是建立质量方针和质量目标，并实现这些目标的一组相互关联或相互作用的要素的集合。质量管理体系也影响质量的技术、管理、人员和资源等因素。质量管理体系包括硬件和软件两部分。

4. 质量控制 质量控制（quality control，QC）是指质量管理的一部分，致力于满足质量要求。

质量控制出于组织的自身要求，是质量管理起码的作业活动。质量控制首先应明确质量要求，产品、过程和质量体系的要求，质量控制就从制定质量要求开始。一般来说，质量控制的方法偏重于技术性活动。如药品生产过程的质量控制，通常采用对原材料、中间品、产品进行检验的方法。质量控制的一般顺序是：①明确质量要求；②编制作业规范或控制计划以及判断标准；③实施规范或控制计划；④按判断标准进行监督和评价。

5. 质量保证 质量保证（quantity assurance，QA）是质量管理的一部分，致力于提供质量要求会得到满足的信任。

质量保证的关键是提供信任，即向顾客和其他相关方提供能够被确信组织有能力达到质量要求。质量保证是有计划的系统活动。一般来说，质量保证的方法有：①质量保证计划；②产品的质量审核、质量管理体系认证；③由国家认可的检测机构提供产品合格的证据；④质量控制活动的验证等。

在《药品生产质量管理规范》（2010 年修订）中指出，质量保证是质量管理体系的一部分，企业必须建立质量保证体系，同时建立完整的文件体系，以保证系统有效运行。质量保证体系应当确保：①药品的设计与研发体现 GMP 要求；②生产管理和质量控制活动符合 GMP 要求；③管理职责明确；④采购和使用的原材料和包装材料正确无误；⑤中间产品得到有效控制；⑥确认、验证的实施；⑦严格按照规程进行生产、检查、检验和复合；⑧每批产品经质量授权人批准后方可放行；⑨在贮存、发运等各种操作过程中有保证药品质量的适当措施；⑩按照自检操作规程，定期检查评估质量保证系统的有效性和适用性。

6. 质量改进 质量改进（quality improvement，QI）是质量管理的一部分，致力于增强满足质量要求的能力。其要求可以是有关任何方面的，如有效性、效率或可追溯性。

质量改进贯穿于全部与质量有关的活动，与质量控制、质量保证不同之处在于致力于增强满足要求的能力。构成满足质量要求的能力来自产品能力、组织能力、过程能力、体系能力，以及通过组织建立体系和过程后所产生的综合能力。质量改进内容主要有：①产品改进或开发；②人员素质的提高，以减少差错，提高效益；③寻求体系所有相互关联或相互作用的要素更佳组合，以提高体系的有效性；④寻求最佳方法，充分利用资源，以优化过程。

> **知识拓展**

质量管理的发展历程

质量管理始于 20 世纪初。其发展大体经历了以下三个阶段：

1. 检验质量管理 20 世纪初，生产中的人员分工与操作关系日益复杂，仅凭操作者自身进行的质量控制常常造成质量标准的不一致和工作效率低下。科学管理奠基人泰罗提出了在生产中应将计划与执行、生产与检验分开的主张，把产品质量检验职能独立出来，建立检验机构，由专职的检验人员按照技术标准的规定，对成品进行全数检查，把合格品同不合格品区分开，避免不合格品进入市场。

2. 统计质量管理 二次世界大战中，为了解决军用品质量差、废品多、屡屡出现质量事故问题，美国数理统计专家休哈特等人，采用数理统计方法统计、分析、控制生产过程，制定了《战时质量管理制度》，强行推行质量统计方法。从此，不仅国防军工部门采用统计质量管理，各类企业也相继采用。

3. 全面质量管理 20 世纪 60 年代初，美国的费根鲍姆（A. V. Feigenbaum）和朱兰（J. M. Juran）等质量管理专家提出全面质量管理的概念，主张质量管理应在统计质量管理（SQC）的基础上强调组织管理工作，对生产全过程进行质量管理，并且应使全体员工都承担质量责任和具有质量意识。倡导用全面质量管理（TQC）取代 SQC。

二、质量管理的原则

（一）质量管理的标准化

标准是指对重复性事物或概念所做的统一规定。它以科学、技术和实践经验的综合成果为基础，经有关方面协商一致，由主管机构批准，以特定形式发布，作为共同遵守的准则和依据。

标准总结了工业发达国家先进企业质量管理的实践经验，统一了质量管理和质量保证的术语和概念，并对推动组织的质量管理，实现组织的质量目标，消除贸易壁垒，提高产品质量和顾客满意程度等产生了积极的影响，得到了世界各国的普遍关注和采用。ISO9000 已被全世界 150 多个国家和地区等同采用为国家标准。

（二）国际标准化组织

标准化是指在经济、技术、科学及管理等社会实践中，对重复性事物和概念通过制定、发布和实施标准，达到统一，以获得最佳秩序和社会效益。

国际标准化组织（International Organization for Standardization，ISO），是国际标准化领域中一个十分重要的全球性非政府组织。ISO 成立于 1947 年 2 月 23 日，总部设在瑞士的日内瓦。其组织机构包括全体大会、主要官员、成员团体、通信成员、捐助成员、政策发展委员会、理事会、ISO 中央秘书处、特别咨询组、技术管理局、标样委员会、技术咨询组及技术委员会等。

我国于 1978 年成为 ISO 的正式成员。

ISO 的宗旨：在世界范围内促进标准化工作的发展，以便于国际物资交流和互助，并扩大在文化、科学、技术和经济方面的合作。其主要活动是制定 ISO 标准，协调世界范围内的标准化工作，报道国际化的交流情况，同其他国际性组织进行合作，共同研究有关标准化问题。

（三）ISO9000 族国际质量标准

ISO9000：2000 版国际标准具有更加广泛的通用性，适用于所有产品类别以及不同规模和各种类型的组织，并且更加全面地体现了当今世界范围质量管理发展的状况。其标准和文件组成见表 8 - 1。

表 8 - 1 ISO9000：2000 版族标准的文件组成

分类	编号	名称
核心标准	ISO9000	质量管理体系 - 基础和术语
	ISO9001	质量管理体系 - 要求
	ISO9004	质量管理体系 - 业绩改进指南
	ISO19011	质量和（或）环境管理体系审核指南
支持性标准和文件	ISO10012	测量控制系统 - 测量过程和测量设备要求
	ISO/TR 10006	质量管理 - 项目管理质量指南
	ISO/TR 10007	质量管理 - 技术状态管理指南
	ISO/TR 10013	质量管理体系文件指南
	ISO/TR 10014	质量经济性管理指南
	ISO/TR 10015	质量管理 - 培训指南
	ISO/TR 10017	统计技术指南
		质量管理原则
		选择和使用指南
		小型企业的应用

ISO9000：2000 版国际标准提出了八项质量管理原则。八项质量管理原则是质量管理实践经验和理论的总结，尤其是 ISO9000 族标准实施的经验和理论研究的总结。它是质量管理的最基本、最通用的一般性规律，给质量管理提供了正确的观念，使之产生正确的方法。适用于所有类型的产品和组织，是质量管理的理论基础。其内容包括：

1. 以顾客为关注焦点　组织依存于顾客。因此，组织应当理解顾客当前和未来的需求，满足顾客要求并争取超越顾客期望。顾客是组织生存和发展的基础。顾客的需求和期望是组织工作的依据和目标。顾客满意程度是组织质量管理体系业绩的一种度量。

2. 领导作用　领导者确立组织统一的宗旨及方向。他们应当创造并保持使员工能从充分参与实现组织目标的内部环境。

3. 全员参与　组织的生存发展需要最高管理者的正确领导，还要全体员工的积极参与。

产品的质量取决于过程质量，过程的有效性取决于各级人员的意识、能力和主动精神。只有人人充分参与，充分发挥其才干及敬业、负责的精神，产品质量才会得到有效的保证，组织才会获得最大利益。

4. 过程方法 将活动和相关资源作为过程进行管理，可以更高效地得到期望的结果。过程方法是控制论在质量管理中的体现。

5. 管理的系统方法 系统是相互关联和相互作用的一组要素。管理的系统方法与过程方法紧密相关，是建立在过程方法之上的。过程方法是基于对过程或各过程之间的相互关系进行连续的控制，而管理的系统方法是基于对过程网络实施系统分析和优化，遵循整体性原则、动态性原则和有序性原则，以提高实现目标的整体有效性和效率。

6. 持续改进 持续改进是增强满足要求的能力的循环活动。社会在不断前进、发展，生产力在不断提高，社会的物质和文化生活水平在不断提高。组织应坚持持续改进，满足顾客及其他相关方日益增长和不断变化的需求和期望。

7. 基于事实的决策方法 有效决策是建立在数据和信息分析的基础上。数据和信息是客观事实的一种反映，建立在数据和信息分析基础上的决策就是基于事实的决策方法，可以防止决策失误。因此，各级领导应重视数据与信息的收集和分析，为决策提供依据。

8. 与供方互利的关系 随着工业化大协作的日益发展，组织与供方互利合作有利于双方提高对市场的快速反应能力。组织与供方是建立在平等、互相独立又互相依存、互利合作的基础之上，共同为社会服务的。建立互利的关系可以增强双方创造价值的能力，这对双方都有利。

（四）我国的质量管理标准

1988 年 12 月，我国等效采用 ISO9000 族标准，发布了 GB/T 10300 和质量保证系列标准，并于 1989 年 8 月起在全国实施。为了使我国的质量管理更好地同国际接轨，我国于 1992 年 10 月由等效采用转为等同采用 ISO9000 族标准，于 1994 年随 ISO9000 族标准进行修订，发布了 GB/T 19000 - 1994 质量管理标准。随着 2000 版 ISO9000 族标准的修订发布，我国又于 2000 年 12 月 28 日等同采用 ISO9000：2000 标准，由国家质量技术监督局发布，2001 年 6 月实施 GB/T 19000 - 2000 等系列国家质量标准。我国采用 ISO9000：2000 标准情况见表 8 - 2。

表 8 - 2   我国采用 ISO9000：2000 族标准情况

国家标准	ISO9000 族标准	采用程度
GB/T 19000 - 2000 《质量管理体系—基础和术语》	ISO9000：2000 《质量管理体系—基础和术语》	≡（idt 或 IDT）
GB/T 19001 - 2000 《质量管理体系—要求》	ISO9001：2000 《质量管理体系—要求》	≡（idt 或 IDT）
GB/T 19004 - 2000 《质量管理体系—业绩改进指南》	ISO9004；2000 《质量管理体系—业绩改进指南》	≡（idt 或 IDT）

采用国际标准或国外先进标准的程度，分为等同采用、等效采用和非等效采用。等同采用指技术内容相同，没有或仅有编辑性修改，编写方法完全相对应，用符号"≡"或缩写字母"idt 或 IDT"表示；等效采用指主要技术内容相同，技术上只有很小差异，编写方法不完

全相对应，用符号"="或缩写字母"eqv 或 EQV"表示；非等效采用指技术内容有重大差异，用符号"≠"或缩写字母"neq 或 NEQ"表示。

知识链接

生产质量管理的基本方法—PDCA 循环

PDCA 循环的概念最早是由美国质量管理专家戴明提出来的，所以又称"戴明环"。其中：

P（plan）计划，即分析现状，找出问题，分析各种影响因素或原因，找出主要影响因素，针对主要原因制定措施计划。

D（do）执行，实地去做，实现计划中的内容。

C（check）检查，检查计划执行结果，找出问题。

A（action）处理，总结成功经验，将未解决或新出现问题转入下一个 PDCA 循环。PDCA 循环四个过程不是运行一次就完结，而是要周而复始地进行。

1. 大环带小环　如果把整个企业的工作作为一个大的 PDCA 循环，则各个部门还有各自小的 PDCA 循环，一级带一级，构成有机的运转体系。

2. 阶梯式上升　PDCA 循环不是在同一的水平上循环，每循环一次，就解决一部分问题，水平就提高一步。

三、药品的生产质量管理标准

药品生产是形成药品质量的关键环节。我国以《中华人民共和国药典》标准作为药品必须达到的基本质量标准，严格和规范了药品生产的出厂质量检验，使药品质量得到了基本保证。

为促进药品质量管理水平的不断提高，美国率先于 20 世纪 50 年代末开始进行了在药品生产过程中如何有效地控制和保证药品质量的研究，并于 1963 年由美国国会作为法令正式颁布了《药品生产质量管理规范》（GMP），要求本国的药品生产企业对药品的生产过程进行规范化的组织和控制，否则即认为其所生产的药品为劣药。此后世界各国普遍将 GMP 作为药品生产质量管理标准推行实施，使药品在生产过程中的质量有了切实的保证。

第三节　药品生产质量管理规范及其认证

《药品生产质量管理规范》原名为"Good Practice in the Manufacturing and Quality Control of Drugs"，简称"Good Manufacturing Practice，GMP"。GMP 是在药品生产全过程实施质量管理，保证生产出优质药品的一整套系统的、科学的管理规范，是药品生产和质量管理的基本准则。

"铬超标胶囊"事件

2012 年 4 月 15 日，央视《每周质量报告》的节目《胶囊里的秘密》，对"非法厂商用皮革下脚料造药用胶囊"曝光。河北一些企业，用生石灰处理皮革废料，熬制成工业明胶，卖给绍兴新昌一些企业制成药用胶囊，最终流入药品企业，进入患者腹中。由于皮革在工业加工时，要使用含铬的鞣制剂，因此这样制成的胶囊，往往重金属铬超标。经检测，修正药业等 9 家药厂 13 个批次药品，所用胶囊重金属铬含量超标。针对此事件，2012 年 4 月 21 日，卫生部要求购买使用铬超标胶囊的企业所有胶囊药停用，药用胶囊接受审批检验。2012 年 4 月 22 日，公安部通报，经调查，公安机关已立案 7 起，依法逮捕犯罪嫌疑人 9 名，刑事拘留 45 人。

2015 年 1 月 13 日，山东济南警方破获一起生产、销售铬超标胶囊案，现场查扣涉嫌铬超标胶囊 50 万粒。警方透露，还有大约近百万粒铬量超标胶囊皮，已销往重庆、黑龙江、内蒙古等 10 多个省市。国家食品药品监督管理总局发出紧急通知，由于涉嫌铬超标，要求对 13 个药用空心胶囊产品暂停销售和使用。

提问：我国对于药用空心胶囊的质量管理有何法律依据？

解析：2000 年 7 月 1 日起，胶囊质量标准纳入《中华人民共和国药典》控制标准。2001 年 1 月 2 日，国家药品监督管理局药品注册司《关于空心胶囊有关问题的批复》（药管注函〔2001〕9 号）明确规定，对药用空心胶囊生产企业按药品生产企业进行管理，核发《药品生产企业许可证》。也就是说，药用空心胶囊应该按药用辅料管理。

一、药品生产质量管理规范

（一）GMP 的产生

GMP 是医药实践经验、教训的总结和人类智慧的结晶。药品生产过程质量控制和质量保证的大量实践经验，导致一套规范化管理制度的形成。最早的 GMP 是美国坦普尔大学 6 名教授提出的，仅作为 FDA 内部文件。"反应停"事件后，美国国会于 1963 年颁布为法令。随后在 1969 年，WHO 建议各成员国的药品生产采用 GMP 制度，并在"关于实施国际贸易中药品质量保证制度的指导原则"中规定：出口药品必须按照 GMP 的要求进行生产，定期监督检查及出具符合药品 GMP 要求的证明。1973 年日本制药工业协会提出了行业的 GMP。1974 年日本政府颁布药品 GMP，进行指导推行。1975 年 11 月 WHO 正式颁布药品 GMP。1977 年第 28 届世界卫生大会时 WHO 再次向成员国推荐 GMP，并确定为 WHO 的法规。WHO 提出的 GMP 制度是药品生产全面质量管理的重要组成部分，是保证药品质量，并把发生差错事故、混药等各种污染的可能性降到最低程度所规定的必要条件和最可靠的办法。目前，全世界已有 100 多个国家和地区推行实施 GMP。

（二）GMP 的目的和中心思想

GMP 是药品生产过程质量管理实践中总结、抽象、升华出来的规范化的条款，其目的是指导药品生产企业克服不良生产导致劣质药品产生，最大限度地避免污染或交叉污染，最大限度地降低差错。将影响质量的危险减至最低限度，把人为的误差降低到最小限度，保证优质生产合格药品。

GMP 的中心指导思想是：任何药品的质量形成是生产出来的，而不是检验出来的。因此，必须对所有影响药品生产质量的因素加强管理。

（三）GMP 的分类与特点

1. GMP 的分类

（1）从 GMP 适用范围分为三类 ①国际组织制定和推荐。如 WHO 的 GMP，欧洲自由贸易联盟的 GMP，东南亚国家联盟的 GMP 等。②各国政府颁布。如中国、美国、日本等许多国家均制定颁布了本国的 GMP。③制药组织制定。如美国制药工业联合会制定的、中国医药工业公司、瑞典工业协会等制定的 GMP。

（2）从 GMP 制度性质分为两类 ①作为法律规定、具有法律效应。如美国、日本、中国等国家，由政府或立法机关颁布的 GMP。②作为建议性的规定，不具有法律效应。如我国医药工业公司于 1982 年制定的 GMP、联合国 WHO 的 GMP。

2. GMP 的特点

（1）原则性 GMP 条款仅指明了要求的目标，而没有列出如何达到这些目标的解决办法。达到 GMP 要求的方法和手段是多样化的，企业有自主性、选择性，不同制药企业可根据自身情况选择最适宜的方式实施 GMP 建设。

（2）时效性 GMP 条款是具有时效性的，因为其条款只能根据该国、该地区现有一般药品生产水平来制订。随着医药科技和经济贸易的发展，条款需要定期或不定期补充、修订。这和制订药品标准类似，对目前有法定效力或约束力或有效性称为现行 GMP，新版 GMP 颁布后前版即废止。

（3）基础性 GMP 是保证药品生产质量的最低标准。任何一个国家都不可能把只有少数企业做得到的生产标准作为全行业的强制性要求。在药品生产中达到了 GMP 的要求就是满足于"所有人员均须经过适当的训练，利用合适的厂房建筑及装备，使用合格的原料，采用经过批准的生产方法，而且还须有适宜的仓储、运输设备"。

（4）多样性 各个国家 GMP 在规定内容上基本相同，但在同样的内容上所要求的精度和严格程度却存在很大差异。各国的药品 GMP 条文中表现出了一定水平限度差异和各自特色，体现了各国政府特别是药品监督管理部门对本国制药工业在药品生产质量方面的要求趋向。

（四）GMP 的内容

GMP 的内容很广泛，人们从不同角度来概括其内容。

1. 从专业性管理的角度概括 从专业性管理的角度可以把 GMP 内容分为两大方面。

（1）质量控制 对原材料、中间产品、成品质量的系统控制。主要办法是对这些物质进行质量检验，并随之产生了一系列工作质量管理。

（2）质量保证 对影响药品质量的所有因素进行系统严格管理，避免和减少生产过程中易产生的人为差错和污物异物引入，以保证生产合格药品。

2. 从系统的角度概括 从系统的角度可以将 GMP 内容分为硬件系统、软件系统和人员系统。

（1）硬件系统 指药品生产的总体布局、生产环境及设备设施。良好的厂房、设备以及完善的设施是生产合格药品的基础条件。在实践中硬件系统需要财物的投入，必然涉及较多的经费，涉及该国、该企业的经济能力。许多发展中国家推行 GMP 制度初期，往往采用对硬件提出最低标准要求，而侧重于抓软件的办法。

（2）软件系统　指完整的管理体系、规范企业行为的一系列标准，包括组织机构、组织工作、生产工艺、记录、制度、方法、文件化程序、培训等，可概括为以智力为主的投入产出。药品质量是设计和制造出来的，遵循标准进行操作和管理可以实现产品的质量目标。因此具有实用性、可行性的软件是产品质量的保证。软件系统反映出该国、该企业的管理和技术水平。

（3）人员系统　指从事药品生产管理、检验和各类操作的人员。人员是软、硬件系统的制定者和执行者，对于优良的设备和科学的操作规程，只有高素质的人去操作才有意义，产品质量的优劣是全体员工工作质量的反映，具有高素质的人员是实施药品 GMP 的关键。

从不同的角度讨论其内容，可以加深我们对药品 GMP 的理解。具体内容应以所执行的 GMP 条款为依据。

（五）药品生产质量管理标准和 ISO9000 族标准的比较

1. 相同点

（1）目标相同　药品 GMP 和 ISO9000 族标准的目标均是保证产品质量。强调生产全过程的质量管理，提高企业的质量管理水平。强调从事后把关变为预防为主，变管结果为管因素。

（2）理论基础相同　基本管理理论均围绕全面质量的管理（TQM）展开，通过控制产品形成过程中的各种因素，使其始终处于受控状态，从而保证产品的质量。

（3）检查方法相同　二者采用的都是第三方认证的形式对企业质量体系进行监督检查。

2. 不同点

（1）性质不同　药品 GMP 是国际药品生产质量管理的通用准则，ISO9000 是国际标准化组织颁布的关于质量管理和质量保证的标准体系。药品 GMP 是专用性、强制性标准，绝大多数国家或地区的药品 GMP 具有法律效力，它的实施具有强制性，其所规定的内容不得增删。ISO9000 的推进、贯彻、实施是建立在企业自愿基础上的，可进行选择、删除或补充某些要素。制药企业在实施 GMP 过程中可以参照 ISO9000 的质量管理体系要求。

（2）适用范围不同　药品 GMP 具有区域性，虽然世界卫生组织也有药品 GMP，但多数由各国根据本国国情制定本国的药品 GMP，仅适用于本国的药品生产行业。ISO9000 是国际性的质量标准，具有全世界通用性，不仅适用于生产行业，也适用于金融、服务、经营等行业，因而 1SO9000 族质量体系比药品 GMP 在应用上更具广泛性。

（3）侧重点不同　ISO9000 体系较注重一个企业组织机构的建立、健全，各级人员职责权限的划分，质量方针、质量目标的制订和实施以及对质量体系适用性、有效性的评审。而药品 GMP 主要侧重于生产和质量管理的要求。

（六）国外 GMP 简介

1. 美国 FDA 发布的药品 cGMP　美国的药品生产管理规范缩写为 cGMP，全称为 Current Good Manufacture Practices，译为动态药品生产管理规范，也翻译为现行药品生产管理规范。cGMP 的制定原则是：通用性，即适用于一切产品；灵活性，即只提出要求达到的目标；明确性，其用语不模棱两可。美国的药品 GMP 实施和发展一直居世界领先地位。cGMP 于 1963 年首次颁布，1979 年颁布修正版，增加了"验证"的新概念，1987 年又颁布了第 3 版。美国 FDA 还颁布了 10 份有关药品 GMP 的文件，其中有 3 份强制性执行的"条款"，7 份非强制性执行的准则。cGMP 很重视验证，同样也注意到原料药质量对制剂生产起重要作用。1991 年美国 FDA 制订了"FDA 原料药检查准则——Guide to Inspection of Bulk Pharmaceuticals",作为实施 CGMP 的辅助准则。

2. 英国卫生与社会福利部发布的药品 GMP 英国卫生社会福利部（Department of Health and Social Security，DHSS）发布的药品 GMP 由于书面为橙色，也被称为"橙色指南"。1971 年发行第 1 版，1977 年发行第 2 版，1983 年发行第 3 版。

英国药品 GMP 影响面大，内容丰富齐全，共分 20 章，有许多内容已成为其他各国制定 CMP 及其他规范的依据。例如第 7 章 Verification 即为目前 Validation 的前身；第 9 章实验室的质量管理（Good Control Laboratory Practice）为 GLP 的创始；第 19 章的药品销售管理（Good Pharmacetical Whole selling Practice）为 GSP 的先例等；第 10 章无菌药品的生产和管理率先列出了基本环境标准，如无菌区、洁净区和次洁净区，并列出了洁净级别要求。

3. 日本的药品 GMP 日本于 1974 年 9 月 14 日制定药品 GMP，1976 年 4 月 1 日起实施。1987 年 7 月 1 日制定医疗器械 GMP，于 1988 年 10 月实施。1988 年 7 月制定原料药 GMP，于 1990 年 1 月实施。1993 年开始推行国际药品 GMP，对国际进出口药品遵循国与国之间相互承认的 GMP，日本 GMP 和 WHO 的 GMP 版本被认为是等效的。

日本的药品 GMP 条款书写方式与其他国家不同，将内容分为硬件、软件两大部分：其中的《关于药厂建筑物及设施条例》是 GMP 的硬件部分；《关于药品生产及质量管理条例》是 GMP 的软件部分。此外各制药厂均根据 GMP 要求，制定了本厂的质量管理、生产管理和卫生管理文件，对卫生管理给予高度重视。厚生省药务局还每年出版药品 GMP 解说，进行具体指导，并于 1987 年颁布了《医疗用汉方制剂制造管理和品质管理标准》（自主标准）。

4. WHO 的药品 GMP WHO 的药品 GMP 属于国际性的药品生产质量管理规范。其总论指出，药品 GMP 是组成 WHO 关于国际贸易中药品质量签证体制的要素之一。是用于评价生产许可申请并作为检查生产设施的依据，也是作为政府药品监督员和生产质量管理人员的培训教材。药品 GMP 适用于药品制剂的大规模生产，包括医院中的大量加工生产、临床试验用药的制备。1993 年修改版分为三大部分：基本原理和要点、生产和质量管理、辅助补充准则（无菌药品和原料药）。所突出重点为：质量保证、自检和质量审查、人员、厂房、无菌药品和原料药等。

（七）我国药品 GMP 的发展

1982 年中国医药工业公司和中国药材公司分别制定了《药品生产管理规范（试行）》《中成药生产质量管理办法》，这是我国制药工业组织制定的药品 GMP，也是我国最早的药品 GMP。

1988 年卫生部根据《中华人民共和国药品管理法》规定，依法制定了《药品生产质量管理规范》。1992 年卫生部修订颁布了《药品生产质量管理规范》（1992 年修订）。这是我国法定的药品 GMP。

1998 年，国家药品监督管理局成立后，吸取 WHO、美国 FDA、欧盟、日本等实施 GMP 的经验与教训，结合我国实施药品 GMP 的实际情况，对药品 GMP 进行重新修订，并颁布了《药品生产质量管理规范》（1998 年修订）及附录。

1999 年底，我国血液制品生产企业全部通过 GMP；2000 年底，粉针剂、大容量注射剂实现全部在符合 GMP 条件下生产的目标；2002 年底，小容量注射液全部实现 GMP 条件下生产；

2004 年 7 月，所有药品制剂和原料药均必须在 GMP 条件下生产。

2011 年 1 月 17 日，卫生部以 79 号令发布《药品生产质量管理规范（2010 年修订）》，自 2011 年 3 月 1 日起实施。与之相配套的现行 GMP 附录也于 2011 年 2 月 24 日以 "国家食品药品监督管理局第 16 号公告" 发布。

二、我国的药品 GMP 简介

我国现行的《药品生产质量管理规范》（以下简称规范）共 14 章 313 条，包括总则、质量管理、机构与人员、厂房与设施、设备、物料与产品、确认与验证、文件管理、生产管理、质量控制与质量保证、委托生产与委托检验、产品发运与召回、自检及附则。作为现行 GMP 配套文件，"现行 GMP 附录" 包括无菌药品、原料药、生物制品、血液制品及中药制剂等 5 个方面的内容。现概要介绍如下：

（一）总则

制定本规范的依据是《药品管理法》《药品管理法实施细则》。药品 GMP 作为企业建立的药品质量管理体系的一部分，是药品生产和质量管理的基本要求，最大限度地降低药品生产过程中污染、交叉污染以及混淆、差错等风险，企业全部活动应当围绕确保药品质量符合预定用途。

（二）质量风险管理

药品生产企业应当建立符合药品质量标准的质量目标，并贯彻到药品生产、控制、放行、贮存、发运全过程；企业内外与产品有关人员都要为药品质量负责；企业建立软、硬件配套的质量保证系统；企业的质量风险管理在整个产品生命周期中采用前瞻或回顾的方式，对质量风险进行评估、控制、沟通、审核的系统过程，质量风险管理过程所采用的方法、措施、形式及形成的文件应当与存在的风险级别相适应。

（三）对机构、人员的要求

药品生产企业机构是药品生产和质量管理的组织保证，人员是药品生产和质量管理最关键、最根本的因素。规范对机构、人员的总体要求为：科学地设置企业机构，合理地进行部门分工及职责划分，有效地提高人员素质，以使药品生产高效率高质量运行。主要规定内容为：

1. 药品生产企业应建立与药品生产相适应的生产和质量管理机构，并有组织机构图。各级机构和人员职责应明确。质量管理部门可以分设质量保证部门和质量控制部门，质量管理部门应当参与所有与质量有关的活动，负责审核所有与本规范有关的文件。

2. 企业负责人、主管药品生产管理和质量管理负责人、质量受权人等企业关键人员，应当为全职人员，应具有规定学历、经历。对有关人员的资质要求见表 8-3。

3. 应当制定操作规程确保质量授权人履行职责，不受企业负责人和其他人员的干扰。

4. 药品生产管理部门和质量管理部门负责人不得互相兼任。

5. 职责通常不得委托给他人。确需委托的，其职责可委托给具有相当资质的指定人员。

6. 人员卫生要求建立健康档案。直接接触药品的生产人员上岗前应当接受健康检查，以后每年至少进行一次健康检查。避免体表有伤口、患有传染病或其他可能污染药品疾病的人员从事直接接触药品的生产。操作人员避免裸手直接接触药品、与药品直接接触的包装材料和设备表面。

表8-3　药品 GMP 中有关人员的资质要求

人员类别	资质要求
生产管理负责人	具有药学或相关专业本科学历（或中级技术职称或执业药师资格），具有≥3 年的实践经验，其中至少有 1 年的药品生产管理经验，接受过与所生产产品相关的专业培训
质量管理负责人	具有药学或相关专业本科学历（或中级技术职称或执业药师资格），具有≥5 年的实践经验，其中至少有 1 年的药品质量管理经验，接受过与所生产产品相关的专业培训
质量受权人	具有药学或相关专业本科学历（或中级技术职称或执业药师资格），具有≥5 年的实践经验，从事过药品生产过程质量检验工作。具有专业理论知识，并经过与产品放行有关的培训
与药品生产、质量有关所有人员	具有基础理论知识和实际操作技能，经法规、岗位职责、专业技能培训

（四）对厂房、设施、设备的要求

厂房、设施、设备为药品 GMP 的硬件部分，规范的第四章、第五章共33 项条款对其进行规定。总体要求为：优选生产企业厂址，保证良好的外围环境条件；合理规划、布局厂内功能区并进行绿化、硬化，保证良好的厂区条件；科学设计、合理布局厂房功能区并进行相应的处理，设计、选择、安装符合药品生产要求的设施设备，保证良好的生产操作条件。主要规定内容为：

1. 整体要求　药品生产企业必须有整洁的生产环境，厂区的地面、路面及运输等不应对药品的生产造成污染；生产、行政、生活和辅助区应合理布局；厂房的设计和建设应便于进行清洁、消毒工作；厂区、厂房内的人、物流走向应当合理；洁净厂房尽可能减少不必要人员的进出；应有适当的照明、温湿度和通风以及有效防虫等设施，以最大限度地避免污染、交叉污染、混淆和差错。

2. 药品生产区的要求　为降低污染和交叉污染的风险，厂房、生产设施和设备应当根据所生产药品的特性、工艺流程及相应洁净度级别要求合理设计、布局和使用，并应综合考虑药品的特性、工艺和预定用途等因素，确定厂房、生产设施和设备多产品共用的可行性，并有相应的评估报告。生产区和贮存区应当有足够的空间，确保有序地存放设备、物料、中间产品、待包装产品和成品。洁净区与非洁净区之间、不同级别洁净区之间的压差应当不低于10Pa，必要时，相同洁净度级别的不同功能区域（操作间）之间也应当保持适当的压差梯度。洁净区的内表面（墙面、地面、天棚）应当平整光滑、无裂缝、接口严密、无颗粒物脱落，避免积尘，便于有效清洁，必要时进行消毒。洁净室的要求见表 8-4、8-5、8-6、8-7。

表8-4　各级别空气悬浮粒子的标准规定

洁净度级别	悬浮粒子最大允许数（m⁻³）			
	静态		动态	
	≥0.5μm	≥5.0μm	≥0.5μm	≥5.0μm
A 级	3520	20	3520	20
B 级	3520	29	352000	2900
C 级	352000	2900	3520000	29000
D 级	3520000	29000	不作规定	不作规定

表8-5　洁净区微生物监测的动态标准[1]

洁净度级别	浮游菌 (cfu/m³)	沉降菌 (90mm, cfu/4h)[2]	表面微生物	
			接触 (55mm, cfu/碟)	5指手套 (cfu/手套)
A级	1	1	1	1
B级	10	5	5	5
C级	100	50	25	–
D级	200	100	50	–

注：1. 表中各数值均为平均值。
2. 单个沉降碟的暴露时间可以少于4h，同一位置可使用多个沉降碟连续进行监测并累积计数。

表8-6　不同洁净度级别适合的生产操作示例一

洁净度级别	最终灭菌产品生产操作示例
C级背景下的局部A级	高污染风险[1]的产品灌装（或灌封）
C级	1. 产品灌装（或灌封）； 2. 高污染风险[2]产品的配制和过滤； 3. 眼用制剂、无菌软膏剂、无菌混悬剂等的配制、灌装（或灌封）； 4. 直接接触药品的包装材料和器具最终清洗后的处理
D级	1. 轧盖； 2. 灌装前物料的准备； 3. 产品配制（指浓配或采用密闭系统的配制）和过滤直接接触药品的包装材料和器具的最终清洗

注：1. 此处的高污染风险是指产品容易长菌、灌装速度慢、灌装用容器为广口瓶、容器须暴露数秒后方可密封等状况；
2. 此处的高污染风险是指产品容易长菌、配制后需等待较长时间方可灭菌或不在密闭系统中配制等状况。

表8-7　不同洁净度级别适合的生产操作示例二

洁净度级别	非最终灭菌产品的无菌生产操作示例
B级背景下的A级	1. 处于未完全密封[1]状态下产品的操作和转运，如产品灌装（或灌封）、分装、压塞、轧盖[2]等； 2. 灌装前无法除菌过滤的药液或产品的配制； 3. 直接接触药品的包装材料、器具灭菌后的装配以及处于未完全密封状态下的转运和存放； 4. 无菌原料药的粉碎、过筛、混合、分装
B级	1. 处于未完全密封[1]状态下的产品置于完全密封容器内的转运； 2. 直接接触药品的包装材料、器具灭菌后处于密闭容器内的转运和存放
C级	1. 灌装前可除菌过滤的药液或产品的配制； 2. 产品的过滤
D级	直接接触药品的包装材料、器具的最终清洗、装配或包装、灭菌

注：1. 轧盖前产品视为处于未完全密封状态。
2. 根据已压塞产品的密封性、轧盖设备的设计、铝盖的特性等因素，轧盖操作可选择在C级或D级背景下的A级送风环境中进行。A级送风环境应当至少符合A级区的静态要求。

3. 有关产品厂房设施规定　生产特殊性质的药品，如高致敏性药品（如青霉素）或生物制品（如卡介苗或其他用活性微生物制备而成的药品），必须采用专用和独立的厂房、生产设施和设备，青霉素类药品产尘量大的操作区域应当保持相对负压，排至室外的废气应当经过净化处理并符合要求，排风口应当远离其他空气净化系统的进风口；生产β-内酰胺结构类药品、性激素类避孕药品必须使用专用设施（如独立的空气净化系统）和设备，并与其他药品生产区分开；生产某些激素类、细胞毒性类、高活性化学药品应当使用专用设施（如独立的空气净化系统）和设备。

4. 仓储区的要求 仓储区应当有足够的空间，确保有序存放待检、合格、不合格、退货、召回的原材料、包装材料、中间产品、待包装产品和成品等各类物料和产品。设计和建造良好的仓储条件，有通风和照明设施。能够满足物料或产品的贮存条件（如温湿度、避光）和安全的要求，并进行检查和监控。高活性的物料或产品以及印刷包装材料应当贮存于安全的区域。接收、发放和发运区域应当能够保护物料、产品免受外界天气（如雨、雪）的影响。接收区的布局与设施应当能够确保到货物料在进入仓储区前可对外包装进行必要的清洁。应当有单独的物料取样区，其空气洁净度级别应当与生产相一致。

5. 质量控制区的要求 质量控制实验室通常应当与生产区分开。生物检定、微生物和放射性同位素的实验室还应当彼此分开。实验室的设计应当确保其适用于预定的用途，并能够避免混淆和交叉污染，应当有足够的区域用于样品处置、留样和稳定性考察、样品的存放以及记录的保存。必要时，应当设置专门的仪器室，使灵敏度高的仪器免受静电、震动、潮湿或其他外界因素的干扰。处理生物样品或放射性样品等特殊物品的实验室应当符合国家的有关要求。实验动物房应当与其他区域严格分开，其设计、建造应当符合国家有关规定，并设有独立的空气处理设施以及动物的专有通道。

6. 设备的要求 设备的设计、选型、安装、改造和维护必须符合预定用途，应当尽可能降低产生污染、交叉污染、混淆和差错的风险，便于操作、清洁、维护，以及必要时进行的消毒或灭菌；应当设立设备使用、清洁、维护和维修的操作规程，并保存相应的操作记录；应当建立并保存设备采购、安装、确认的文件和记录。与药品直接接触的生产设备表面应当平整、光洁、易清洗或消毒、耐腐蚀，不得与药品发生化学反应、吸附药品或向药品中释放物质。生产设备应当在确认的参数范围内使用。

制药用水应当适合其用途，并符合《中华人民共和国药典》的质量标准及相关要求。制药用水至少应当采用饮用水。纯化水、注射用水储罐和输送管道所用材料应当无毒、耐腐蚀；储罐的通气口应当安装不脱落纤维的疏水性除菌滤器；管道的设计和安装应当避免死角、盲管。纯化水、注射用水的制备、贮存和分配应当能够防止微生物的滋生。纯化水可采用循环，注射用水可采用70℃以上保温循环。应当对制药用水及原水的水质进行定期监测，并有相应的记录。水处理设备的运行不得超出其设计能力。

生产设备应有明显状态标志，并定期维修、保养和验证。检验设备要定期校验。设备仪器的使用、维修、保养均应作记录，并有专人管理。与设备连接的主要固定管道应标明管内物料的名称、流向。

（五）对物料与产品的要求

应当建立物料和产品的操作规程，确保物料和产品的准确接收、储存、发放、使用和发运。原辅料、与药品直接接触的包装材料应当符合相应的质量标准，进口原辅料应当符合国家相关的进口管理规定。药品商直接印字所用油墨应当符合食用标准。物料的接收应当检查，以确保与订单一致，并确认供应商已经质量管理部门批准，物料的外包装应当有标签，并注明规定的信息。每次接收均应当有记录，包括：①交货单和包装容器上所注物料的名称；②企业内部所用物料名称和代码；③接收日期；④供应商和生产商的名称；⑤供应商和生产商标识的批号；⑥接收总量和包装容器数量；⑦接收后企业指定的批号或流水号；⑧有关说明。

物料管理具体包括：原料药、辅料、包装材料、中间产品和待包装产品、产品、成品等。

主要规定内容为：

1. 原辅料 制定相应的操作规程，采取核对或检验等适当措施，确认每一包装内的原辅料准确无误。一次接收数个批次的物料，应当按批取样、检验、放行。原辅料应当按照有效期或复验期储存，只有经质量管理部门批准放行并在有效期或复验期内的原辅料方可使用，使用中应由指定人员按照操作规程进行配料。配制的每一物料及其重量或体积应当由他人独立进行复核，并有复核记录。用于同一批药品生产的所有配料集中存放，并作好标识。

2. 中间产品和待包装产品 应当在适当的体积下储存，并有明确的标识，如产品名称、批号、质量状态等信息。

3. 特殊管理的物料和产品 麻醉药品、精神药品、医疗用毒性药品、放射性药品、药品类易制毒化学品及易燃、易爆和其他危险品的验收、储存、管理应当执行国家有关规定。

4. 成品 放行前应当待验储存，储存条件应当符合药品注册批准的要求。

5. 包装材料 与药品直接接触的包装材料和印刷包装材料的管理和控制与原辅料相同。企业应当建立印刷包装材料设计、审核、批准的操作规程，确保印刷包装材料印制的内容与药品监督管理部门核准的一致，并建立专门的文档，保存经签名批准的印刷包装材料原版实样。印刷包装材料应当设置专门区域专人保管，按照操作规程和需求量发放。过期或废弃的印刷包装材料应当予以销毁并记录。

（六）对验证的要求

验证是证明任何程序、生产过程、设备、物料、活动或系统确实能达到预期结果的有文件证明的一系列活动。药品生产验证的总体要求是：用以证实在药品生产和质量控制中所用的厂房、设施、设备、原辅材料、生产工艺、质量控制方法以及其他有关的活动或系统，确实能够达到预期目的，从而保证生产状态符合药品质量要求。主要规定内容为：

1. 药品生产验证应包括厂房、设施、设备和检验仪器，采用经过验证的生产工艺、操作规程和检验方法进行生产、操作和检验，并保持持续的验证状态。

2. 采用新的生产处方或生产工艺前，应当验证其常规生产的适用性。生产工艺在使用规定的原辅料和设备条件下，应当能够始终生产出符合预定用途和注册要求的产品。

3. 当影响产品质量的主要因素，如原辅料、与药品直接接触的包装材料、生产设备、生产环境（或厂房）、生产工艺、检验方法等发生变更时，应当进行确认或验证。必要时，还应当经药品监督管理部门批准。

4. 确认和验证不是一次性的行为。首次确认或验证后，应当根据产品质量回顾分析情况进行再确认或再验证。关键的生产工艺和操作规程应当定期进行再验证，确保其能够达到预期结果。

（七）对文件的要求

文件是指信息及其承载媒体，包括书面质量标准、生产处方和工艺规程、操作规程以及记录、报告、图样、电子数据等。文件管理是企业质量保证体系的重要部分，药品 GMP 的文件系统包括制度、标准（操作标准、技术标准）和记录三部分。其总体规定为：将管理体系中采用的全部要素、要求和规定编制成各项制度、标准程序等，形成文件体系。使企业有关员工对文件有正确一致的理解和执行。同时在实施中及时、正确地记录执行情况且保存完整的执行记录，从而保证药品生产全过程的规范化运行。

企业必须有内容正确的书面质量标准、生产处方和工艺规程、操作规程以及记录等文件。应当建立文件管理的操作规程，系统地设计、制定、审核、批准和发放文件。与本规范有关的文件应当经质量管理部门的审核。文件的内容应当与药品生产许可、药品注册相一致，并有助于追溯每批产品的历史情况。文件的起草、修订、审核、批准、替换或撤销、复制、保管和销毁等应当按照操作规程管理，并有相应的文件分发、撤销、复制、销毁记录。同时由适当的人员签名并注明日期。

文件应当分类存放、条理分明，便于查阅。原版文件复制时，不得产生任何差错；复制的文件应当清晰可辨。

上述所有活动均应当有记录，以保证产品生产、质量控制和质量保证等活动可以追溯。记录应当及时，内容真实，字迹清晰、易读，不易擦除。记录填写的任何更改都应当签注姓名和日期，并使原有信息仍清晰可辨。尽可能采用生产和检验设备自动打印的记录、图谱和曲线图等，并标明产品或样品的名称、批号和记录设备的信息，操作人应当签注姓名和日期。

每批药品应当有批记录，包括批生产记录、批包装记录、批检验记录和药品放行审核记录等与本批产品有关的记录。批记录应当由质量管理部门负责管理，至少保存至药品有效期后1年。质量标准、工艺规程、操作规程、稳定性考察、确认、验证、变更等其他重要文件应当长期保存。

（八）对生产管理的要求

所有药品的生产和包装均应当按照批准的工艺规程和操作规程进行操作并有相关记录，以确保药品达到规定的质量标准，并符合药品生产许可和注册批准的要求。

应当建立划分产品生产批次的操作规程，生产批次的划分应当能够确保同一批次产品质量和特性的均一性。应当建立编制药品批号和确定生产日期的操作规程。

批（batch/lot）：经一个或若干加工过程生产的、具有预期均一质量和特性的一定数量的原辅料、包装材料或成品。为完成某些生产操作步骤，可能有必要将一批产品分成若干亚批，最终合并成为一个均一的批。在连续生产情况下，批必须与生产中具有预期均一特性的确定数量的产品相对应，批量可以是固定数量或固定时间段内生产的产品量。

批号（batch number）：用于识别一个特定批的具有唯一性的数字和（或）字母的组合。用以追溯和审查该批药品的生产历史。

批的划分：以各种剂型在规定条件要求下所生产的均质产品为一批。各类药品批的划分如表8-8所示。

表8-8　各类药品批的划分

药品分类		批的划分原则
无菌药品	大、小容量注射剂 粉针剂 冻干产品	以同一配液罐最终一次配制的药液所生产的均质产品为一批 以一批无菌原料药在同一连续生产周期内生产的均质产品为一批 以同一批药液使用同一台冻干设备，在同一生产周期内生产的均质产品为一批
	眼用制剂、软膏剂、乳剂、混悬剂	以同一配液罐最终一次配制所生产的均质产品为一批
非无菌药品	固体、半固体制剂 液体制剂	在成型或分装前使用同一台混合设备一次混合量所生产的均质产品为一批 以灌装/灌封前经最后混合的药液所生产的均质产品为一批
原料药	连续生产的原料药 间歇生产的原料药	在一定时间间隔内生产的在规定限度内的均质产品为一批 由一定数量的产品经最后混合所得的在规定限度内的均质产品为一批

每批药品均应当编制唯一的批号。除另有法定要求外，生产日期不得迟于产品成型或灌装（封）前经最后混合的操作开始日期，不得以产品包装日期作为生产日期。每批产品应当

检查产量和物料平衡，确保物料平衡符合设定的限度。如有差异，必须查明原因，确认无潜在质量风险后，方可按照正常产品处理。

不得在同一生产操作间同时进行不同品种和规格药品的生产操作，除非没有发生混淆或交叉污染的可能。在生产的每一阶段，应当保护产品和物料免受微生物和其他污染。

在干燥物料或产品，尤其是高活性、高毒性或高致敏性物料或产品的生产过程中，应当采取特殊措施，防止粉尘的产生和扩散。

生产期间使用的所有物料、中间产品或待包装产品的容器及主要设备、必要的操作室应当贴签标识或以其他方式标明生产中的产品或物料名称、规格和批号，如有必要，还应当标明生产工序。容器、设备或设施所用标识应当清晰明了，标识的格式应当经企业相关部门批准。除在标识上使用文字说明外，还可采用不同的颜色区分被标识物的状态（如待验、合格、不合格或已清洁等）。应当检查产品从一个区域输送至另一个区域的管道和其他设备连接，确保连接正确无误。

每次生产结束后应当进行清场，确保设备和工作场所没有遗留与本次生产有关的物料、产品和文件。下次生产开始前，应当对前次清场情况进行确认。应当尽可能避免出现任何偏离工艺规程或操作规程的偏差。一旦出现偏差，应当按照偏差处理操作规程执行。

生产过程中应当尽可能采取措施，防止污染和交叉污染，如：在分隔的区域内生产不同品种的药品；采用阶段性生产方式；设置必要的气锁间和排风；空气洁净度级别不同的区域应当有压差控制；应当降低未经处理或未经充分处理的空气再次进入生产区导致污染的风险；在易产生交叉污染的生产区内，操作人员应当穿戴该区域专用的防护服；采用经过验证或已知有效的清洁和去污染操作规程进行设备清洁；必要时，应当对与物料直接接触的设备表面的残留物进行检测；采用密闭系统生产；干燥设备的进风应当有空气过滤器，排风应当有防止空气倒流装置；生产和清洁过程中应当避免使用易碎、易脱屑、易发霉器具；使用筛网时，应当有防止因筛网断裂而造成污染的措施；液体制剂的配制、过滤、灌封、灭菌等工序应当在规定时间内完成；软膏剂、乳膏剂、凝胶剂等半固体制剂以及栓剂的中间产品应当规定贮存期和贮存条件。

生产操作前，还应当核对物料或中间产品的名称、代码、批号和标识，确保生产所用物料或中间产品正确且符合要求。应当进行中间控制和必要的环境监测，并予以记录。每批药品的每一生产阶段完成后必须由生产操作人员清场，并填写清场记录。清场记录内容包括：操作间编号、产品名称、批号、生产工序、清场日期、检查项目及结果、清场负责人及复核人签名。清场记录应当纳入批生产记录。

待包装产品变成成品所需的所有操作步骤，包括分装、贴签等。但无菌生产工艺中产品的无菌灌装以及最终灭菌产品的灌装等不视为包装。药品包装所用的材料，包括与药品直接接触的包装材料和容器、印刷包装材料，但不包括发运用的外包装材料。

包装材料应当注意以下情况发生：包装操作规程应当规定降低污染和交叉污染、混淆或差错风险的措施；包装开始前应当进行检查，确保工作场所、包装生产线、印刷机及其他设备已处于清洁或待用状态，无上批遗留的产品、文件或与本批产品包装无关的物料。检查结果应当有记录；还应当检查所领用的包装材料正确无误，核对待包装产品和所用包装材料与工艺规程相符；包装过程中，采取一切措施避免可能发生影响药品质量安全的因素；包装结束时，已打印批号的剩余包装材料应当由专人负责全部计数销毁，并有记录。如将未打印批号的印刷包装材料退库，应当按照操作规程执行。

（九）对质量控制与质量保证要求

质量控制实验室的人员、设施、设备应当与产品性质和生产规模相适应。企业通常不得进行委托检验，确需委托检验的，应当按照规定，委托外部实验室进行检验，但应当在检验报告中予以说明。

质量控制负责人应当具有足够的管理实验室的资质和经验，可以管理同一企业的一个或多个实验室。质量控制实验室应配备《中国药典》、标准图谱等必要的工具书，以及标准品或对照品等相关的标准物质。

应当分别建立物料和产品批准放行的操作规程，明确批准放行的标准、职责，并有相应的记录。GMP有相关具体规定。

持续稳定性考察的目的是在有效期内监控已上市药品的质量，以发现药品与生产相关的稳定性问题（如杂质含量或溶出度特性的变化），并确定药品能够在标示的贮存条件下，符合质量标准的各项要求。持续稳定性考察主要针对市售包装药品，但也需兼顾待包装产品。持续稳定性考察应当有考察方案，结果应当有报告。持续稳定性考察的时间应当涵盖药品有效期，考察方案包括每种规格、每个生产批量药品的考察批次数；相关的物理、化学、微生物和生物学检验方法，可考虑采用稳定性考察专属的检验方法；检验方法依据；合格标准；容器密封系统的描述；试验间隔时间（测试时间点）；贮存条件；检验项目，如检验项目少于成品质量标准所包含的项目，应当说明理由。考察批次数和检验频次应当能够获得足够的数据，以供趋势分析。通常情况下，每种规格、每种内包装形式的药品，至少每年应当考察一个批次，除非当年没有生产。某些情况下，持续稳定性考察中应当额外增加批次数，如重大变更或生产和包装有重大偏差的药品应当列入稳定性考察。关键人员，尤其是质量受权人，应当了解持续稳定性考察的结果。应当根据所获得的全部数据资料，包括考察的阶段性结论，撰写总结报告并保存。应当定期审核总结报告。

企业应当建立变更控制系统，对所有影响产品质量的变更进行评估和管理。需要经药品监督管理部门批准的变更应当在得到批准后方可实施。质量管理部门应当指定专人负责变更控制。变更都应当评估其对产品质量的潜在影响。判断变更所需的验证、额外的检验以及稳定性考察应当有科学依据。变更实施应当有相应的完整记录。质量管理部门应当保存所有变更的文件和记录。

企业应当建立偏差处理的操作规程，规定偏差的报告、记录、调查、处理以及所采取的纠正措施，并有相应的记录。任何偏差都应当评估其对产品质量的潜在影响。企业可以根据偏差的性质、范围、对产品质量潜在影响的程度将偏差分类，对重大偏差的评估还应当考虑是否需要对产品进行额外的检验以及对产品有效期的影响，必要时，应当对涉及重大偏差的产品进行稳定性考察。质量管理部门应当负责偏差的分类，保存偏差调查、处理的文件和记录。

企业应当建立纠正措施和预防措施系统，对投诉、召回、偏差、自检或外部检查结果、工艺性能和质量监测趋势等进行调查并采取纠正和预防措施。调查的深度和形式应当与风险的级别相适应。纠正措施和预防措施系统应当能够增进对产品和工艺的理解，改进产品和工艺。企业应当建立实施纠正和预防措施的操作规程。实施纠正和预防措施应当有文件记录，并由质量管理部门保存。

质量管理部门应当对所有生产用物料的供应商进行质量评估，会同有关部门对主要物料供应商（尤其是生产商）的质量体系进行现场质量审计，并对质量评估不符合要求的供应商行使否决权。企业法定代表人、企业负责人及其他部门的人员不得干扰或妨碍质量管理部门对物料供应商独立作出质量评估。质量管理部门应当指定专人负责物料供应商质量评估和现场质量审计，分发经批准的合格供应商名单。现场质量审计应当核实供应商资质证明文件和检验报告的真实性，核实是否具备检验条件。应当对其人员机构、厂房设施和设备、物料管理、生产工艺流程和生产管理、质量控制实验室的设备、仪器、文件管理等进行检查，以全面评估其质量保证系统。现场质量审计应当有报告。质量管理部门应当与主要物料供应商签订质量协议，在协议中应当明确双方所承担的质量责任。企业应当对每家物料供应商建立质量档案，档案内容应当包括供应商的资质证明文件、质量协议、质量标准、样品检验数据和报告、供应商的检验报告、现场质量审计报告、产品稳定性考察报告、定期的质量回顾分析报告等。

应当按照操作规程，每年对所有生产的药品按品种进行产品质量回顾分析，以确认工艺稳定可靠，以及原辅料、成品现行质量标准的适用性，及时发现不良趋势，确定产品及工艺改进的方向。应当考虑以往回顾分析的历史数据，还应当对产品质量回顾分析的有效性进行自检。回顾分析应当有报告。应当对回顾分析的结果进行评估，提出是否需要采取纠正和预防措施或进行再确认或再验证的评估意见及理由，并及时、有效地完成整改。

应当建立药品不良反应报告和监测管理制度，设立专门机构并配备专职人员负责管理。应当主动收集药品不良反应，对不良反应应当详细记录、评价、调查和处理，及时采取措施控制可能存在的风险，并按照要求向药品监督管理部门报告。应当建立操作规程，规定投诉登记、评价、调查和处理的程序，并规定因可能的产品缺陷发生投诉时所采取的措施，包括考虑是否有必要从市场召回药品。应当有专人及足够的辅助人员负责进行质量投诉的调查和处理，所有投诉、调查的信息应当向质量受权人通报。投诉调查和处理应当有记录，并注明所查相关批次产品的信息。企业出现生产失误、药品变质或其他重大质量问题，应当及时采取相应措施，必要时还应当向当地药品监督管理部门报告。

（十）对委托生产与委托检验的要求

为确保委托生产产品的质量和委托检验的准确性和可靠性，委托方和受托方必须签订书面合同，明确规定各方责任、委托生产或委托检验的内容及相关的技术事项。委托生产或委托检验的所有活动，包括在技术或其他方面拟采取的任何变更，均应当符合药品生产许可和注册的有关要求。

委托方应当对受托方进行评估，对受托方的条件、技术水平、质量管理情况进行现场考核，确认其具有完成受托工作的能力，并能保证符合本规范的要求。委托方应当向受托方提供所有必要的资料，以使受托方能够按照药品注册和其他法定要求正确实施所委托的操作。委托方应当使受托方充分了解与产品或操作相关的各种问题，包括产品或操作对受托方的环境、厂房、设备、人员及其他物料或产品可能造成的危害。委托方应当对受托生产或检验的全过程进行监督。委托方应当确保物料和产品符合相应的质量标准。

受托方必须具备足够的厂房、设备、知识和经验以及人员，满足委托方所委托的生产或检验工作的要求。受托方应当确保所收到委托方提供的物料、中间产品和待包装产品适用于预定用途。受托方不得从事对委托生产或检验的产品质量有不利影响的活动。

委托方与受托方之间签订的合同应当详细规定各自的产品生产和控制职责，其中的技术性条款应当由具有制药技术、检验专业知识和熟悉本规范的主管人员拟订。委托生产及检验的各项工作必须符合药品生产许可和药品注册的有关要求并经双方同意。合同应当详细规定质量受权人批准放行每批药品的程序，确保每批产品都已按照药品注册的要求完成生产和检验。合同应当规定何方负责物料的采购、检验、放行、生产和质量控制（包括中间控制），还应当规定何方负责取样和检验。在委托检验的情况下，合同应当规定受托方是否在委托方的厂房内取样。合同应当规定由受托方保存的生产、检验和发运记录及样品，委托方应当能够随时调阅或检查；出现投诉、怀疑产品有质量缺陷或召回时，委托方应当能够方便地查阅所有与评价产品质量相关的记录。合同应当明确规定委托方可以对受托方进行检查或现场质量审计。委托检验合同应当明确受托方有义务接受药品监督管理部门检查。

（十一）对产品发运与召回的要求

企业应当建立产品召回系统，必要时可迅速、有效地从市场召回任何一批存在安全隐患的产品。因质量原因退货和召回的产品，均应当按照规定监督销毁，有证据证明退货产品质量未受影响的除外。

每批产品均应当有发运记录。根据发运记录，应当能够追查每批产品的销售情况，必要时应当能够及时全部追回，发运记录内容应当包括：产品名称、规格、批号、数量、收货单位和地址、联系方式、发货日期、运输方式等。药品发运的零头包装只限两个批号为一个合箱，合箱外应当标明全部批号，并建立合箱记录。发运记录应当至少保存至药品有效期后1年。

应当制定召回操作规程，确保召回工作的有效性。应当指定专人负责组织协调召回工作，并配备足够数量的人员。产品召回负责人应当独立于销售和市场部门；如产品召回负责人不是质量受权人，则应当向质量受权人通报召回处理情况。召回应当能够随时启动，并迅速实施。因产品存在安全隐患决定从市场召回的，应当立即向当地药品监督管理部门报告。已召回的产品应当有标识，并单独、妥善贮存，等待最终处理决定。召回的进展过程应当有记录，并有最终报告。产品发运数量、已召回数量以及数量平衡情况应当在报告中予以说明。应当定期对产品召回系统的有效性进行评估。

（十二）对自检的要求

质量管理部门应当定期组织对企业进行自检，监控本规范的实施情况，评估企业是否符合本规范要求，并提出必要的纠正和预防措施。

自检应当有计划，对机构与人员、厂房与设施、设备、物料与产品、确认与验证、文件管理、生产管理、质量控制与质量保证、委托生产与委托检验、产品发运与召回等项目定期进行检查。应当由企业指定人员进行独立、系统、全面的自检，也可由外部人员或专家进行独立的质量审计。自检应当有记录。自检完成后应当有自检报告，内容至少包括自检过程中观察到的所有情况、评价的结论以及提出纠正和预防措施的建议。自检情况应当报告企业高层管理人员。

（十三）附则

明确规范中的用语：物料、批号、待检、批生产记录、物料平衡、标准操作规程、生产工艺规程、工艺用水、纯化水、洁净室（区）、验证的含义。

明确不同类别药品的生产质量管理特殊要求列入规范附录。

明确规范的解释和施行时间。

三、我国的 GMP 认证

质量认证是对产品质量、企业质量保证能力实施第三方评价的一种活动，可以分为质量体系认证和产品质量认证两类。质量体系认证是由国家认可的第三方认证机构依据规定的程序和标准，对一个组织的质量体系的符合性和有效性进行评定的活动。GMP 认证属于质量体系认证的范畴。

（一）GMP 认证的实施主体

我国 GMP 认证实行国家、省二级认证管理体制。

1. 国务院药品监督管理部门主管全国 GMP 认证工作主要职责

（1）负责 GMP 认证检查评定标准的制定、修订工作。

（2）负责设立国家 GMP 认证检查员库及其管理工作。

（3）负责生产注射剂、放射性药品、生物制品等生产企业的药品 GMP 认证工作。

（4）负责进口药品 GMP 认证和国际药品 GMP 认证的互认工作。

2. 省级药品监督管理部门在 GMP 认证过程中承担的职能

（1）负责本辖区内除注射剂、放射性药品、国务院药品监督管理部门规定的生物制品以外药品生产企业的药品 GMP 认证工作。

（2）负责本辖区域内药品 GMP 认证日常监督管理及跟踪检查工作。

（二）GMP 认证的主要程序

1. 申请 申请 GMP 认证的生产企业，应按规定填报《药品 GMP 认证申请书》并报送有关资料：《药品 GMP 认证申请书》附申请书电子文档；《药品生产许可证》和营业执照复印件；药品生产管理和质量管理自查情况（包括企业概况及历史沿革情况、生产和质量管理情况，证书期满重新认证企业软、硬件条件的变化情况，前次认证不合格项目的改正情况）；企业组织机构图（注明各部门名称、相互关系、部门负责人）；企业负责人、部门负责人简历；依法经过资格认定的药学及相关专业技术人员、工程建设人员、技术工人登记表，并标明所在部门及岗位；高、中、初级技术人员占全体员工的比例情况表；企业生产范围全部剂型和品种表（注明常年生产品种），包括依据标准、药品批准文号；新药证书及生产批件等有关文件材料的复印件；常年生产品种的质量标准；企业总平面布置图，以及企业周围环境图；仓储平面布置图、质量检验场所平面布置图（含动物室）；生产车间概况（包括所在建筑物每层用途和车间的平面布局、建筑面积、洁净区、空气净化系统等情况，其中对 β - 内酰胺类、避孕药、激素类、抗肿瘤药、放射性药品等的生产区域、空气净化系统及设备情况进行重点描述），设备安装平面布置图（包括更衣室、盥洗间、人流和物流通道、气闸等，并标明人、物流向和空气洁净度等级）；空气净化系统的送风、回风、排风平面布置图；认证剂型或品种的工艺流程图，并注明主要过程控制点及控制项目；关键工序、主要设备、制水系统及空气净化系统的验证情况；检验仪器、仪表、量具、衡器校验情况；企业生产管理、质量管理文件目录；企业符合消防和环保要求的文件。

2. 申请、受理与审查

（1）注射剂、放射性药品、国务院药品监督管理部门规定的生物制品。药品生产企业经所在地省级药品监督管理部门出具日常监督管理情况的审核意见后，将申请资料报国家食品药品监督管理总局。

（2）除注射剂、放射性药品、国务院药品监督管理部门规定的生物制品以外的其他药品，申请认证企业向所在地省级药品监督管理部门组织报送。

（3）省级以上药品监督管理部门对药品 GMP 申请书及相关资料进行形式审查，申请材料齐全、符合法定形式的予以受理。

3. 现场检查　药品监督管理部门对经技术审查符合要求的认证申请，20 个工作日内制定现场检查方案，之后 20 个工作日内通知申请企业并实施现场检查。现场检查一般 3~5 天，检查组由 3 名 GMP 认证检查员组成，遵循行政区域回避原则。现场检查时，企业所在地省级或市级药品监督管理部门可选派一名药品监督管理人员作为观察员。

现场检查开始时，检查组应向申请企业出示药品 GMP 检查员证或其他证明文件，确认检查范围，告知检查纪律、注意事项以及企业权利，确定企业陪同人员。检查组应严格按照现场检查方案实施检查，检查员应如实做好检查记录。检查方案如需变更的，应报经派出检查组的药品认证检查机构批准。现场检查结束后，检查组应对现场检查情况进行分析汇总，并客观、公平、公正地对检查中发现的缺陷进行风险评定。检查组向申请企业通报现场检查情况，对检查中发现的缺陷内容，经检查组成员和申请企业负责人签字，双方各执一份。现场检查工作完成后，检查组应根据现场检查情况，结合风险评估原则提出评定建议。现场检查报告应附检查员记录及相关资料，并由检查组成员签字。检查组应在检查工作结束后 10 个工作日内，将现场检查报告、检查员记录及相关资料报送药品认证检查机构。

4. 审批与发证　药品认证检查机构可结合企业整改情况对现场检查报告进行综合评定。应将评定结果予以为期 10 个工作日的公示。对公示内容有异议的，药品认证检查机构或报同级药品监督管理部门及时组织调查核实。调查期间，认证工作暂停。对公示内容无异议或对异议已有调查结果的，药品认证检查机构应将检查结果报同级药品监督管理部门，由药品监督管理部门进行审批。经药品监督管理部门审批，符合药品 GMP 要求的，向申请企业发放《药品 GMP 证书》。行政审批工作时限为 20 个工作日。

5. 跟踪检查　药品监督管理部门应对持有《药品 GMP 证书》的药品生产企业组织进行跟踪检查。《药品 GMP 证书》有效期内至少进行一次跟踪检查。

6.《药品 GMP 证书》的管理　《药品 GMP 证书》载明的内容应与企业药品生产许可证明文件所载明相关内容相一致。企业名称、生产地址名称变更但未发生实质性变化的，可以药品生产许可证明文件为凭证，企业无需申请《药品 GMP 证书》的变更。《药品 GMP 证书》有效期内，与质量管理体系相关的组织结构、关键人员等如发生变化的，企业应自发生变化之日起 30 日内，按照有关规定向原发证机关进行备案。其变更后的组织结构和关键人员等应能够保证质量管理体系有效运行并符合要求。原发证机关应对企业备案情况进行审查，必要时应进行现场核查。

有下列情况之一的，由药品监督管理部门收回《药品 GMP 证书》，要求企业改正：企业（车间）不符合药品 GMP 要求的；企业因违反药品管理法规被责令停产整顿的；其他需要收回的。

有下列情况之一的，由原发证机关注销《药品 GMP 证书》：企业《药品生产许可证》依法被撤销、撤回，或者依法被吊销的；企业被依法撤销、注销生产许可范围的；企业《药品 GMP 证书》有效期届满未延续的；其他应注销《药品 GMP 证书》的。

药品生产企业《药品 GMP 证书》遗失或损毁的，应在相关媒体上登载声明，并可向原发证机关申请补发。《药品 GMP 证书》的收（发）回、补发、注销等管理情况，由原发证机关在其网站上发布相关信息。省级药品监督管理部门应将信息上传至国家食品药品监督管理总局网站。

（三）认证后的相关监督管理

为加强药品 GMP 认证后的监督管理，国家食品药品监督管理局于 2006 年 4 月 24 日出台了《药品 GMP 飞行检查暂行规定》。药品 GMP 飞行检查是药品 GMP 认证跟踪检查的一种形式，指药品监督管理部门根据监管需要随时对药品生产企业所实施的现场检查。飞行检查主要针对涉嫌违反药品 GMP 或有不良行为记录的药品生产企业。药品 GMP 飞行检查中发现不符合药品 GMP 检查评定标准的，收回其相应剂型的《药品 GMP 证书》，并予以通报。

为进一步规范药品生产秩序，SFDA 根据国务院召开的"全国加强食品药品整治和监管工作电视电话会"要求，于 2007 年 2 月 15 日发布《关于向药品生产企业试行派驻监督员的通知》（以下简称《通知》），决定对注射剂、生物制品和特殊药品三类高风险品种的生产企业试行派驻监督员。

《通知》要求各省市于 2007 年 3 月底前向血液制品、疫苗生产企业派驻监督员，并在总结派驻监督员工作的基础上，逐步安排向静脉注射剂和重点监管的特殊药品生产企业派驻监督员的工作。

派驻监督员由各省市从辖区内药品监督管理部门及其直属事业单位工作人员中选派。其主要职责是对药品生产企业执行 GMP 情况进行监督检查。重点检查原辅料来源的合法性、生产工艺与批准工艺的一致性、药品是否按照标准检验以及质量保证措施等，对特殊药品还应检查生产计划、购销数量及储存条件等情况。派驻监督员须定期向派出部门报送监督检查工作情况，及时报告药品生产企业的质量安全隐患。

第四节　药品生产监督管理

药品生产监督管理是指药品监督管理部门依法对药品生产条件和生产过程进行审查、许可、监督检查等管理活动。

2002 年 12 月 11 日，国家药品监督管理局发布了《药品生产监督管理办法（试行）》，对药品生产监督有关问题进行了规定。

2004 年 8 月 5 日，SFDA 发布了 14 号令《药品生产监督管理办法》（以下简称办法），规定自公布之日起施行。原试行办法同时废止。办法根据《药品管理法》《药品管理法实施条例》制定，共分 7 章 60 条，对开办药品生产企业的申请与审批、药品生产许可证管理、药品委托生产的管理、药品生产企业的监督检查及法律责任等进行了明确的规定。办法规定 SFDA 主管全国药品生产监督管理工作；省级药品监督管理部门负责本行政区域内的药品生产监督管理工作。

一、开办药品生产企业的申请与审批

1. 开办药品生产企业的申请　开办药品生产企业的申请人，应当向拟办企业所在地省级药品监督管理部门提出申请，并提交申请人及拟办企业的基本情况，拟办企业法定代表人、企业负责人、部门负责人情况，周边环境、总平面布置、组织机构等图样，拟生产的范围、剂型、品种、质量标准及依据，拟办企业生产管理、质量管理文件目录等 12 类材料。

药品生产企业将部分生产车间分立，形成独立药品生产企业的，应按规定办理《药品生产许可证》（以下简称为《许可证》）。

新开办药品生产企业、药品生产企业新建药品生产车间或者新增生产剂型的，应当自取得药品生产证明文件或者经批准正式生产之日起 30 日内，按照 CFDA 的规定，向相应的药品监督管理部门申请药品 GMP 认证。

2. 开办药品生产企业的审批

（1）审批机构　CFDA 主管全国药品生产监督管理工作；省级药品监督管理部门负责本行政区域内的药品生产监督管理工作。

（2）审批程序　省级药品监督管理部门应当自收到申请之日起 30 个工作日内，作出决定。经审查符合规定的，予以批准，并自书面批准决定作出之日起 10 个工作日内核发《药品生产许可证》；不符合规定的，作出不予批准的书面决定，并说明理由，同时告知申请人享有依法申请行政复议或者提起行政诉讼的权利。

二、《药品生产许可证》的管理

1.《药品生产许可证》有关规定　《药品生产许可证》由 CFDA 统一印制。分正本和副本，正本、副本具有同等法律效力，有效期为 5 年。

《药品生产许可证》应当载明许可证编号、企业名称、法定代表人、企业负责人、企业类型、注册地址、生产地址、生产范围、发证机关、发证日期、有效期限等项目。其中由（食品）药品监督管理部门核准的许可事项为：企业负责人、生产范围、生产地址。

企业名称、法定代表人、注册地址、企业类型等项目应当与工商行政管理部门核发的营业执照中载明的相关内容一致。

2.《药品生产许可证》的变更管理　《药品生产许可证》的变更分为许可事项变更和登记事项变更。《药品生产许可证》变更后，原发证机关应当在《药品生产许可证》副本上记录变更的内容和时间，并按照变更后的内容重新核发《药品生产许可证》正本，收回原《药品生产许可证》正本，变更后的《药品生产许可证》有效期不变。

许可事项变更是指企业负责人、生产范围、生产地址的变更。

登记事项变更是指企业名称、法定代表人、注册地址、企业类型等项目的变更。

3.《药品生产许可证》的换发与缴销

（1）《药品生产许可证》的换发　《药品生产许可证》有效期届满，需要继续生产药品的，药品生产企业应当在有效期届满前 6 个月，向原发证机关申请换发《药品生产许可证》。

原发证机关结合企业遵守法律法规、GMP 和质量体系运行情况，按照《药品生产监督管理办法》关于药品生产企业开办的程序和要求进行审查，在《药品生产许可证》有效期届满前作出是否准予其换证的决定；符合规定准予换证的，收回原证，换发新证。

《药品生产许可证》遗失的，药品生产企业应当立即向原发证机关申请补发，并在原发证机关指定的媒体上登载遗失声明；原发证机关在企业登载遗失声明之日起满 1 个月后，按照原核准事项在 10 个工作日内补发《药品生产许可证》。

（2）《药品生产许可证》的缴销　药品生产企业终止生产药品或者关闭的，由原发证机关缴销《药品生产许可证》，并通知工商行政管理部门。

三、药品委托生产的管理

2014 年 8 月 14 日国家食品药品监督管理总局发布了《药品委托生产监督管理规定》（以下简称《规定》），共 4 章 34 条。《规定》自 2014 年 10 月 1 日起实施，此前有关药品委托生产要求与《规定》不一致的，以《规定》为准。

《规定》中明确了药品委托生产的定义。药品委托生产是指药品生产企业（以下称委托方）在因技术改造暂不具备生产条件和能力或产能不足暂不能保障市场供应的情况下，将其持有药品批准文号的药品委托其他药品生产企业（以下称受托方）全部生产的行为，不包括部分工序的委托加工行为。

1. 委托生产的审批和监督管理部门 国家食品药品监督管理总局负责对全国药品委托生产审批和监督管理进行指导和监督检查，省级药品监督管理部门负责药品委托生产的审批和监督管理。

2. 委托生产的审批管理 委托方应向省级药品监督管理部门提出申请，并提交相应的申请材料。经审批符合规定的予以批准，发放《药品委托生产批件》。

《药品委托生产批件》有效期不得超过3年，且不得超过该药品批准证明文件规定的有效期限。有效期届满需要继续委托生产的，委托方应当在有效期届满3个月前，办理延期手续。

3. 对委托双方的要求

（1）委托方和受托方均应是持有与委托生产药品相适应的《药品生产质量管理规范》认证证书的药品生产企业，双方有关药品委托生产的所有活动应当符合《药品生产质量管理规范》的相关要求。

（2）委托生产药品的双方应当签订书面合同，内容应当包括质量协议，明确双方的权利与义务，并具体规定双方在药品委托生产管理、质量控制等方面的质量责任及相关的技术事项，且应当符合国家有关药品管理的法律法规。

（3）委托方应当取得委托生产药品的批准文号。委托方负责委托生产药品的质量。委托方应当对受托方的生产条件、技术水平和质量管理情况进行详细考查，向受托方提供委托生产药品的技术和质量文件，确认受托方具有受托生产的条件和能力。委托生产期间，委托方应当对委托生产的全过程进行指导和监督，负责委托生产药品的批准放行。

4. 对委托产品的管理

（1）委托生产药品的质量标准应当执行国家药品标准，其药品名称、剂型、规格、处方、生产工艺、原料药来源、直接接触药品的包装材料和容器、包装规格、标签、说明书、批准文号等应当与委托方持有的药品批准证明文件的内容相同。在委托生产的药品包装、标签和说明书上，应当标明委托方企业名称和注册地址、受托方企业名称和生产地址。

（2）麻醉药品、精神药品、药品类易制毒化学品及其复方制剂，医疗用毒性药品、生物制品、多组分生化药品、中药注射剂和原料药不得委托生产。国家食品药品监督管理总局可以根据监督管理工作需要调整不得委托生产的药品。

四、监督检查

国务院药品监督管理部门对药品生产企业进行监督检查，监督检查包括《药品生产许可证》换发的现场检查、药品GMP跟踪检查、日常监督检查等。监督检查的主要内容是药品生产企业执行有关法律、法规及实施药品GMP的情况。

省级药品监督管理部门负责本行政区域内药品生产企业的监督检查工作。

县级以上药品监督管理部门在法律、法规、规章赋予的权限内，建立本行政区域内药品生产企业的监督管理档案。

个人和组织发现药品生产企业进行违法生产的活动，有权向药品监督管理部门举报，药品监督管理部门应当及时核实、处理。

药品生产企业质量负责人、生产负责人发生变更的，药品生产企业的关键生产设施等条件与现状发生变化的，均应当报所在地省级药品监督管理部门备案。

药品生产企业发生重大药品质量事故的，必须立即报告所在地省级药品监督管理部门和有关部门，省级药品监督管理部门应当在24h内报告国务院药品监督管理部门。

五、法律责任

1. 药品生产企业的法律责任 隐瞒有关情况或者提供虚假材料申请《药品生产许可证》的，省级药品监督管理部门应不予受理或者不予批准，并给予警告，且在1年内不受理其申请。

对提供虚假材料或者采取其他欺骗手段取得《药品生产许可证》的，省级药品监督管理部门予以吊销《药品生产许可证》，且在5年内不受理其申请，并处1万元以上3万元以下的罚款。

经监督检查（包括跟踪检查、监督抽查），认定药品生产企业达不到GMP评定标准的，原认证机关应当根据检查结果收回其《药品GMP证书》。

未取得《药品生产许可证》生产药品的、未经批准擅自委托或者接受委托生产药品的，均应依照《药品管理法》的规定给予处罚。

药品生产企业未按照规定实施GMP的；或开办药品生产企业、药品生产企业新建药品生产车间、新增生产剂型，在规定的时间内未通过GMP认证仍进行生产的。药品监督管理部门应予以警告，责令限期改正；逾期不改正的责令停产整顿，并处以5000元以上2万元以下的罚款；情节严重的吊销其《药品生产许可证》。

药品生产企业未按照规定办理《药品生产许可证》登记事项变更的；接受境外制药厂商委托在中国境内加工药品，未按照规定进行备案的；企业质量负责人、生产负责人发生变更，未按照规定报告的；企业的关键生产设施等条件与现状发生变化，未按照规定进行备案的；发生重大药品质量事故未按照规定报告的；监督检查时，隐瞒有关情况、提供虚假材料或者拒不提供相关材料的。上述情形由所在地省级药品监督管理部门给予警告，责令限期改正；逾期不改正的，可以处5000元以上10000元以下的罚款。

2. 药品监督管理部门的法律责任 药品监督管理部门违反规定，对不符合规定的企业发给《药品GMP证书》或者对取得认证证书的企业未按照规定履行跟踪检查的职责，对不符合认证条件的企业未依法责令其改正，对不符合法定条件的单位发给《药品生产许可证》的，由其上级主管机关或者监察机关责令收回违法发给的证书，对直接负责的主管人员和其他直接责任人员依法予以行政处分；构成犯罪的，依法追究刑事责任。

┌ 本 章 小 结 ┐

本章对药品生产企业的开办资质、药品的委托生产、药品质量控制及召回管理、现版

GMP 的主要内容作了详细介绍。

重点：我国药品生产管理概况；质量管理的概念、原则、标准；我国 GMP 的发展概况；药品生产管理的监督。

难点：开办药品生产企业须符合的条件；我国现行的《药品生产质量管理规范》（GMP）；药品委托生产的管理。

思考题

1. 药品生产企业的特征、药品生产的特点是什么？
2. 简述开办药品生产企业的条件。
3. 简述 GMP 的主要内容。
4. 简述药品委托生产的要求。
5. 简述药品主动召回与责令召回的程序。

（聂久胜）

第八章　药品流通管理

学习导引

知识要求

1. **掌握**　药品经营质量管理规范的基本内容；GSP 的认证管理。
2. **熟悉**　药品流通的概念、渠道和影响因素；药品经营企业的分类、经营范围和行政许可。
3. **了解**　药品电子商务；互联网药品交易服务审批暂行规定。

能力要求

1. 熟练掌握 GSP 的基本内容。
2. 学会应用我国药品流通管理中的法律法规，解决药品流通实际工作中具体问题。

第一节　概　述

药品是一种特殊的商品，药品流通是在一系列的特殊管理条件下进行的经营活动。药品经营是在市场经济条件下，以货币为媒介，经药品监督管理部门批准，具有一定的经营场所和经营范围，经规范认证后，从事的药品经营活动。

一、药品流通的概念

药品流通是指药品从生产企业到药品批发企业，再到药品零售企业或医疗机构，最终到用药者手中的全过程，该过程历经药品的储存、运输、销售等环节。在整个流通过程中，必须按照相关法律法规的要求，对药品的质量进行控制，保证药品在流通过程中的安全有效。

药品经营监督管理是指药品监督管理行政机关依照法律法规的授权，依据相关法律法规的规定，对药品的流通环节进行管理的过程。

二、药品流通的渠道与影响因素

（一）药品流通渠道的概念

药品的流通离不开市场，药品流通渠道是药品在市场上流动的通路，是药品流通的媒介。药品流通渠道又称药品经营渠道，是指药品从生产企业转移至消费者所经历的过程以及具有相应硬件、软件、人员的市场营销机构。在此过程中药品生产者是渠道的起点，患者是购买药品的终点。在整个销售通路中，除了生产者、使用者外，还有参与销售或帮助销售的机构或个人，包括医药批发企业、医药零售企业、医疗机构、代理销售企业、生产企业销售团队等，具有很强的专业性。

（二）药品流通渠道的类型

药品流通的渠道大体可以分为药品直营式经营渠道、药品批发式经营渠道、药品代理式经营渠道、药品专业化学术式经营渠道、药品网络式经营渠道等类型。

1. 药品直营式经营渠道　也称直销渠道，是药品生产者将药品直接销售给使用者。药品生产企业通过自己的销售公司销售药品给医院、诊所和药店。目前，采取的"招标制"是由政府在当地和网上招标来选择商家，招标单位可以和药品生产企业直接见面。这种直销方式既增加了的透明度，避免了虚高定价，使老百姓知道药品的合理价格，还降低了药品零售利润，使得药品零售趋于薄利，让利于消费者。

2. 药品批发式经营渠道　这是传统的药品经营渠道模式，它是药品生产企业将产品销售给药品批发商，再由批发商销售药品给医院、诊所和药店，这是药品生产企业通常使用的销售方式。按不同级别还可以分为一级批发、二级批发、三级批发等。还有一些企业是批发加连锁店经营渠道。在目前的经营渠道中，这是药品的一个主要销售渠道。

3. 药品代理式经营渠道　是指产销双方在平等互利的基础上，通过契约或合同方式达成共识，委托代理商。代理商按委托方意愿，在我国一定区域范围内获得唯一授权，全权经销药品生产企业产品的单一品种或数个品种。根据签署区域范围不同可以分为全国总代理商、区域独家代理商、多家代理制等。多家代理制是指在一个较大市场或者较大区域内，选择两家以上的代理商，由他们去"布点"，形成销售网络。这是当前中国国内药品市场上使用最多的一种代理经营渠道。

4. 药品专业化学术式经营渠道　是药品生产企业推广药品的经营渠道，药品采用先进科学技术手段、方法进行生产，保证了药品的临床疗效，介绍了药品的治疗机理，以及企业文化的推广、品牌传播等经营活动。近年来，一些企业开始走专业化学术式的经营渠道，它能充分体现生产企业的专业化学术形象，通过大量科学、专业的学术证据，有目的、有步骤地推荐药品，培训临床应用技巧，依靠学术活动或专业拜访，建立和维护医生、专家网络，从大医院影响到小医院，最终达到销售目的。

5. 药品网络式经营渠道　是指通过互联网提供药品交易服务的经营渠道。相对于传统渠道，药品网络销售渠道可以快速实现信息流、资金流及物流的有效结合，提高工作效率和经济效益，并能够缩短中间环节，增加透明度，降低运营成本。其是真正意义上的医药电子商务经营渠道，可以实现医药生产商、代理商、物流和医院的直接对接。

此外，按照终端经营渠道来分，药品流通渠道可分为医院终端经营渠道、零售终端经营渠道、社区医疗机构终端经营渠道、农村医疗机构终端经营渠道等。

（三）药品流通渠道的影响因素

1. 政策环境　国家的人口政策、医疗保障制度、国家基本药物制度、新医改相关政策与规定、新版 GMP、GSP、药物招标政策、新药研发相关政策、国家基本药物临床应用指南、抗菌药物临床应用指导原则、特殊药品管理制度等，将直接影响到药品经营渠道。

2. 经济环境　经济环境是影响医药企业市场营销活动的主要因素，它主要包括经济发展阶段、地区发展状况、货币流通状况、收入因素及消费结构。医药企业经济环境主要是指社会购买力，影响社会购买力水平的因素主要有消费者的收入、消费者支出等因素，其中消费者的收入水平是影响医药企业市场营销的最重要因素。

3. 科学技术　科学技术不仅直接影响医药企业内部的生产和经营，同时与其他环境因素（特别是与经济环境、文化环境的关系更为紧密）互相依赖、相互作用，尤其是新技术革命，既给医药企业的市场营销不断造就机会，又带来新的威胁。例如计算机的应用、先进物流技术的引进、药品新剂型的开发、人们消费观念的改变等对医药企业经营管理、医药物流、市场营销策略等方面均产生了深远的影响。

4. 自然环境　是指影响医药企业生产和经营的物质因素。自然环境的发展变化，如某些中药资源的紧缺、环境污染日益严重等，会给医药企业造成一些"环境威胁"，或创造一些"市场机会"，所以医药企业要不断分析和认识自然环境变化的趋势，来避免由自然环境带来的威胁，尽可能地抓住自然环境变化所带来的机会。

5. 社会文化环境　社会文化作为人们一种适合本民族、本地区的是非观念，影响并制约着人们的思想和行为，包括对疾病的看法和治疗行为，这一点在医药市场体现尤为突出，其中比较典型的就是中国传统的中医药。医药企业的营销管理者应有清醒的认识，中药走向世界的任务还相当艰巨。要使中药真正走向欧美等发达国家，必须伴有中医走向世界，没有这个前提，中药走向世界就只能是局部的、个别的。

6. 药品销售服务方面　销售服务是否能做到在适当的时机、适当的场合，以适当的品种和数量，以合理的价格和安全有效的药品来满足人们医疗保障的需求，将对药品市场营销产生直接影响。药品在广告宣传、药品价格定位、市场供需保障、药品配送能力、药品零售营销等方面也会对药品营销产生一定的影响。

三、药品经营企业发展概况

改革开放以来，我国药品流通从计划分配体制转向市场化经营体制，行业获得了长足发展，药品流通领域的法律框架和监管体制基本建立，药品供应保障能力明显提升，多种所有制并存、多种经营方式互补、覆盖城乡的药品流通体系初步形成。

1998 年以后，中国加入 WTO 之后，医药企业面临严峻的考验，医药市场化的进程进一步加快。在此环境下，我国组建医药集团公司、推动企业联合、大力推行总经销总代理、加快城乡网点建设、实行连锁化零售药店经营、搞好资本运营，大大加快了医药商业的改革与发展。

随着我国药品流通领域的发展变化，为了加强药品经营质量的管理，保证人民用药安全有效，政府出台了一系列法律、法规规范药品流通市场。2000 年 4 月 30 日，国家食品药品监督管理局颁布了《药品经营质量管理规范》（GSP），作为我国药品经营质量管理工作基本准则，在总结以往药品质量管理法规对药品经营企业要求内容的基础上，从机构、人员、硬件、软件等方面对药品经营企业的质量管理工作进行了具体规定。但是随着药品经营市场的不断发展，2000 年版的 GSP 存在着不足之处。经历了 2013 年、2015 年及 2016 年三次修订，现行 GSP 由国家食品药品监督管理总局于 2016 年 7 月 13 日公布，并自公布之日起施行。

为适应医药卫生事业改革发展的新形势，促进药品流通行业科学发展，保障人民群众用药安全合理方便，国务院商务部根据有关法律法规和《中华人民共和国国民经济和社会发展第十二个五年规划纲要》，制定了《全国药品流通行业发展规划纲要》（2011～2015 年）。2011～2015 年是实现深化医药卫生体制改革目标的关键时期，也是药品流通行业结构调整和转变发展方式的关键时期。中央提出加快建立药品供应保障体系，发展药品现代物流和连锁经营，规范药品生产流通秩序，建立便民惠民的农村药品供应网等任务，迫切要求行业必须加快结构调整，转变发展方式，实现科学发展。

随着我国开始向中高收入国家迈进以及人口老龄化的加快，人民生活需求和消费结构将发生重大变化，对医疗卫生服务和自我保健的需求将大幅度增加，药品市场增长潜力巨大。中央提出"政事分开、管办分开、医药分开、营利性和非营利性分开"的医改方向，以及"保基本、强基层、建机制"的医药卫生体制改革任务，要求建设覆盖城乡的公共卫生服务体系、医疗服务体系、医疗保障体系和药品供应保障体系，必将在推动医药卫生事业发展的同时，带动药品市场规模的增加，为药品流通行业带来新的机遇。

> **知识链接**
>
> ### 我国药品经营企业数量
>
> 　　截至 2014 年底，全国共有《药品经营许可证》持证企业 452460 家，其中法人批发企业 11632 家、非法人批发企业 1642 家；零售连锁企业 4266 家，零售连锁企业门店 171431 家；零售单体药店 263489 家。

第二节　药品流通监督管理

一、药品经营企业的分类及其经营范围

药品经营企业，是指经营药品的专营企业或兼营企业。药品经营方式，是指药品批发和药品零售；根据经营方式，药品经营企业分为批发企业和零售企业，其类别不同，经营范围也不同。

（一）药品批发企业

1. 药品批发企业　药品批发是指将购进的药品销售给药品生产企业、药品经营企业、医疗机构的药品经营行为。从事药品批发业务的企业叫作药品批发企业。药品批发企业在药品流通环节中承担着主要作用，是药品流转的通路，只能将药品销售给具有相应合法资质的药品生产、经营企业和医疗机构，不得将药品销售给不具合法资质的单位或个人。

2. 药品批发企业许可经营范围　药品批发企业的《药品经营许可证》许可经营范围包括中药材、中药饮片、中成药、化学原料药及其制剂、抗生素原料药及其制剂、生化药品、诊断药品、医疗用毒性药品、麻醉药品、精神药品、放射性药品和预防性生物制品。经营特殊管理的药品（医疗用毒性药品、麻醉药品、精神药品、放射性药品和预防性生物制品）必须按照国家特殊药品管理和预防性生物制品管理的有关规定，取得相关许可批准文件。

（二）药品零售企业

1. 药品零售企业的概念　药品零售企业是指将购进的药品直接销售给消费者的药品经营企业。药品零售企业包括零售药店、药品零售企业在超市以及边远地区城乡集贸市场设立的出售乙类非处方药的药品专营柜等。

药品零售连锁企业是指经营同类药品、使用统一商号的若干个门店，在同一总部的管理

下，采取统一采购配送、统一质量标准、采购同销售分离、实行规模化管理经营的组织形式。药品零售连锁企业应由总部、配送中心和若干个门店构成。总部是连锁企业经营管理的核心，配送中心是连锁企业的物流机构，门店是连锁企业的基础，承担日常零售业务。跨地域开办时可设立分部。配送中心是该连锁企业服务机构，只准向该企业连锁范围内的门店进行配送，不得对该企业外部进行批发、零售。

2. 药品零售企业许可经营范围 药品零售企业的《药品经营许可证》许可经营范围包括中药材、中药饮片、中成药、化学药制剂、抗生素制剂、生化药品、诊断药品、生物制品（除疫苗）。

按照《药品经营许可证管理办法》规定，从事药品零售的，应先核定经营类别，确定申办人经营处方药或非处方药、乙类非处方药的资格，并在经营范围中予以明确，再核定具体经营范围。

二、药品经营企业的行政许可

为加强对药品经营许可的管理，国家食品药品监督管理局于 2004 年 2 月 4 日颁布了《药品经营许可证管理办法》，并自 2004 年 4 月 1 日起施行。

（一）行政许可管理机构

国家食品药品监督管理总局主管全国药品经营许可的监督管理工作。省、自治区、直辖市（食品）药品监督管理部门负责本辖区内药品批发企业《药品经营许可证》发证、换证、变更和日常监督管理工作，并指导和监督下级（食品）药品监督管理机构开展《药品经营许可证》的监督管理工作。设区的市级（食品）药品监督管理机构或省、自治区、直辖市（食品）药品监督管理部门直接设置的县级（食品）药品监督管理机构负责本辖区内药品零售企业《药品经营许可证》发证、换证、变更和日常监督管理等工作。县级食品药品监督管理部门负责本辖区药品经营企业经营行为的日常监督管理工作。

（二）药品经营许可证管理

1. 药品批发企业的经营许可

（1）开办药品批发经营企业应具备条件 包括：①具有与经营规模相适应并依法经过资格认定的药学技术人员；②具有与 GSP 相适应的硬件设施及条件；③具有保证所经营药品质量并满足 GSP 认证要求的规章制度；④企业法定代表人或企业负责人、质量负责人、质量管理机构负责人无《药品管理法》第 75 条、第 82 条规定的情形；⑤企业应当具有能够符合经营全过程管理及质量控制要求的计算机系统，实现药品质量可追溯，并满足药品电子监管的实施条件。

（2）许可证的申请程序

①申办人向拟办企业所在地省、自治区、直辖市人民政府药品监督管理部门提出筹建申请，并提交以下材料：拟办企业法定代表人、企业负责人、质量负责人学历证明原件、复印件及个人简历；执业药师执业证书原件、复印件；拟经营药品的范围；拟设营业场所、设备、仓储设施及周边卫生环境等情况。

②药品监督管理部门在收到申请之日起 30 个工作日内，依据国务院药品监督管理部门规定的设置标准做出是否同意筹建的决定，并书面通知申办人。

③完成筹建后，申办人向受理申请的药品监督管理部门提出申请验收，并提交以下材料：药品经营许可证申请表；工商行政管理部门出具的拟办企业核准证明文件；拟办企业组织机

构情况；营业场所、仓库平面布置图及房屋产权或使用权证明；依法经过资格认定的药学专业技术人员资格证书及聘书；拟办企业质量管理文件及仓储设施、设备目录。

④受理申请的药品监督管理部门在收到申请之日起 30 个工作日内，依据《药品管理法》第 15 条规定的开办条件组织验收；符合条件的，发给《药品经营许可证》。申办人凭《药品经营许可证》到工商行政管理部门依法办理登记注册。

2. 药品零售企业的经营许可

（1）开办药品零售经营企业应具备条件　包括：①具有与经营规模相适应并依法经过资格认定的药学技术人员；②具有与 GSP 相适应的硬件设施及条件；③具有保证所经营药品质量并满足 GSP 认证要求的规章制度；④企业负责人、质量负责人无《药品管理法》第 75 条、第 82 条规定的情形；⑤具有能够配备满足当地消费者所需药品的能力，保证 24h 供应。

（2）许可证的申请程序

①申办人向拟办企业所在地设区的市级药品监督管理机构或者省、自治区、直辖市人民政府药品监督管理部门直接设置的县级药品监督管理机构提出筹建申请，并提交以下材料：拟办企业法定代表人、企业负责人、质量负责人的学历、执业资格或职称证明原件、复印件及个人简历及专业技术人员资格证书、聘书；拟经营药品的范围；拟设营业场所、仓储设施、设备情况。

②药品监督管理机构在收到申请之日起 30 个工作日内，依据国务院药品监督管理部门的规定，结合当地常住人口数量、地域、交通状况和实际需要进行审查，做出是否同意筹建的决定，并书面通知申办人。

③完成企业筹建后，申办人向受理申请的药品监督管理部门提出申请验收，并提交以下材料：药品经营许可证申请表；工商行政管理部门出具的拟办企业核准证明文件；营业场所、仓库平面布置图及房屋产权或使用权证明；依法经过资格认定的药学专业技术人员资格证书及聘书；拟办企业质量管理文件及主要设施、设备目录。

④受理申请的药品监督管理部门在收到申请之日起 15 个工作日内，依据《药品管理法》第 15 条规定的开办条件组织验收；符合条件的，发给《药品经营许可证》。申办人凭《药品经营许可证》到工商行政管理部门依法办理登记注册。

3. 许可证的变更与换发　《药品经营许可证》变更分为许可事项变更和登记事项变更。许可事项变更是指经营方式、经营范围、注册地址、仓库地址（包括增减仓库）、企业法定代表人或负责人以及质量负责人的变更。登记事项变更是指上述事项以外的其他事项的变更。

在许可事项发生变更 30 日前，向原发证机关申请《药品经营许可证》变更登记；未经批准，不得变更许可事项。原发证机关应当自收到企业申请之日起 15 个工作日内做出决定。申请人凭变更后的《药品经营许可证》到工商行政管理部门依法办理变更登记手续。

《药品经营许可证》有效期为 5 年。有效期届满，需要继续经营药品的，持证企业在许可证有效期届满前 6 个月，按照国务院药品监督管理部门的规定申请换发《药品经营许可证》。药品经营企业终止经营药品或者关闭的，《药品经营许可证》由原发证机关缴销。

4. 监督检查　药品监督管理部门应加强对《药品经营许可证》持证企业的监督检查，持证企业应当按本办法规定接受监督检查。监督检查包括书面检查、现场检查或者书面与现场检查相结合。

监督检查的内容主要包括：企业名称、经营地址、仓库地址、企业法定代表人（企业负责人）、质量负责人、经营方式、经营范围、分支机构等重要事项的执行和变动情况；企业经营设施设备及仓储条件变动情况；企业实施《药品经营质量管理规范》情况；发证机关需要审查的其他有关事项。

有下列情形之一的，《药品经营许可证》由原发证机关注销：《药品经营许可证》有效期届满未换证的；药品经营企业终止经营药品或者关闭的；《药品经营许可证》被依法撤消、撤回、吊销、收回、缴销或者宣布无效的；不可抗力导致《药品经营许可证》的许可事项无法实施的；法律、法规规定的应当注销行政许可的其他情形。药品监督管理部门注销《药品经营许可证》的，自注销之日起 5 个工作日内通知有关工商行政管理部门。

三、药品流通监督管理的规定

为加强药品监督管理，规范药品流通秩序，保证药品质量，根据《中华人民共和国药品管理法》《中华人民共和国药品管理法实施条例》和有关法律、法规的规定，2007 年 1 月国家食品药品监督管理局颁布《药品流通监督管理办法》，自 2007 年 5 月 1 日起施行。《药品流通监督管理办法》规定，药品生产、经营企业、医疗机构应当对其生产、经营、使用的药品质量负责；同时对药品生产、经营企业购销药品，医疗机构购进、储存药品做了详细规定，标志着我国药品流通环节在监督管理上更加趋于合理、规范。

案例解析

药店未留存销售凭证案

2010 年 11 月 10 日，A 县食品药品监督管理局执法人员在 B 药店检查时，发现其销售的 C 牌健胃消食片可疑，且药店不能提供供货企业的销售凭证。执法人员与 C 牌健胃消食片厂家联系后，确认 B 药店中该药品为仿冒药品。对此，A 县食品药品监督管理局判定 B 药店经营假药并对其做出了处罚，对其采购药品未留存供货企业销售凭证的行为予以警告并责令限期改正。但过了限期，执法人员对 B 药店再次检查时，又发现 3 个批号的 C 牌健胃消食片在售，该药店仍然提供不出供货企业的销售凭证，经确认该 3 个批号的 C 牌健胃消食片仍然为仿冒药品。

提问：对 B 药店再次经营假药且无销售凭证的行为应该如何处理？法律依据是什么？

解析：A 县食品药品监督管理局可根据《中华人民共和国药品管理法》《药品管理法实施条例》的相关规定对 B 药店作出处理。应收缴全部假药，没收违法所得，因再次经营假药故按全部假药货值金额上限即 5 倍进行罚款。对再次提供不出销售凭证的行为可根据《药品流通监督管理办法》第 30 条的规定，按上限作出 2 万元罚款。

第三节　药品经营质量管理规范

一、药品经营质量管理规范

2000 年 4 月 30 日，国家药品监督管理局颁布了《药品经营质量管理规范》（Good Supply Pracfice，GSP），同年 11 月颁布了《药品经营质量管理规范实施细则》和《药品经营质量管理规范认证管理办法》，作为我国药品经营质量管理工作基本准则，强制进行推行实施。随着药品经营市场的不断发展，2000 年版的 GSP 存在的不足之处突显。国家药品监督管理局于 2009 年正式启动 GSP 修订工作，于 2013 年 1 月 22 日国家卫生部颁布了《药品经营质量管理规范》（卫生部部令第 90 号），并自 2013 年 6 月 1 日起施行，规定截止至 2015 年底，对仍不能达到要求的企业，将停止其药品经营活动。之后，国家食品药品监督管理总局再次于 2015 年、2016 年对 GSP 进行了修订，现行 GSP（总局令第 28 号）于 2016 年 7 月 13 日公布，并自公布之日起施行。它是药品经营管理和质量控制的基本准则，企业应当在药品采购、储存、销售、运输等环节采取有效的质量控制措施，确保药品质量。

（一）GSP 的适用范围

GSP 是药品经营管理和质量控制的基本准则，企业应当在药品采购、储存、销售、运输等环节采取有效的质量控制措施，确保药品质量。药品经营企业应当严格执行本规范。药品生产企业销售药品、药品流通过程中其他涉及储存与运输药品的，也应当符合本规范相关要求。药品经营企业应当坚持诚实守信，依法经营。禁止任何虚假、欺骗行为。

（二）GSP 的相关术语

1. 在职　与企业确定劳动关系的在册人员。

2. 在岗　相关岗位人员在工作时间内在规定的岗位履行职责。

3. 首营企业　采购药品时，与本企业首次发生供需关系的药品生产或者经营企业。

4. 首营品种　本企业首次采购的药品。

5. 原印章　企业在购销活动中，为证明企业身份在相关文件或者凭证上加盖的企业公章、发票专用章、质量管理专用章、药品出库专用章的原始印记，不能是印刷、影印、复印等复制后的印记。

6. 待验　对到货、销后退回的药品采用有效的方式进行隔离或者区分，在入库前等待质量验收的状态。

7. 零货　指拆除了用于运输、储藏包装的药品。

8. 拼箱发货　将零货药品集中拼装至同一包装箱内发货的方式。

9. 拆零销售　将最小包装拆分销售的方式。

10. 国家有专门管理要求的药品　国家对蛋白同化制剂、肽类激素、含特殊药品复方制剂等品种实施特殊监管措施。

二、GSP 的基本内容

现行版 GSP 共 4 章 184 条，包括总则、药品批发的质量管理、药品零售的质量管理和附则。

（一）以药品为主线，按药品的走向进行分类

1. GSP 对"进"的规定　在《药品经营质量管理规范》中，药品的"进"，即药品的采购与验收，是保证药品质量的源头，需要对供货单位进行资质证件的考察，确定其合法性，杜绝非法药品。

（1）药品批发、零售企业对采购条件的要求　确定供货单位及所购入要求的合法性；核实供货单位销售人员的合法资格；与供货单位签订质量保证协议；采购中涉及的首营企业、首营品种，采购部门应当填写相关申请表格，经过质量管理部门和企业质量负责人的审核批

准。必要时应当组织实地考察，对供货单位质量管理体系进行评价。

（2）药品批发、零售企业对购销发票及档案的管理要求　采购药品时，企业应当向供货单位索取发票。发票上的购、销单位名称及金额、品名应当与付款流向及金额、品名一致，并与财务账目内容相对应。定期对药品采购的整体情况进行综合质量评审，建立药品质量评审和供货单位质量档案，并进行动态跟踪管理。采购药品应当建立采购记录。发生灾情、疫情、突发事件或者临床紧急救治等特殊情况，以及其他符合国家有关规定的情形，企业可采用直调方式购销药品，将已采购的药品不入本企业仓库，直接从供货单位发送到购货单位，并建立专门的采购记录，保证有效的质量跟踪和追溯。

（3）药品批发、零售企业对收货与验收的要求　冷藏、冷冻药品到货时，应当对其运输方式及运输过程的温度记录、运输时间等质量控制状况进行重点检查并记录。不符合温度要求的应当拒收。收货人员对符合收货要求的药品，应当按品种特性要求放于相应待验区域，或者设置状态标志，通知验收。冷藏、冷冻药品应当在冷库内待验。企业应当按照规定的程序和要求对到货药品逐批进行收货、验收，防止不合格药品入库。药品到货时，收货人员应当核实运输方式是否符合要求，并对照随货同行单（票）和采购记录核对药品，做到票、账、货相符。

验收药品应当按照药品批号查验同批号的检验报告书。供货单位为批发企业的，检验报告书应当加盖其质量管理专用章原印章。检验报告书的传递和保存可以采用电子数据形式，但应当保证其合法性和有效性。

药品批发企业应当按照验收规定，对每次到货药品进行逐批抽样验收，抽取的样品应当具有代表性。同一批号的药品应当至少检查一个最小包装，但生产企业有特殊质量控制要求或者打开最小包装可能影响药品质量的，可不打开最小包装；破损、污染、渗液、封条损坏等包装异常以及零货、拼箱的，应当开箱检查至最小包装；外包装及封签完整的原料药、实施批签发管理的生物制品，可不开箱检查。验收人员应当对抽样药品的外观、包装、标签、说明书以及相关的证明文件等逐一进行检查、核对；验收结束后，应当将抽取的完好样品放回原包装箱，加封并标示。

药品零售企业应当按规定的程序和要求对到货药品逐批进行验收，并按照规定做好验收记录。验收抽取的样品应当具有代表性。查验药品检验报告书。收货人员应当按采购记录，对照供货单位的随货同行单（票）核实药品实物，做到票、账、货相符。

验收药品应当做好验收记录，包括药品的通用名称、剂型、规格、批准文号、批号、生产日期、有效期、生产厂商、供货单位、到货数量、到货日期、验收合格数量、验收结果等内容。验收人员应当在验收记录上签署姓名和验收日期。中药材验收记录应当包括品名、产地、供货单位、到货数量、验收合格数量等内容。中药饮片验收记录应当包括品名、规格、批号、产地、生产日期、生产厂商、供货单位、到货数量、验收合格数量等内容，实施批准文号管理的中药饮片还应当记录批准文号。验收不合格的还应当注明不合格事项及处置措施。

2. GSP 对"存"的规定　在药品经营质量管理规范中，药品的"存"，即指药品的储存、陈列、养护。本环节是经营企业中的关键环节，通过合法渠道，采购了合格的药品，在储存过程中要保证药品的质量不发生变化，保持原有的性状，这就需要对储存的场地、环境等进行严格管理。在储存过程中还要做好养护工作，在零售环节做好药品的陈列摆放，以及近效期药品的处理、拆零药品的管理等。

（1）药品批发、零售企业对储存、陈列的要求　药品批发企业应按规定的温度、湿度储存药品，储存药品相对湿度为35%~75%。在人工作业的库房储存药品，按质量状态实行色标管理：合格药品为绿色，不合格药品为红色，待确定药品为黄色。储存药品应当按照要求采取避光、遮光、通风、防潮、防虫、防鼠等措施。药品按批号堆码，不同批号的药品不得混垛，垛间距不小于5cm，与库房内墙、顶、温度调控设备及管道等设施间距不小于30cm，与地面间距不小于10cm。药品与非药品、外用药与其他药品分开存放，中药材和中药饮片分库存放；特殊管理的药品应当按照国家有关规定储存。药品储存作业区内不得存放与储存管理无关的物品。未经批准的人员不得进入储存作业区，储存作业区内的人员不得有影响药品质量和安全的行为。

药品零售企业按规范陈列与储存药品，企业应当定期进行卫生检查，保持环境整洁。存放、陈列药品的设备应当保持清洁卫生，不得放置与销售活动无关的物品，并采取防虫、防鼠等措施，防止污染药品。药品的陈列应当符合以下要求：按剂型、用途以及储存要求分类陈列，并设置醒目标志，类别标签字迹清晰、放置准确；药品放置于货架（柜），摆放整齐有序，避免阳光直射；处方药、非处方药分区陈列，并有处方药、非处方药专用标识；处方药不得采用开架自选的方式陈列和销售；外用药与其他药品分开摆放；拆零销售的药品集中存放于拆零专柜或者专区；第二类精神药品、毒性中药品种和罂粟壳不得陈列；冷藏药品放置在冷藏设备中，按规定对温度进行监测和记录，并保证存放温度符合要求；中药饮片柜斗谱的书写应当正名正字；装斗前应当复核，防止错斗、串斗；应当定期清斗，防止饮片生虫、发霉、变质；不同批号的饮片装斗前应当清斗并记录；经营非药品应当设置专区，与药品区域明显隔离，并有醒目标志。

（2）药品批发、零售企业对药品养护的要求　养护人员应当根据库房条件、外部环境、药品质量特性等对药品进行养护，主要内容是：指导和督促储存人员对药品进行合理储存与作业；检查并改善储存条件、防护措施、卫生环境；对库房温湿度进行有效监测、调控；按照养护计划对库存药品的外观、包装等质量状况进行检查，并建立养护记录；对储存条件有特殊要求的或者有效期较短的品种应当进行重点养护；发现有问题的药品应当及时在计算机系统中锁定和记录，并通知质量管理部门处理；对中药材和中药饮片应当按其特性采取有效方法进行养护并记录，所采取的养护方法不得对药品造成污染；定期汇总、分析养护信息。

（3）药品批发、零售企业对药品有效期及仓库盘存的要求　药品批发、零售企业对药品有效期及仓库盘存的要求差别比较大，具体见表8-1。

表8-1　药品批发、零售企业对药品有效期及仓库盘存的要求

要求	药品批发	零售企业
对有效期	企业应当采用计算机系统对库存药品的有效期进行自动跟踪和控制，采取近效期预警及超过有效期自动锁定等措施，防止过期药品销售	企业应当对药品的有效期进行跟踪管理，防止近效期药品售出后可能发生的过期使用
对仓库盘存	企业应当对库存药品定期盘点，做到账、货相符	企业应当定期对陈列、存放的药品进行检查，重点检查拆零药品和易变质、近效期、摆放时间较长的药品以及中药饮片。发现有质量疑问的药品应当及时撤柜，停止销售，由质量管理人员确认和处理，并保留相关记录

（4）药品批发、零售企业对质量可疑药品的紧急处理措施　对质量可疑的药品应当立即

采取停售措施，并在计算机系统中锁定，同时报告质量管理部门确认。对存在质量问题的药品应当采取以下措施：存放于标志明显的专用场所，并有效隔离，不得销售；怀疑为假药的，及时报告药品监督管理部门；属于特殊管理的药品，按照国家有关规定处理；不合格药品的处理过程应当有完整的手续和记录；对不合格药品应当查明并分析原因，及时采取预防措施。

3. GSP 对"销"的规定 在药品经营质量管理规范中，药品的"销"，即指药品的出库、销售管理、售后管理，本环节是在零售经营企业中的最后环节，也是企业盈利的过程，也是直接出现交易的环节。按照 GSP 的要求，企业应在销售过程中做好销货记录，开具销售凭证，按照处方药与非处方药的分类管理办法的要求销售药品，做好售后服务。

（1）药品批发、零售企业对销售、出库的管理　药品批发企业按规范销售与出库，企业应当将药品销售给合法的购货单位，并对购货单位的证明文件、采购人员及提货人员的身份证明进行核实，保证药品销售流向真实、合法。企业销售药品，应当如实开具发票，做到票、账、货、款一致。企业应当做好药品销售记录。中药材销售记录应当包括品名、规格、产地、购货单位、销售数量、单价、金额、销售日期等内容；中药饮片销售记录应当包括品名、规格、批号、产地、生产厂商、购货单位、销售数量、单价、金额、销售日期等内容。销售特殊管理的药品以及国家有专门管理要求的药品，应当严格按照国家有关规定执行。特殊管理的药品出库应当按照有关规定进行复核。

药品批发企业出库时应当对照销售记录进行复核。发现以下情况不得出库，并报告质量管理部门处理：药品包装出现破损、污染、封口不牢、衬垫不实、封条损坏等问题；包装内有异常响动或者液体渗漏；标签脱落、字迹模糊不清或者标识内容与实物不符；药品已超过有效期；其他异常情况的药品。

冷藏、冷冻药品的装箱、装车等项作业，应当由专人负责并符合以下要求：车载冷藏箱或者保温箱在使用前应当达到相应的温度要求；应当在冷藏环境下完成冷藏、冷冻药品的装箱、封箱工作；装车前应当检查冷藏车辆的启动、运行状态，达到规定温度后方可装车；启运时应当做好运输记录，内容包括运输工具和启运时间等。

药品拼箱发货的代用包装箱应当有醒目的拼箱标志。药品出库时，应当附加盖企业药品出库专用章原印章的随货同行单（票）。对实施电子监管的药品，应当在出库时进行扫码和数据上传。

零售企业销售管理，营业人员应当佩戴有照片、姓名、岗位等内容的工作牌，是执业药师和药学技术人员的，工作牌还应当标明执业资格或者药学专业技术职称。在岗执业的执业药师应当挂牌明示。

药品零售企业的药品广告宣传应当严格执行国家有关广告管理的规定。非本企业在职人员不得在营业场所内从事药品销售相关活动。对实施电子监管的药品，在售出时，应当进行扫码和数据上传。

（2）药品批发、零售企业的售后管理

①药品批发企业的售后管理要求：A. 企业应当加强对退货的管理，保证退货环节药品的质量和安全，防止混入假冒药品。B. 企业应当按照质量管理制度的要求，制定投诉管理操作规程，内容包括投诉渠道及方式、档案记录、调查与评估、处理措施、反馈和事后跟踪等。C. 企业应当配备专职或者兼职人员负责售后投诉管理，对投诉的质量问题查明原因，采取有效措施及时处理和反馈，并做好记录，必要时应当通知供货单位及药品生产企业。D. 企业应当及时将投诉及处理结果等信息记入档案，以便查询和跟踪。E. 企业发现已售出药品有严重质量问题，应当立即通知购货单位停售、追回并做好记录，同时向药品监督管理部门报告。

F. 企业应当协助药品生产企业履行召回义务，按照召回计划的要求及时传达、反馈药品召回信息，控制和收回存在安全隐患的药品，并建立药品召回记录。G. 企业质量管理部门应当配备专职或者兼职人员，按照国家有关规定承担药品不良反应监测和报告工作。

②零售企业的售后管理要求：A. 除药品质量原因外，药品一经售出，不得退换。B. 企业应当在营业场所公布药品监督管理部门的监督电话，设置顾客意见簿，及时处理顾客对药品质量的投诉。C. 企业应当按照国家有关药品不良反应报告制度的规定，收集、报告药品不良反应信息。D. 企业发现已售出药品有严重质量问题，应当及时采取措施追回药品并做好记录，同时向药品监督管理部门报告。E. 企业应当协助药品生产企业履行召回义务，控制和收回存在安全隐患的药品，并建立药品召回记录。

4. GSP 对"运"的规定 在药品经营质量管理规范中，药品的"运"，即指药品批发企业的运输与配送，本环节是在批发企业中的最后环节。按照 GSP 的要求，企业在运输过程中要严格遵守运输操作规程，按药品的储存条件要求，需要进行冷藏运输的，必须使用冷藏车运输，企业委托运输药品应当与承运方签订运输协议，并明确药品质量责任、遵守运输操作规程和在途时限等。

（1）**药品批发对运输的要求** 企业应当按照质量管理制度的要求，严格执行运输操作规程，并采取有效措施保证运输过程中的药品质量与安全。运输药品，应当根据药品的包装、质量特性并针对车况、道路、天气等因素，选用适宜的运输工具，采取相应措施防止出现破损、污染等问题。发运药品时，应当检查运输工具，发现运输条件不符合规定的，不得发运。运输药品过程中，运载工具应当保持密闭。企业应当严格按照外包装标示的要求搬运、装卸药品。企业应当根据药品的温度控制要求，在运输过程中采取必要的保温或者冷藏、冷冻措施。运输过程中，药品不得直接接触冰袋、冰排等蓄冷剂，防止对药品质量造成影响。在冷藏、冷冻药品运输途中，应当实时监测并记录冷藏车、冷藏箱或者保温箱内的温度数据。企业应当制定冷藏、冷冻药品运输应急预案，对运输途中可能发生的设备故障、异常天气影响、交通拥堵等突发事件，能够采取相应的应对措施。

（2）**药品批发对配送的要求** 企业委托其他单位运输药品的，应当对承运方运输药品的质量保障能力进行审计，索取运输车辆的相关资料，符合本规范运输设施设备条件和要求的方可委托。企业委托运输药品应当与承运方签订运输协议，明确药品质量责任、遵守运输操作规程和在途时限等内容。企业委托运输药品应当有记录，实现运输过程的质量追溯。记录至少包括发货时间、发货地址、收货单位、收货地址、货单号、药品件数、运输方式、委托经办人、承运单位，采用车辆运输的还应当载明车牌号，并留存驾驶人员的驾驶证复印件。记录应当至少保存 5 年。已装车的药品应当及时发运并尽快送达。委托运输的，企业应当要求并监督承运方严格履行委托运输协议，防止因在途时间过长影响药品质量。

企业应当采取运输安全管理措施，防止在运输过程中发生药品盗抢、遗失、调换等事故。特殊管理的药品的运输应当符合国家有关规定。

（二）以管理为主线，按硬件、软件、人员进行分类

1. GSP 对"硬件"的规定 《药品管理法》规定，药品经营企业必须具有与所经营药品相适应的经营场所、设备、仓储设施、卫生环境，即药品经营企业的硬件条件。全面推行计算机信息化管理，着重规定计算机管理的设施、网络环境、数据库及应用软件功能要求；明确规定企业应对药品仓库采用温湿度自动监测系统，并实行 24h 持续实时监测。

（1）药品批发、零售企业对设施与设备的要求　企业应当具有与其药品经营范围、经营规模相适应的经营场所和库房。药品储存作业区、辅助作业区应当与办公区和生活区分开一定距离或者有隔离措施。经营中药材、中药饮片的，应当有专用的库房和养护工作场所，直接收购地产中药材的应当设置中药样品室（柜）。

运输冷藏、冷冻药品的冷藏车及车载冷藏箱、保温箱应当符合药品运输过程中对温度控制的要求。冷藏车具有自动调控温度、显示温度、存储和读取温度监测数据的功能；冷藏箱及保温箱具有外部显示和采集箱体内温度数据的功能。

经营特殊管理的药品应当有符合国家规定的储存设施。企业应当按照国家有关规定，对计量器具、温湿度监测设备等定期进行校准或者检定。

（2）药品批发对校准与验证的要求　企业应当按照国家有关规定，对计量器具、温湿度监测设备等定期进行校准或者检定。企业应当对冷库、储运温湿度监测系统以及冷藏运输等设施设备进行使用前验证、定期验证及停用时间超过规定时限的验证。企业应当根据相关验证管理制度，形成验证控制文件，包括验证方案、报告、评价、偏差处理和预防措施等。验证应当按照预先确定和批准的方案实施，验证报告应当经过审核和批准，验证文件应当存档。企业应当根据验证确定的参数及条件，正确、合理使用相关设施设备。

（3）药品批发对计算机系统的要求　企业应当建立能够符合经营全过程管理及质量控制要求的计算机系统，实现药品质量可追溯，并满足药品电子监管的实施条件。各类数据的录入、修改、保存等操作应当符合授权范围、操作规程和管理制度的要求，保证数据原始、真实、准确、安全和可追溯。计算机系统运行中涉及企业经营和管理的数据应当采用安全、可靠的方式储存并按日备份，备份数据应当存放在安全场所，记录类数据的保存时限应当符合本规范第42条的要求。

企业计算机系统应当符合以下要求：有支持系统正常运行的服务器和终端机；有安全、稳定的网络环境，有固定接入互联网的方式和安全可靠的信息平台；有实现部门之间、岗位之间信息传输和数据共享的局域网；有药品经营业务票据生成、打印和管理功能；有符合本规范要求及企业管理实际需要的应用软件和相关数据库。企业应当建立能够符合经营和质量管理要求的计算机系统，并满足药品电子监管的实施条件。

2. GSP对"软件"的规定　《药品管理法》规定，具有保证所经营药品质量的规章制度，文件系统包括质量管理制度、部门及岗位职责、操作规程、档案、报告、记录和凭证等。这是保证整个经营过程中有法可依、有档可查、产品可追溯。明确要求企业建立质量管理体系，设立质量管理部门或者配备质量管理人员，并对质量管理制度、操作规程、记录及凭证、档案及报告等一系列质量管理体系文件提出详细要求。

（1）药品批发和零售企业对质量管理体系与职责的管理要求　药品批发和零售企业应当依据有关法律法规及本规范的要求建立质量管理体系，确定质量方针，制定质量管理体系文件，开展质量策划、质量控制、质量保证、质量改进和质量风险管理等活动。对内审的情况进行分析，依据分析结论制定相应的质量管理体系改进措施，不断提高质量控制水平，保证质量管理体系持续有效运行。采用前瞻或者回顾的方式，对药品流通过程中的质量风险进行评估、控制、沟通和审核。对药品供货单位、购货单位的质量管理体系进行评价，确认其质量保证能力和质量信誉，必要时进行实地考察。企业全员参与质量管理。各部门、岗位人员应当正确理解并履行职责，承担相应质量责任。

（2）药品批发和零售企业对质量管理体系文件的管理要求　药品批发和零售企业制定质量管理体系文件应当符合企业实际。文件包括质量管理制度、部门及岗位职责、操作规程、档案、报告、记录和凭证等。并对质量管理文件定期审核、及时修订。

药品批发和零售企业通过计算机系统记录数据时，有关人员应当按照操作规程，通过授权及密码登录后方可进行数据的录入或者复核；数据的更改应当经质量管理部门审核并在其监督下进行，更改过程应当留有记录。书面记录及凭证应当及时填写，并做到字迹清晰，不得随意涂改，不得撕毁。更改记录的，应当注明理由、日期并签名，保持原有信息清晰可辨。记录及凭证应当至少保存 5 年。疫苗、特殊管理的药品的记录及凭证按相关规定保存。

3. GSP 对"人员"的规定　药品经营企业应结合自身的经营规模、经营方式设置相适应的部门，设置相关岗位，以保证企业的高速、高效、正常运行。人员是企业运行的根本，在药品经营企业中，不同的岗位从事不同的工作，对人员的要求也不一样。提高了企业负责人、质量负责人、质量管理部门负责人以及质量管理、验收等岗位人员的资质要求。

药品批发的企业负责人应当具有大学专科以上学历或者中级以上专业技术职称，经过基本的药学专业知识培训，熟悉有关药品管理的法律法规及本规范。企业质量负责人应当具有大学本科以上学历、执业药师资格和 3 年以上药品经营质量管理工作经历。从事质量管理工作的，应当具有药学中专或者医学、生物、化学等相关专业大学专科以上学历或者具有药学初级以上专业技术职称；从事验收、养护工作的，应当具有药学或者医学、生物、化学等相关专业中专以上学历或者具有药学初级以上专业技术职称；从事中药材、中药饮片验收工作的，应当具有中药学专业中专以上学历或者具有中药学中级以上专业技术职称；从事中药材、中药饮片养护工作的，应当具有中药学专业中专以上学历或者具有中药学初级以上专业技术职称；直接收购地产中药材的，验收人员应当具有中药学中级以上专业技术职称。经营疫苗的企业还应当配备 2 名以上专业技术人员专门负责疫苗质量管理和验收工作，专业技术人员应当具有预防医学、药学、微生物学或者医学等专业本科以上学历及中级以上专业技术职称，并有 3 年以上从事疫苗管理或者技术工作经历。从事采购工作的人员应当具有药学或者医学、生物、化学等相关专业中专以上学历，从事销售、储存等工作的人员应当具有高中以上文化程度。从事质量管理、验收工作的人员应当在职在岗，不得兼职其他业务工作。

药品零售的企业法定代表人或者企业负责人应当具备执业药师资格，并按照国家有关规定配备执业药师，负责处方审核，指导合理用药。从事中药饮片质量管理、验收、采购人员应当具有中药学中专以上学历或者具有中药学专业初级以上专业技术职称。营业员应当具有高中以上文化程度或者符合省级药品监督管理部门规定的条件。中药饮片调剂人员应当具有中药学中专以上学历或者具备中药调剂员资格。

药品批发和零售企业各岗位人员应当接受相关法律法规及药品专业知识与技能的岗前培训和继续培训，按照培训管理制度制定年度培训计划并开展培训，使相关人员能正确理解并履行职责。培训工作应当做好记录并建立档案。

从事特殊管理的药品和冷藏冷冻药品的储存、运输等工作的人员，应当接受相关法律法规和专业知识培训并经考核合格后方可上岗。企业应当对直接接触药品岗位的人员进行岗前及年度健康检查，并建立健康档案。患有传染病或者其他可能污染药品的疾病的，不得从事直接接触药品的工作。

三、GSP 认证管理

GSP 认证是药品监督管理部门依法对药品经营企业经营质量管理进行监督检查的一种手段，是对药品经营企业实施 GSP 的情况进行检查、评价并决定是否发给认证证书的监督管理过程。在我国，GSP 认证工作已成为药品经营企业取得准入资格的一个标准。

（一）GSP 认证概述

1. 概述　为加强药品经营质量管理，规范 GSP 认证工作，根据《药品管理法》及国家有关规定，国家药品监督管理局于 2000 年 11 月 16 日颁布了《GSP 认证管理方法》（试行）。此办法的颁布，在规范我国 GSP 认证工作中起到了十分重要的作用。但是随着 GSP 认证工作的深入开展，尤其是 2002 年《药品管理法实施条例》的颁布实施，《GSP 认证管理办法》（试行）急待加以修订，以适应新环境下的 GSP 认证工作。为此，国家药品监督管理局于 2003 年 4 月 24 日颁布了《GSP 认证管理办法》。

2. GSP 认证组织机构　CFDA 食品药品审核查验中心负责制定和修订 GSP 及其实施办法，并负责对各省级 GSP 认证机构进行技术指导。省级药品监督管理部门负责组织实施本地区药品经营企业的 GSP 认证实施工作，并按规定设置 GSP 认证机构，建立 GSP 认证检查员库，制定适应本地区认证管理需要的规章制度和工作程序。

3. GSP 认证检查员

（1）GSP 认证检查员是在 GSP 认证工作中专职或兼职从事认证现场检查的人员。

（2）GSP 认证检查员应该具有大专以上学历或中级以上专业技术职称，并从事 5 年以上药品监督管理工作或者药品经营质量管理工作。

（3）省、自治区、直辖市药品监督管理部门负责选派本地区符合条件的人员，参加由国家食品药品监督管理总局组织的培训和考试。考试合格的可列入本地区认证检查员库。

（4）国家食品药品监督管理总局根据认证工作的要求，对 GSP 认证检查员进行继续教育。省、自治区、直辖市药品监督管理部门对列入本地区认证检查员库的检查员进行管理，建立检查员个人档案和定期进行考评。

（5）GSP 认证检查员在认证检查中应严格遵守国家法律和 GSP 认证工作的规章制度，公正、廉洁地从事认证检查的各项活动。GSP 认证检查员如违反以上规定，省、自治区、直辖市药品监督管理部门应将其撤出认证检查员库，违规情节严重的，不得再次列入认证检查员库。

（二）GSP 认证实施

1. GSP 认证申请与受理　申请 GSP 认证应为具备合法资质的药品经营企业，即依法取得了《药品经营许可证》和《营业执照》或《企业法人营业执照》，并正常经营的企业。

（1）认证企业范围　申请 GSP 认证的药品经营企业，首先应在本企业内部进行严格的 GSP 内部审评，应基本符合 GSP 及其实施细则的条件和要求，同时应是具备以下情形之一的药品经营单位：①具备企业法人资格的药品经营企业；②具备专营药品的企业法人下属的药品经营企业；③不具有企业法人资格且无上级主管单位承担质量管理责任的药品经营实体。

根据《药品管理法实施条例》的规定，新开办药品批发企业和药品零售企业，应当自取得《药品经营许可证》之日起 30 日内，向发给其《药品经营许可证》的药品监督管理部门提出 GSP 认证申请，发证部门自收到申请之日起 7 个工作日内将申请移送负责组织认证工作的省级药品监督管理部门，并从收到申请之日起 3 个月内，按照国家药品监督管理部门的规定组织认证，合格的发给认证证书。

申请认证的药品经营企业，应是依法正常开展药品经营活动的企业，在申请认证前1年内，企业无由于违规经营造成经销假、劣药品的问题。如提交认证申请的企业发生过此类问题但未说明或未如实说明的，一经发现或核实，将驳回申请，并在驳回申请后12个月内不受理其认证申请。

（2）GSP认证申请　申请GSP认证的药品经营企业，必须填写《GSP认证申请书》，同时依据《药品经营质量管理规范认证管理办法》的规定提交相应材料，报送所在地设区的市级药品监督管理部门或者省、自治区、直辖市药品监督管理部门直接设置的县级药品监督管理机构。

（3）GSP认证受理　认证申请受理后，所在地设区的市级药品监督管理部门进行初审，初审合格的，市级药品监督管理部门将其认证申请书和资料移送省级药品监督管理部门，25个工作日内完成审查。对同意受理的认证申请，省级药品监督管理部门通知市级药品监督管理部门和药品经营企业，同时将相关资料移送本地区设置的认证机构。

2. 现场检查　认证机构收到省、自治区、直辖市药品监督管理部门转送的企业认证申请书和资料之日起15个工作日内，对企业组织现场检查。并将现场检查通知书提前3日发至被检查企业，同时抄送省、自治区、直辖市药品监督管理部门和初审部门。

（1）现场检查准备　检查组依照《GSP认证现场检查工作程序》《GSP现场检查评定标准》《GSP认证现场检查项目》实施现场检查。检查结果将作为评定和审核的主要依据。

检查组由3名GSP检查员组成，实行组长负责制。另外认证机构组织现场检查时，可视需要由有关药品监督管理部门选派1名观察员协助工作。

（2）首次会议　首次会议主要内容包括：介绍检查组成员、说明有关事项、宣布检查纪律、被检查药品经营企业汇报情况、确认检查范围、落实检查日程、确定检查陪同人员等。药品经营企业指定的现场检查陪同人员，应全程参加认证现场检查工作，准确回答检查组提出的有关问题，积极组织提供各类备查资料。

（3）核实现场和查资料

①检查的要求。检查组应严格按照现场检查方案进行检查；检查时，如发现实际情况与药品经营企业申报资料不符，检查组应向认证管理部门提出调整检查方案的意见。

②检查时，应按照《GSP认证现场检查项目》规定的内容，准确、全面地查验药品经营企业相关情况。检查中对检查的项目应逐条记录。发现问题应认真核对，涉及实物的，均要求进行现场取证。

③核实现场。主要是针对营业场所、库区环境、设施设备等硬件设施，以及工作过程、操作方法与程序文件的一致性进行核实，同时检查库房文件并抽查药品。

④查阅资料。主要是针对药品经营企业的管理文件、档案资料、证明文件（《药品经营许可证》、《营业执照》、学历资格认证书等）、原始记录等内容的查阅。

⑤面谈走访。主要是针对岗位人员，通过看、问、听等方法，了解药品经营企业真实的管理情况。

（4）综合评定

①情况汇总。检查组成员对所负责检查的项目进行情况汇总，提交检查员记录并提出综合评定意见。

②项目评定。检查组根据检查标准，对检查项目进行评定，并填写《药品经营质量管理规范认证检查评定表》。

③拟定现场检查报告。根据现场检查情况、综合评定意见及评定结果，由检查组成员提出意见，检查组组长拟定检查报告。

④通过检查报告。检查报告应经检查组成员全体通过，并在报告上签字。综合评定期间，被检查药品经营企业应回避。

（5）末次会议 检查组召开由检查组成员、参加现场检查工作的相关人员和被检查药品经营企业有关人员参加的末次会议，通报检查情况。对提出的不合格项目和需完善的项目，由检查组全体成员和被检查企业负责人签字，双方各执一份。企业对提出的不合格项目和需完善项目进行整改。

（6）异议的处理

①被检查药品经营企业对所通报情况如有异议，可提出意见或针对问题进行说明和解释。对有明显争议的问题，必要时可重新核对。

②如有不能达成共识的问题，检查组应做好记录，经检查组全体成员和被检查单位负责人签字，双方各执一份。

（7）检查情况报告 检查工作结束后，检查组应在 3 日内将检查报告、相关资料及有关异议的记录材料等装袋贴封，上报省级药品监督管理局认证管理部门。

3. 审批与发证 认证机构收到现场检查报告 10 个工作日内提出审核意见，送交省级药品监督管理部门审批。药品监督管理部门在收到审核意见之日起 15 个工作日内进行审查，做出认证是否合格或者限期整改的结论。

对通过认证现场检查的企业，药品监督管理部门在进行审查前应通过媒体（其中药品批发企业还应通过国家食品药品监督管理总局政府网站）向社会公示。在审查的规定期间内，如果没有出现针对这一企业的投诉、举报等问题，药品监督管理部门即可根据审查结果做出认证合格结论，向企业颁发《GSP 认证证书》。如果出现问题，药品监督管理部门必须在组织核查后，根据核查结果再做结论。

被要求限期整改的企业，应在接到通知的 3 个月内向药品监督管理部门和认证机构报送整改报告，提出复查申请。认证机构应在收到复查申请的 15 个工作日内组织复查。对超过规定期限未提出复查申请或经过复查仍未通过现场检查的不再给予复查，应确定为认证不合格。

GSP 认证的基本程序如图 8 - 1 所示。

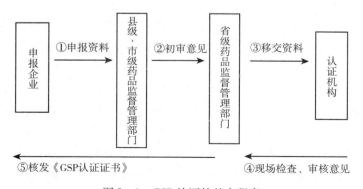

图 8 - 1　GSP 认证的基本程序

（三）GSP 认证监督检查

各级药品监督管理部门将定期对辖区内已认证合格企业进行监督检查，以确认认证合格的药品经营企业是否仍然符合标准。省级药品监督管理部门应在企业认证合格后 24 个月内，组织对其认证的药品经营企业进行一次跟踪检查。设区的市级药品监督管理机构或者省、自治区、直辖市药品监督管理部门直接设置的县级药品监督管理机构应结合日常监督管理工作，定期对辖区内认证合格企业进行一定比例的抽查，检查企业是否能按照《药品经营质量管理规范》的规定从事药品经营活动。

监督检查包括跟踪检查、日常抽查和专项检查三种形式。跟踪检查按照认证现场检查的方法和程序进行；日常抽查和专项检查应将结果记录在案。国家食品药品监督管理总局对各地的 GSP 认证工作进行监督检查，必要时可对企业进行实地检查。

认证合格的药品经营企业在认证证书有效期内，如果扩大了经营规模和经营范围，或在经营场所、经营条件等方面以及零售连锁门店数量上发生了变化，省级监督管理部门应对其进行专项检查。

《GSP 认证证书》有效期为 5 年，有效期满前 3 个月内，由药品经营企业提出重新认证的申请。药品监督管理部门依照 GSP 的认证程序，对重新申请 GSP 认证的药品经营企业进行检查和复审。

经审查合格的药品经营企业将予以换发 GSP 证书；审查不合格的以及认证证书期满但未重新申请认证的，其认证证书由相关药品监督管理部门公告失效。对撤销认证证书以及认证证书过期失效的企业，如再次申请认证，需在撤销证书和证书失效之日 6 个月后方可提出。

第四节　药品电子商务概述

课堂互动

互联网的兴起和技术的不断进步，使得网络购物现象越来越普遍，人们已经习惯于足不出户地购买各种商品。药品作为特殊商品，人们能否通过互联网购买药品呢？

一、电子商务

电子商务（electronic commerce，EC）是指各种具有商业活动能力的实体（生产企业、商贸企业、金融机构、政府机构、个人消费者等）利用网络和先进的数字化传媒技术进行的各项商业贸易活动。其主要强调两点：一是活动要有商业背景，二是网络化和数字化。其实，早在 1997 年布鲁塞尔全球信息社会标准大会上已提出了一个关于电子商务的较严密完整的定义："电子商务是各参与方之间以电子方式而不是通过物理交换或直接理接触完成业务交易"。这里的电子方式包括电子数据交换（EDI）、电子支付手段、电子订货系统、电子邮件、传真、网络、电子公告系统、条码、图像处理、智能卡等。一次完整的商业贸易过程是复杂的。包括交易前的了解商情、询价、报价，发送定单、应答定单，应签定单，发送、接收送货通知、取货凭证、支付汇兑过程等。此外还有涉及行政过程的认证等行为，涉及了资金流、物流、信息流的流动。

二、药品电子商务

药品电子商务是指药品生产者、经营者或使用者，通过信息网络系统以电子数据信息交换的方式进行并完成各种商务活动和相关的服务活动。随着电子商务的发展，网上药品交易势头发展迅猛，互联网药品交易是一个新生事物，是未来药品经营的发展方向。但是网络在为消费者提供便捷的同时，同时也要求企业必须加强药品购、销、存以及配送过程的质量管理，确保药品质量；加强企业管理，不利用互联网发布虚假药品广告。

随着电子商务的快速发展，药品电子商务也逐渐发展壮大。国家食品药品监督管理局于2004年7月8日颁布实施了《互联网药品信息服务管理办法》；2005年9月29日颁布了《互联网药品交易服务审批暂行规定》，并自2005年12月1日起施行，切实加强对互联网药品交易行为的监督管理。

三、互联网药品交易服务审批暂行规定

互联网药品交易服务，是指通过互联网提供药品（包括医疗器械、直接接触药品的包装材料和容器）交易服务的电子商务活动。

（一）互联网药品交易服务的模式

1. 为药品生产企业、药品经营企业和医疗机构之间的互联网药品交易提供服务。此类型属于第三方交易服务平台。

2. 药品生产企业、药品批发企业通过自身网站与本企业成员之外的其他企业进行的互联网药品交易。本企业成员，是指企业集团成员或者提供互联网药品交易服务的药品生产企业、药品批发企业对其拥有全部股权或者控股权的企业法人。此类型属于B2B交易模式。

3. 药品连锁零售企业向个人消费者提供的互联网药品交易服务。此类型属于B2C交易模式。

知识拓展

医药O2O模式

2015年7月4日，国务院发布了《关于积极推进"互联网＋"行动的指导意见》，全面呈现了医改决策层当下对互联网＋医疗的思考图景，运用O2O模式发展医药电子商务，为医药连锁零售企业发展提供新模式。O2O模式是把"实体店"与"网店"结合起来的一种模式，它将成为未来经济发展趋势之一。

O2O（online to offline）是指将线下商务的机会与互联网结合在一起，让互联网成为线下交易的前台。这样线下商品和服务就可用线上来揽客，消费者可在网上筛选商品、服务，付款方式可灵活选择在线结算、现场结算或货到付款，交易易于跟踪，能很快达到规模效应。这种新型的线上线下相结合模式，有望与社区、医院、医者、药房等联合构筑真正的"大健康互联网新业态"，从而实现"互联网＋医药"的新模式。

（二）互联网药品交易服务企业的审批条件

1. 为药品生产企业、药品经营企业和医疗机构之间的互联网药品交易提供服务的企业，应当具备以下条件。

（1）依法设立的企业法人；

（2）提供互联网药品交易服务的网站已获得从事互联网药品信息服务的资格；

（3）拥有与开展业务相适应的场所、设施、设备，并具备自我管理和维护的能力；

（4）具有健全的网络与交易安全保障措施以及完整的管理制度；

（5）具有完整保存交易记录的能力、设施和设备；

（6）具备网上查询、生成订单、电子合同、网上支付等交易服务功能；

（7）具有保证上网交易资料和信息的合法性、真实性的完善的管理制度、设备与技术措施；

（8）具有保证网络正常运营和日常维护的计算机专业技术人员，具有健全的企业内部管理机构和技术保障机构；

（9）具有药学或者相关专业本科学历，熟悉药品、医疗器械相关法规的专职专业人员组成的审核部门负责网上交易的审查工作。

为药品生产企业、药品经营企业和医疗机构之间的互联网药品交易提供服务的企业不得参与药品生产、经营；不得与行政机关、医疗机构和药品生产经营企业存在隶属关系、产权关系和其他经济利益关系。

2. 通过自身网站与本企业成员之外的其他企业进行互联网药品交易的药品生产企业和药品批发企业应当具备以下条件。

（1）提供互联网药品交易服务的网站已获得从事互联网药品信息服务的资格；

（2）具有与开展业务相适应的场所、设施、设备，并具备自我管理和维护的能力；

（3）具有健全的管理机构，具备网络与交易安全保障措施以及完整的管理制度；

（4）具有完整保存交易记录的设施、设备；

（5）具备网上查询、生成订单、电子合同等基本交易服务功能；

（6）具有保证网上交易的资料和信息的合法性、真实性的完善管理制度、设施、设备与技术措施。

3. 向个人消费者提供互联网药品交易服务的企业，应当具备以下条件。

（1）依法设立的药品连锁零售企业；

（2）提供互联网药品交易服务的网站已获得从事互联网药品信息服务的资格；

（3）具有健全的网络与交易安全保障措施以及完整的管理制度；

（4）具有完整保存交易记录的能力、设施和设备；

（5）具备网上咨询、网上查询、生成定单、电子合同等基本交易服务功能；

（6）对上网交易的品种有完整的管理制度与措施；

（7）具有与上网交易的品种相适应的药品配送系统；

（8）具有执业药师负责网上实时咨询，并有保存完整咨询内容的设施、设备及相关管理制度；

（9）从事医疗器械交易服务，应当配备拥有医疗器械相关专业学历、熟悉医疗器械相关法规的专职专业人员。

4. 申请从事互联网药品交易服务的企业，填写国家食品药品监督管理总局统一制发的《从事互联网药品交易服务申请表》向所在地省、自治区、直辖市（食品）药品监督管理部门提出申请，并提交以下材料。

（1）拟提供互联网药品交易服务的网站获准从事互联网药品信息服务的许可证复印件；

（2）业务发展计划及相关技术方案；

（3）保证交易用户与交易药品合法、真实、安全的管理措施；

（4）营业执照复印件；

（5）保障网络和交易安全的管理制度及措施；

（6）规定的专业技术人员的身份证明、学历证明复印件及简历；

（7）仪器设备汇总表；

（8）拟开展的基本业务流程说明及相关材料；

（9）企业法定代表人证明文件和企业各部门组织机构职能表。

（三）互联网药品交易服务企业的审批与监管

药品监督管理部门收到申请材料后，在 5 日内对申请材料进行形式审查。药品监督管理部门受理为药品生产企业、药品经营企业和医疗机构提供互联网药品交易服务的申请后，在 10 个工作日内向国家食品药品监督管理总局报送相关申请材料。国家食品药品监督管理总局按照有关规定对申请材料进行审核，并在 20 个工作日内作出同意或者不同意进行现场验收的决定，并书面通知申请人，同时抄送受理申请的药品监督管理部门。国家食品药品监督管理总局同意进行现场验收的，在 20 个工作日内对申请人按验收标准组织进行现场验收。验收不合格的，书面通知申请人并说明理由，同时告知申请人享有依法申请行政复议或者提起行政诉讼的权利；验收合格的，国家食品药品监督管理总局在 10 个工作日内向申请人核发并送达同意其从事互联网药品交易服务的互联网药品交易服务机构资格证书。

药品监督管理部门按照有关规定对通过自身网站与本企业成员之外的其他企业进行互联网药品交易服务的药品生产企业、药品批发企业和向个人消费者提供互联网药品交易服务的申请人提交的材料进行审批，并在 20 个工作日内作出同意或者不同意进行现场验收的决定，并书面通知申请人。药品监督管理部门同意进行现场验收的，应当在 20 个工作日内组织对申请人进行现场验收。验收不合格的，书面通知申请人并说明理由，同时告知申请人享有依法申请行政复议或者提起行政诉讼的权利；经验收合格的，省、自治区、直辖市（食品）药品监督管理部门应当在 10 个工作日内向申请人核发并送达同意其从事互联网药品交易服务的互联网药品交易服务机构资格证书。

向个人消费者提供互联网药品交易服务的企业只能在网上销售本企业经营的非处方药，不得向其他企业或者医疗机构销售药品。在互联网上进行药品交易的药品生产企业、药品经营企业和医疗机构必须通过经（食品）药品监督管理部门和电信业务主管部门审核同意的互联网药品交易服务企业进行交易。参与互联网药品交易的医疗机构只能购买药品，不得上网销售药品。

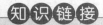

我国药品现代物流的发展

　　加快发展现代物流，对于我国应对经济全球化的形势，提高我国经济运行质量和效益，优化资源配置，改善投资环境，增强企业竞争力和促进生产力的发展具有重要意义。SFDA 于 2005 年 4 月颁布实施了《关于加强药品监督管理促进药品现代物流发展的意见》，发展药品现代物流，是深化药品流通体制改革，促进药品经营企业规模化、规范化和进一步规范药品流通秩序的重要措施。2005 年 6 月颁布了《第三方药品物流企业充实药品物流业务有关要求》，促进了药品现代物流的发展。药品第三方物流服务企业，接受药品生产、经营、使用单位的委托，采用现代化物流管理手段，为其提供符合 GSP 要求的药品验收、存储、养护、配送管理服务的活动。发展药品现代物流是药品流通发展的趋势，也是我国应对全球药品经济发展的重要举措。

　　互联网药品交易服务机构资格证书有效期届满，需要继续提供互联网药品交易服务的，提供互联网药品交易服务的企业应当在有效期届满前 6 个月内，向原发证机关申请换发互联网药品交易服务机构资格证书。

本章小结

　　本章主要介绍了《药品经营质量管理规范》的内容、药品流通监督管理的相关法律法规、药品流通渠道及药品经营企业的分类以及现代药品电子商务的发展情况。

　　重点：药品流通的概念，药品流通的渠道与影响因素；GSP 的适用范围及相关术语；GSP 认证管理的内容；药品电子商务的概念及互联网药品交易服务审批暂行规定。

　　难点：GSP 对"进"、"存"、"销"、"运"的规定；GSP 对硬件、软件、人员的规定。

思考题

1. GSP 对药品经营过程质量管理有哪些规定？
2. GSP 对药品经营企业库房的规模及条件有何规定？
3. 简述当前我国互联网药品交易状况，及对监督管理的调整方向要求。

（王一硕）

第九章 医疗机构药事管理

学习导引

知识要求

1. **掌握** 医疗机构药事管理组织的职责；医疗机构药学部门的任务；药学部门的组织机构；调剂业务和处方管理规定；药物临床应用管理。

2. **熟悉** 静脉用药集中调配业务；医疗机构制剂管理；药品供应管理；药学保健。

3. **了解** 医疗机构药事和药事管理的概念；药学部门的人员配备及要求；抗菌药物分级管理。

能力要求

1. 熟练掌握处方调配、处方管理、药品保管养护技能。

2. 学会运用相关法律、法规及规范开展处方点评、临床药学工作。

第一节 医疗机构药事管理概述

药品使用是药品流通的终端，是实现药品最终目的的关键环节。医疗机构是药品使用环节的主体，加强医疗机构药事管理对保证药品质量和医疗质量具有重要意义。

一、医疗机构及医疗机构药学服务

（一）医疗机构的概念

医疗机构是依法成立的，以救死扶伤、防病治病、保护人们健康为宗旨，从事疾病诊断、治疗活动的社会组织。

根据国务院发布施行的《医疗机构管理条例》（国务院令第149号），开办医疗机构必须依照法定程序申请、审批、登记，领取《医疗机构执业许可证》方可执业。医疗机构执业，必须遵守有关法律、法规和医疗技术规范。任何单位和个人未取得《医疗机构执业许可证》，不得开展诊疗活动，擅自执业的应承担相应的法律责任。

医疗机构的主要类别有：综合医院、中医医院、中西医结合医院、民族医医院、专科医院、康复医院；妇幼保健院；社区卫生服务中心、社区卫生服务站；中心卫生院、乡（镇）卫生院、街道卫生院；疗养院；综合门诊部、专科门诊部、中医门诊部、中西医结合门诊部、民族医门诊部；诊所、中医诊所、民族医诊所、卫生所、医务室、卫生保健所、卫生站；村卫生室（所）；急救中心、急救站；临床检验中心；专科疾病防治院、专科疾病防治所、专科疾病防治站；护理院、护理站；其他诊疗机构。

据国家卫生计生委统计，截至 2015 年 5 月底，全国医疗卫生机构数达 98.7 万个，其中：医院 2.6 万个，基层医疗卫生机构 92.2 万个，专业公共卫生机构 3.5 万个，其他机构 0.3 万个。与 2014 年 5 月底比较，全国医疗卫生机构增加 6804 个，医院增加 1433 个，基层医疗卫生机构增加 2112 个，专业公共卫生机构增加 3140 个。其中公立医院 13326 个，民营医院 13153 个。与 2014 年 5 月底比较，公立医院减少 64 个，民营医院增加 1487 个。

（二）医疗机构药学服务

药学服务是指药师应用药学专业技术知识直接向公众（包括医护人员、患者及家属）提供与药物应用有关的各种服务。药学服务作为医疗服务的一部分，具有重要地位。

20 世纪，医院药学经历了成长、发展和变革的历史过程。20 世纪 50～60 年代，医院药房实行"以药品为中心"的制度，服务模式以保障临床药品供应为主。主要任务由单纯的药品调剂和药品保管，扩展成调剂、制剂、质量检验、药品供应与管理四项基本任务。随着医学模式从生物医学向生物—心理—社会医学模式转化，"以患者为中心"的观念成为医院建设的指导思想。自 20 世纪 70 年代初开始，我国医院药学改革迈出了较大步伐。临床药学得到医院药学界的极大重视，城市大中型医院药剂科纷纷设立临床药学室，或者选派业务水平高、医药知识和临床经验丰富的药师到临床，参加病区查房、会诊，开展治疗药物监测（therapy drugs monitoring，TDM）和药物不良反应监测，编印药讯，承接医务人员和患者的用药咨询，协助临床医护人员指导患者合理用药。20 世纪 90 年代，"以患者为中心"的医院药学服务模式在美国推行，这就是"药学保健"（pharmaceutical care）。在药学保健中，药师直接对患者负责，对患者委托的药物治疗过程和结果负责。药师有固定的病区和患者，面对面接触患者，直接参与患者药物治疗方案的制定、实施、监控和结果评价，与医生共同分担与患者用药有关的一切事务，并对药物治疗结果负有法定的责任。

药学服务的主要内容包含了与患者用药相关的全部需求，即与药品相关的全部工作：建立由医师、临床药师和护士组成的治疗团队，开展临床合理用药工作；积极参与基本的预防、治疗和保健；参与临床药物治疗，协助医护人员制定和实施个体药物治疗方案；治疗药物监测；处方审核、调剂、点评；提供用药咨询、指导，帮助患者合理用药；药品不良反应监测与报告；开展药物经济学研究，推广药物利用研究；药学信息资料收集等。

二、医疗机构药事管理

（一）医疗机构药事管理的概念

医疗机构药事泛指在以医院为代表的医疗机构中，一切与药品和药学服务有关的事务。涉及医疗机构中从药品的监督管理、采购供应、储存保管、调剂制剂、质量管理、临床应用、经济核算到临床药学、药学情报服务和科研开发；从药学部门内部的组织机构、人员配备、设施设备、规章制度到与外部的沟通联系、信息交流等方面。

医疗机构药事管理，是指医疗机构以患者为中心，以临床药学为基础，对临床用药全过程进行有效的组织实施与管理，促进临床科学、合理用药的药学技术服务和相关的药品管理工作。传统医疗机构药事管理主要是对药品采购、储存、配制、检验、分发的管理及药品的经济管理，即"以药品为中心"的管理。随着我国药学事业的不断发展，医院药事管理的重心逐步转移为面向患者，即以"患者为中心"，保证患者用药安全、有效、合理的系统药事管理。

（二）医疗机构药事管理的主要内容

1. 组织机构管理　针对医疗机构药事管理组织和药学部门的组织体制、人员配备、职责范围等方面的管理。

2. 药物临床应用管理　是对医疗机构临床诊断、预防和治疗疾病用药全过程实施的监督管理。包括临床药师的临床药学服务工作，药物使用的安全性、有效性、经济学评价与管理等。

3. 药剂管理　医疗机构药剂管理包括药品供应管理（采购、储存与保管）、静脉用药集中调配、制剂管理以及处方调剂、处方管理等内容。

4. 药学专业技术人员配置与管理　主要指医疗机构药学专业技术人员的配备、资历、职责、培训等方面的管理。

第二节　医疗机构药事管理组织和药学部门

《医疗机构药事管理规定》规定：二级以上医院应当设立药事管理与药物治疗学委员会（Pharmacy Administration and Drug Therapeutics Committee）；其他医疗机构应当成立药事管理与药物治疗学组。药事管理与药物治疗学委员会是医疗机构药品管理的监督机构，也是对医疗机构各项重要药事工作作出专门决定的专业技术组织。

一、药事管理与药物治疗学委员会

（一）药事管理与药物治疗学委员会的组成

药事管理与药物治疗学委员会设主任委员 1 名，由医疗机构负责人担任；设副主任委员若干，由药学和医务部门负责人担任；委员若干，由药学、临床医学、护理和医院感染管理、医疗行政管理等人员组成，其中，药事管理与药物治疗学委员会委员必须具备高级技术职务任职资格，药事管理与药物治疗学组委员必须具有中级以上专业技术职务任职资格。

（二）药事管理与药物治疗学委员会的职责

1. 贯彻执行医疗卫生及药事管理等有关法律、法规、规章。审核制定本机构药事管理和药学工作规章制度，并监督实施；

2. 制定本机构药品处方集和基本用药供应目录；

3. 推动药物治疗相关临床诊疗指南和药物临床应用指导原则的制定与实施，监测、评估本机构药物使用情况，提出干预和改进措施，指导临床合理用药；

4. 分析、评估用药风险和药品不良反应、药品损害事件，并提供咨询与指导；

5. 建立药品遴选制度，审核本机构临床科室申请的新购入药品、调整药品品种或者供应企业和申报医院制剂等事宜；

6. 监督、指导麻醉药品、精神药品、医疗用毒性药品及放射性药品的临床使用与规范化管理；

7. 对医务人员进行有关药事管理法律法规、规章制度和合理用药知识教育培训，向公众宣传安全用药知识。

（三）药事管理与药物治疗学委员会的主要任务及作用

1. 宏观调控 根据医药卫生工作的有关法规和方针政策制定医院用药方针政策，统一认识，协商解决用药问题。

2. 监督指导 组织监督检查全院药品的使用情况，审查和批准院内基本药品目录和处方集，对重大药疗事故组织调查和进行裁决，及时纠正药品管理失当和不合理用药现象。

3. 信息反馈 医院内部重大的药事要经过该委员会研究讨论，药学部门可以通过药事管理与药物治疗学委员会发布最新消息，各用药单位的意见能及时和准确地传达到药学部门，有利于及时发现问题和解决问题。

4. 咨询教育作用 汇集了医疗机构内临床医学和药学方面的专家，在药物治疗学方面具有学术权威性。在遴选新药，审定新制剂，提出淘汰疗效不确切、毒副作用大的品种，审查药学部门提出的药品消耗预算方面发挥着重要作用，并承担合理用药咨询，对合理用药产生积极影响。

二、医疗机构药学部门

医疗机构应当根据本机构功能、任务、规模设置相应的药学部门，配备和提供与药学部门工作任务相适应的专业技术人员、设备和设施。三级医院设置药学部，并可根据实际情况设置二级科室；二级医院设置药剂科；其他医疗机构设置药房。药学部门具体负责药品管理、药学专业技术服务和药事管理工作，开展以患者为中心，以合理用药为核心的临床药学工作，组织药师参与临床药物治疗，提供药学专业技术服务。

（一）医疗机构药学部门的性质

1. 机构事业性 药学部门不具备法人资格，不承担投资风险，列入医院整体财政预算。与社会药房有着根本的区别。

2. 专业技术性 专业技术性是药学部门最重要的性质，药学部门必须配备依法经过资格认定的药学技术人员，非药学技术人员不得直接从事药剂工作。

3. 管理综合性 具有经济管理性，药品预算、采购、请领、分配、储备、收发、核算等经济活动频繁；还具有对药品质量检查、抽查的监督性。

（二）医疗机构药学部门的任务

1. 药品供应管理 根据医疗、教学、科研需要，采购药品，按时供应。制订药品经费预算，合理使用经费。取得适度、合理的经济效益。

2. 调剂与制剂 根据医师处方、按照规定的程序和标准操作规程，及时准确地调配处方，按临床需要配制制剂及加工炮制中药材。

3. 药品质量管理 药学部门应建立健全药品质量监督和检验制度，加强药品质量管理，保证购入药品和自制制剂的质量，以确保临床用药安全有效。

4. 临床药学工作 结合临床开展用药咨询、合理用药、新药试验和药品再评价工作，开展药物不良反应监测工作，协助临床遴选药物。

5. 科研与教学 药学部门应积极创造条件，开展科研活动，不断提高专业技术水平。药学部门还应积极承担医药院校学生教学、实习及药学人员进修任务。

（三）药学部门的组织结构

药学部门根据规模可设置以下部门：调剂部门、制剂部门、药库、药品质量检验部门、临床药学室、办公室等。举例如图 9 - 1 所示。

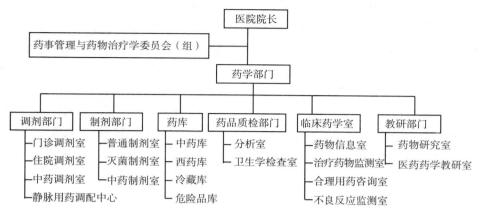

图 9 - 1　我国综合性医院药学部门可设置的组织机构示意图

（四）药学部门的人员配备

《二、三级综合医院药学部门基本标准（试行）》及《医疗机构药事管理规定》对药学部门人员岗位的设置和药学人员的配备提出要求，应当能够保障药学专业技术发挥职能，确保药师完成工作职责及任务。

1. 人员配备的基本原则

（1）功能需要原则　人员配备首先要满足药学部门需求。药学部门是多功能的组织，既有供应药品和指导临床合理用药的服务功能，也有医院制剂配制、静脉药物配置、药品质量控制、药学研究等功能，必须根据任务要求配备具有相应知识技能和工作能力的人员。

（2）能级对应原则　不同岗位赋予人员不同的权力和责任，因而对人员的要求也不尽相同。各级人员的学历、职称、工作能力都应与其职位相称。

（3）比例合理原则　为了保证药学部门工作正常开展，各类人员比例应当合理。医疗机构临床医务人员与药学人员之间的比例应合理，药学部门内部不同层次人员比例也要恰当。

（4）动态发展原则　人员配备应当随着医院药学工作的不断发展、药学业务工作技术服务含量的提高不断调整。

2. 药学部门人员配备要求

（1）药学专业技术人员数量不得少于医院卫生专业技术人员总数的8%。设置静脉用药集中调配中心，对静脉用药实行集中调配的药学部门，所需的人员以及药品会计、运送药品的工人，应当按照实际需要另行配备。

（2）二级综合医院药剂科药学人员中具有高等医药院校临床药学专业或者药学专业全日制本科毕业以上学历的，应当不低于药学专业技术人员的20%，药学专业技术人员中具有副高级以上药学专业技术职务任职资格的，应当不低于6%。

（3）三级综合医院药学部药学人员中具有高等医药院校临床药学专业或者药学专业全日制本科毕业以上学历的，应当不低于药学专业技术人员的30%，药学专业技术人员中具有副高级以上药学专业技术职务任职资格的，应当不低于13%，教学医院应当不低于15%。

（4）医疗机构应当根据本机构性质、任务、规模配备适当数量的临床药师，三级医院临床药师不少于5名，二级医院临床药师不少于3名。临床药师应当具有高等学校临床药学专业或者药学专业本科毕业以上学历，并应当经过规范化培训。

（5）二级以上医院药学部门负责人应当具有高等学校药学专业或者临床药学专业本科以上学历，及本专业高级技术职务任职资格；除诊所、卫生所、医务室、卫生保健所、卫生站以外的其他医疗机构药学部门负责人应当具有高等学校药学专业专科以上或者中等学校药学专业毕业学历，及药师以上专业技术职务任职资格。

医疗机构应当加强对药学专业技术人员的培养、考核和管理，制定培训计划，组织药学专业技术人员参加毕业后规范化培训和继续教育，将完成培训及取得继续教育学分情况，作为药学专业技术人员考核、晋升专业技术职务任职资格和专业岗位聘任的条件之一。

第三节　医疗机构药品管理

医疗机构药品管理主要包括采购管理、库存管理、制剂管理和使用管理。2011年，为加强医疗机构药品质量监督管理，国家食品药品监督管理部门颁布了《医疗机构药品监督管理办法》（试行）。目前，我国医疗机构药品采购实行以政府为主导，以省为单位的药品集中采购。购进药品必须经进货检查验收后才能入库，在库期间进行库存管理以保证药品质量，保证临床用药安全。为了满足临床用药需要，医疗机构可以申请设立制剂室配置临床需要而市场没有供应的品种。2005年，《医疗机构制剂注册管理办法》（试行）和《医疗机构制剂配置监督管理办法》（试行）的颁行，加强了医疗机构制剂注册管理和配置监督管理。

一、药品采购管理

采购合格的药品是医疗机构药品管理的首要环节，医疗机构应当建立健全药品采购管理制度，在采购中加强计划性，确保进货渠道的合法性以及药品质量的可靠性，严格执行药品采购的相关规定。

（一）遵守国家法律、法规，依法购药

1.《药品管理法》及《实施条例》的规定　①医疗机构必须从具有药品生产、经营资格的企业购进药品；②医疗机构购进药品，必须建立并执行进货检查验收制度，验明药品合格证明和其他标识，不符合规定的，不得购进和使用；③医疗机构购进药品必须有真实、完整的药品购进记录，药品购进记录必须注明药品的通用名称、剂型、规格、批号、有效期、生产厂商、供货单位、购货数量、购进价格、购货日期及国务院药品监督管理部门规定的其他内容；④个人设置的门诊部、诊所等医疗机构不得配备常用药品和急救药品以外的其他药品。

2.《医疗机构药事管理规定》的规定　①医疗机构应当制订本机构药品采购工作流程；建立健全药品成本核算和账务管理制度；严格执行药品购入检查、验收制度；不得购入和使用不符合规定的药品。②医疗机构临床使用的药品应当由药学部门统一采购供应。经药事管理与药物治疗学委员会审核同意，核医学科可以购用、调剂本专业所需的放射性药品。其他科室或者部门不得从事药品的采购、调剂活动，不得在临床使用非药学部门采购供应的药品。

3.《药品流通监督管理办法》的规定　医疗机构购进药品时，应当索取、查验、保存供

货企业有关证件、资料、票据；医疗机构必须建立并执行进货检查验收制度，并建有完整的药品购进记录。

4.《医疗机构药品监督管理办法》（试行）规定　①医疗机构必须从具有药品生产、经营资格的企业购进药品。医疗机构使用的药品应当按照规定由专门部门统一采购，禁止医疗机构其他科室和医务人员自行采购。医疗机构因临床急需进口少量药品的，应当按照《药品管理法》及其《实施条例》的有关规定办理。②医疗机构购进药品，应当查验供货单位的《药品生产许可证》或者《药品经营许可证》和《营业执照》、所销售药品的批准证明文件等相关证明文件，并核实销售人员持有的授权书原件和身份证原件。医疗机构应当妥善保存首次购进药品加盖供货单位原印章的前述证明文件的复印件，保存期不得少于5年。③医疗机构购进药品时应当索取、留存供货单位的合法票据，并建立购进记录，做到票、账、货相符。合法票据包括税票及详细清单，清单上必须载明供货单位名称、药品名称、生产厂商、批号、数量、价格等内容，票据保存期不得少于3年。

（二）医疗机构购进药品的具体要求

1. 药品采购部门和品种限制　医疗机构临床使用的药品应当由药学部门统一采购供应，禁止医疗机构其他科室和医务人员自行采购。医疗机构应当按照经药品监督管理部门批准并公布的药品通用名称购进药品。同一通用名称药品的品种，注射剂型和口服剂型均不得超过2种，处方组成类同的复方制剂1~2种。因特殊诊疗需要使用其他剂型和剂量规格药品的情况除外。

2. 药品集中招标采购　医院用药具有品种多、规格全、周转快的特点，为了体现市场经济的公平竞争，在保证药品质量的前提下，活动价格合理的药品，我国推行药品集中招标采购制度。

医疗机构是药品招标采购的行为主体，其必须通过政府建立的非营利性药品集中采购平台采购药品。医疗机构根据有关规定，在省级集中采购入围药品目录范围内组织遴选使用的药品目录，并在规定时间内根据本单位的药品使用目录，编制采购计划，签订采购合同，明确采购品种和数量，按照不低于上年度药品实际使用量的80%，向省级药品集中采购工作管理部门申报当年采购数量。原则上不得购买药品集中采购入围药品目录外的药品，有特殊需要的，须经省级药品集中采购工作管理机构审批同意。

（1）采购原则　坚持质量优先、价格合理，遵循公开、公平、公正和诚实信用原则。

（2）采购方式　各省（自治区、直辖市）集中采购管理机构负责编制本行政区域内医疗机构药品集中采购目录。对纳入集中采购目录的药品，实行公开招标、邀请招标和直接采购等方式进行采购。公开招标是指招标人以招标公告的方式邀请不特定药品供应商投标的采购方式，主要适用于临床普遍应用、采购批量或金额大、能够形成充分竞争的品种。邀请招标是指招标人以投标邀请书的方式邀请特定的药品供应商投标的采购方式，主要适用于采购标的较小、潜在投标人较少或者需要在较短时间内完成的采购项目。直接采购，是指医疗机构按照价格部门规定的价格或历史成交价格直接向符合资质的药品生产企业购买药品的采购方式。对通过公开招标采购能够成交的药品，原则上不得进行邀请招标采购；对采购量较小、潜在投标人较少或者无投标的，可以进行邀请招标采购；部分廉价常用药，经多次集中采购价格已基本稳定，可以进行直接采购。

（3）采购程序　各医疗机构制定、提交拟集中招标的药品品种规格和数量；经专家委员会审核各医疗机构提出的采购品种、规格，确认集中采购的药品品种、规格、数量，并反馈给医疗机构；确定采购方式，编制和发送招标采购工作文件；审核药品供应企业（投标人）的合法性及其信誉和能力，确认供应企业（投标人）资格；审核投标药品的批准文件和近期质检合格证明文件；组织开标、评标或议价，确定中标企业和药品品种、品牌、规格、数量、价格、供应（配送）方式以及其他约定；决标或治谈商定后，组织医疗机构直接与中标企业按招标结果签订购销合同，购销合同应符合国家有关法规规定，明确购销双方的权力和义务；监督中标企业（或经购销双方同意由中标企业依法委托的代理机构）和有关医疗机构依据招标文件规定和双方购销合同做好药品配送工作。

3. 药品进货检查验收制度和药品购进（验收）记录　医疗机构必须建立和执行进货验收制度，购进药品应当逐批验收，并建立真实、完整的药品验收记录。验收记录必须保存至超过药品有效期 1 年，但不得少于 3 年。

二、药品的储存与养护

药品有不同的理化性质，在储存过程中，可能会产生质量变化。要做好药品储存和保管工作就应根据药品自身的性质，提供适宜的储存条件，采取有效措施以确保药品质量、降低药品耗损，最大限度地实现药品的价值。

1. 医疗机构药品储存与养护的具体要求

（1）药品储存与养护制度　医疗机构应当具有与所使用药品相适应的场所、设备、仓储设施和卫生环境，配备相应的药学技术人员，并设立药品质量管理机构或者配备质量管理人员，建立药品保管制度。定期对库存药品进行养护与质量检查，并采取必要的冷藏、防冻、控温、防潮、避光、通风、防火、防虫、防鼠、防污染等措施，保证药品质量。

（2）药品分类储存　医疗机构储存药品，应当按照药品属性和类别分库、分区、分垛存放，并实行色标管理。药品与非药品分开存放；化学药品、生物制品、中药材、中药饮片、中成药应当分别储存，分类定位存放；过期、变质、被污染等药品应当放置在不合格库（区）；易燃、易爆、强腐蚀性等危险性药品应当另设仓库单独储存，并设必要的安全设施，制定相关的工作制度和应急预案。

（3）特殊管理药品的储存　麻醉药品、精神药品、医疗用毒性药品、放射性药品等特殊管理的药品，应当专库或专柜存放，并具有相应的安全保障措施。

（4）药品养护人员　医疗机构应当配备药品养护人员，定期对储存药品进行检查和养护，监测和记录储存区域的温湿度，维护储存设施设备，并建立相应的养护档案。

2. 高危药品的管理

（1）高危药品的概念　2001 年美国医疗安全协会（ISMP）明确高危药品的概念：高危药品（high - risk medication），亦称为高警讯药物（high - alert medication），指若使用不当会对患者造成严重伤害或死亡的药物。并确定了前 5 位高危药物，分别是：胰岛素；安眠药及麻醉剂；注射用浓氯化钾或磷酸钾；静脉用抗凝药（肝素）；高浓度氯化钠注射液（＞0.9%）。高危药品的目录不是一成不变的，2003 年，ISMP 公布了包含 19 类及 14 项特定药物的高危药物目录，并逐年更新，目前最新高危药品的目录是 2008 年修订的。

知识链接

2008 年修订的高危药品种类

①静脉用肾上腺素能受体激动剂；②静脉用肾上腺素能受体拮抗剂；③麻醉剂；④静脉用抗心律失常药；⑤抗凝血药（抗血栓药），溶栓剂；⑥心脏停搏液；⑦化疗药物，注射或口服；⑧20% 以上浓度葡萄糖注射液；⑨腹膜透析液或血透析液；⑩硬膜外或鞘内给药剂；⑪口服降糖药；⑫影响肌收缩力药物；⑬脂质体剂型；⑭中等作用强度镇静剂，静脉给药（如：咪达唑仑）；⑮中等作用强度镇静剂，小儿口服（如：水合氯醛）；⑯阿片类麻醉药品，静脉、经皮给药或口服；⑰骨骼肌松弛剂；⑱静脉放射性造影剂；⑲全胃肠外营养。

北京协和医院药剂科李大魁教授在国内首次引入"高危药品"概念：高危药品即药物本身毒性大，不良反应严重，或因使用不当极易发生严重后果甚至危及生命的药品；也有定义称高危药品是指药理作用显著且迅速、易危害人体的药品。

为了切实加强高危药品管理，参照美国 ISMP 2008 年公布的 19 类及 13 种高危药品目录，同时结合我国医疗机构用药实际情况，中国药学会医院药学专业委员会制订了《高危药品分级管理策略及推荐目录》（2012 年）。各医疗机构可参照该目录制定本医疗机构的高危药品目录和管理办法，目录只能扩充不能减少，管理级别只能升高不能降低。并推荐了高危药品专用标识。（图 9 - 2）

图 9 - 2　高危药品专用标识

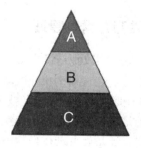

图 9 - 3　高危药品"金字塔式"的分级管理模式图

（2）高危药品的管理　高危药品的管理可以采用"金字塔式"的分级管理模式。（图 9 - 3）

A 级高危药品是高危药品管理的最高级别，是使用频率高，一旦用药错误，患者死亡风险最高的高危药品，必须重点管理和监护；

B 级高危药品是高危药品管理的第二层，包含的高危药品使用频率较高，一旦用药错误，会给患者造成严重伤害，但患者造成伤害的风险等级较 A 级低；

C 级高危药品是高危药品管理的第三层，包含的高危药品使用频率较高，一旦用药错误，会给患者造成伤害，但给患者造成伤害的风险等级较 B 级低。

知 识 拓 展

高危药品分级管理的管理措施

1. A 级高危药品管理措施

（1）专用药柜或专区贮存，储存处有明显专用标识。

（2）病区药房发放时须使用高危药品专用袋，药品核发人、领用人须在专用领单上签字。

（3）护理人员执行 A 级高危药品医嘱时应注明高危，双人核对后给药。

（4）应严格按照法定给药途径和标准给药浓度给药。超出标准给药浓度的医嘱医生须加签字。

（5）医生、护士和药师工作站在处置 A 级高危药品时应有明显的警示信息。

2. B 级高危药品管理措施

（1）储存处有明显专用标识。

（2）护理人员执行 B 级高危药品医嘱时应注明高危，双人核对后给药。

（3）应严格按照法定给药途径和标准给药浓度给药。超出标准给药浓度的医嘱医生须加签字。

（4）医生、护士和药师工作站在处置 B 级高危药品时应有明显的警示信息。

3. C 级高危药品管理措施

（1）医生、护士和药师工作站在处置 C 级高危药品时应有明显的警示信息。

（2）门诊药房药师和治疗班护士核发 C 级高危药品时应进行专门的用药交代。

三、处方与调剂管理

（一）处方和处方管理

1. 处方　指由注册的执业医师和执业助理医师在诊疗活动中为患者开具的、由取得药学专业技术职务任职资格的药学专业技术人员审核、调配、核对，并作为患者用药凭证的医疗文书。

处方既是医生为预防和治疗疾病而为患者开具的取药凭证，也是药师为患者调配和发放药品的依据，还是患者进行药物治疗和药品流向的原始记录。

在医疗工作中，处方反映了医、药、护各方在药物治疗活动中的法律权利与义务，可以作为追查医疗事故责任的依据，具有法律上的意义。处方记录了医师对患者药物治疗方案的设计和患者正确用药的指导，而且药剂人员调剂活动自始至终按照处方进行，具有技术上的意义。处方的经济意义表现在它是患者药费支出的详细清单，可以作为调剂部门统计特殊管理药品和贵重药品消耗的单据。

2. 处方的内容　处方由前记、正文和后记三部分组成。

（1）前记　包括医疗机构名称，患者姓名、性别、年龄，门诊或住院病历号，科别或病区和床位号、临床诊断、开具日期等，并可添加专科要求的项目。麻醉药品和第一类精神药品处方还应当包括患者身份证明编号，代办人姓名、身份证明编号。

（2）正文　以 Rp 或 R 标示，分列药品名称、剂型、规格、数量、用法用量。此部分是处方的核心内容，直接关系到患者用药的安全有效。

（3）后记　医师签名或加盖专用签章，药品金额以及审核、调配、核对、发药药师签名或者加盖专用签章。

3. 处方颜色　处方由各医疗机构按照规定的格式统一印制。普通处方的印刷用纸为白色；急诊处方印刷用纸为淡黄色，右上角标注"急诊"；儿科处方印刷用纸为淡绿色，右上角标注"儿科"；麻醉药品和第一类精神药品处方印刷用纸为淡红色，右上角标注"麻、精一"；第二类精神药品处方印刷用纸为白色，右上角标注"精二"。

4. 处方书写规则

（1）患者一般情况、临床诊断填写清晰、完整，并与病历记载相一致。

（2）每张处方限于一名患者的用药。

（3）字迹清楚，不得涂改；如需修改，应当在修改处签名并注明修改日期。

（4）药品名称应当使用规范的中文名称书写，没有中文名称的可以使用规范的英文名称书写；医疗机构或者医师、药师不得自行编制药品缩写名称或者使用代号；书写药品名称、剂量、规格、用法、用量要准确规范，药品用法可用规范的中文、英文、拉丁文或者缩写体书写，但不得使用"遵医嘱"、"自用"等含糊不清字句。

（5）患者年龄应当填写实足年龄，新生儿、婴幼儿写日、月龄，必要时要注明体重。

（6）西药和中成药可以分别开具处方，也可以开具一张处方，中药饮片应当单独开具处方。

（7）开具西药、中成药处方，每一种药品应当另起一行，每张处方不得超过 5 种药品。

（8）中药饮片处方的书写，一般应当按照"君、臣、佐、使"的顺序排列；调剂、煎煮的特殊要求注明在药品右上方，并加括号，如布包、先煎、后下等；对饮片的产地、炮制有特殊要求的，应当在药品名称之前写明。

（9）药品用法用量应当按照药品说明书规定的常规用法用量使用，特殊情况需要超剂量使用时，应当注明原因并再次签名。

（10）除特殊情况外，应当注明临床诊断。

（11）开具处方后的空白处划一斜线以示处方完毕。

（12）处方医师的签名式样和专用签章应当与院内药学部门留样备查的式样相一致，不得任意改动，否则应当重新登记留样备案。

（二）处方开具

1. 药品名称　医师开具处方应当使用经药品监督管理部门批准并公布的药品通用名称、新活性化合物的专利药品名称和复方制剂药品名称。医师开具院内制剂处方时应当使用经省级卫生行政部门审核、药品监督管理部门批准的名称。

2. 处方限量规定

（1）处方一般不得超过 7 日用量；急诊处方一般不得超过 3 日用量；对于某些慢性病、老年病或特殊情况，处方用量可适当延长，但医师应当注明理由。特殊管理药品的处方用量应当严格按照国家有关规定执行。

（2）为门（急）诊患者开具的麻醉药品注射剂，每张处方为一次常用量；控缓释制剂，每张处方不得超过 7 日常用量；其他剂型，每张处方不得超过 3 日常用量。

第一类精神药品注射剂，每张处方为一次常用量；控缓释制剂，每张处方不得超过 7 日常用量；其他剂型，每张处方不得超过 3 日常用量。

第二类精神药品一般每张处方不得超过 7 日常用量；对于慢性病或某些特殊情况的患者，处方用量可以适当延长，医师应当注明理由。

（3）为门（急）诊癌症疼痛患者和中、重度慢性疼痛患者开具的麻醉药品、第一类精神药品注射剂，每张处方不得超过 3 日常用量；控缓释制剂，每张处方不得超过 15 日常用量；其他剂型，每张处方不得超过 7 日常用量。

（4）为住院患者开具的麻醉药品和第一类精神药品处方应当逐日开具，每张处方为 1 日常用量。

3. 利用计算机开具、传递、调剂处方的要求　医师利用计算机开具、传递普通处方时，应当同时打印纸质处方，其格式与手写处方一致；打印的纸质处方经签名或者加盖签章后有效。药师核发药品时，应当核对打印的纸质处方，无误后发放药品，并将打印的纸质处方与计算机传递处方同时收存备查。

4. 处方有效期　处方开具当日有效。特殊情况下需延长有效期的，由开具处方的医师注明有效期限，但有效期最长不得超过 3 日。

（三）处方调剂和审核

1. 调剂　调剂俗称配药、配方、发药，又称调配处方，是医院药学的重要工作。药品调剂工作是医院药学部门的常规业务之一，工作量约占整个业务工作的 50% ~ 70%。调剂业务不仅是直接面对患者的服务窗口，也是联系病患与医护人员的重要桥梁，其最终目的是保障临床用药安全、有效。因此，调剂工作的管理对药品使用过程的质量保证、医疗质量的优劣有重要影响。

《医疗机构药事管理规定》规定："医疗机构门急诊药品调剂室应当实行大窗口或者柜台式发药。住院（病房）药品调剂室对注射剂按日剂量配发，对口服制剂药品实行单剂量调剂配发。""药学专业技术人员应当严格按照《药品管理法》、《处方管理办法》、药品调剂质量管理规范等法律、法规、规章制度和技术操作规程，认真审核处方或者用药医嘱，经适宜性审核后调剂配发药品。""发出药品时应当告知患者用法用量和注意事项，指导患者合理用药"。

2. 调剂流程与步骤　在处方调剂中，由药学人员完成的主要技术环节包括六个方面。其调剂流程如图 9－4 所示。

（1）**收方**　从患者处或计算机接收医师开具的处方。

（2）**审查处方**　药师应当认真逐项检查处方前记、正文和后记书写是否清晰、完整，并确认处方的合法性。药师应当对处方用药适宜性进行审核。

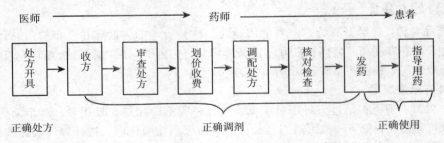

图 9－4　处方调剂流程图

（3）**调配处方**　根据审查后的正确处方调配药品或取出药品。

（4）**包装与贴标签**　正确书写药袋或粘贴标签，注明患者姓名和药品名称、用法、用量。

（5）**核对处方**　核对处方与调配的药品、规格、剂量、用法、用量是否一致，逐个检查药品的外观质量是否合格，有效期等均应正确无误，核对人员签字。

（6）**发药与用药指导**　发药时应呼唤患者全名，向患者交付药品时，按照药品说明书或者处方用法进行发药交代与用药指导，包括每种药品的用法用量、注意事项等，并答复询问。药师应当凭医师处方调剂药品，非经医师处方不得调剂。药师在完成处方调剂后，应当在处方上签名或者加盖专用签章。

3. 调剂人员资格要求 医疗机构审核和调配处方的人员必须是依法经资格认定的药学技术人员。取得药学专业技术职务任职资格的人员方可从事处方调剂工作。具有药师以上专业技术职务任职资格的人员负责处方审核、评估、核对、发药以及安全用药指导；药士从事处方调配工作。

4. 处方审核 在处方调剂过程中，关键的步骤就是药师对处方的审查。医疗机构药学人员调配处方，必须经过核对，对处方所列药品不得擅自更改或者代用。审核处方可分为形式上的审核和实质上的审核两部分。

（1）形式审核 药师应当逐项检查处方前记、正文和后记书写是否清晰、完整，并确认处方的合法性，对于不规范的处方或者不能判定其合法性的处方，不得调剂。

（2）实质审核 除了形式审核外，药师还应当对处方用药适宜性进行审核，审核内容包括：①规定必须做皮试的药品，处方医师是否注明过敏试验及结果的判定；②处方用药与临床诊断的相符性；③剂量、用法的正确性；④选用剂型与给药途径的合理性；⑤是否有重复给药现象；⑥是否有潜在临床意义的药物相互作用和配伍禁忌；⑦其他用药不适宜情况。

药师经处方审核后，认为存在用药不适宜时，应当告知处方医师，请其确认或者重新开具处方。对有配伍禁忌或者超剂量的处方，应当拒绝调配；必要时，经处方医师更正或者重新签字，方可调配。对有严重不合理用药或者用药错误，应当拒绝调配，及时告知处方医师，并应当记录，按照有关规定上报。

（3）四查十对原则 《处方管理办法》规定："药师调剂处方时必须做到'四查十对'：查处方，对科别、姓名、年龄；查药品，对药名、剂型、规格、数量；查配伍禁忌，对药品性状、用法用量；查用药合理性，对临床诊断"。

5. 其他 除麻醉药品、精神药品、医疗用毒性药品和儿科处方外，医疗机构不得限制门诊就诊人员持处方到药品零售企业购药。

案例解析

医疗机构误用药事件

2012年12月，因为呕吐症状患儿小毅随父母到某医院就医，一名进修医生因失误，误将静脉注射药物阿糖胞苷作为阿糖腺苷且注射到小毅身上。当天，另有9名患儿也被误用药。后经护士发现用药错误，避免了对更多患儿的伤害。

提问：在此次医疗机构误用药事件中哪些人应当承担责任？

解析：根据《处方管理办法》，①"进修医师由接收进修的医疗机构对其胜任本专业工作的实际情况进行认定后授予相应的处方权"，因此，医院和进修医师都应承担相应责任；②"药师调剂处方时必须做到'四查十对'，药师经处方审核后，认为存在用药不适宜时，应当告知处方医师，请其确认或者重新开具处方。对有配伍禁忌或者超剂量的处方，应当拒绝调配；必要时，经处方医师更正或者重新签字，方可调配。对有严重不合理用药或者用药错误，应当拒绝调配，及时告知处方医师，并应当记录，按照有关规定上报"，药师应承担处方审核的责任。

（四）处方点评制度

处方点评是医院持续医疗质量改进和药品临床应用管理的重要组成部分，是提高临床药物治疗学水平的重要手段，是近年来在中国医院管理系统中发展起来的用药监管模式，是对临床处方进行统计分析，反映医疗机构处方工作的情况，为医疗机构管理层进行科学决策提供数据支持，以达到合理用药的目的。2010 年卫生部制定并印发了《医院处方点评管理规范（试行）》，用以规范医疗机构处方点评工作。

1. 处方点评的含义 处方点评是根据相关法规、技术规范，对处方书写的规范性及药物临床使用的适宜性（用药适应证、药物选择、给药途径、用法用量、药物相互作用、配伍禁忌等）进行评价，发现存在或潜在的问题，制定并实施干预和改进措施，促进临床药物合理应用的过程。

2. 处方点评的组织管理 医院处方点评工作在医院药物与治疗学委员会和医疗质量管理委员会领导下，由医院医疗管理部门和药学部门共同组织实施。

医院应当根据本医院的性质、功能、任务、科室设置等情况，在药物与治疗学委员会（组）下建立由医院药学、临床医学、临床微生物学、医疗管理等多学科专家组成的处方点评专家组，为处方点评工作提供专业技术咨询。

3. 处方点评的实施 医院药学部门应当会同医疗管理部门，根据医院诊疗科目、科室设置、技术水平、诊疗量等实际情况，确定具体抽样方法和抽样率，其中门急诊处方的抽样率不应少于总处方量的 1‰，且每月点评处方绝对数不应少于 100 张；病房（区）医嘱单的抽样率（按出院病历数计）不应少于 1%，且每月点评出院病历绝对数不应少于 30 份。

三级以上医院应当逐步建立健全专项处方点评制度。专项处方点评是医院根据药事管理和药物临床应用管理的现状和存在的问题，确定点评的范围和内容，对特定的药物或特定疾病的药物（如国家基本药物、血液制品、中药注射剂、肠外营养制剂、抗菌药物、辅助治疗药物、激素等临床使用及超说明书用药、肿瘤患者和围手术期用药等）使用情况进行的处方点评。

4. 处方点评的结果 处方点评结果分为合理处方和不合理处方。不合理处方包括不规范处方、用药不适宜处方及超常处方，其判定标准见表 9 - 1 所示。

5. 处方点评结果的应用与持续改进 处方点评小组在处方点评工作过程中发现不合理处方，应当及时通知医疗管理部门和药学部门。有条件的医院应当利用信息技术建立处方点评系统，逐步实现与医院信息系统的联网与信息共享。药学部门应当会同医疗管理部门对处方点评小组提交的点评结果进行审核，定期公布处方点评结果，通报不合理处方；根据处方点评结果，对医院在药事管理、处方管理和临床用药方面存在的问题，进行汇总和综合分析评价，提出质量改进建议，并向医院药物与治疗学委员会（组）和医疗质量管理委员会报告；发现可能造成患者损害的，应当及时采取措施，防止损害发生。

医院药物与治疗学委员会和医疗质量管理委员会应当根据药学部门会同医疗管理部门提交的质量改进建议，研究制定有针对性的临床用药质量管理和药事管理改进措施，并责成相关部门和科室落实质量改进措施，提高合理用药水平，保证患者用药安全。

表 9 - 1　不合理处方判定标准

不合理处方	判定标准
不规范处方	1. 处方的前记、正文、后记内容缺项、书写不规范或者字迹难以辨认的； 2. 医师签名、签章不规范或者与签名、签章的留样不一致的； 3. 药师未对处方进行适宜性审核的（处方后记的审核、调配、核对、发药栏目无审核调配药师及核对发药药师签名，或者单人值班调剂未执行双签名规定）； 4. 新生儿、婴幼儿处方未写明日、月龄的； 5. 西药、中成药与中药饮片未分别开具处方的； 6. 未使用药品规范名称开具处方的； 7. 药品的剂量、规格、数量、单位等书写不规范或不清楚的； 8. 用法、用量使用"遵医嘱"、"自用"等含糊不清字句的； 9. 处方修改未签名并注明修改日期，或药品超剂量使用未注明原因和再次签名的； 10. 开具处方未写临床诊断或临床诊断书写不全的； 11. 单张门急诊处方超过 5 种药品的； 12. 无特殊情况下，门诊处方超过 7 日用量，急诊处方超过 3 日用量，慢性病、老年病或特殊情况下需要适当延长处方用量未注明理由的； 13. 开具麻醉药品、精神药品、医疗用毒性药品、放射性药品等特殊管理药品处方未执行国家有关规定的； 14. 医师未按照抗菌药物临床应用管理规定开具抗菌药物处方的； 15. 中药饮片处方药物未按照"君、臣、佐、使"的顺序排列，或未按要求标注药物调剂、煎煮等特殊要求的
用药不适宜处方	1. 适应证不适宜的； 2. 遴选的药品不适宜的； 3. 药品剂型或给药途径不适宜的； 4. 无正当理由不首选国家基本药物的； 5. 用法、用量不适宜的； 6. 联合用药不适宜的； 7. 重复给药的； 8. 有配伍禁忌或者不良相互作用的； 9. 其他用药不适宜情况的
超常处方	1. 无适应证用药； 2. 无正当理由开具高价药的； 3. 无正当理由超说明书用药的； 4. 无正当理由为同一患者同时开具 2 种以上药理作用相同药物的

（五）处方保管与销毁

处方由调剂处方药品的医疗机构妥善保存。普通处方、急诊处方、儿科处方保存期限为 1 年，医疗用毒性药品、第二类精神药品处方保存期限为 2 年，麻醉药品和第一类精神药品处方保存期限为 3 年。

处方保存期满后，经医疗机构主要负责人批准、登记备案，方可销毁。

四、临床静脉用药集中调配的管理

静脉用药集中调配，是指医疗机构药学部门根据医师处方或用药医嘱，经药师进行适宜性审核，由药学专业技术人员按照无菌操作要求，在洁净环境下对静脉用药物进行加药混合调配，使其成为可供临床直接静脉输注使用的成品输液操作过程。

医疗机构采用集中调配和供应静脉用药的，应当设置静脉用药调配中心（Pharmacy intravenous admixture service，PIVAS）。肠外营养液和危害药品静脉用药应当实行集中调配与供应。

1969 年，世界上第一所 PIVAS 建立于美国俄亥俄州州立大学医院。该尝试开启了人类静脉用药物安全保障的新纪元。自此以后，静脉用药集中调配的服务在全世界范围内逐渐开展起来，主要发达国家和地区更是建立起了相对完善的规章制度、法律法规和相关设施。至1999年，美国79%的非政府医院和90%以上的政府医院均开展了静脉用药的集中调配；澳大利亚80%以上的公立及大学附属医院开展静脉用药集中调配；在日本的部分政府医院中，也已实现了区域性集中配置。

我国第一个PIVAS于1999年在上海市静安区中心医院建立。在充分参考了国外实践经验和国内的客观现状下，进一步强调我国药学专业人员在静脉用药过程中的重要价值。此后，广东、上海、江苏、山东等地也相继建立PIVAS，目前全国已建立PIVAS千家以上。2010年颁布的《静脉用药集中调配质量管理规范》和《静脉用药集中调配操作规程》，规范了我国静脉用药的调配业务。

（一）人员基本要求

1. 静脉用药调配中心（室）负责人，应当具有药学专业本科以上学历，本专业中级以上专业技术职务任职资格，有较丰富的实际工作经验，责任心强，有一定管理能力。

2. 负责静脉用药医嘱或处方适宜性审核的人员，应当具有药学专业本科以上学历、5年以上临床用药或调剂工作经验、药师以上专业技术职务任职资格。

3. 负责摆药、加药混合调配、成品输液核对的人员，应当具有药士以上专业技术职务任职资格。

4. 从事静脉用药集中调配工作的药学专业技术人员，应当接受岗位专业知识培训并经考核合格，定期接受药学专业继续教育。

5. 与静脉用药调配工作相关的人员，每年至少进行一次健康检查，建立健康档案。对患有传染病或者其他可能污染药品的疾病，或患有精神病等其他不宜从事药品调剂工作的，应当调离工作岗位。

（二）房屋、设施和布局基本要求

1. 静脉用药调配中心（室）总体区域设计布局、功能室的设置和面积应当与工作量相适应，并能保证洁净区、辅助工作区和生活区的划分，不同区域之间的人流和物流出入走向合理，不同洁净级别区域间应当有防止交叉污染的相应设施。

2. 静脉用药调配中心（室）应当设于人员流动少的安静区域，且便于与医护人员沟通和成品的运送。设置地点应远离各种污染源，禁止设置于地下室或半地下室，周围的环境、路面、植被等不会对静脉用药调配过程造成污染。洁净区采风口应当设置在周围30m内环境清洁、无污染地区，离地面高度不低于3m。

3. 静脉用药调配中心（室）的洁净区、辅助工作区应当有适宜的空间摆放相应的设施与设备；洁净区应当含一次更衣、二次更衣及调配操作间；辅助工作区应当含有与之相适应的药品与物料贮存、审方打印、摆药准备、成品核查、包装和普通更衣等功能室。

4. 静脉用药调配中心（室）室内应当有足够的照明度，墙壁颜色应当适合人的视觉；顶棚、墙壁、地面应当平整、光洁、防滑，便于清洁，不得有脱落物；洁净区房间内顶棚、墙壁、地面不得有裂缝，能耐受清洗和消毒，交界处应当成弧形，接口严密；所使用的建筑材料应当符合环保要求。

5. 静脉用药调配中心（室）洁净区应当设有温度、湿度、气压等监测设备和通风换气设施，保持静脉用药调配室温度18℃～26℃，相对湿度40%～65%，保持一定量新风的送入。

6. 静脉用药调配中心（室）洁净区的洁净标准应当符合国家相关规定，经法定检测部门检测合格后方可投入使用。

各功能室的洁净级别要求：一次更衣室、洗衣洁具间为十万级；二次更衣室、加药混合调配操作间为万级；层流操作台为百级。其他功能室应当作为控制区域加强管理，禁止非本室人员进出。洁净区应当持续送入新风，并维持正压差；抗生素类、危害药品静脉用药调配的洁净区和二次更衣室之间应当呈 5～10Pa 负压差。

（三）调配程序及工作流程

临床医师开具静脉输液治疗处方或用药医嘱后，应按《静脉用药集中调配操作规程》进行，主要有：①药师通过计算机信息网络接收医嘱，进行处方审核，审核合格的处方，确认医嘱；②打印标签、集中摆药，将标签贴于输液袋上；③将准确无误的药品进行混合调配，复核、签字；④成品输液核对、质量检查；⑤将质量合格的成品输液打包按病区分置于密闭容器中，加锁或封条；⑥由工人送至病区，由病区药疗护士开锁（或开封）核对签收；⑦给患者用药前护士应当再次与病历用药医嘱核对，然后给患者静脉输注用药。（图 9 - 5）

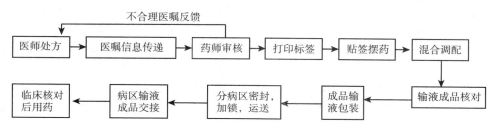

图 9 - 5　静脉用药集中调配流程图

（四）质量保证

建立输液调配质量管理规范和相关文件，如质量管理文件、人员管理文件、药物领用流程、配药工作流程、设备管理文件、安全和环保措施、质量控制总则等。用一系列的规章制度规范和约束静脉用药集中调配中心（室）人员行为，确保调配工作质量。

知识链接

药品单剂量调配系统

药品单剂量调配系统（unit dose dispensing system，UDDS）是一种医疗机构药房协调调配和控制药品的方法；又称单位剂量系统（unit dose system），即基于单位剂量包装的发药制度。单剂量包装于 20 世纪 60～70 年代开始出现，美国医疗机构药房首创单位剂量发药制度，并很快在全美推广。目前，美国、日本、荷兰、西班牙、英国等国家已广泛采用，我国很多医院正在实行该制度。

1. 单位剂量系统虽然可因医院的具体情况而异，但有几点是共同的：①药物按单位剂量包装；②用已包装好的现成包装进行分发；③大部分药物不超过患者 1 日（24h）的剂量，可在任何时候分配或使用于药房。

2. UDDS 的优势：①减少差错发生；②降低与药品活动有关的费用；③使药学和护理人员有更多时间照顾患者；④促进全面的药品控制和用药监督；⑤患者服用药品更准确；⑥药师可更好地控制药房工作负荷；⑦减少病房药品贮存量；⑧更适用于计算机化和自动化。

五、医疗机构的制剂管理

(一) 医疗机构制剂的定义、产生与发展

医疗机构制剂,是指医疗机构根据本单位临床需要经过批准而配制、自用的固定处方制剂。几十年来,医疗机构自配制剂在一定程度上缓解了某些药品的市场供应短缺问题,取得了良好的社会效益和经济效益。主要体现在:①医疗机构制剂是医药市场的重要补充,各医院结合临床科研实际情况,利用其灵活性和实用性强的特点酌情生产,既满足临床需要又避免浪费;②医疗机构制剂能降低医疗费用和成本,直接面向患者,方便和服务病患,有利于构建和谐的医患关系;③医疗机构制剂为新药开发筛选提供了有力的物质基础,缩短了药品的开发周期,在新药研发方面发挥着不可替代的独特作用。

医疗机构制剂不同于临时配方,属于药品生产范畴,加上医疗机构制剂存在小批量、多品种、配制环境及设施设备差、质量检验机构不健全、质检不严格等缺陷,由此引发许多质量问题。因此,国内外药品监督管理部门普遍重视对医院制剂质量的监督管理。

为了保证患者所用医疗机构制剂的安全性和有效性,在《药品管理法》规定了对配制医疗机构制剂实行制剂许可证制度,对部分品种规定了审批程序,并组织编写出版了《医院制剂规范》《中国人民解放军药品制剂规范》,建立了对医院制剂的法制化管理制度,取得了一定效果。国家食品药品监督管理局颁布的《医疗机构制剂配制质量管理规范》的施行,医疗机构制剂与上市药品之间的质量差别越来越小。

(二) 医疗机构制剂的相关法律规定

1. 实行《医疗机构制剂许可证》制度 《药品管理法》规定:"医疗机构配制制剂,须经所在地省、自治区、直辖市人民政府卫生行政部门审核同意,由省、自治区、直辖市人民政府药品监督管理部门批准,发给《医疗机构制剂许可证》。无《医疗机构制剂许可证》的,不得配制制剂。"

2. 医疗机构制剂注册管理制度 医疗机构配制的制剂,应当是本单位临床需要而市场上没有供应的品种;医疗机构配制制剂,必须按照国务院药品监督管理部门的规定报送有关资料和样品,经所在地省、自治区、直辖市人民政府药品监督管理部门批准,并发给制剂批准文号后,方可配制。

《医疗机构制剂注册管理办法(试行)》对制剂范围做了进一步规定。有下列情形之一者,不得作为医疗机构制剂申请注册:①市场上已有供应的品种;②含有未经国家食品药品监督管理总局批准的活性成分的品种;③除变态反应原外的生物制品;④中药注射剂;⑤中药、化学药组成的复方制剂;⑥麻醉药品、精神药品、医疗用毒性药品、放射性药品;⑦其他不符合国家有关规定的制剂。同时,允许无制剂许可证的医疗机构申请委托配制中药制剂的注册。

医疗机构制剂的申请人,应当是持有《医疗机构执业许可证》,并取得《医疗机构制剂许可证》的医疗机构。申请时应向省级食品药品监督管理部门提出申请,并报送有关资料和样品。省级食品药品监督管理部门在完成技术审评后,作出是否许可的决定。

准予配制的医疗机构制剂应持有《医疗机构制剂批件》及制剂批准文号。医疗机构制剂批准文号的格式为:X 药制字 H(Z)+4 位年号 +4 位流水号。其中 X 是省、自治区、直辖市的简称;H 是化学制剂的代号;Z 是中药制剂的代号。

3. 医疗机构制剂检验、使用的规定 医疗机构配制的制剂,必须按照规定进行质量检验,

凭执业医师处方在本医疗机构使用。医疗机构配制的制剂不得在市场销售或者变相销售，不得发布医疗机构制剂广告。特殊情况下，经国务院或者省、自治区、直辖市人民政府的药品监督管理部门批准，医疗机构配制的制剂可以在指定的医疗机构之间调剂使用；经国务院药品监督管理部门规定的特殊制剂的调剂使用以及省、自治区、直辖市之间医疗机构制剂的调剂使用，必须经国务院药品监督管理部门批准。

第四节　药物临床应用管理

一、药物应用临床管理概述

药物临床应用管理是指对医疗机构临床诊断、预防和治疗疾病用药全过程实施监督管理。医疗机构应当遵循安全、有效、经济的合理用药原则。

1. 临床用药管理的发展过程　1966 年，Brodie 首次将用药管理（drug use control 或 drug use management）作为药房业务的主流。把用药管理定义为一个集知识、理解、判断、操作过程、技能、管理和伦理为一体的系统，该系统的目的在于保证药物使用的安全性。药师进行临床用药管理最重要和有效的方法，就是对药品的获得、开处方、给药和使用过程全过程进行监测和有效管理。

20 世纪 70 年代，随着临床药学的兴起和发展，药师逐渐涉足临床用药的领域。临床药师的主要任务包括参加查房和会诊，对患者的药物治疗方案提出合理建议；对特殊药物进行治疗药物监测（TDM），确保药物使用的有效和安全；向医护人员和其他药学人员提供药物情报咨询服务；监测和报告药物不良反应和有害的药物相互作用；培训药房在职人员和实习学生等。这些任务始终贯穿于临床用药管理这个主题。

1989 年，美国佛罗里达大学药学院教授 Helper 提出了药学保健（pharmaceutical care，PC）的概念，也称"药学监护"或"药学服务"。在药学保健模式中，药师直接对患者负责，对患者药物治疗过程和结果负责，代表了医院药学工作模式由"以药品为中心"向"以患者为中心"的转变。药学保健的基本原则是"以患者为中心"和面向用药结果。其目标不只是治愈疾病，而是强调通过实现药物治疗的预期结果，改善患者的生存质量。

2. 临床用药管理的核心是合理用药　临床用药管理的基本出发点 是合理用药。合理用药最基本的要求是：将适当的药物，以适当的剂量，在适当的时间，经适当的途径，给适当的患者使用适当的疗程，达到适当的治疗目标。

合理用药应当包括安全、有效、经济三大因素。安全、有效强调以最小的治疗风险获得尽可能大的治疗效益；而经济则强调以尽可能低的治疗成本取得尽可能好的治疗效果，合理使用有限的医疗卫生资源，减轻患者及社会的经济负担。临床合理用药涉及医疗卫生大环境的综合治理，依赖于国家相关方针政策的制定和调整，受到与用药有关各方面人员的道德情操、行为动机、心理因素等的影响。

二、药物临床应用管理规定

1. 药物临床应用管理是对医疗机构临床诊断、预防和治疗疾病用药全过程实施监督管理。医疗机构应当遵循安全、有效、经济的合理用药原则，尊重患者对药品使用的知情权和隐私权。

2. 医疗机构应当建立由医师、临床药师和护士组成的临床治疗团队，开展临床合理用药工作。临床药师应当全职参与临床药物治疗工作，对患者进行用药教育，指导患者安全用药。医疗机构应当根据本机构性质、任务、规模配备适当数量临床药师，三级医院临床药师不少于5名，二级医院临床药师不少于3名。临床药师应当具有高等学校临床药学专业或者药学专业本科毕业以上学历，并应当经过规范化培训。

3. 医疗机构应当遵循有关药物临床应用指导原则、临床路径、临床诊疗指南和药品说明书等合理使用药物；对医师处方、用药医嘱的适宜性进行审核。

4. 医疗机构应当建立临床用药监测、评价和超常预警制度，对药物临床使用安全性、有效性和经济性进行监测、分析、评估，实施处方和用药医嘱点评与干预。

5. 医疗机构应当建立药品不良反应、用药错误和药品损害事件监测报告制度。医疗机构临床科室发现药品不良反应、用药错误和药品损害事件后，应当积极救治患者，立即向药学部门报告，并做好观察与记录。医疗机构应当按照国家有关规定向相关部门报告药品不良反应、用药错误和药品损害事件应当立即向所在地县级卫生行政部门报告。

三、抗菌药物临床应用管理

抗菌药物的应用涉及临床各科室，合理应用抗菌药物是提高疗效、降低不良反应发生率以及减少或延缓细菌耐药发生的关键。

2015年国家卫生计生委发布《抗菌药物临床应用指导原则（2015年版）》（以下简称《指导原则》），通过科学化、规范化、常态化的管理，促进抗菌药物合理使用，减少和遏制细菌耐药，安全、有效、经济地治疗患者。

（一）医疗机构建立抗菌药物临床应用管理体系

各级医疗机构应建立抗菌药物临床应用管理体系，制定符合本机构实际情况的抗菌药物临床合理应用的管理制度。制度应明确医疗机构负责人和各临床科室负责人在抗菌药物临床应用管理的责任，并将其作为医院评审、科室管理和医疗质量评估的考核指标，确保抗菌药物临床应用管理得到有效的行政支持。

1. 设立抗菌药物管理工作组　医疗机构应由医务、感染、药学、临床微生物、医院感染管理、信息、质量控制、护理等多学科专家组成抗菌药物管理工作组，多部门、多学科共同合作，各部门职责、分工明确，并明确管理工作的牵头单位。

2. 建设抗菌药物临床应用管理专业技术团队　医疗机构应建立包括感染性疾病、药学（尤其临床药学）、临床微生物、医院感染管理等相关专业人员组成的专业技术团队，为抗菌药物临床应用管理提供专业技术支持，对临床科室抗菌药物临床应用进行技术指导和咨询，为医务人员和下级医疗机构提供抗菌药物临床应用相关专业培训。不具备条件的医疗机构应与邻近医院合作，通过聘请兼职感染科医师、临床药师，共享微生物诊断平台等措施，弥补抗菌药物临床应用管理专业技术力量的不足。

3. 制定抗菌药物供应目录和处方集　医疗机构应按照《抗菌药物临床应用管理办法》的要求，严格控制抗菌药物供应目录的品种、品规数量。抗菌药物的品种遴选应以"优化结构、确保临床合理需要"为目标，保证抗菌药物类别多元化，在同类产品中择优选择抗菌活性强、药动学特性好、不良反应少、性价比优、循证医学证据多和权威指南推荐的品种。同时应建立对抗菌药物供应目录定期评估、调整制度，及时清退存在安全隐患、疗效不确定、耐药严重、性价比差和频发违规使用的抗菌药物品种或品规。临时采购抗菌药物供应目录之外品种应有充分理由，并按相关制度和程序备案。

4. 制订感染性疾病诊治指南　根据《指导原则》，各临床科室应结合本地区、本医疗机构病原构成及细菌耐药监测数据，制定或选用适合本机构感染性疾病诊治与抗菌药物应用指南，并定期更新，科学引导抗菌药物临床合理应用。

5. 抗菌药物临床应用监测

（1）抗菌药物临床应用基本情况调查。医疗机构应每月对院、科两级抗菌药物临床应用情况开展调查。项目包括：①住院患者抗菌药物使用率、使用强度和特殊使用级抗菌药物使用率、使用强度；②Ⅰ类切口手术抗菌药物预防使用率和品种选择，给药时机和使用疗程合理率；③门诊抗菌药物处方比例、急诊抗菌药物处方比例；④抗菌药物联合应用情况；⑤感染患者微生物标本送检率；⑥抗菌药物品种、剂型、规格、使用量、使用金额，抗菌药物占药品总费用的比例；⑦分级管理制度的执行情况；⑧其他反映抗菌药物使用情况的指标；⑨临床医师抗菌药物使用合理性评价。

（2）医疗机构应按国家卫生计生委抗菌药物临床应用监测技术方案，定期向全国抗菌药物临床应用监测网报送本机构相关抗菌药物临床应用数据信息。

6. 信息化管理　医疗机构应当充分利用信息化管理手段，通过信息技术实施抗菌药物临床应用管理，抗菌药物临床应用的信息化管理体现在以下几方面：①抗菌药物管理制度、各类临床指南、监测数据等相关信息的发布；②抗菌药物合理应用与管理的网络培训与考核；③实现医师抗菌药物处方权限和药师抗菌药物处方调剂资格管理；④对处方者提供科学的实时更新的药品信息；⑤通过实施电子处方系统，整合患者病史、临床微生物检查报告、肝肾功能检查结果、药物处方信息和临床诊治指南等形成电子化抗菌药物处方系统，根据条件自动过滤出不合理使用的处方、医嘱，辅助药师按照《处方管理办法》进行处方、医嘱的审核，促进合理用药；⑥加强医嘱管理，实现抗菌药物临床应用全过程控制；⑦实现院、科两级抗菌药物使用率、使用强度等指标信息化手段实时统计、分析、评估和预警。

（二）抗菌药物临床应用的分级管理

抗菌药物临床应用的分级管理是抗菌药物管理的核心策略，有助于减少抗菌药物过度使用，降低抗菌药物选择性压力，延缓细菌耐药性上升趋势。医疗机构应当建立健全抗菌药物临床应用分级管理制度，按照"非限制使用级"、"限制使用级"和"特殊使用级"的分级原则，明确各级抗菌药物临床应用的指征，落实各级医师使用抗菌药物的处方权限。

1. 抗菌药物分级原则　根据安全性、疗效、细菌耐药性、价格等因素，将抗菌药物分为三级。

（1）非限制使用级　经长期临床应用证明安全、有效，对病原菌耐药性影响较小，价格相对较低的抗菌药物。应是已列入基本药物目录，《国家处方集》和《国家基本医疗保险、工伤保险和生育保险药品目录》收录的抗菌药物品种。

（2）限制使用级　经长期临床应用证明安全、有效，对病原菌耐药性影响较大，或者价格相对较高的抗菌药物。

（3）特殊使用级　具有明显或者严重不良反应，不宜随意使用；抗菌作用较强、抗菌谱广，经常或过度使用会使病原菌过快产生耐药的；疗效、安全性方面的临床资料较少，不优于现用药物的；新上市的，在适应证、疗效或安全性方面尚需进一步考证的、价格昂贵的抗菌药物。

2. 抗菌药物分级管理目录的制定　由于不同地区社会经济状况、疾病谱、细菌耐药性的差异，各省级卫生计生行政主管部门制定抗菌药物分级管理目录时，应结合本地区实际状况，在三级医院和二级医院的抗菌药物分级管理上应有所区别。各级、各类医疗机构应结合本机构的情况，根据省级卫生计生行政主管部门制定的抗菌药物分级管理目录，制定本机构抗菌药物供应目录，并向核发其《医疗机构执业许可证》的卫生行政主管部门备案。

（三）处方权限与临床应用

1. 根据《抗菌药物临床应用管理办法》规定，二级以上医院按年度对医师和药师进行抗菌药物临床应用知识和规范化管理的培训，按专业技术职称授予医师相应处方权和药师抗菌药物处方调剂资格。

2. 临床应用抗菌药物应遵循本《指导原则》，根据感染部位、严重程度、致病菌种类以及细菌耐药情况、患者病理生理特点、药物价格等因素综合考虑，参照"各类细菌性感染的治疗原则及病原治疗"，对轻度与局部感染患者应首先选用非限制使用级抗菌药物进行治疗；严重感染、免疫功能低下者合并感染或病原菌只对限制使用级或特殊使用级抗菌药物敏感时，可选用限制使用级或特殊使用级抗菌药物治疗。

3. 特殊使用级抗菌药物的选用应从严控制。临床应用特殊使用级抗菌药物应当严格掌握用药指征，经抗菌药物管理工作机构指定的专业技术人员会诊同意后，按程序由具有相应处方权医师开具处方。①特殊使用级抗菌药物会诊人员应由医疗机构内部授权，具有抗菌药物临床应用经验的感染性疾病科、呼吸科、重症医学科、微生物检验科、药学部门等具有高级专业技术职务任职资格的医师和抗菌药物等相关专业临床药师担任。②特殊使用级抗菌药物不得在门诊使用。③有下列情况之一可考虑越级应用特殊使用级抗菌药物：感染病情严重者；免疫功能低下患者发生感染时；已有证据表明病原菌只对特殊使用级抗菌药物敏感的感染。使用时间限定在 24h 之内，其后需要补办审办手续并由具有处方权限的医师完善处方手续。

四、药学保健

药学保健（pharmaceutical care）又称为药学监护、药学保健。是药师的工作以保障供应药品为主向临床的延伸、"以药品为中心"向"以患者为中心"的转移。

（一）药学保健的定义

美国药剂师协会对药学保健的定义是：药学保健是直接、负责地提供与药物治疗相关的服务，其目的是达到获得患者生命质量的确切效果。药师的任务是提供药学保健。这表明，药学保健囊括了药师与患者和其他卫生专业人员协作设计、实施、监测药物治疗计划的过程，从而为患者创造特定的治疗结果。这一过程依次包括三项主要功能：①确认潜在或实际存在的与药物治疗相关的问题；②解决实际存在的与药物治疗相关的问题；③预防潜在的与药物治疗相关的问题。

（二）药学保健的职能及方法

1. **收集和整理患者的相关信息**　建立有关患者信息的数据库，从而有效地发现、防止和解决与药物治疗相关的问题，这是使患者得到最佳药物治疗结果的基础。这些信息应当包括：①患者的人口学资料，如姓名、地址、出生日期、性别、宗教信仰、职业等；②患者管理资料，如医生和处方者、药房、科/床号、知情同意形式、患者识别号等；③医学资料，身高、体重、急性和慢性健康问题、当前体征、生命迹象、各项检测项目的结果、过敏和耐药性、既往病史、诊断和外科手术史等；④药物治疗资料，处方药、非处方药、入院前服用的药物、家庭用药及使用的其他卫生保健产品、药物治疗方案、患者对治疗的依从性、药物过敏和耐药性、患者对治疗的担心和疑问等；⑤患者行为及生活方式资料，饮食、锻炼、娱乐、香烟（乙醇、咖啡因）的使用、有无滥用的其他物质、性格类型、性生活、日常起居活动等；⑥患者社会状况及经济情况。

2. 确定存在的药物治疗问题 药师应将药物、疾病、实验室检查及具体患者的信息进行综合，进而得出结论。并对患者的资料进行评估，从而找出任何与药物治疗有关的问题，而这些问题的相对重要性则需要在具体患者或药物的基础上进行评估。

3. 概括患者的卫生保健需要 在确定与药物治疗相关的保健要素时，应考虑患者总体的需要和期望的结果，以及其他卫生人员的评估、目标和治疗计划，以期改善或阻止患者健康的恶化。

4. 明确药物治疗目标 药物治疗目标是对药物、疾病、实验室检查以及具体患者信息的综合考虑，同时，要考虑到伦理和生命质量。药物治疗目标应切实可行，能得到明确的与药物相关的治疗结果，并能提高患者的生命质量。

5. 设计药物治疗方案 治疗方案应适合前述的药物治疗目标，还应遵循药物经济学原则，遵守卫生系统中的药品政策，如临床保健计划和疾病管理计划等。方案设计还应能从卫生系统和患者的承受能力及财政来源两方面实现最佳的药物使用。

6. 设计药物治疗方案的监测计划 监测计划应能有效地评价患者是否达到药物治疗目标，发现该药物治疗方案实际存在的潜在的不良反应。对药物治疗方案的每一目标均应确定可测量和可观察的参数，监测计划应给出判断达到药物治疗目标的终点标志。应当注意的是患者的医疗保健需要、药物的特性、其他卫生人员的需要以及政府的卫生保健政策和程序都会影响监测计划的制定。

7. 制定药物治疗方案及相应的监测计划 药师与患者和其他卫生专业人员的合作之下，不断发展和修正药物治疗方案和监测计划，使其趋向系统化和逻辑化，并应代表患者、处方者、药师的一致意见。治疗方案和监测计划应记录在患者的健康档案中，从而确保所有卫生保健组织的成员都能了解这些信息。

8. 开始实施药物治疗方案 依据药物治疗方案和监测计划，药师可以适时地实施全部或部分药物治疗方案。有关药物治疗、实验室检查及其他措施的医嘱均应清楚、准确。与药物治疗有关的所有活动都要记录在患者的健康档案中。

9. 监测药物治疗方案的结果 根据监测计划，所收集的数据应充分、可靠和有效，这样才能对药物治疗的结果做出判断。药师应对监测计划中每一参数与预期的终点之间的差距进行评估，并得出药物治疗目标是否实现的结论。在调整药物治疗方案之前，药师应明确未达到药物治疗目标的原因。

10. 修订药物治疗方案和监测计划 药师应根据患者的治疗结果调整治疗方案和监测计划。如果临床条件允许，药师可以一次调整治疗方案的一个方面，并对此重新评估。药师应以一致的态度记录最初的建议和调整后的建议。

药学保健模式中的一个重要因素是药师对患者的治疗结果负有责任。药师无论是设计还是执行患者的药物治疗方案和监测计划，都应履行相同的义务。实施药学保健要求药师监测药物治疗方案，根据患者情况的变化修正治疗方案、记录结果，并对药物治疗结果负责。

实施药学保健并不否认药学部门的其他工作，它们可以共存于医疗机构药学部门的工作中，并共同发挥作用。实践证明，医疗机构药学部门的工作模式本身处于不断的演变和进化之中，如调剂工作模式、发药工作模式、药物情报工作模式、临床药学工作模式、药学保健工作模式等。有学者指出，这些工作模式应当更好地综合起来，构成一个全面药学服务模式。

本 章 小 结

　　医疗机构药事管理活动与医药企业相比有很大的区别。本章从四个方面介绍了医疗机构药事管理。首先介绍了医疗机构及医疗机构药事管理的概念；其次介绍了医疗机构药事管理组织和药学部门；接着重点阐述了医疗机构的药品管理，包括药品采购、储存养护、处方调配、制剂管理等；最后介绍了药物临床应用管理。

　　重点：医疗机构药事管理与药物治疗学委员会的职责和作用，医疗机构内的药品采购、保管、处方调配、制剂管理的相关内容。

　　难点：处方管理制度，处方点评，处方调配和药学服务；抗菌药物临床应用分级管理分级的划分标准。

思考题

1. 什么是医疗机构？它分为哪些类型？
2. 简述药事管理与药物治疗学委员会的职责及医疗机构药学部门的任务。
3. 处方由哪几部分组成？简述处方书写的规定？如何审查处方？调配处方时的"四查十对"指什么？处方点评结果有哪些？
4. 简述《医疗机构药事管理规定》中涉及药物临床应用管理的内容。
5. 抗菌药物分为哪几级管理？

（孟祥丽）

第十章 特殊管理药品的管理

学习导引

知识要求

1. **掌握** 特殊管理药品的相关概念，麻醉药品、精神药品的概念及其生产、经营、使用的管理要点。

2. **熟悉** 麻醉药品、精神药品的品种；麻醉药品、精神药品的科研、储备、运输、邮寄的相关管理规定。

3. **了解** 放射性药品、易制毒化学品、兴奋剂、生物制品批签发、疫苗的相关管理规定；违反特殊管理药品的相关管理规定应承担的法律责任。

能力要求

1. 具备麻醉药品、精神药品的生产、经营、使用的管理能力。

2. 学会应用本章所学知识解决麻醉药品、精神药品的生产、经营、使用中发生的有关管理方面的问题。

第一节 特殊管理药品概况

一、特殊管理药品的相关概念

（一）特殊管理药品的概述

《中华人民共和国药品管理法》第35条规定，国家对麻醉药品、精神药品、医疗用毒性药品、放射性药品，实行特殊管理。

这些药品本身具有重要的医疗价值，在防病治病及维护公众健康方面有着积极的作用，但这类药品同时具有不易掌控的毒副作用，如果管理、使用不当将严重危害公众的身心健康及社会利益，因此国家出台了一系列相应的管理办法和措施，对这些特殊管理的药品进行严格的管制。

我国《刑法》第357条规定，毒品指鸦片、海洛因、甲基苯丙胺（冰毒）、吗啡、大麻、可卡因以及国家规定管制的其他能够使人形成瘾癖的麻醉药品和精神药品。因此，当麻醉药品等被滥用时，视为毒品。毒品的基本特征是具有依赖性、非法性和危害性。毒品的危害可以概括为"毁灭自己，祸及家庭，危害社会"十二个字。

另外，国家对易制毒化学品、兴奋剂和部分有特殊要求的生物制品也采取了一系列严格的管制措施，在管理方面也有特殊的规定。

（二）其他相关术语

1. 药物滥用（drug abuse） 指反复、大量地使用具有依赖性或潜在依赖性的药品。其特征有：一是非医疗目的反复、无节制地用药；二是对用药的个体造成的精神和身体危害大；三是引发严重的公共卫生问题和社会危害。"药物滥用"是 20 世纪 60 年代中期国际上开始采用的专用词汇，与药物不合理使用，即通常"滥用抗生素"、"滥用激素"的滥用概念截然不同。药物滥用严重危害人类健康、社会安定和经济发展，已成为重大社会问题之一。

国际公约中确定的药物滥用的范围主要有：①麻醉药品，阿片类、可卡因类、大麻类；②精神药品，镇静催眠药、扰焦虑药、中枢兴奋药、致幻剂；③其他，挥发性有机溶剂、烟草、乙醇。

2. 药物耐受性 药物耐受性是指人体在重复用药情况下形成的一种对药物的反应性逐渐减弱、药学效价降低的状态。

3. 药物依赖性 药物依赖性又称药物成瘾性，是指带有强制性的渴求、追求与不间断地使用某种或某些药物或物质，使机体形成一种特殊的精神状态和特殊的身体状态。

能引起依赖性的药物常兼有身体依赖性和精神依赖性，阿片类和催眠镇痛药在反复用药过程中，先产生精神依赖性，后产生身体依赖性。可卡因、苯丙胺类中枢兴奋药主要引起精神依赖性，但大剂量使用也会产生身体依赖性。少数药物如致幻剂只产生精神依赖性而无身体依赖性。

二、国际特殊管理药品的监督管理

1. 麻醉药品与精神药品公约的主要内容 《1961 年麻醉品单一公约》共 51 条，包括受管制物质、国际麻醉药品管制机构及其职责、各种制度和麻醉药品需要量的估计、综合报告、制造及输入的限制、国际贸易的特别规定、运输的特别规定、罚则等。

1971 年联合国在维也纳签订了《1971 年精神药物公约》，针对国际上精神药物滥用严重的情况，建议各国对精神药物实行管制。

《麻醉品单一公约》和《精神药物公约》都贯穿下列基本理念：①麻醉药品与精神药物具有医疗和科研价值；②滥用这些药物会产生公共危害，包括社会问题和经济问题；③对它们需采取严格管制措施，只限于医疗和科研应用；④需开展国际合作，以便协调有关行动。

《麻醉品单一公约》和《精神药物公约》对各国的要求可归纳如下：①这类药品的获得必须持医师的处方；②控制其包装和广告宣传；③建立监督制度和许可证制度；④对其合理医疗和科研应用应该建立估量和统计制度，限制它们的贸易；⑤各国应向联合国的药品管制机构报送有关资料；⑥加强国家管理，向贩运毒品做斗争，采取措施减少药物滥用。

《禁止非法贩运麻醉药品和精神药物公约》共 34 条，该《公约》的主要内容包括：①规定了"非法贩运"的定义，并规定缔约国应对这些犯罪给予制裁；②缔约国应在一定情况下对上述犯罪确立管辖权；③缔约国应通过没收犯罪收益、引渡、法律协助、执法合作、支援过境国、对特定化学品进行管制，根除非法种植和非法需求等方面的合作，打击贩毒犯罪；④缔约国应向麻醉品委员会提供关于在其境内执行《公约》的报告。

2. 国际麻醉药品和精神药品管制机构　国际上专门组建了管制机构，对世界范围内的麻醉药品和精神药品等特殊管理的药品进行全面监管。详见表 10-1。

表 10-1　国际上的麻醉药品和精神药品管制机构列表

管制机构名称	成立时间	主要职能
联合国麻醉药品委员会（UNCND）	1946 年	协助联合国经社理事会制定国际管制和禁止麻醉药品滥用和非法贩运的政策和措施，向联合国国际麻醉药品管制署提供政策指导并监督其活动以及执行有关公约所授予的其他职能
国际麻醉药品管制局（INCB）	1968 年	从事麻醉药品和精神药品合法流动的管制与各国政府合作将麻醉药品的种植、生产、制造和供应限于合法使用；监督公约的实施；评价各国履行公约义务的情况；发现问题时就各种补救措施提出建议；编写全世界麻醉药品和精神药品管理情况的年度报告
世界卫生组织（WHO）	1948 年	在麻醉药品管制和精神药品管制中，根据权限调控可以合法生产、出口麻醉药品的国家；向麻醉药品委员会提出修订有关麻醉药品和精神药品公约至附表的建议；提出并组织实施控制滥用麻醉药品和精神药品的国家计划和科学技术问题
国际刑警组织（ICPO）	1923 年	在所有成员国的刑事警察当局之间，建立和发展各种有利于预防和控制一般犯罪的组织机构，协助成员国打击跨国毒品罪犯

三、我国特殊管理药品的监督管理

我国特殊管理药品的监管历史可以追溯到 19 世纪中叶，当时西方殖民主义者强行向中国输入鸦片，晚清、民国开展了历次禁毒运动。中华人民共和国成立后，政府采取坚决措施，在全国范围内开展了禁毒运动，收缴毒品，禁种罂粟，封闭烟馆，严厉惩办制贩毒品活动。1953 年中国政府宣布基本禁绝了为患百年的烟毒。近年来，由于国际毒潮的泛滥与侵袭，国际国内的一些不法分子趁势而入，"毒祸"卷土重来，我国禁毒任务十分艰巨。

历年来，我国政府出台了一系列政策、通知、指示等，用来规范麻精药品的管理。中国管制麻醉药品、精神药品和禁毒的主要法规如表 10-2 所示。

表 10-2　中国管制麻醉药品、精神药品和禁毒的主要法规

时间	名称	机构	内容
1950.2	《关于严禁鸦片烟毒的通令》	政务院	严禁吸食、贩卖、种植、私存鸦片、吗啡、海洛因等
1950.11	《管理麻醉药品暂行条例》及施行细则	卫生部	规定麻醉药品品种范围与主管部门，及对其生产、供应、使用实行定点管理
1964.4	《管理毒药、限制性剧药暂行规定》	卫生部、商业和化工部	确定毒药、剧药品种范围及其管理办法
1978.9	《麻醉药品管理条例》	国务院	麻醉药品品种范围、生产、供应、使用、管理、处罚

时间	名称	机构	内容
1979.2	《麻醉药品管理条例实施细则》	卫生部	麻醉药品品种范围、生产、供应、使用、管理、处罚
1979.6	《医疗用毒药、限制性剧药管理规定》	卫生部及国家医药管理总局	包括毒性药品及限制性剧药的管理规定
1987.11	《麻醉药品管理办法》	国务院	明确特殊管理的药品品种范围，对研制、生产、供应、进出口、运输、使用、包装标签等的管理
1988.12	《精神药品管理办法》	国务院	明确特殊管理的药品品种范围，对研制、生产、供应、进出口、运输、使用、包装标签等的管理
1988.12	《医疗用毒性药品管理办法》	国务院	明确特殊管理的药品品种范围，对研制、生产、供应、进出口、运输、使用、包装标签等的管理
1989.1	《放射性药品管理办法》	国务院	明确特殊管理的药品品种范围，对研制、生产、供应、进出口、运输、使用、包装标签等的管理
1997.3	《中华人民共和国刑法》（修订）	全国人民代表大会	规定了走私、贩卖、运输、制造毒品罪的刑事责任
2001.2	《中华人民共和国药品管理法》	全国人大常务委员会	确定对麻醉药品、精神药品、医疗用毒性药品、放射性药品实行特殊管理
2005.8	《麻醉药品和精神药品管理条例》	国务院	进一步明确品种范围，对研制、生产、供应、进出口、运输、使用、包装标签等管理的规定，罚则
2005.8	《易制毒化学品管理条例》	国务院	规定了易制毒化学品的生产、经营、购买、运输和进出口管理
2010.3	《药品类易制毒化学品管理办法》	卫生部	规定了药品类易制毒化学品的生产、经营、购买、运输和进出口管理

第二节 麻醉药品和精神药品的管理

一、麻醉药品和精神药品的概念及分类

（一）麻醉药品、精神药品的概念

1. 麻醉药品（narcotic drugs） 是指具有依赖性潜力，连续使用、滥用或者不合理使用，易产生身体依赖性和精神依赖性，能成瘾癖的药品。麻醉药品与医疗上用于全身或局部麻醉的麻醉药（anesthetics）不同。

2. 精神药品（psychotropic substances） 是指直接作用于中枢神经系统，使之兴奋或抑制，连续使用能产生药物依赖性的药品或其他物质。

医生与犯罪分子勾结骗购药品牟取暴利

2009 年 7 月，河南省周口市公安局沙南分局侦破了一起特大贩毒案件，共拘捕贩毒分子 9 人。周口市公安局沙南分局禁毒大队接到群众举报：在市区一些医院附近有 20 余人常常持购药卡，大量购卖哌替啶等被严格管制的麻醉药品，形迹可疑。缉毒民警快速出击，当场抓获黄守敬等 9 名犯罪嫌疑人。该团伙 20 余人从 2008 年 7 月至案发时，与周口保健院医生岳某、齐某勾结，在该院院长王某"只需有购药卡就卖药"的默许下，屡次利用伪造的身份证和虚假的医生诊断证明骗取购药卡，购买大量麻醉药品，有时一次就购买数盒到外地转卖，使 9000 支哌替啶流入毒贩之手，造成了严重后果，社会影响极其恶劣。周口市妇幼保健院院长王某，以及涉嫌与犯罪分子勾结作案的该院医生岳某、齐某被刑事拘留。

提问： 麻醉药品的危害有哪些？麻醉药品管理有哪些相关规定？

解析： 长期使用、滥用或者不合理使用麻醉药品易产生身体依赖性和精神依赖性，危害身体健康。《麻醉药品和精神药品管理条例》和《中华人民共和国药品管理法》等相关法规均规定：哌替啶等严格管制的麻醉药品在生产、经营、使用等方面均有严格规定，医疗机构使用麻醉药品时对其适应证、处方权、处方限量、处方的开具、调剂、使用均有严格的限制。上述案件主要违反了医疗机构使用麻精药品的相关规定，造成严重社会危害，有关责任人需要承担相应的法律责任。

（二）麻醉药品、精神药品的分类及品种

根据国家食品药品监督管理总局、中华人民共和国公安部、中华人民共和国国家卫生和计划生育委员会于 2013 年 11 月 11 日联合公布的《关于公布麻醉药品和精神药品品种目录的通知》中规定，《麻醉药品品种目录（2013 年版）》和《精神药品品种目录（2013 年版）》于 2014 年 1 月 1 日起施行。

1. 麻醉药品的分类及品种 我国规定麻醉药品主要包括阿片类、可卡因类、大麻类、合成麻醉药类及国务院药品监督管理部门指定的其他易成瘾癖的药品、药用原植物及其制剂。根据《麻醉药品品种目录（2013 年版）》，麻醉药品共 121 种。我国生产及使用的品种及包括的制剂、提取物、提取物粉共有 27 个品种：可卡因、罂粟秆浓缩物（包括罂粟果提取物、罂粟果提取物粉）、二氢埃托啡、地芬诺酯、芬太尼、氢可酮、氢吗啡酮、美沙酮、吗啡（包括吗啡阿托品注射液）、阿片（包括复方樟脑酊、阿桔片）、羟考酮、哌替啶、瑞芬太尼、舒芬太尼、蒂巴因、可待因、右丙氧芬、双氢可待因、乙基吗啡、福尔可定、布桂嗪、罂粟壳。

2. 精神药品的分类及品种 精神药品根据对人体产生依赖性的程度不同，分为第一类精神药品和第二类精神药品。其中第一类精神药品比第二类精神药品更易产生依赖性，其毒性和成瘾性更强，因此对其管理更加严格。

根据《精神药品品种目录（2013 年版）》，精神药品共 149 种，其中第一类精神药品有 68 个品种，第二类精神药品有 81 个品种。我国生产和使用的第一类精神药品有 7 种：哌醋甲酯、

司可巴比妥、丁丙诺啡、γ-羟丁酸、氯胺酮、马吲哚、三唑仑。我国生产和使用的第二类精神药品有 29 个品种：异戊巴比妥、格鲁米特、喷他佐辛、戊巴比妥、阿普唑仑、巴比妥、氯氮䓬、氯硝西泮、地西泮、艾司唑仑、氟西泮、劳拉西泮、甲丙氨酯、咪达唑仑、硝西泮、奥沙西泮、匹莫林、苯巴比妥、唑吡坦、丁丙诺啡透皮贴剂、布托啡诺及其注射剂、咖啡因、安钠咖、地佐辛及其注射剂、麦角胺咖啡因片、氨酚氢可酮片、曲马多、扎来普隆、佐匹克隆。

二、麻醉药品和精神药品监督管理的部门职责

根据《麻醉药品和精神药品管理条例》，麻醉药品和精神药品的监督管理部门及其职责如表 10-3 所列。

表 10-3　麻醉药品和精神药品监督管理部门及其职责

监管部门	职责
国务院药品监督管理部门	负责全国麻醉药品和精神药品的监督管理工作，并会同国务院农业主管部门对麻醉药品药用原植物实施监督管理，根据麻醉药品年度生产计划制定麻醉药品药用原植物年度种植计划
国务院农业主管部门	会同国务院药品监督管理部门对麻醉药品药用原植物实施监督管理
国务院公安部门	负责对造成麻醉药品药用原植物、麻醉药品和精神药品流入非法渠道的行为进行查处
国务院其他有关部门	在各自职责范围内负责与麻醉药品和精神药品有关的管理工作
省级药品监督管理部门	负责本行政区域内麻醉药品和精神药品的监督管理工作
县级以上地方公安机关	负责对本行政区域内造成麻醉药品和精神药品流入非法渠道的行为进行查处
县级以上地方人民政府	在各自职责范围内负责与麻醉药品和精神药品有关的管理工作

在各级管理机构严格履行监督管理的同时，麻醉药品和精神药品生产、经营企业和使用单位可以依法参加行业协会。行业协会应当加强行业自行管理。

三、麻醉药品和精神药品的种植和生产管理

国家根据麻醉药品和精神药品的医疗、国家储备和企业生产所需原料的需要确定需求总量，对麻醉药品药用原植物的种植、麻醉药品和精神药品的生产实行总量控制。

（一）麻醉药品药用原植物的种植管理

国务院药品监督管理部门和国务院农业主管部门根据麻醉药品年度生产计划，制定麻醉药品药用原植物年度种植计划。麻醉药品药用原植物种植企业应当根据年度种植计划，种植麻醉药品药用原植物，并向国务院药品监督管理部门和国务院农业主管部门定期报告种植情况。麻醉药品药用原植物种植企业由国务院药品监督管理部门和国务院农业主管部门共同确定，其他单位和个人不得种植麻醉药品药用原植物。

（二）麻醉药品和精神药品的生产管理

1. 定点生产制度　麻醉药品和精神药品实行定点生产制度。国务院药品监督管理部门按照合理布局、总量控制的原则，根据麻醉药品和精神药品的需求总量，制定年度生产计划，

确定麻醉药品和精神药品定点生产企业的数量和布局，并进行调整、公布。定点生产企业应当严格按照麻醉药品和精神药品年度生产计划安排生产，并依照规定向所在地省、自治区、直辖市人民政府药品监督管理部门报告生产情况。经批准定点生产的麻醉药品、第一类精神药品和第二类精神药品原料药不得委托加工；第二类精神药品制剂可以委托加工，具体按照药品委托加工有关规定办理。

2. 定点企业的审批 从事麻醉药品、第一类精神药品生产以及第二类精神药品原料药生产的企业，应当经所在地省级药品监督管理部门初步审查，由国务院药品监督管理部门批准；从事第二类精神药品制剂生产的企业，应当经所在地省级药品监督管理部门批准。定点生产企业生产麻醉药品和精神药品，应当依照药品管理法的规定取得药品批准文号。未取得药品批准文号的，不得生产麻醉药品和精神药品。

麻醉药品和精神药品的定点生产企业应当具备下列条件：①有药品生产许可证；②有麻醉药品和精神药品实验研究批准文件；③有符合规定的麻醉药品和精神药品生产设施、储存条件和相应的安全管理设施；④有通过网络实施企业安全生产管理和向药品监督管理部门报告生产信息的能力；⑤有保证麻醉药品和精神药品安全生产的管理制度；⑥有与麻醉药品、精神药品安全生产要求相适应的管理水平和经营规模；⑦麻醉药品和精神药品生产管理、质量管理部门的人员应当熟悉麻醉药品和精神药品管理以及有关禁毒的法律、行政法规；⑧没有生产、销售假药、劣药或者违反有关禁毒的法律、行政法规规定的行为；⑨符合国务院药品监督管理部门公布的麻醉药品和精神药品定点生产企业数量和布局的要求。

3. 生产管理 国家食品药品监督管理总局通过组织医学、药学、社会学、伦理学和禁毒等方面的专家成立专家组，对申请首次上市的麻醉药品和精神药品的社会危害性和被滥用的可能性进行评价，并提出是否批准的建议。

定点生产企业必须严格按照麻醉药品和精神药品年度生产计划安排生产，并按照规定向所在地省级药品监督管理部门报告生产情况。定点生产企业只能将麻醉药品和精神药品销售给具有麻醉药品和精神药品经营资格的企业或者经批准的其他单位。

4. 生产企业的销售管理 定点生产企业生产的麻醉药品和第一类精神药品原料药只能按照计划销售给制剂生产企业和经批准购用的其他单位，小包装原料药可以销售给全国性批发企业和区域性批发企业。

定点生产的麻醉药品和第一类精神药品制剂只能销售给定点全国性批发企业、区域性批发企业以及经批准购用的其他单位。定点区域性批发企业从定点生产企业购进麻醉药品和第一类精神药品制剂，须经所在地省级药品监督管理部门批准。

定点生产的第二类精神药品原料药只能销售给定点全国性批发企业、区域性批发企业、专门从事第二类精神药品批发业务的企业、第二类精神药品制剂生产企业以及经备案的其他需用第二类精神药品原料药的企业，并应当按照备案的需用计划销售。

定点生产的第二类精神药品制剂只能销售给全国性批发企业、区域性批发企业、专门从事第二类精神药品批发业务的企业、第二类精神药品零售连锁企业、医疗机构或经批准购用的其他单位。

麻醉药品和精神药品定点生产企业必须建立购买方的销售档案。麻醉药品和精神药品定点生产企业销售麻醉药品和精神药品不得使用现金交易。

5. 专有标志管理 麻醉药品和精神药品的标签应当印有国务院药品监督管理部门规定的标志,麻醉药品专用标志(颜色:天蓝色与白色相间),精神药品专用标志(颜色:绿色与白色相间)。(图 11 - 2)

四、麻醉药品和精神药品的经营管理

(一)经营制度

国家对麻醉药品和精神药品实行定点经营制度。国务院药品监督管理部门根据麻醉药品和第一类精神药品的需求总量,确定麻醉药品和第一类精神药品的定点批发企业布局,并根据年度需求总量对布局进行调整、公布。

药品经营企业不得经营麻醉药品原料药和第一类精神药品原料药。但是,供医疗、科学研究、教学使用的小包装的上述药品可以由国务院药品监督管理部门规定的药品批发企业经营。

麻醉药品和精神药品定点批发企业除应当具备《药品管理法》第 15 条规定的药品经营企业的开办条件外,还应当具备下列条件:①有符合《麻醉药品和精神药品管理条例》规定的麻醉药品和精神药品储存条件;②有通过网络实施企业安全管理和向药品监督管理部门报告经营信息的能力;③单位及其工作人员 2 年内没有违反有关禁毒的法律、行政法规规定的行为;④符合国务院药品监督管理部门公布的定点批发企业布局。

麻醉药品和第一类精神药品的定点批发企业,还应当具有保证供应责任区域内医疗机构所需麻醉药品和第一类精神药品的能力,并具有保证麻醉药品和第一类精神药品安全经营的管理制度。

(二)企业审批

1. 批发企业审批 跨省、自治区、直辖市从事麻醉药品和第一类精神药品批发业务的企业(以下称全国性批发企业),应当经国务院药品监督管理部门批准,并予公布;在本省、自治区、直辖市行政区域内从事麻醉药品和第一类精神药品批发业务的企业(以下称区域性批发企业),应当经所在地省级药品监督管理部门批准,并予公布。专门从事第二类精神药品批发业务的企业,应当经所在地省级药品监督管理部门批准,并予公布。

从事麻醉药品和第一类精神药品批发业务的全国性批发企业和区域性批发企业可以从事第二类精神药品批发业务。

国务院药品监督管理部门在批准全国性批发企业以及省、自治区、直辖市药品监督管理部门在批准区域性批发企业时,应当综合各地区人口数量、交通、经济发展水平、医疗服务情况等因素,确定其所承担供药责任的区域。

2. 零售(连锁)企业审批 麻醉药品和第一类精神药品不得零售。申请零售第二类精神药品的药品零售连锁企业,应当向所在地设区的市级药品监督管理机构提出申请,经批准后,方可从事经营活动。经所在地设区的市级药品监督管理部门批准,实行统一进货、统一配送、统一管理的药品零售连锁企业可以从事第二类精神药品零售业务。除经批准的药品零售连锁企业外,其他药品经营企业不得从事第二类精神药品零售活动。

(三)购销管理

1. 麻醉药品和第一类精神药品的购销 全国性批发企业应当从定点生产企业购进麻醉药品和第一类精神药品。区域性批发企业可以从全国性批发企业购进麻醉药品和第一类精神药品；经所在地省级药品监督管理部门批准，也可以从定点生产企业购进麻醉药品和第一类精神药品。

全国性批发企业可以向区域性批发企业，或者经省级药品监督管理部门批准可以向取得麻醉药品和第一类精神药品使用资格的医疗机构以及经批准的其他单位销售麻醉药品和第一类精神药品。区域性批发企业可以向本省、自治区、直辖市行政区域内取得麻醉药品和第一类精神药品使用资格的医疗机构销售麻醉药品和第一类精神药品。

2. 第二类精神药品的购销 从事第二类精神药品批发业务的企业可以从第二类精神药品定点生产企业、全国性批发企业、区域性批发企业、其他专门从事第二类精神药品批发业务的企业购进第二类精神药品。

从事第二类精神药品批发业务的企业可以将第二类精神药品销售给医疗机构、全国性批发企业、区域性批发企业、其他专门从事第二类精神药品批发业务的企业、医疗机构和从事第二类精神药品零售的药品零售连锁企业。

第二类精神药品零售企业应当凭执业医师出具的处方，按规定剂量销售第二类精神药品，并将处方保存 2 年备查；零售第二类精神药品时，处方应经执业药师或其他依法经过资格认定的药学技术人员复核，禁止超剂量或者无处方销售第二类精神药品；不得向未成年人销售第二类精神药品。

3. 其他销售规定 禁止使用现金进行麻醉药品和精神药品交易，个人合法购买麻醉药品和精神药品的除外。

全国性批发企业和区域性批发企业向医疗机构销售麻醉药品和第一类精神药品，应当将药品送至医疗机构，医疗机构不得自行提货。

麻醉药品和精神药品实行政府定价，在制定出厂和批发价格的基础上，逐步实行全国统一零售价格。具体办法由国务院价格主管部门制定。

五、麻醉药品和精神药品的使用管理

(一) 购用管理

1. 药品生产企业 药品生产企业需要以麻醉药品和第一类精神药品为原料生产普通药品的，应当向所在地省、自治区、直辖市药品监督管理部门报送年度需求计划，由省级药品监督管理部门汇总报国务院药品监督管理部门批准后，向定点生产企业购买。

药品生产企业需要以第二类精神药品为原料生产普通药品的，应当将年度需求计划报所在地省级药品监督管理部门，并向定点批发企业或者定点生产企业购买。

2. 科学研究 教学单位需要使用麻醉药品和精神药品开展实验、教学活动的，应当经所在地省级药品监督管理部门批准，向定点批发企业或者定点生产企业购买。需要使用麻醉药品和精神药品的标准品、对照品的，应当经所在地省、自治区、直辖市人民政府药品监督管理部门批准，向国务院药品监督管理部门批准的单位购买。

开展麻醉药品和精神药品实验研究活动应当具备下列条件，并经国务院药品监督管理部门批准：①以医疗、科学研究或者教学为目的；②有保证实验所需麻醉药品和精神药品安全的措施和管理制度；③单位及其工作人员 2 年内没有违反有关禁毒的法律、行政法规规定的行为。

申请人开展麻醉药品和精神药品实验研究应当填写《麻醉药品和精神药品实验研究立项申请表》，连同相关资料报所在地省级药品监督管理部门。省级药品监督管理部门对申请人实验研究条件进行现场检查，出具审查意见，连同申报材料报送国家食品药品监督管理总局进行全面审查，符合条件和规定的，发给《麻醉药品和精神药品实验研究立项批件》。该立项批件不得转让。麻醉药品和第一类精神药品的临床试验，不得以健康人为受试对象。

3. 医疗机构　医疗机构需要使用麻醉药品和第一类精神药品的，应当经所在地设区的市级卫生行政部门批准，取得《麻醉药品、第一类精神药品购用印鉴卡》（以下称印鉴卡）。医疗机构应当凭印鉴卡向本省、自治区、直辖市行政区域内的定点批发企业购买麻醉药品和第一类精神药品。省、自治区、直辖市人民政府卫生主管部门应当将取得印鉴卡的医疗机构名单向本行政区域内的定点批发企业通报。对于首次申请印鉴卡的医疗机构，市级卫生行政部门在作出是否批准的决定前，还应当组织现场检查，并留存现场检查记录。印鉴卡有效期为 3 年。印鉴卡有效期满前 3 个月，医疗机构应当向市级卫生行政部门重新提出申请。

医疗机构取得印鉴卡应当具备下列条件：①有专职的麻醉药品和第一类精神药品管理人员；②有获得麻醉药品和第一类精神药品处方资格的执业医师；③有保证麻醉药品和第一类精神药品安全储存的设施和管理制度。

（二）医疗机构使用管理

┃课堂互动

　　某日，你独自在医院住院药房值夜班，患者家属持红色处方来取药，处方开具药物：哌替啶注射液 100mg×2 支，用法：肌内注射，一日一次。请问你是否发药？上述情况是否符合规定？你应如何处理？

1. 处方权管理　医疗机构对本单位执业医师进行有关麻醉药品和精神药品使用知识的培训、考核，经考核合格的，授予麻醉药品和第一类精神药品处方资格。执业医师取得麻醉药品和第一类精神药品的处方资格后，方可在本医疗机构开具麻醉药品和第一类精神药品处方，但不得为自己开具该种处方。具有麻醉药品和第一类精神药品处方资格的执业医师，根据临床应用指导原则，对确需使用麻醉药品或者第一类精神药品的患者，应当满足其合理用药需求。

2. 处方管理　开具麻醉药品、精神药品要使用专用处方，并对处方进行专册登记。麻醉药品和第一类精神药品处方的印刷用纸为淡红色，处方右上角分别标注"麻"、"精一"；第二类精神药品处方的印刷用纸为白色，处方右上角标注"精二"。

处方限量规定：为门（急）诊患者开具的麻醉药品、第一类精神药品注射剂，每张处方为一次常用量；控缓释制剂，每张处方不得超过 7 日常用量；其他剂型，每张处方不得超过 3 日常用量；哌醋甲酯用于治疗儿童多动症时，每张处方不得超过 15 日常用量。

为门（急）诊癌症疼痛患者和中、重度慢性疼痛患者开具的麻醉药品、第一类精神药品注射剂，每张处方不得超过 3 日常用量；控缓释制剂，每张处方不得超过 15 日常用量；其他剂型，每张处方不得超过 7 日常用量。

住院患者开具的麻醉药品和第一类精神药品处方应当逐日开具，每张处方为 1 日常用量。

对于需要特别加强管制的麻醉药品，如：盐酸二氢埃托啡，处方为一次常用量，仅限于二级以上医院内使用；盐酸哌替啶，处方为一次常用量，仅限于医疗机构内使用。

要求长期使用麻醉药品和第一类精神药品的门（急）诊癌症患者和中、重度慢性疼痛患者，每 3 个月复诊或者随诊一次。

第二类精神药品一般每张处方不得超过 7 日常用量；对于慢性病或某些特殊情况的患者，处方用量可以适当延长，医师应当注明理由。

医疗机构应当对麻醉药品和精神药品处方进行专册登记，麻醉药品和第一类精神药品处方至少保存 3 年，第二类精神药品处方至少保存 2 年。

处方保存期满后，经医疗机构主要负责人批准、登记备案，方可销毁。

知识链接

医疗机构麻醉药品、第一类精神药品三级管理程序

医疗机构麻醉药品、第一类精神药品实行三级管理程序：药库入库验收及出库管理、药房请领及发放管理、病区基数管理。

1. 药库入库验收及出库管理。①入库验收管理：定点批发企业双人配送，到货后由药品保管员双人按照验收、核对程序进行验收；双人签字做好相关登记后入库；药品保管员严格按照"专柜加锁"（保险柜，双人双锁）管理原则保管储存。②出库管理：各药房麻醉药品、第一类精神药品实行基数管理；药房凭请领单同时附上与请领单内容相符的麻醉药品、第一类精神药品处方，按照相关管理规定到药库领取药品。

2. 药房请领及发放管理。①各药房建立基数，经药剂科同意后按基数至药库请领药品。②各病区向住院药房传送患者用药信息，工作人员持医师开具的专用处方与药房打印的发药单到住院药房领取；药师按规定审核领药单及处方，无误后回收注射剂空安瓿和废帖。③门（急）诊癌症疼痛患者和中、重度慢性疼痛患者需长期使用麻醉药品和第一类精神药品的，首诊医师应当亲自诊查患者，建立相应的病历，要求其签署《知情同意书》；病历中应当留存下列材料复印件：二级以上医院开具的诊断证明、患者户籍簿、身份证或者其他相关有效身份证明文件、为患者代办人员身份证明文件。凭二级以上医院医疗诊断证明书和本人户口簿到卫生局办理"癌症患者麻醉药品使用卡"；患者凭麻醉药品处方和"使用卡"取药；医生应在登记卡上详细填写各项目；使用卡有效期为二个月，期满后凭旧卡换卡，患者死亡后，应立即收缴"使用卡"。

3. 病区基数管理。①病区根据实际使用情况提交书面申请，报药剂科和院医务科审批同意，建立病区基数；病区人员持基数表至药房，由药房负责人确认后发药并记录。②药品放入病区专柜（保险柜，双人双锁），由专人负责，医师开具专用处方取药，并专册登记。③药剂科定期到病区检查药品的使用登记情况。

六、麻醉药品和精神药品的储存、运输和邮寄管理

1. 储存管理 麻醉药品药用原植物种植企业、定点生产企业、全国性批发企业和区域性批发企业以及国家设立的麻醉药品储存单位应设置储存麻醉药品和第一类精神药品的专库，严格执行专库储存管理规定；麻醉药品和第一类精神药品的使用单位应设置专库或专柜储存麻醉药品和第一类精神药品。专库应当：①安装专用防盗门，实行双人双锁管理；②具有相

应的防火设施；③具有监控设施和报警装置，报警装置应与公安机关报警系统联网。专柜应当使用保险柜，实行双人双锁管理，并配备专人负责管理工作，建立储存麻醉药品和第一类精神药品的专用账册。药品入库双人验收，出库双人复核，做到账物相符。专用账册的保存期限应当自药品有效期期满之日起不少于 5 年。

第二类精神药品经营企业应当在药品库房中设立独立的专库或者专柜储存第二类精神药品，并建立专用账册，实行专人管理。专用账册的保存期限应当自药品有效期期满之日起不少于 5 年。

2. 运输管理　托运或自行运输麻醉药品和第一类精神药品的单位，应当向所在地市级药品监督管理部门申请领取《麻醉药品、第一类精神药品运输证明》（简称为《运输证明》）。《运输证明》有效期为 1 年，应当由专人保管，不得涂改、转让、转借。办理运输手续时，应将《运输证明》副本交付承运人。承运单位应当查验、收存运输证明副本，并检查货物包装。没有《运输证明》或者货物包装不符合规定的，承运人不得承运。《运输证明》副本应随货同行以备查验。托运、承运和自行运输麻醉药品和精神药品必须采取安全保障措施，防止麻醉药品和精神药品在运输过程中被盗、被抢和丢失。

通过铁路运输麻醉药品和第一类精神药品的，应当使用集装箱或者铁路行李车运输；没有铁路需要通过公路或者水路运输麻醉药品和第一类精神药品的，应当由专人负责押运。

定点生产企业、全国性批发企业和区域性批发企业之间运输麻醉药品、第一类精神药品，发货单位在发货前应当向所在地省级药品监督管理部门报送本次运输的相关信息。属于跨省、自治区、直辖市运输的，发货单位所在地药品监督管理部门应当向收货人所在地的省级药品监督管理部门通报；属于在本省、自治区、直辖市行政区域内运输的，发货单位所在地药品监督管理部门应当向收货人所在地设区的市级药品监督管理部门通报。

3. 邮寄管理　邮寄麻醉药品和精神药品，寄件人应当提交所在地市级药品监督管理部门出具的准予邮寄证明。邮政营业机构应当查验、收存准予邮寄证明并与详情单相关联一并存档；没有准予邮寄证明的，邮政营业机构不得收寄。邮寄证明保存 1 年备查。

七、法律责任

根据《麻醉药品和精神药品管理条例》（以下简称为《条例》），相关的责任人若有违法行为应当承担相应的法律责任。

1. 对药品监督管理部门、卫生主管部门违反《条例》规定的处罚　药品监督管理部门、卫生主管部门违反《条例》规定，有以下情形之一的，由其上级行政机关或者监察机关责令改正；情节严重的，对直接负责的主管人员依法予以行政处分；构成犯罪的，依法追究刑事责任：

（1）对不符合条件的申请人准予行政许可或者超越法定职权作出准予行政许可决定的；

（2）未到场监督销毁过期、损坏的麻醉药品和精神药品的；

（3）未依法履行监督检查职责，应当发现而未发现违法行为、发现违法行为不及时查处，或未依照本条例规定的程序实施监督检查的；

（4）违反本条例规定的其他失职、渎职行为。

2. 麻醉药品药用原植物种植企业违反《条例》规定的处罚 麻醉药品药用原植物种植企业违反规定，有以下情形之一的，由药品监督管理部门责令限期改正，给予警告；逾期不改正的，处 5 万元以上 10 万元以下的罚款；情节严重的，取消其种植资格：

（1）未依照麻醉药品药用原植物年度种植计划进行种植的；

（2）未依照规定报告种植情况的；

（3）未依照规定储存麻醉药品的。

3. 对定点生产企业违反《条例》的处罚 定点生产企业违反规定，有以下情形之一的，由药品监督管理部门责令限期改正，给予警告，并没收违法所得和违法销售的药品；逾期不改正的，责令停产，并处 5 万元以上 10 万元以下的罚款；情节严重的，取消其定点生产资格：

（1）未按照麻醉药品和精神药品年度生产计划安排生产的；

（2）未依照规定向药品监督管理部门报告生产情况的；

（3）未依照规定储存麻醉药品和精神药品，或者未依照规定建立、保存专用账册的；

（4）未依照规定销售麻醉药品和精神药品的；

（5）未依照规定销毁麻醉药品和精神药品的。

4. 定点批发企业违反《条例》规定的处罚 定点批发企业违反规定销售麻醉药品和精神药品，或者违反规定经营麻醉药品原料药和第一类精神药品原料药的，由药品监督管理部门责令限期改正，给予警告，并没收违法所得和违法销售的药品；逾期不改正的，责令停业，并处违法销售药品货值金额 2 倍以上 5 倍以下的罚款；情节严重的，取消其定点批发资格。

定点批发企业违反规定，有下列情形之一的，由药品监督管理部门责令限期改正，给予警告，并没收违法所得和违法销售的药品；逾期不改正的，责令停业，并处 2 万元以上 5 万元以下的罚款；情节严重的，取消其定点批发资格：

（1）未依照规定购进麻醉药品和第一类精神药品的；

（2）未保证供药责任区域内的麻醉药品和第一类精神药品的供应的；

（3）未对医疗机构履行送货义务的；

（4）未依照规定报告麻醉药品和精神药品的进货、销售、库存数量以及流向的；

（5）未依照规定储存麻醉药品和精神药品，或者未依照规定建立、保存专用账册的；

（6）未依照规定的销毁麻醉药品和精神药品；

（7）区域性批发企业之间违反本条例的规定调剂麻醉药品和第一类精神药品，或者因特殊情况调剂麻醉药品和第一类精神药品后未依照规定备案。

5. 第二类精神药品零售企业违反《条例》规定的处罚 第二类精神药品零售企业违反规定储存、销售或者销毁第二类精神药品的，由药品监督管理部门责令限期改正，给予警告，并没收违法所得和违法销售的药品；逾期不改正的，责令停业，并处 5000 元以上 2 万元以下的罚款；情节严重的，取消其第二类精神药品零售资格。

6. 取得《印鉴卡》的医疗机构违反《条例》规定的处罚 取得《印鉴卡》的医疗机构违反本条例的规定，有以下情形之一的，由设区的市级人民政府卫生主管部门责令限期改正，给予警告；逾期不改正的，处 5000 元以上 1 万元以下的罚款；情节严重的，吊销其《印鉴卡》；对直接负责的主管人员和其他直接负责人员，依法给予降级、撤职、开除的处分：

    （1）未依照规定购买、储存麻醉药品和第一类精神药品的；

    （2）未依照规定保存麻醉药品和精神药品专用处方，或未依照规定进行处方专册登记的；

    （3）未依照规定报告麻醉药品和精神药品的进货、库存、使用数量的；

    （4）紧急借用麻醉药品和第一类精神药品后未备案的；

    （5）未依照规定销毁麻醉药品和精神药品的。

7. 处方的开具人、调配人、核对人违反《条例》规定的处罚　具有麻醉药品和第一类精神药品处方资格的执业医师，违反本条例的规定开具麻醉药品和第一类精神药品处方，或者未按照临床应用指导原则的要求使用麻醉药品和第一类精神药品，由其所在医疗机构取消其麻醉药品和第一类精神药品处方资格；造成严重后果的，由原发证部门吊销其执业证书；执业医师未按照临床应用指导原则的要求使用第二类精神药品或者未使用专用处方开具第二类精神药品，造成严重后果的，由原发证部门吊销其执业证书；未取得麻醉药品和第一类精神药品处方资格的执业医师擅自开具麻醉药品和第一类精神药品处方，由县级以上人民政府卫生主管部门给予警告，暂停其执业活动；造成严重后果的，吊销其执业证书；构成犯罪的，依法追究刑事责任。处方的调配人、核对人违反规定未对麻醉药品和第一类精神药品处方进行核对，造成严重后果的，由原发证部门吊销其执业证书。

8. 采取不当手段取得实验研究、生产、经营、使用资格的处罚　提供虚假材料、隐瞒有关情况，或者采取其他欺骗手段取得麻醉药品和精神药品的实验研究、生产、经营、使用资格的，由原审批部门撤销其已取得的资格，5 年内不得提出有关申请；情节严重的，处 1 万元以上 3 万元以下的罚款，有药品生产许可证、药品经营许可证、医疗机构执业许可证的，依法吊销其许可证明文件。

9. 对运输、邮寄过程中违反本条例规定的处罚　违反本条例的规定运输麻醉药品和精神药品的，药品监督管理部门和运输管理部门依照各自职责，责令改正，给予警告，处 2 万元以上 5 万元以下的罚款。收寄麻醉药品、精神药品的邮政营业机构未依照本条例的规定办理邮寄手续的，由邮政主管部门责令改正，给予警告；造成麻醉药品、精神药品邮件丢失的，依照邮政法律、行政法规的规定处理。

10. 对实验研究环节违反本条例规定的处罚　药品研究单位在普通药品的实验研究和研制过程中，产生本条例规定管制的麻醉药品和精神药品，未依照本条例的规定报告的，由药品监督管理部门责令改正，给予警告，没收违法药品；拒不改正的，责令停止实验研究和研制活动。

11. 对致使麻醉药品和精神药品流入非法渠道造成危害的处罚　违反本条例的规定，致使麻醉药品和精神药品流入非法渠道造成危害，构成犯罪的，依法追究刑事责任；尚不构成犯罪的，由县级以上公安机关处 5 万元以上 10 万元以下的罚款；有违法所得，没收违法所得；情节严重的，处违法所得 2 倍以上 5 倍以下的罚款；由原发证部门吊销其药品生产、经营和使用许可证明文件。

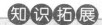

麻醉药品、第一类精神药品使用知情同意书

根据《中华人民共和国药品管理法》及《麻醉药品和精神药品管理条例》，为提高急慢性中重度疼痛及相关疾病患者的生存质量，方便患者领用麻醉药品和第一类精神药品（以下简称麻醉和精神药品），有效防止药品流失，在首次建立门诊病历前，请您认真阅读以下内容：

1. 患者所拥有的权利

有在医师、药师指导下获得药品的权利；

有从医师、药师、护师处获得麻醉和精神药品正确、安全、有效使用和保存常识的权利；

有委托亲属或者监护人代领麻醉药品的权利；

有权利受侵害时向有关部门投诉的权利。

受理投诉卫生行政主管部门：　　　　　　　　电话：

2. 患者及其亲属或者监护人的义务

遵守相关法律、法规及有关规定；

如实说明病情及是否有药物依赖或药物滥用史；

患者不再使用麻醉和精神药品时，立即停止取药并将剩余的药品无偿交回建立门诊病历的医院；

不向他人转让或者贩卖麻醉和精神药品。

3. 重要提示

麻醉和精神药品仅供患者因疾病需要而使用，其他一切挪作他用或者非法持有的行为，都可能导致你触犯刑律或其他法律、法规，要承担相应法律责任。

违反有关规定时，患者或者代办人要承担相应法律责任。

以上内容本人已详细阅读，同意在享有上述权利的同时，履行相应的义务。

医疗机构（章）：

经办人签名：　　　　　　　　　　患者（家属）签名：

　年　　月　　日　　　　　　　　　年　　月　　日

第三节　医疗用毒性药品和放射性药品的管理

一、医疗用毒性药品的概念与分类

1. 医疗用毒性药品的概念　医疗用毒性药品（medicinal toxic drug，简称毒性药品），系指毒性剧烈、治疗剂量与中毒剂量相近，使用不当会致人中毒或死亡的药品。

2. 医疗用毒性药品的分类及品种　根据我国《医疗用毒性药品管理办法》规定，医疗用毒性药品分为毒性中药和毒性化学药两大类。

（1）毒性中药品种（包括原药材和饮片）　砒石（红砒、白砒）、砒霜、水银、生马钱子、生川乌、生草乌、生白附子、生附子、生半夏、生南星、生巴豆、斑蝥、青娘虫、红娘虫、生甘遂、生狼毒、生藤黄、生千金子、生天仙子、闹羊花、雪上一枝蒿、白降丹、蟾酥、洋金花、红粉、轻粉、雄黄。

（2）毒性化学药品种　去乙酰毛花苷丙、阿托品、洋地黄毒苷、氢溴酸后马托品、三氧化二砷、毛果芸香碱、升汞、水杨酸毒扁豆碱、亚砷酸钾、氢溴酸东莨菪碱、士的年、亚砷酸注射液、A型肉毒毒素及其制剂。（其中除亚砷酸注射液、A型肉毒毒素制剂外，其余品种仅指原料药，不包括制剂）

二、医疗用毒性药品的管理

1. 生产管理　毒性药品的生产由药品监督管理部门指定的药品生产企业承担，未取得毒性药品生产许可的企业，不得生产毒性药品。毒性药品年度生产、收购、供应和配制计划，由所在地省级药品监督管理部门根据医疗需要制定，并下达给指定的毒性药品生产、收购、供应企业，并抄报国家食品药品监督管理总局和国家中药管理局。生产毒性药品及其制剂的生产企业不得擅自改变生产计划自行销售。

毒性药品生产企业必须由医药专业人员负责生产、配制和质量检验，并建立严格的管理制度，严防与其他药品混杂。每次配料，必须经2人以上复核无误，并详细记录每次生产所用原料和成品数。经手人要签字备查。生产中所有工具、容器要处理干净，以防污染其他药品。标示量要准确无误，包装容器要有医疗用毒性药品专用标志。必须严格执行生产工艺操作规程，在本单位药品检验人员的监督下准确投料，并建立完整的生产记录，保存5年备查。生产毒性药品过程中产生的废弃物，必须妥善处理，不得污染环境。

凡加工炮制毒性中药，必须按照《中华人民共和国药典》或者省级药品监督管理部门制定的《炮制规范》的规定进行。药材符合药用要求，方可供应、配方和用于中成药生产。

医疗用毒性药品的包装必须印有专用标识。（图11-2）

2. 经营管理　毒性药品的收购、经营，由各级药品监督管理部门指定的药品经营单位负责；其他任何单位或者个人均不得从事毒性药品的收购、经营和配方业务。

收购、经营、加工、使用毒性药品的单位必须建立健全保管、验收、领发、核对等制度；严防收假、发错，严禁与其他药品混杂。储存毒性药品的专库或专柜，其条件要求与储存麻醉药品的专库条件相同，专库或专柜加锁并由专人保管，双人双锁管理，专账记录。

毒性药品的包装容器上必须印有毒药标志，在运输毒性药品的过程中，应当采取有效措施，防止发生事故。

3. 使用管理　医疗单位供应和调配毒性药品，必须凭执业医师签名的正式处方；零售药店供应和调配毒性药品，应凭盖有执业医师所在的医疗机构公章的正式处方。每次处方剂量不得超过2日极量。调配处方时必须认真负责，计量准确，按医嘱注明要求，并由配方人员及具有药师以上技术职称的复核人员签名盖章后方可发出。对处方未注明"生用"的毒性中药，应当付炮制品。如发现处方有疑问时，须经原处方医生重新审定后再行调配。处方一次有效，取药后处方保存2年备查。

科研和教学单位所需的毒性药品，必须持本单位的证明信，经单位所在地县级以上药品监督管理机构批准后，供应单位方能发售。

4. 法律责任　对违反《医疗用毒性药品管理办法》的规定，擅自生产、收购、经营毒性药品的单位或者个人，由县级以上药品监督管理机构没收其全部毒性药品，并处以警告或按非法所得的 5～10 倍罚款。情节严重、致人伤残或死亡，构成犯罪的，由司法机关依法追究其刑事责任。

三、放射性药品的概念与品种

我国临床核医学使用放射性药品进行诊断和治疗始于 20 世纪 50 年代后期，60 年代初期我国开始研制放射性药品。放射性药品是一类特殊药品，其射线具有穿透性，因此更需严加监管。1965 年，国家药典委员会首次制定两种放射性药品标准，1989 年 1 月国务院根据《药品管理法》的有关规定，发布了《放射性药品管理办法》，共 7 章 31 条，对放射性药品的研制、生产、经营、使用及运输等问题做了具体规定。凡在中华人民共和国领域内进行放射性药品的研究、生产、经营、运输、使用、检验、监督管理的单位和个人都必须遵守《放射性药品管理办法》。

1. 放射性药品概念　放射性药品（radioactive pharmaceuticals）是指用于临床诊断或治疗的放射性核素制剂或其标记药物，包括裂变制品、堆照制品、加速器制品、放射性同位素发生器及其配套药盒、放射免疫分析药盒等。放射性药品的国家标准，由国家药典委员会负责制定和修订；放射性药品的检验由中国食品药品检定研究院或指定的药品检验所承担。国家药品监督管理部门与核工业主管部门共同负责全国放射性药品的研制、生产、流通、使用和监督管理工作。

2. 放射性药品品种

（1）含锝 $[^{99m}Tc]$ 放射性药品　高锝 $[^{99m}Tc]$ 酸钠注射液，锝 $[^{99m}Tc]$ 亚甲基二膦酸盐注射液，锝 $[^{99m}Tc]$ 依替菲宁注射液，锝 $[^{99m}Tc]$ 焦磷酸盐注射液，锝 $[^{99m}Tc]$ 喷替酸盐注射液，锝 $[^{99m}Tc]$ 植酸盐注射液，锝 $[^{99m}Tc]$ 聚合白蛋白注射液。

（2）含碘 $[^{131}I]$ 放射性药品　邻碘 $[^{131}I]$ 马尿酸钠注射液，碘 $[^{131}I]$ 化钠口服溶液，碘 $[^{131}I]$ 化钠胶囊。

（3）含磷 $[^{32}P]$ 放射性药品　磷 $[^{32}P]$ 酸钠口服溶液，磷 $[^{32}P]$ 酸钠注射液，胶体磷 $[^{32}P]$ 酸铬注射液。

（4）其他　含氙 $[^{133}Xe]$ 注射液，枸橼酸稼 $[^{67}Ga]$ 注射液，铬 $[^{51}Gr]$ 酸钠注射液，氯化亚铊 $[^{201}Ti]$ 注射液。

四、放射性药品的管理

1. 放射性药品研制、临床试验和审批管理　放射性新药是指我国首次生产的放射性药品。放射性新药的年度研究计划须报送国家核工业主管部门备案，经所在地省级药品监督管理部门汇总后报国务院药品监督管理部门备案。

申请人体内放射性药物实验研究的单位必须具备的条件：①具有核物理、放射化学、药学及相关专业技术人员；②具有与其研究领域相适应的工作场所、仪器设备及相应的规章制度；③具有确保产生的放射性废气、废液、固体废物达到标准排放的处理措施；④具有环境保护主管部门出具的辐射安全证明文件。

放射性新药的研制内容，包括工艺路线、质量标准、临床前药理及临床研究。研制单位在制订新药工艺路线的同时，必须研究该药的理化性能、纯度（包括核素纯度）及检验方法、药理、毒理、动物药代动力学、放射性比活度、剂量、剂型、稳定性等。研制单位对放射免疫分析药盒必须进行可测限度、范围、特异性、准确度、精密度、稳定性等方法学的研究。

放射性新药进行临床试验或者验证前，应当向国务院药品监督管理部门提出申请，按新药审批办法的规定报送资料及样品，经国务院药品监督管理部门审批同意后，在国务院药品监督管理部门指定的医院进行临床研究。临床研究结束后，向国务院药品监督管理部门提出申请，经审核批准，发给新药证书。

2. 放射性药品生产和经营管理　国家对放射性药品实行合理布局定点生产。开办放射性药品生产、经营企业，必须具备《药品管理法》规定的生产、经营条件，符合国家的放射卫生防护基本标准，并履行环境影响报告的审批手续，经有关部门审查同意，药监部门审核批准后，由所在地省级药品监督管理部门发给《放射性药品生产许可证》《放射性药品经营许可证》，其有效期均为 5 年。无许可证的生产、经营企业，一律不准生产、销售放射性药品。

放射性药品年度生产、经营计划须报送核工业主管部门。生产已有国家标准的放射性药品，须经国家药品监督管理部门征求核工业主管部门意见后审批下达，并发给批准文号。

放射性药品生产、经营企业，必须配备与生产、经营放射性药品相适应的专业技术人员，具有安全、防护和废气、废物、废水处理等设施，并建立严格的质量管理制度；建立质量检验机构，严格实行生产全过程的质量控制和检验。产品出厂前，须经质量检验。符合国家药品标准的产品方可出厂，不符合标准的产品一律不准出厂。

3. 放射性药品的使用管理　医疗单位使用放射性药品，必须符合国家放射性同位素卫生防护管理的有关规定。所在地的省、自治区、直辖市的公安、环保和药品监督管理部门，应当根据医疗单位核医疗技术人员的水平、设备条件，核发相应等级的《放射性药品使用许可证》，无许可证的医疗单位不得临床使用放射性药品。《放射性药品使用许可证》有效期为 5 年，期满前 6 个月，医疗单位应当向原发证的行政部门重新提出申请，经审核批准后，换发新证。

医疗单位设置核医学科、室（同位素室），必须配备与其医疗任务相适应的并经核医学技术培训的技术人员。非核医学专业技术人员未经培训，不得从事放射性药品使用工作。

持有《放射性药品使用许可证》的医疗单位，必须负责对使用的放射性药品进行临床质量检验，收集药品不良反应等工作，并定期报告。放射性药品使用后的废物（包括患者排出物），必须按国家有关规定妥善处置。

4. 放射性药品的包装和运输管理　放射性药品的包装必须安全、实用，符合放射性药品包装质量要求，具有与放射性剂量相适应的防护装置。包装必须分内包装和外包装两部分，外包装必须贴有商标、标签、说明书和放射性药品标志，内包装必须贴有标签。标签必须注明药品品名、放射性比活度、装量等。说明书除注明前款内容外，还需注明生产企业、标准文号、批号、主要成分、出厂日期、放射性同位素半衰期、适应证、用法用量、禁忌证、有效期和注意事项等。

放射性药品的运输，按国家运输、邮政等部门制定的有关规定执行。任何单位和个人不得携带放射性药品乘坐公共交通运输工具。

第四节　其他特殊管理的药品

由于药品类易制毒化学品具有易制毒特点，根据国家相关行政法规、规章的规定，国家食品药品监督管理部门对易制毒化学品，实施一定的特殊管理。对兴奋剂药品，依其品种不同实施不同层次的管理。

除此之外，因含特殊药品复方制剂（如含麻黄碱类复方制剂、含可待因复方口服溶液、复方地芬诺酯片、复方甘草片等）所含成分的特性使之具有不同于一般药品的管理风险，为此，国务院食品药品监督管理部门的规范性文件，对部分含特殊药品复方制剂的生产、流通、监督管理作出了严格的规定。

一、易制毒化学品的管理

2005 年 8 月国务院公布《易制毒化学品管理条例》（国务院令第 445 号）明确了国家食品药品监督管理部门对第一类易制毒化学品的监督管理职责，卫生部 2010 年 3 月发布《药品类易制毒化学品管理方法》（卫生部令第 72 号）适用于药品类易制毒化学品的生产、经营、购买以及监督管理等。

（一）易制毒化学品的概念和品种分类

1. 易制毒化学品　易制毒化学品是指国家规定管制的可用于制造毒品的前体、原料和化学配剂等物质，流入非法渠道又可用于制造毒品。药品类易制毒化学品是指《易制毒化学品管理办法》中所确定的麦角酸、麻黄素等物质。易制毒化学品本身并不是毒品，但其具有双重性，易制毒化学品既是一般医药、化工的工业原料，又是生产、制造或合成毒品必不可少的化学品。国家对这些物品的生产、运输、销售等制定了相应的管理办法，实行严格管制。

2. 易制毒化学品的品种分类　易制毒化学品的分类及品种由国务院批准调整；药品类易制毒化学品品种由国家食品药品监督管理部门负责调整及公布。根据《易制毒化学品管理办法》，易制毒化学品分为三类。第一类是可以用于制毒的主要原料，第二类、第三类是可以用于制毒的化学配剂。药品类易制毒化学品属于第一类易制毒化学品。药品类易制毒化学品分为两类：麦角酸和麻黄素等物质；即麦角酸、麦角胺、麦角新碱和麻黄素类物质（包括麻黄素、伪麻黄素、消旋麻黄素、去甲麻黄素、甲基麻黄素、麻黄浸膏、麻黄浸膏粉等）以及可能存在的相应盐类。

（二）药品类易制毒化学品管理部门及职责

国家食品药品监督管理部门主管全国药品类易制毒化学品生产、经营、购买等方面的监督管理工作。

县级以上地方食品药品监督管理部门负责本行政区域内的药品类易制毒化学品生产、经营、购买等方面的监督管理工作。

（三）药品类易制毒化学品管理

1. 生产、经营管理　生产、经营药品类易制毒化学品的企业，应当依照有关规定取得药品类易制毒化学品生产、经营许可。申请经营药品类易制毒化学品原料药的药品经营企业，应具有麻醉药品和第一类精神药品定点经营资格或者第二类精神药品定点经营资格。

药品类易制毒化学品单方制剂及小包装麻黄素，纳入麻醉药品销售渠道经营，仅能由麻醉药品全国性批发企业和区域性批发企业经销，不得零售。

未实行药品批准文号管理的药品类易制毒化学品品种，纳入药品类易制毒化学品原料药渠道经营。

2. 购销管理　国家对药品类易制毒化学品实行购买许可制度。购买药品类易制毒化学品的，应当办理《药品类易制毒化学品购用证明》（以下简称《购用证明》），符合豁免办理《购用证明》情形（详见《药品类易制毒化学品管理办法》第 21 条）的除外。具有药品类易制毒化学品的生产、经营、使用相应资质的单位，方有申请《购用证明》的资格。《购用证明》由国家食品药品监督管理部门统一印制，有效期为 3 个月。购买药品类易制毒化学品时必须使用《购用证明》原件，《购用证明》不得转借、转让。

药品类易制毒化学品禁止使用现金或者实物进行交易。药品类易制毒化学品生产企业、经营企业销售药品类易制毒化学品，应当逐一建立购买方档案，并在销售时应当核查采购人员身份证明和相关购买许可证明，经核查无误后方可销售，并保存核查记录。

3. 购销要求　药品类易制毒化学品单方制剂和小包装麻黄素的购销要求：药品类易制毒化学品生产企业应当将药品类易制毒化学品单方制剂（如盐酸麻黄碱片、盐酸麻黄碱注射液、盐酸麻黄碱滴鼻液等）和小包装麻黄素销售给麻醉药品全国性批发企业。

麻醉药品全国性批发企业、区域性批发企业应当按照《麻醉药品和精神药品管理条例》第三章规定的渠道销售药品类易制毒化学品单方制剂和小包装麻黄素。

麻醉药品区域性批发企业之间不得购销药品类易制毒化学品单方制剂和小包装麻黄素。

4. 安全管理　药品类易制毒化学品安全管理要求与麻醉药品和第一类精神药品经营管理要求基本相同。

药品类易制毒化学品生产企业、经营企业、使用药品类易制毒化学品的药品生产企业和教学科研单位，应当按规定配备相应仓储安全管理设施，制定相应的安全管理制度。建立药品类易制毒化学品专用账册。专用账册保存期限应当自药品类易制毒化学品有效期期满之日起不少于 2 年。

存放药品类易制毒化学品的专库或专柜实行双人双锁管理，药品类易制毒化学品入库应当双人验收，出库应当双人复核，做到账物相符。

二、兴奋剂的管理

（一）兴奋剂概述

国际上习惯沿用"兴奋剂"泛指所有在体育竞赛中禁用的药品，运动员为提高体育竞赛成绩服用的药品大多属于兴奋剂一类的药品，尽管被禁用的某些类型药品并不都具有兴奋性（如利尿剂），甚至有的还具有抑制性（如 β-受体拮抗剂）。

兴奋剂违背了公平竞争的体育精神；严重破坏竞技体育训练的基本原则；危害运动员的身心健康；严重损害国家荣誉，因此应严格管理。

（二）管制的兴奋剂类别和品种

1. 兴奋剂的类别　目前已有七大类。虽然在分类时的表述有所不同，但基本上都按照这类物质的药理作用分类，主要有：①刺激剂，这类药物按药理学特点和化学结构可分为：精神刺激药、拟交感神经胺类药物、咖啡因类、杂类中枢神经刺激物质；②麻醉止痛剂，按药理学特点和化学结构可分为两大类：哌替啶类、阿片生物碱类；③合成类固醇：多数为雄性激素的衍生物；④利尿剂，主要目的是运动员通过快速排除体内水分，减轻体重，增加尿量，尽快减少体液和排泄物中其他兴奋剂代谢产物，以此来造成药检的假阴性结果；⑤β-受体拮抗剂，以抑制性为主，在体育运动中运用比较少；⑥内源性肽类激素；⑦血液兴奋剂，又称为血液红细胞回输技术。

2. 我国兴奋剂目录　《2014 年兴奋剂目录》将兴奋剂品种分为七大类，共计 236 个品种，其中蛋白同化制剂品种 77 个，肽类激素品种 15 个，麻醉药品品种 13 个，刺激剂（含精神药品）品种 70 个，药品类易制毒化学品品种 3 个，医疗用毒性药品品种 1 个，其他品种（β-受体拮抗剂、利尿剂等）57 个；目录所列物质包括上述可能存在的盐及光学异构体，原料药及单方制剂；蛋白同化制剂品种包括其可能存在的盐、酯、醚及光学异构体等。

（三）兴奋剂的生产经营监督管理

国家食品药品监督管理局于 2008 年公布《关于进一步加强兴奋剂管理的通知》（国食药监办［2008］712 号），要求进一步加强国家对兴奋剂的管理，全面落实《反兴奋剂条例》。

1. 兴奋剂管理层次　依照《反兴奋剂条例》规定，我国对含兴奋剂药品的管理可体现为三个层次：兴奋剂目录所列禁用物质属于麻醉药品、精神药品、医疗用毒性药品和药品类易制毒化学品的，依照相关规定实施特殊管理；兴奋剂目录所列禁用物质属于我国未实施特殊管理的蛋白同化制剂、肽类激素依照相关规定实施严格管理；除实施特殊管理及严格管理的品种外，兴奋剂目录所列的其他禁用物质，实施处方药管理。

2. 含兴奋剂药品标签和说明书管理　《反兴奋剂条例》规定：药品中含有兴奋剂目录所列禁用物质的，生产企业应当在包装标识或产品说明书上注明"运动员慎用"字样。未按规定标注的不得销售。

3. 蛋白同化制剂、肽类激素的管理相关规定　生产企业在取得《药品生产许可证》和药品批准文号后，才可生产蛋白同化制剂、肽类激素；药品批发企业经省级食品药品监督管理部门批准后，方可从事蛋白同化制剂、肽类激素的批发业务。

药品生产企业、药品批发企业在销售蛋白同化制剂、肽类激素时，必须严格按规定渠道销售；应建立客户档案，认真核实购买方资质证明材料、采购人员身份证明等情况，确认无误后方可销售；跟踪核实药品到货情况；销售情况及核实记录保存至药品有限期 2 年后备查。

药品零售企业不得销售除胰岛素以外的蛋白同化制剂、肽类激素；对列入兴奋剂目录管理的药品单方制剂，必须严格凭处方销售；对含兴奋剂药品的复方制剂，应按照现行药品分类管理规定执行。

三、生物制品批签发的管理

（一）生物制品批签发的概念及管理主体

1. 生物制品批签发的概念　根据《药品管理法》第 41 条、《疫苗流通知预防接种管理条例》（国务院令第 434 号）、《生物制品批签发管理办法》（第 11 号局令）等的相关规定，生物制品批签发（以下简称批签发）指国家对疫苗类制品、血液制品、用于血源筛查的体外生物诊断试剂以及国家食品药品监督管理总局规定的其他生物制品，在每批制品出厂上市或进口时进行强制性资料审查或实验室检验的制度。检验不合格或者审核不被批准者，不得上市或者进口。

2. 批签发管理主体　国家食品药品监督管理总局主管全国生物制品批签发工作；承担生物制品批签发检验或者审核工作的药品检验机构由国家食品药品监督管理总局指定。

（二）实施国家批签发的生物制品品种

国家批签发生物制品品种目录规定需要进行批签发管理的生物制品品种包括：①疫苗制品共 49 个品种，其中细菌类疫苗 18 个品种，病毒类疫苗 31 个品种；②血液制品 4 个品种；③体外诊断试剂 9 个品种。

（三）生物制品批签发管理

1. 批签发的申请 凡是需要按照批签发管理的生物制品在生产、检验完成后，药品生产企业应当填写《生物制品批签发申请表》，提交以下资料及样品：①生物制品批签发申请表；②药品生产企业质量保证部门负责人签字并加盖本部门印章的批制造及检验记录摘要；③检验所需的同批号样品；④与制品质量相关的其他资料；⑤进口预防用疫苗类生物制品应当同时提交生产国国家药品管理当局出具的批签发证明文件，并提供中文译本。向承担批签发检验或者审核的药品检验机构申请批签发。

2. 批签发检验、审核与签发 承担批签发的药品检验机构的批签发检验或者审核工作可单独采取资料审查的形式，也可采取资料审查和样品检验相结合的方式。样品检验分为全部项目检验和部分项目检验。

国家食品药品监督管理总局根据批签发检验或者审核结果作出批签发的决定，并向申请批签发的药品生产企业发出批签发证明文件。承担批签发检验或者审核工作的药品检验机构应当根据资料审查的需要，派人员到申报企业进行现场核查或者抽样。

3. 批签发生物制品的销售 按照批签发管理的生物制品销售时，必须提供加盖本企业印章的该批生物制品《生物制品批签发合格证》复印件。

4. 监督与处罚 销售未获得《生物制品批签发合格证》生物制品的，依照《药品管理法》第48条和第74条的规定予以处罚。

四、疫苗的管理

疫苗作为用于健康人体预防和控制传染性疾病的预防性生物制品，根据《中华人民共和国药品管理法》和《中华人民共和国传染病防治法》，2005年3月24日，国务院公布《疫苗流通和预防接种管理条例》（以下简称《条例》），对疫苗的流通、监督管理等方面进行详细的规定，建立了疫苗产品的注册管理、生产质量管理规范、疫苗批签发、不良反应报告和监测等一系列制度，对疫苗产品实行特殊管理。2016年4月23日国务院公布了新修订的《疫苗流通和预防接种管理条例》，该条例自公布之日起施行。

（一）概述

1. 疫苗的定义 《条例》所称疫苗是指为了预防、控制传染病的发生、流行，用于人体预防接种的疫苗类预防性生物制品。

2. 疫苗的分类 根据《条例》的规定，疫苗可分为第一类疫苗和第二类疫苗。

第一类疫苗是指政府免费向公民提供，公民应当依照政府的规定受种的疫苗。包括：国家免疫规划确定的疫苗，省、自治区、直辖市人民政府在执行国家免疫规划时增加的疫苗；县级以上人民政府或者其卫生主管部门组织的应急接种所使用的疫苗或群体性预防接种所使用的疫苗。国家免疫规划指按照国家或省、自治区、直辖市确定的疫苗品种、免疫程序或者接种方案，在人群中有计划地进行预防接种，以预防和控制特定传染病的发生和流行。主要有：乙肝疫苗、卡介苗、脊髓灰质炎疫苗、百白破疫苗、麻风腮疫苗、白破疫苗、甲肝疫苗、流脑疫苗、乙脑疫苗，以及在重点地区对重点人群接种的出血热疫苗、炭疽疫苗和钩端螺旋体疫苗。

第二类疫苗是指由公民自费并且自愿受种的其他疫苗。目前常用的第二类疫苗有流感疫苗、水痘疫苗、B型流感嗜血杆菌疫苗、口服轮状病毒疫苗、肺炎疫苗、狂犬病疫苗等。

第一类疫苗与第二类疫苗是相对的，不是绝对不变。第一类疫苗是免费的，其费用由政府承担，第二类疫苗暂时实行自费接种。

3. 疫苗接种制度　国家实行有计划的预防接种制度，推行扩大免疫规划。需要接种第一类疫苗的受种者应当依照本条例规定受种；受种者为未成年人的，其监护人应当配合有关的疾病预防控制机构和医疗机构等，保证受种者及时受种。

4. 疫苗接种监管的主体　国务院卫生主管部门负责全国预防接种的监督管理工作。县级以上地方人民政府卫生主管部门负责本行政区域内预防接种的监督管理工作。

国务院药品监督管理部门负责全国疫苗的质量和流通的监督管理工作。省级药品监督管理部门负责本行政区域内疫苗的质量和流通的监督管理工作。

5. 疫苗接种的承担单位　经县级人民政府卫生主管部门依照本条例规定指定的医疗卫生机构，承担预防接种工作。县级人民政府卫生主管部门指定接种单位时，应明确其责任区域。承担预防接种工作的城镇医疗卫生机构，应设立预防接种门诊。

（二）疫苗的流通管理

1. 经营许可条件及范围　依照《条例》的规定经批准后的药品批发企业可以经营疫苗，药品零售企业不得从事疫苗经营活动。

申请从事疫苗经营活动的药品批发企业，应当具备下列条件：①具有从事疫苗管理的专业技术人员；②具有保证疫苗质量的冷藏设施、设备和冷藏运输工具；③具有符合疫苗储存、运输管理规范的管理制度，并提交相应证明材料及申请，经省级药品监督管理部门对药品批发企业是否符合上述条件进行审查；对符合条件的，在其药品经营许可证上加注经营疫苗的业务。

取得疫苗经营资格的药品批发企业，应当对其冷藏设施、设备和冷藏运输工具进行定期检查、维护和更新，以确保其符合规定要求。

2. 疫苗的包装标识　自 2006 年 1 月 1 日起，凡纳入国家免疫规划的疫苗制品的最小外包装上，须标明"免费"字样以及"免疫规划"专用标识。

"免费"字样应当标注在疫苗最小外包装的显著位置，字样颜色为红色，宋体字，大小可与疫苗通用名称相同。

"免疫规划"专用标识应当印刷在疫苗最小外包装的顶面的正中处，标识颜色为宝石蓝色。

3. 第一类疫苗的销售和供应

（1）第一类疫苗的供应　省级疾病预防控制机构应当根据国家免疫规划和本地区预防、控制传染病的发生、流行的需要，制定本地区第一类疫苗的使用计划，使用计划应当包括疫苗的品种、数量、供应渠道与供应方式等内容。

（2）第一类疫苗的采购　依照国家有关规定负责采购第一类疫苗的部门应当依法与疫苗生产企业或者疫苗批发企业签订政府采购合同，约定疫苗的品种、数量、价格等内容。

疫苗生产企业或者疫苗批发企业应当按照政府采购合同的约定，向省级疾病预防控制机构或者其指定的其他疾病预防控制机构供应第一类疫苗，不得向其他单位或者个人供应。

第一类疫苗分发至接种单位采取逐级分发形式，传染病暴发、流行时，县级以上地方人民政府或者其卫生主管部门需要采取应急接种措施的，设区的市级以上疾病预防控制机构可以直接向接种单位分发第一类疫苗。

医疗卫生机构不得向其他单位或者个人分发第一类疫苗；分发第一类疫苗，不得收取任何费用。

4. 第二类疫苗的销售和供应　第二类疫苗由省级疾病预防控制机构组织在省级公共资源交易平台集中采购，由县级疾病预防控制机构向疫苗生产企业采购后供应给本行政区域的接种单位。

疫苗生产企业应当直接向县级疾病预防控制机构配送第二类疫苗，或者委托具备冷链储存、运输条件的企业配送。接受委托配送第二类疫苗的企业不得委托配送。

县级疾病预防控制机构向接种单位供应第二类疫苗可以收取疫苗费用以及储存、运输费用。疫苗费用按照采购价格收取，储存、运输费用按照省、自治区、直辖市的规定收取。收费情况应当向社会公开。

5. 疫苗的购销证明文件　疫苗生产企业、疫苗批发企业在销售疫苗时，应当提供由药品检验机构依法签发的生物制品每批检验合格或审核批准证明复印件，并加盖企业印章；疫苗批发企业经营进口疫苗的，还应当提供进口药品通关单复印件，并加盖企业印章。

疾病预防控制机构、接种单位在接收或购进疫苗时，应当向疫苗生产企业、疫苗批发企业索取以上规定的证明文件，并保存至超过疫苗有效期2年备查。

疫苗生产企业、疫苗批发企业应当依照《药品管理法》和国务院药品监督管理部门的规定，建立真实、完整的购销记录，并保存至超过疫苗有效期2年备查。

疾病预防控制机构应当依照国务院卫生主管部门的规定，建立真实、完整的购进、分发、供应记录，并保存至超过疫苗有效期2年备查。

6. 疫苗冷链管理要求　冷链指为保证从疫苗生产企业到接种单位运转过程中的质量而装备的储运、运输冷藏设施、设备。

疫苗储运过程中要求疾病预防控制机构、接种单位、疫苗生产企业、疫苗批发企业应当遵守疫苗储存、运输管理规范，保证疫苗质量。疫苗储存、运输管理规范由国务院卫生主管部门会同国务院药品监督管理部门制定。

（三）法律责任

疫苗质量不合格　因疫苗质量不合格给受种者造成损害的，依照《药品管理法》的有关规定处理；因接种单位违反预防接种工作规范、免疫程序、疫苗使用指导原则、接种方案给受种者造成损害的，依照《医疗事故管理条例》的有关规定处理。

药品监督管理部门在监督检查中，对有证据证明可能危害人体健康的疫苗及其有关材料可以采取查封、扣押的措施，并在7日内作出处理决定；疫苗需要检验的，应当自检验报告书发出之日起15日内作出处理决定。

疾病预防控制机构、接种单位、疫苗生产企业、疫苗批发企业发现假劣或者质量可疑的疫苗，应当立即停止接种、分发、供应、销售，并立即向所在地的县级人民政府卫生主管部门和药品监督管理部门报告，不得自行处理。接到报告的卫生主管部门应当立即组织疾病预防控制机构和接种单位采取必要的应急处置措施，同时向上级卫生主管部门报告；接到报告的药品监督管理部门应当对假劣或者质量可疑的疫苗依法采取查封、扣押等措施。

┌ 本 章 小 结 ┐

本章介绍了特殊管理的药品，主要介绍了麻醉药品、精神药品、医疗用毒性药品的概念、分类、主要品种及涉及以上药物的生产、经营、使用等环节管理方面的有关规定，简要介绍了放射性药品、易制毒化学品、兴奋剂、生物制品批签发及疫苗的管理。

重点：麻醉药品、精神药品、医疗用毒性药品的概念、分类和品种分类。

难点：麻醉药品、精神药品、医疗用毒性药品的生产经营的管理。

思考题

1. 什么是特殊管理药品，为什么要对其进行特殊管理？

2. 简述麻醉药品概念及列出至少5个品种。

3. 简述精神药品概念及其分类，并分别列出至少3个品种。

4. 简述麻醉药品、精神药品的生产、经营和使用的管理规定。

5. 简述生物制品批签发。

（王国俊）

第十一章　药包材、药品标识物与药品广告管理

学习导引

知识要求

1. **掌握**　药包材定义及管理要点。药品标识物的内容和功能。药品包装、标签和说明书管理要点。药品广告管理要点。
2. **熟悉**　药品信息管理和药品包装质量管理的要点。
3. **了解**　我国药品包装、标签、说明书的法制化管理进程。

能力要求

1. 熟练掌握药包材、药品标识物与药品广告管理要点和运用相关法律法规的技能。
2. 学会应用药包材、药品标识物与药品广告管理等法律法规解决相关违法违规问题。

第一节　概　述

药品是关系人们身体健康和生命安危的特殊商品，对其外在质量的管理和内在质量同样重要。药品外在质量的管理主要包括对作为其形式产品的药品包装、标签和说明书的质量和信息管理，以及对产生和形成其附加价值的商标、广告的管理。

一、药品信息管理

1. 药品信息的定义　药品信息（drug information，DI）是指有关药品和药品活动的特征和变化，包括：①有关药品特征、特性和变化方面的信息，例如药品的理化性质，药品的安全性、有效性等方面的药品信息。②有关药品活动方面的信息，包括技术信息（如药品的研发、生产、经营、使用）和商业活动信息（如价格、广告、互联网活动信息）的监督管理，以及药物教育等方面的药品信息。

2. 药品信息评价与监督管理　药品信息评价必须要弄清信息来源和目的，主要考察药品报告、出版、调查的时间体现评价的新颖性，药品信息的评价必须客观、真实和准确，通常用实验度量标准反映某物质真实状况的程度，同时药品信息的评价必须全面，包括不同的信息资源。

药品信息的监督管理内容包括：①国家组织制定颁布药品标准；②通过立法程序制定发布有关药品信息管理的法规；③通过药学行业组织制定药师职业道德标准规范；④通过药学

教育改革培养临床药师；⑤建立药品监督计算机信息系统。

3. 药品信息管理模块 随着计算机技术的飞速发展，计算机在系统管理中的应用越来越普及，利用计算机实现各个系统的管理显得越来越重要。对于一些大中型管理部门来说，利用计算机完成高效率完成管理的日常事务，是适应现代管理制度要求、推动管理走向科学化、规范化的必要条件。药品管理是一项琐碎、复杂而又十分细致的工作，庞大的药品数量、变化的单价、不同的进货厂商，一般不允许出错；如果实行手工操作，每天进货的情况以及进货时间等需手工填制大量的表格，这就会耗费药品管理工作人员大量的时间和精力。而利用计算机进行这些管理工作，不仅能保证各种核算准确无误、快速记录，而且还可以利用计算机对有关的各种信息进行统计，服务于财务部门其他方面的核算和财务处理。同时计算机具有手工管理所无法比拟的优点，例如：检索快速、查找方便、可靠性高、存储量大、保密性好、寿命长、成本低等。这些优点能够极大地提高管理的效率，也是管理行业的科学化、正规化管理，与世界接轨的重要条件。

目前这一领域以良好的发展态势不断进步和完善，大致形成了医院药库及药房的药品管理系统（图11-1）：药品进、销、存等业务，以及入库、出库和库存管理，药品管理主要管理药库中所有药品的进出和内部统计计算，为药品会计提供基础数据，以及包括有效期的报警和下限报警。

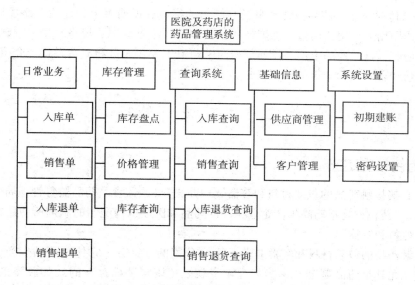

图11-1 医院药库及药店的药品管理系统

二、药品包装的基本概念及功能

1. 概念 药品包装是指药品在使用、保管、运输和销售过程中，为保持其价值和保护其安全而用包装材料技术处理的状态。药品包装分为内包装与外包装。内包装系指直接与药品接触的包装（如安瓿、注射剂瓶、片剂或胶囊剂泡罩包装铝箔等），是保证药品在生产、运输、贮藏及使用过程中质量，并便于医疗使用的重要因素之一。药品内包装的材料、容器（药包材）的更改，应根据所选用的药包材的材质，做稳定性试验，考察药包材与药品的相容性。外包装系指内包装以外的包装，按由里向外分为中包装和大包装。外包装应根据药品的特性选用不易破损、防潮、防冻、防虫鼠的包装，以保证药品在运输、贮藏过程中的质量。

《药品管理法》规定："药品包装必须按规定印有或贴有标签并附有说明书。标签和说明书作为药品包装的一个组成部分，是传递药品信息、指导医疗专业人员和消费者用药选择的重要资料之一"。

2. 功能　药品包装具有三个方面的基本功能：

（1）保护药品功能　在物流系统中，包装的主要作用是保护商品，避免在运输和储存过程中发生货损货差。药品的高质量性要求和生命关联性使药品包装的保护功能更加突出。一方面，药品在生产、运输、储存和使用过程中，易受外界自然环境，如温度、湿度、空气、光线等的影响，必须由相应包装材料和容器提供防潮、密封、避光、控温等措施，以防止药品质量发生变化；药品外包装在药品储存过程中，发挥防破损、防冻、防潮、防鼠虫的作用。另一方面，完整的药品包装，能够有效防止掺杂、掺假，以及被儿童误用的情况发生，保护人们用药的安全、有效。

（2）提高效率功能　在药品生产和流通过程中，按药品形态和标准订单数量包装药品，有助于提高物流作业的效率，合理的包装能够保证药品流通迅速便利，方便药品，尤其是原料药和中药材的运输和储存，降低物流费用。不同的药物及其剂型选用适当的剂量包装，能够方便医疗使用。

（3）信息传递功能　药品包装本身及其所附的标签和说明书上，往往简略或详细地列出药品名称、作用用途、用法用量、毒副作用、禁忌证、注意事项、规格含量、贮藏、有效期、批准文号等内容，这是药品生产、流通部门向医药卫生专业人员和消费者宣传介绍药品特性、指导合理用药和普及医药知识的重要媒介。

第二节　药包材管理

一、药包材的定义

根据《直接接触药品的包装材料和容器管理办法》（国家食品药品监督管理局令第 13 号）附则的定义，"药包材是指药品生产企业生产的药品和医疗机构配制的制剂所使用的直接接触药品的包装材料和容器"。

直接接触药品的包装材料和容器是药品不可分割的一部分，它伴随药品生产、流通及使用的全过程。尤其是药品制剂，一些剂型本身就是依附包装而存在的（如胶囊剂、气雾剂、水针剂等）。

由于药品包装材料、容器组成配方、所选择原辅料及生产工艺不同，有的组分可能被所接触的药品溶出或与药品互相作用或被药品长期浸泡腐蚀脱片，而直接影响药品质量。有些对药品质量及人体的影响具有隐患性（即通过对药品质量及人体的常规检验不能及时发现问题）。例如安瓿、输液瓶（袋），如果不是针对不同药品采用不同配方和生产工艺，常常会有组分被溶出或玻璃脱片的现象，一般在常规药检时不能发现；天然橡胶塞中溶出的异性蛋白对人体可能是致热源，溶出的吡啶类化合物是致癌、致畸、致突变的肯定因素，而细微的玻璃脱片是堵塞血管形成血栓或肺肉芽肿隐患，等等。另一方面，由于药品的种类多且有效活性基团复杂，所以对与其直接接触的包装材料和容器的要求相对于其他产品来说要高得多。

由于药包材本身的质量、安全性、使用性能以及药包材与药品之间的相容性对药品质量有着十分重要的影响，因此，为保障公众用药安全，应该加强对药包材质量的管理与控制。

二、药包材的分类与质量标准

（一）药包材分类

1. 药包材分类　依据《药品包装用材料、容器管理办法（暂行）》（局令第 21 号）第 4 条，药包材产品分为Ⅰ、Ⅱ、Ⅲ三类。

Ⅰ类：直接接触药品且直接使用的药品包装用材料、容器。

Ⅱ类：直接接触药品，但便于清洗，在实际使用过程中，经清洗后需要并可以消毒灭菌的药品包装用材料、容器。

Ⅲ类：Ⅰ、Ⅱ类以外其他可能直接影响药品质量的药品包装用材料、容器。

2. 注册管理的产品　药包材分类目录由国家药品监督管理局制定、公布。实施注册管理的药包材产品包括：①输液瓶（袋、膜及配件）；②安瓿；③药用（注射剂、口服或者外用剂型）瓶（管、盖）；④药用胶塞；⑤药用预灌封注射器；⑥药用滴眼（鼻、耳）剂瓶（管）；⑦药用硬片（膜）；⑧药用铝箔；⑨药用软膏管（盒）；⑩药用喷（气）雾剂泵（阀门、罐、筒）；⑪药用干燥剂。

（二）药包材质量标准

《药品管理法》规定：直接接触药品的包装材料和容器（以下简称"药包材"），必须符合药用要求，符合保障人体健康、安全的标准，并由药监部门在审批药品时一并审批。不得使用未经批准的直接接触药品的包装材料和容器。

我国现行药包材的标准是《直接接触药品的包装材料和容器标准汇编》（YBB），改变了原来国家和省级药品监督管理部门均可制定药包材的标准而造成标准执行中误差的状况。具体要求如下：

（1）药包材的组成配方、原辅料及生产工艺必须与所包装的药品相适应。

（2）凡直接接触药品的包装材料和容器必须无毒，与药品不发生化学作用，不发生组分脱落或迁移至药品中，必须保证和方便患者用药安全。

（3）按法定标准生产，按国家强制性标准要求使用：生产、进口和使用药包材，必须符合药包材国家标准，药包材国家标准由国家食品药品监督管理总局组织国家药典委员会制定和修订，并由 CFDA 颁布实施。对不能确保药品质量的药包材，CFDA 公布淘汰药包材产品目录。

知识拓展

药包材与药物相容性试验

药包材直接影响用药的安全性，对保证药品的稳定性起着重要作用。药包材与药物相容性试验应考虑以下几个方面：①形成包装单元时，各包装物应有良好的配合性。②包装单元形成时，能适合特定的包装设备。③包装中的药物，能通过药物稳定性试验的所有项目。④根据药包材生产工艺要求耐受特殊处理的能力（如钴60消毒等）。⑤同一包装单元中首次至末次使用保证药物的一致性。⑥对恶劣运输、不同贮存环境的抵抗能力。

三、药包材的注册管理

（一）药包材的注册管理

《药品包装用材料、容器管理办法（暂行）》（局令第21号）第3章注册管理第9～16条规定：

1. 药包材须经药品监督管理部门注册并获得《药包材注册证书》后方可生产。未经注册的药包材不得生产、销售、经营和使用。《药包材注册证书》有效期为5年，期满前6个月按规定申请换发。

2. 《药包材注册证书》不得伪造、变造、出租、出借。

3. 生产Ⅰ类药包材，须经国家药品监督管理局批准注册，并发给《药包材注册证书》。生产Ⅱ、Ⅲ类药包材，须经所在省、自治区、直辖市药品监督管理部门批准注册，并发给《药包材注册证书》。

4. 药包材执行新标准后，药包材生产企业需向原发证机关重新申请核发《药包材注册证书》。药包材注册证书所列内容发生变化的，持证单位应自发生变化30日之内向原发证机关申请办理变更手续或重新注册。

5. 首次进口的药包材（国外企业、中外合资境外企业生产），须取得国家药品监督管理局核发的《进口药包材注册证书》，并经国家药品监督管理局授权的药包材检测机构检验合格后，方可在中华人民共和国境内销售、使用。

《进口药包材注册证书》有效期为3年，期满前6个月按规定申请换发。

6. 国家药品监督管理局注册核发的Ⅰ类《药包材注册证书》及《进口药包材注册证书》，省、自治区、直辖市药品监督管理部门注册核发的Ⅱ、Ⅲ类《药包材注册证书》在全国范围内有效。

《药包材注册证书》及《进口药包材注册证书》由国家药品监督管理局统一印制。

7. 使用进口药包材，凭国家药品监督管理局核发的《进口药包材注册证书》复印件加盖药包材生产厂商有效印章后，经所在省、自治区、直辖市药品监督管理部门备案后方可使用。

8. 申请药包材注册应具备下列基本条件：

（1）申请单位须具有企业法人营业执照。

（2）申请注册的药包材应符合我国药品包装需要及发展方向，国家已明令淘汰或限期淘汰的产品不予注册。

（3）具备生产该产品的合理工艺、设备、洁净度要求、检验仪器、人员、管理制度等质量保证必备条件。

（4）生产Ⅰ类药包材产品，须同时具备与所包装药品生产相同的洁净度条件，并经国家药品监督管理局或省、自治区、直辖市药品监督管理部门指定的检测机构检查合格。

（二）药包材再注册

药包材再注册，是指对《药包材注册证》有效期届满需要继续生产的药包材实施审批的过程。国家食品药品监督管理局核发的《药包材注册证》的有效期为5年。有效期届满需要继续生产，申请人应在有效期届满前6个月申请再注册，逾期不再按再注册受理。

药包材再注册提交资料目录包括：

1. 《药包材生产再注册申请表》。

2. 《省局药包材受理书》。

3. 《药包材生产现场考核意见》。

4. 国家食品药品监督管理总局颁发的药包材批准证明文件及其批准变更证明文件。

5. 申请人合法登记证明文件。

6. 国家食品药品监督管理总局设置或者确定的药包材检验机构出具的三批申报产品质量检测报告书。

7. 国家食品药品监督管理总局设置或者确定的药包材或者药品检验机构出具的洁净室（区）洁净度检测报告书。

8. 申报产品的配方。

9. 申报产品的生产工艺及主要生产、检验设备说明。

10. 申报产品的质量标准。

11. 三批申报产品的生产企业自检报告书。

12. 该产品5年内销售及质量情况的总结报告。

13. 批准该产品注册或者再注册时，要求继续完成的工作的执行情况。

四、我国药包材的现状

截至2011年10月底，我国共有1500多家药包材生产企业，取得有效期内的药包材产品注册证3800多张；60多家国外企业取得有效期内的进口药包材产品注册证70多张。据2009年行业基本情况调研，55%的企业拥有产品专利，43%的企业通过了ISO 9001质量体系认证，部分企业通过了ISO 14001、ISO 22000（HACCP）、ISO 15378等国际认证，26%的生产企业有产品出口（主要销往南亚、欧洲），有20个产品在美国FDA成功进行DMF（drug master file，药品管理档案）备案。目前，我国生产药用玻璃、金属、药用明胶制品、橡胶、塑料（容器、片材、膜）及其复合片（膜）等5大类60多个品种直接接触药品的包装材料和容器，年产值约150亿元，能满足国内制药企业80%以上的需求。

目前我国药包材重点是发展新型、环保可降解、使用便捷的药用包装材料和容器，主要的产品和技术包括：

1. Ⅰ级耐水药用玻璃制品、预灌封注射器、多室输液包装袋等自带给药装置的包装产品。

2. 适合中药材及高质量要求的包装材料、PVC替代产品和技术、具有温度记忆功能的药用包装材料、药品儿童安全包装、方便老人和残疾人使用的包装形式和材料等。

3. 积极开发药用包装材料专用原辅料、添加剂、配件，包括具有高洁净、高加工性能等特性的原辅料、注射剂吹灌封（BFS）生产工艺专用塑料树脂、洁净无菌包装膜等。

4. 鼓励符合GMP要求、具有自主知识产权且技术先进的药用包装材料和容器的生产装备的开发和应用。

5. 开展药品与药用包装材料的相容性研究和安全性评价，重点建立药用包装材料的评价程序和方法，保证药品使用包装材料的安全、有效。推动制定与实施药用包装材料生产质量管理规范。

五、药包材的法制化管理

药包材是药品不可分割的一部分，伴随着药品生产、流通、使用的全过程。很多药品制剂，如胶囊剂、气雾剂、水针剂等本身就是依附包装而存在的。目前，世界上大多数国家都将药包材的质量监督管理作为药品质量监督管理的重要组成部分。

1984年颁布的《药品管理法》中明确提出："药品的包装必须适合药品质量的要求，方便储存、运输和医疗使用。"药包材的管理开始走上法制化轨道。依据《药品管理法》及相关法规，1988年国家医药管理局制定了《药品包装管理办法》；1991年，国家医药管理局制定实施了《药品包装用材料、容器生产管理办法》。1998年国家药品监督管理局成立后，加大了对药品包装用材料、容器的管理力度。1998年12月，国家药品监督管理局颁布"关于加强药品包装材料生产企业管理工作的通知"。2000年4月，国家药品监督管理局制定了《药品包装用材料、容器管理办法》（暂行），并于同年10月下发"关于实施《药品包装用材料、容器管理办法》（暂行）加强药品包装材料监督管理工作的通知"。2001年修订颁布的《药品管理法》中，进一步明确了对药包材的质量要求与监督管理。同年，国家药品监督管理局发布"实施《药品管理法》加强药品包装材料监督管理有关问题的通知"。2004年7月实施《直接接触药品的包装材料和容器管理办法》。

第三节 药品标识物管理

药品标识物作为药品的重要组成部分，是药品外在质量的主要体现，也是医师和药师决定用药和指导消费者购买选择的重要药品信息来源之一。药品标识物包括药品的包装（package）、标签（labeling）和说明书（package insert）。

一、药品说明书和标签的基本概念

药品说明书是指药品生产企业印制并提供的，包含药理学、毒理学、药效学、医学等药品安全性、有效性的重要科学数据和结论，用以指导临床正确使用药品的技术资料。药品说明书既是指导医患选择用药的主要依据，又是合理正确使用药品的指示说明。加强对药品说明书的管理具有重要意义。

药品标签是指药品包装上印有或贴有的文字内容。药品包装必须按照规定印有或贴有标签。药品标签应当以说明书为依据，其内容不得超出说明书的范围，不得印有暗示疗效、误导使用和不适当宣传产品的文字和标识。药品包装不得夹带其他任何介绍或宣传产品、企业的文字、音像及其他资料。药品标签既能为消费者提供药品信息，又是产品本身的外观形象，故药品标签应当简洁明了、通俗易懂不产生误导，能指导医患规范正确的用药。

药品标签分为内标签和外标签。内标签指直接接触药品包装的标签；外标签是指内包装以外的其他包装的标签，包括零售标签、原料药标签和用于运输、储藏的包装标签。标签主要内容将在药品标签的管理规定部分详细介绍。

案例解析

药品标签警示不足致伤案

2000 年 8 月，美国佛蒙特州吉他手戴安娜·莱文因严重头痛合并恶心、脱水症状到社区卫生诊所求治，医生为其注射惠氏公司药物"非那根"时，并未采取药品标签建议的肌肉注射，而是采取了静脉注射，理由是静脉注射对改善严重的偏头痛效果较佳。由于医生注射不当造成部分药剂注入动脉，导致莱文右手和右前臂坏死被迫截肢。在对这起医疗事故起诉诊所获得医疗事故赔偿金后，莱文在佛蒙特州法院控告惠氏，认为药厂应该修订 FDA 批准的标签，标明该药严禁推注。

提问： 这一案件中由谁承当主要责任？

解析： 这一起法律纠纷主要来自标签或说明书缺陷，以及标签和说明书外用药的风险。美国最高法院的裁定表明，企业作为产品的第一责任人，应对因标签或说明书缺陷产生的风险承担责任。我国《药品说明书和标签管理规定》对企业在说明书上标示药品不良反应信息方面也有相似规定："药品生产企业未根据药品上市后的安全性、有效性情况及时修改说明书或者未将药品不良反应在说明书中充分说明的，由此引起的不良后果由该生产企业承担"。

二、我国药品包装、标签、说明书的法制化管理

1999 年以前，我国药品生产审批实行的是国家和地方两级审批制，所执行的标准既有国家药典和部（局）颁标准，也有各地制定的所谓地方标准，造成了药品包装、标签、说明书内容混乱，药品批准文号混杂繁乱等问题，不仅直接影响到临床用药安全，也因此造成消费者真伪难辨，并给不法分子制售假药以可乘之机。如有的企业利用药品的商品名称夸大疗效，甚至误导消费者；有的随意改变说明书内容，擅自扩大适应证或主治功能，减少不良反应的内容；不同厂家生产的同一药品，其说明书的内容不一致；有的在标签上印有不健康或误导消费者的图案和成分等。

为了规范药品市场秩序，维护广大消费者的合法权益，保证人民群众用药安全，2000 年 4 月，国家药品监督管理局颁布了《药品包装、标签和说明书管理规定》（暂行）（23 号局令），规定了药品包装、标签和说明书由国家统一管理，并制定了药品说明书的标准格式。2001 年《药品管理法》修订颁布，在第六章"药品包装的管理"中，将药品包装、标签和说明书的内容纳入法律的强制性规定的范围内。2001 年 4 月国家药品监督管理局发布"关于贯彻实施 23 号局令，统一药品批准文号工作的通知"，2001 年 12 月国家药品监督管理局发布"关于做好统一换发药品批准文号工作的通知"，明确提出，我国上市药品将分阶段逐步统一药品说明书

和药品批准文号，清理、整顿药品包装、标签。2001年6月和11月国家药品监督管理局相继颁布了《药品说明书规范细则》（暂行）和《药品包装、标签规范细则》（暂行），进一步明确了药品包装、标签和说明书审核规范。从2000年10月起，至2001年底，在统一换发药品批准文号与规范药品包装、标签、说明书的清理整顿工作中，全国133758个药品品种规格中，通过审核已换发药品批准文号113279个，需进一步核查的12479个，将被撤销的5472个，并规范了2004个化学药品的说明书，对国家药品标准收载的所有4000余种中成药的处方进行了排序。药品包装、标签、说明书混乱的情况得到规范而有了根本改观。2006年3月10日国家食品药品监督管理局局务会审议通过《药品说明书和标签管理规定》（局令第24号），并于2006年6月1日起施行。国家药品监督管理局于2000年10月15日发布的《药品包装、标签和说明书管理规定（暂行）》同时废止。

三、药品标签和说明书的管理

我国《药品管理法》第52～54条对药包材质量管理和药品包装标签、说明书管理作出了原则性规定："药品包装必须按照规定印有或贴有标签并附有说明书。标签或者说明书上必须注明药品的通用名称、成分、规格、生产企业、批准文号、产品批号、生产日期、有效期、适应证或者功能、主治、用法、用量、禁忌、不良反应和注意事项"。"麻醉药品、精神药品、医疗用毒性药品、放射性药品、外用药品和非处方药的标签，必须印有规定的标志"。药品的说明书和标签是介绍药品特性、指导合理用药和普及医药知识，告知正确贮存、保管和运输药品的重要媒介，起着准确传递信息的作用。

（一）药品说明书和标签管理的原则

1. 国家审批制度

（1）在中华人民共和国境内上市销售的药品其说明书和标签由 CFDA 予以核准。

（2）不得擅自增加或删改原批准内容。

2. 内容书写原则

（1）内容应当以 CFDA 核准或获准修改的药品说明书为准，不得擅自增加和删改原批准的内容。

（2）药品生产企业供上市销售的最小包装必须附有说明书。

（3）列出全部活性成分、中药药味、辅料。

①列出全部活性成分或组方中的全部中药药味。

②注射剂和非处方药应列出所用的全部辅料名称。

③药品处方中含有可能引起严重不良反应成分或者辅料的，应当予以说明。

（4）详细注明药品不良反应（ADR）：药品生产企业未将 ADR 在说明书中充分说明，或未及时修改说明书补充说明 ADR 的，由此引起的不良后果由该生产企业承担。

（5）药品名称和标识：药品说明书使用的药品名称，必须符合 CFDA 公布的药品通用名称和商品名称的命名原则，并与药品批准证明文件的相应内容一致。特殊管理的药品、外用药和非处方药等必须印有专用的标识。

（二）药品说明书修改注意事项

1. 根据药品不良反应监测和药品再评价，药品生产企业应主动提出修改药品说明书，CF-

DA 也可要求企业修改。修改的药品说明书应经 CFDA 审核批准后方有效。

2. 修改获准的药品说明书内容，药品生产企业应立即通知相关的药品经营企业、使用单位及其他部门，各单位应及时使用。

3. 药品说明书核准日期和修改日期应在说明书中醒目标示。

（三）药品说明书和标签管理规定

2006 年 6 月 1 日起国家食品药品监督管理局正式施行《药品说明书和标签管理规定》（局令第 24 号），本节以此为依据，主要介绍药品说明书和标签的管理。

1. 总体规定

（1）为规范药品说明书和标签的管理，根据《中华人民共和国药品管理法》和《中华人民共和国药品管理法实施条例》制定本规定。

（2）在中华人民共和国境内上市销售的药品，其说明书和标签应当符合本规定的要求。

（3）药品说明书和标签由国家食品药品监督管理局予以核准。药品的标签应当以说明书为依据，其内容不得超出说明书的范围，不得印有暗示疗效、误导使用和不适当宣传产品的文字和标识。

（4）药品包装必须按照规定印有或者贴有标签，不得夹带其他任何介绍或者宣传产品、企业的文字、音像及其他资料。药品生产企业生产供上市销售的最小包装必须附有说明书。

（5）药品说明书和标签的文字表述应当科学、规范、准确。非处方药说明书还应当使用容易理解的文字表述，以便患者自行判断、选择和使用。

（6）药品说明书和标签中的文字应当清晰易辨，标识应当清楚醒目，不得有印字脱落或者粘贴不牢等现象，不得以粘贴、剪切、涂改等方式进行修改或者补充。

（7）药品说明书和标签应当使用国家语言文字工作委员会公布的规范化汉字，增加其他文字对照的，应当以汉字表述为准。

（8）出于保护公众健康和指导正确合理用药的目的，药品生产企业可以主动提出在药品说明书或者标签上加注警示语，国家食品药品监督管理局也可以要求药品生产企业在说明书或者标签上加注警示语。

2. 药品说明书的管理规定

（1）药品说明书应当包含药品安全性、有效性的重要科学数据、结论和信息，用以指导安全、合理使用药品。药品说明书的具体格式、内容和书写要求由国家食品药品监督管理局制定并发布。

（2）药品说明书对疾病名称、药学专业名词、药品名称、临床检验名称和结果的表述，应当采用国家统一颁布或规范的专用词汇，度量衡单位应当符合国家标准的规定。

（3）药品说明书应当列出全部活性成分或者组方中的全部中药药味。注射剂和非处方药还应当列出所用的全部辅料名称。药品处方中含有可能引起严重不良反应的成分或者辅料的，应当予以说明。

（4）药品生产企业应当主动跟踪药品上市后的安全性、有效性情况，需要对药品说明书进行修改的，应当及时提出申请。

（5）根据药品不良反应监测、药品再评价结果等信息，国家食品药品监督管理局也可以要求药品生产企业修改药品说明书。

（6）药品说明书获准修改后，药品生产企业应当将修改的内容立即通知相关药品经营企业、使用单位及其他部门，并按要求及时使用修改后的说明书和标签。

（7）药品说明书应当充分包含药品不良反应信息，详细注明药品不良反应。药品生产企业未根据药品上市后的安全性、有效性情况及时修改说明书或者未将药品不良反应在说明书中充分说明的，由此引起的不良后果由该生产企业承担。

（8）药品说明书核准日期和修改日期应当在说明书中醒目标示。

3. 药品标签的管理规定　其具体管理内容包括：

（1）药品的标签是指药品包装上印有或者贴有的内容，分为内标签和外标签。药品内标签指直接接触药品的包装的标签，外标签指内标签以外的其他包装的标签。

（2）药品的内标签应当包含药品通用名称、适应证或者功能主治、规格、用法用量、生产日期、产品批号、有效期、生产企业等内容。包装尺寸过小无法全部标明上述内容的，至少应当标注药品通用名称、规格、产品批号、有效期等内容。

（3）药品外标签应当注明药品通用名称、成分、性状、适应证或者功能主治、规格、用法用量、不良反应、禁忌、注意事项、贮藏、生产日期、产品批号、有效期、批准文号、生产企业等内容。适应证或者功能主治、用法用量、不良反应、禁忌、注意事项不能全部注明的，应当标出主要内容并注明"详见说明书"字样。

（4）用于运输、储藏的包装的标签，至少应当注明药品通用名称、规格、贮藏、生产日期、产品批号、有效期、批准文号、生产企业，也可以根据需要注明包装数量、运输注意事项或者其他标记等必要内容。

（5）原料药的标签应当注明药品名称、贮藏、生产日期、产品批号、有效期、执行标准、批准文号、生产企业，同时还需注明包装数量以及运输注意事项等必要内容。

（6）同一药品生产企业生产的同一药品，药品规格和包装规格均相同的，其标签的内容、格式及颜色必须一致；药品规格或者包装规格不同的，其标签应当明显区别或者规格项明显标注。同一药品生产企业生产的同一药品，分别按处方药与非处方药管理的，两者的包装颜色应当明显区别。

（7）对贮藏有特殊要求的药品，应当在标签的醒目位置注明。

（8）药品标签中的有效期应当按照年、月、日的顺序标注，年份用 4 位数字表示，月、日用两位数表示。其具体标注格式为"有效期至 XXXX 年 XX 月"或者"有效期至 XXXX 年 XX 月 XX 日"；也可以用数字和其他符号表示为"有效期至 XXXX．XX．"或者"有效期至 XXXX/XX/XX"等。预防用生物制品有效期的标注按照国家食品药品监督管理局批准的注册标准执行，治疗用生物制品有效期的标注自分装日期计算，其他药品有效期的标注自生产日期计算。有效期若标注到日，应当为起算日期对应年月日的前一天，若标注到月，应当为起算月份对应年月的前一月。

4. 药品名称和注册商标的使用规定

（1）药品说明书和标签中标注的药品名称必须符合国家食品药品监督管理局公布的药品通用名称和商品名称的命名原则，并与药品批准证明文件的相应内容一致。

（2）药品通用名称应当显著、突出，其字体、字号和颜色必须一致，并符合以下要求：

①对于横版标签，必须在上三分之一范围内显著位置标出；对于竖版标签，必须在右三

分之一范围内显著位置标出；

②不得选用草书、篆书等不易识别的字体，不得使用斜体、中空、阴影等形式对字体进行修饰；

③字体颜色应当使用黑色或者白色，与相应的浅色或者深色背景形成强烈反差；

④除因包装尺寸的限制而无法同行书写的，不得分行书写。

（3）药品商品名称不得与通用名称同行书写，其字体和颜色不得比通用名称更突出和显著，其字体以单字面积计不得大于通用名称所用字体的二分之一。

（4）药品说明书和标签中禁止使用未经注册的商标以及其他未经国家食品药品监督管理总局批准的药品名称。药品标签使用注册商标的，应当印刷在药品标签的边角，含文字的，其字体以单字面积计不得大于通用名称所用字体的四分之一。

5. 其他规定

（1）麻醉药品、精神药品、医疗用毒性药品、放射性药品、外用药品和非处方药品等国家规定有专用标识的，其说明书和标签必须印有规定的标识。（图 11 - 2）

（2）国家对药品说明书和标签有特殊规定的，从其规定。

（3）中药材、中药饮片的标签管理规定由国家食品药品监督管理总局另行制定。

（4）药品说明书和标签不符合本规定的，按照《中华人民共和国药品管理法》的相关规定进行处罚。

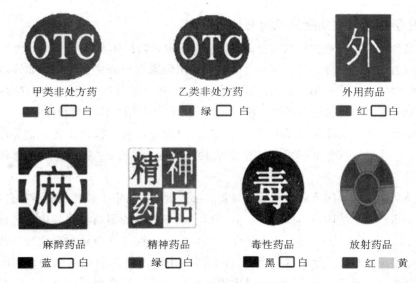

图 11 - 2　各类药品专用标识

四、药品说明书的具体格式要求

药品说明书应依照国家要求的格式及批准的内容，由生产厂家制定。为了公众的利益，药品说明书必须规范化，说明书应包含有关药品的安全性、有效性等基本科学信息，内容应尽可能准确并定时修订。国家食品药品监督管理总局在《药品包装、标签和说明书管理规定》（暂行）中规定了药品说明书应采用统一规范的格式。药品说明书一般格式和主要内容见图 11 - 3。

```
┌─────────────────────────────────────────────────────────────┐
│ 核准日期                                                        │
│ 修改日期                                                        │
│                                      特殊药品、外用药品标识位置      │
│                        ×××说明书                               │
│           请仔细阅读说明书并按说明书使用或在药师指导下购买和使用        │
│                        警示语位置                               │
│                                                                │
│  【药品名称】                           【临床试验】               │
│  【主要成分】                           【药理毒理】               │
│  【性状】                              【药代动力学】              │
│  【作用类别】                           【药物过量】               │
│  【适应证】                            【贮藏】                   │
│  【规格】                              【包装】                   │
│  【用法用量】                           【有效期】                 │
│  【禁忌】   如有问题可与生产企业联系         【批准文号】              │
│  【不良反应】                           【执行标准】               │
│  【注意事项】                           【生产企业】               │
│  【药物相互作用】                                                │
│  【孕妇及哺乳妇女用药】                                            │
│  【老年用药】                                                   │
│  【儿童用药】                                                   │
└─────────────────────────────────────────────────────────────┘
```

图 11-3　药品说明书一般格式和主要内容

（一）化学药品与生物制品说明书具体规定

1. 药品名称　药品名称包括六部分内容，应按照国家药品标准书写。

（1）通用名、汉语拼音、英文名　通用名须采用国家批准的法定名称。如该药品属《中国药典》收载的品种，其通用名、汉语拼音及英文名必须与药典一致；非药典收载的品种，其通用名须采用《中国药品通用名称》所规定的名称；其剂型名称应与药典一致。

（2）曾用名　系指属原地方标准采用的名称，因原有名称不符合命名原则等原因，名称有所改变，可在说明书中增加一项"曾用名"，便于使用者了解；"曾用名"于 2005 年 1 月 1 日起停止使用。

（3）商品名　系指经国家食品药品监督管理部门批准的特定企业使用的商品名称。

（4）化学名、化学结构式、分子式、分子量　单一成分的制剂须列其化学名称、化学结构式、分子式、分子量，且须与本说明书的"×××"一致（如为盐类则须列其盐的化学名称、化学结构式、分子式、分子量）。该药品如属《中国药典》收载的品种，列出的化学名称、化学结构式、分子式、分子量须与《中国药典》一致。复方制剂可免写化学名称、化学结构式、分子式、分子量四项内容。

（5）复方制剂　应写"本品为复方制剂，其组分为：××××"，组分按一个单位（如每片、胶囊、包，安瓿、支、瓶等）列出所含活性成分及其含量。

（6）制剂中如含有可能引起不良反应的辅料或成分，也须列出。

2. 适应证　按照国家食品药品监督管理部门批准的适应证书写，注意其疾病、病理学、症状的文字规范化，并注意区分治疗××疾病、缓解××疾病的症状或作为××疾病的辅助治疗的不同。

3. 用法用量　用药方法与用药剂量是安全、有效用药的重要基础，因此其内容既要尽量详细，又要有较高的可读性及可操作性。

（1）用药方法　应明确、详细地列出该药的用药方法，如口服、皮下注射、肌内注射、静脉注射、静脉滴注、外用、喷雾吸入、肛门塞入等。尤其是不同适应证需采用不同的用药方法者，须分别列出，以免误用。对于某些特殊的制剂，如注射用无菌粉末、喷雾剂、阴道栓剂等，应详细地列出其应用方法。

（2）用药剂量　应准确地列出用药的剂量、计算方法、用药次数以及疗程期限，特别注意与制剂规格的关系。

剂量以"一次××（或××~××）（重量或容量单位，如g、mg、μg、L、ml等），一日×（或××~××）次"；不采用"××（或××~××）/次，×次（或×~×）/日"的表示方法；也不以"d"代替"日"字。如该药品为注射液、注射用无菌粉末、片剂、胶囊剂、丸剂、颗粒剂、冲剂、口服溶液剂、膜剂或栓剂等，则须在重量或容量单位后以括号注明相应的计数（如片、粒、包、支、安瓿等）。如："一次×片，一日×次"，"一次×支，一日×次"等。

有些药物的剂量分为负荷量及维持量；或用药时从小剂量开始逐渐增量，以便得到适合于患者的剂量；或必须在饭前或饭后服用者，应详细说明。

需进行疗程用药者则须注明疗程剂量、用法和期限。

如该药品的剂量需按体重或体表面积计算时，则以"按体重一次××/kg（或××~××/kg），一日×次（或×~×次）"，或以"按体表面积一次××/m²（或××~××/m²），一日×次（或×~×次）"；不连写成"××（或××~××）/kg/日"或"××（或××~××）/m²/日"。

需临用前配制溶液或加入静脉输液者，必须列出所用溶液、配成的浓度以及滴注速度。

不同适应证、不同用药方法、成人与儿童用量不同时，须分别列出。

4. 性状、规格、贮藏、有效期、批准文号、生产企业等　性状、规格、贮藏、有效期等项的内容均应按各品种的国家药品标准书写。批准文号、生产企业等项的内容按批准的内容书写。

（1）包装　包括包装规格和包装材料。包装规格系指小包装的规格。包装材料系指小包装的材质。

（2）有效期　系指该药品被批准的使用期限。其中企业品种的有效期与国家已有规定的有效期一致的，由企业所在地省级药品监督管理局核准；国家尚未规定有效期的品种，该品种的生产企业须参考《中国药典》收载的药物稳定性指导原则的有关要求进行考核后，提出申请，报省、自治区、直辖市药品监督管理部门核准并报国家药典委员会备案。

（3）生产企业　系指该药品的生产企业，该项内容须与颁发的《药品生产许可证》中的内容一致。

5. 孕妇及哺乳期妇女用药、药物相互作用　孕妇及哺乳期妇女用药、药物相互作用两项内容不可缺少，应如实填写，如缺乏可靠的实验或文献依据，应注明"尚不明确"。

（1）孕妇及哺乳期妇女用药　本项内容着重说明该药对妊娠过程的影响（如能否通过胎盘屏障而影响胎儿生长发育或致畸）以及对受乳婴儿的影响（如能否通过乳腺分泌而影响受乳婴儿的健康），并写明可否应用本品及用药注意。

（2）药物相互作用 列出与该药产生相互作用的药物并说明相互作用的结果及合并用药的注意事项。

6. 药理毒理、药代动力学、不良反应、禁忌证、注意事项、儿童用药、老年患者用药、药物过量等 这些项目可按该药品的实际情况客观、科学地书写，其中有些项目若缺乏可靠的实验或文献依据，可以不写，说明书中不再保留该项标题。

（二）中药说明书具体规定

1. 药品名称、性状、功能与主治、用法与用量、规格、贮藏 这些项目的内容，均应按各品种的国家药品标准的规定书写。其中药品名称包括通用名称和汉语拼音两部分，通用名称须采用国家批准的法定中文名称。

2. 主要成分 主要成分系指处方中所含的主要药味、有效部位或有效成分。中药复方制剂主要药味的排序要符合中医君臣佐使组方原则，要与功能主治相符。现国家药品标准已收载的品种，由国家药典委员会组织专家讨论后，确定各品种药味的取舍及排序，并下发各地执行。

3. 药理作用、不良反应、禁忌证、注意事项 这些项目的内容，可按药品实际情况客观、科学地书写。若其中有些项目缺乏可靠的试验数据，则可以不写，说明书中不再保留该项标题。

4. 有效期 中药品种必须制定有效期。生产企业根据各自样品稳定性考察的实测数据，制定本企业产品的有效期，报本省、自治区、直辖市药品监督管理部门核准后报国家药典委员会备案。

（三）非处方药说明书的内容书写要求

1. 非处方药说明书的阅读对象为不具备医药专业知识的消费者，因此说明书内容必须确保消费者容易理解，便于操作。

2. 书写要求：特别强调用语的通俗简明、清晰准确，按规定在相应位置注明患者用药教育信息。特别是有关"注意事项"要详细书写。

第四节 药品广告管理

一、广告和药品广告

根据《中华人民共和国广告法》，广告是指商品经营者或服务提供者承担费用，通过一定的媒介和形式直接或间接地介绍自己所推销的商品或所提供的服务的商业广告。药品广告（advertisement of drug）属于广告的一种，是药品生产经营者通过一定的媒介和形式介绍具体药品品种，直接或间接地进行以药品宣传为目的的商业广告。凡是利用各种媒介和形式发布药品广告，包括药品生产、经营企业的产品宣传资料，均属于药品广告。

> **课堂互动**
>
> 某制药企业欲为自己企业生产的某种药品进行广告宣传，那么该制药企业需要准备哪些材料？如何申请办理药品广告？

（一）广告法中涉及的法律主体

广告法中涉及的法律主体有广告主、广告经营者和广告发布者。

1. 广告主 指为推销商品或者提供服务，自行或者委托他人设计、制作、发布广告的法人及其他经济组织或个人。

2. 规定 《药品广告审查管理办法》规定：发布药品广告的广告主必须是具有合法资格的药品生产企业或药品经营企业。

3. 广告经营者 指受委托提供广告设计、制作、代理服务的法人，其他经济组织或者个人。

4. 广告发布者 指为广告主或广告主委托的广告经营者发布广告的法人或者其他经济组织。

（二）药品广告的作用

广告在商品经济中，具有不可忽视的沟通产销的媒介作用。20世纪50年代后，随着新药不断问世，药品生产规模不断扩大，生产者和处方医师、患者日益隔离。在现代药品市场营销中，广告已成为药品促销的必要手段。药品广告的作用主要体现在以下几点：

1. 提供药品信息 药品广告能经济、迅速和有效地传递药品信息，使医师、药师、患者了解有关药品的性能、成分、用途和特点，以及适应证、作用机制、注意事项等，有助于医师或患者根据广告信息进行用药选择。

2. 促进药品销售 通过药品广告诱导消费者兴趣，激发购买欲望，促使医师处方或患者购买广告药品。对于产品的潜在顾客，以及新产品的推广，广告具有刺激、鼓励人们作第一次购买的作用，通过试用则可能成为合理选用该药品的顾客，对扩大销售量和开发新产品具有重要意义。

3. 树立或加深企业形象，增强企业竞争力 同品种同规格的药品很多，药品商标和商品名是药品生产企业的重要标志。因此，药品商标和商品名是否赢得顾客的信赖，直接影响着企业产品的销售量。广告是树立或加深药品商标或商品名形象，进而提升企业信誉的重要途径。另外，由于广告能广泛、经常地接近顾客，使顾客经常感觉和认识该药品的存在，因此，也是医药产品进行市场渗透，保护和扩大市场占有率的有力武器。

二、药品广告的管理

药品是关系人们健康、生命的特殊商品，受各国法律的严格控制，尤其是药品广告的内容、媒体选择、审批机关和程序等，需进行严格的管理。虚假或误导人们的广告会延误疾病的治疗，甚至威胁人们的生命安全。

现行的《药品管理法》和《广告法》（2015年修订）均对药品广告的审批和内容作了明确规定。根据《药品管理法》和《广告法》有关规定，1995年国家工商局和卫生部发布了《药品广告审查标准》和《药品广告审查办法》，进一步明确了药品广告的申请、审查程序和管理内容。2000年1月1日起，我国实施处方药和非处方药分类管理制度，加强了对处方药广告媒介和内容的管理。2001年，国家药品监督管理局先后发布了《关于国家药品监督管理局停止受理药品广告的通知》《关于停止在大众媒体发布小容量注射剂药品广告的通知》和《关于加强药品广告审查监督管理工作的通知》等。2007年国家药品监督管理局发布了《药品广告审查办法》和《药品广告审查发布标准》。

（一）药品广告的审批

根据《药品管理法》的规定，省、自治区、直辖市药品监督管理部门为药品广告审查机关，负责本行政区内药品广告的审查批准。药品广告须经企业所在地省、自治区、直辖市药品监督管理部门批准，并发给药品广告批准文号；未取得药品广告批准文号的，不得发布。

1. 药品广告的申请　广告批准文号的申请人必须是具有合法资格的药品生产企业或者药品经营企业。根据《药品管理法实施条例》《药品广告审查管理办法》规定，申请发布药品广告，必须向药品生产企业所在地的省级药品监督管理部门提出申请。申请发布进口药品广告，必须向进口药品代理机构所在地的省级药品监督管理部门提出申请。

广告申请单位应当填写《药品广告审查表》并提交如下文件：

（1）《药品生产许可证》或《药品经营许可证》复印件。

（2）药品生产批件（或者《进口药品注册证》《医药产品注册证》）、质量标准、说明书的复印件和实际使用的包装及说明书。

（3）非处方药广告需提交非处方药注册登记证书复印件。

（4）药品经营企业做广告时，必须提交药品生产企业的委托书原件。

（5）药品广告内容出现药品商品名称、注册商标、专利等内容的，必须提交相关证明文件的复印件。

（6）药品经营企业办理药品广告申请时，应当提交药品生产企业的委托书原件；广告经营单位或者广告发布单位办理药品广告申请时，应当提交申请单位营业执照复印件和药品生产企业的委托书原件；进口药品代理机构申请药品广告时，应当提交相关资格证明文件复印件。

（7）法律法规规定的其他确认广告内容真实性的证明文件。

2. 药品广告的审查　省级药品监督管理部门依法对申请人提交的证明文件的真实性、有效性、合法性进行审查。

凡利用各种媒介或者形式发布的广告含有药品名称、药品适应证或者与药品有关的其他内容的为药品广告，应当依法进行审查。

非处方药仅宣传药品名称（含药品通用名称和药品商品名称）的，或者处方药在指定的医学药学专业刊物上仅宣传药品名称（含药品通用名称和药品商品名称）的，无需审查。

有下列情况之一的，不受理药品广告申请：①擅自更改经批准的药品包装、标签、说明书的；②撤销药品广告审查批准文号不满一年的；③提交的证明文件不符合规定要求。

申请审查的药品广告，符合《广告法》《药品管理法》《药品管理法实施条例》《药品广告审查发布标准》以及国家有关广告管理的其他规定的，方可予以通过审查。

3. 批准发给药品广告批准文号　省级药品监督管理部门自受理之日起10个工作日内作出是否核发药品批准文号的决定。审查合格，发给药品广告批准文号，加盖药品广告审查专用章，并将已批准的《药品广告审查表》送同级工商行政管理部门备案。审查不合格，提出书面审查意见。药品广告批准文号格式为"X药广审（视，或声、文）第0000000000号"。其中"X"为各省、自治区、直辖市的简称。"0"为由10位数字组成，前6位代表审查年月，后4位代表广告批准序号。"视"、"声"、"文"代表用于广告媒介形式的分类代号。药品广告批准文号有效期为1年。有效期满后继续发布的，应当在期满前2个月向原药品广告审查机关重新提出申请。

4. 药品广告的备案　在药品生产企业所在地和进口药品代理机构所在地以外的省、自治区、直辖市发布药品广告的，发布广告的企业应当在发布前向发布地省级药品监督管理部门备案。接受备案的省级药品监督管理部门发现药品广告批准内容不符合药品广告管理规定的，应当交由原核发部门处理。

（二）药品广告的发布

发布药品广告，应当遵守《中华人民共和国广告法》《中华人民共和国药品管理法》和《中华人民共和国药品管理法实施条例》《中华人民共和国反不正当竞争法》及国家有关法规。《药品广告审查发布标准》由中华人民共和国国家工商行政管理总局和国家食品药品监督管理总局决定修改，于2007年5月1日起施行。

1. 不得发布广告的药品

（1）麻醉药品、精神药品、医疗用毒性药品、放射性药品；

（2）医疗机构配制的制剂；

（3）军队特需药品；

（4）国家食品药品监督管理总局依法明令停止或禁止生产、销售和使用的药品；

（5）批准试生产的药品不得发布广告。

2. 广告发布媒体的限制　处方药可以在国家卫生计生委和国家食品药品监督管理总局共同指定的医学、药学专业刊物上发布广告，但不得在大众传播媒介发布广告或者以其他方式进行以公众为对象的广告宣传。不得以赠送医学、药学专业刊物等形式向公众发布处方药广告。处方药名称与该药品的商标、生产企业字号相同的，不得使用该商标、企业字号在医学、药学专业刊物以外的媒介变相发布广告。不得以处方药名称或者以处方药名称注册的商标以及企业字号为各种活动冠名。

所谓大众传播媒介，是指用集体力量将信息对广大社会群众进行大规模传播的各种工具及手段，一般包括报刊、广播、电影、电视、录音、录像、电报电话等；其他方式包括户外广告、报刊杂志上的报告文学和纪实报告、新闻报道等方式。

非处方药不得发布于儿童节目、出版物上。非处方药广告中涉及改善和增强性功能内容的，必须与经批准的药品说明书中的适应证或者功能主治完全一致。电视台、广播电台不得在7∶00～22∶00发布含有上款内容的广告。

（三）药品广告的内容

1. 对药品广告内容原则性的规定　《药品管理法》和《广告法》规定，药品广告内容必须真实、合法；以国家食品药品监督管理总局批准的说明书为准。《药品广告审查管理办法》中进一步明确：①药品广告中必须标明药品的通用名称、药品生产批准文号、禁忌证、忠告语、药品广告批准文号、药品生产企业名称及广告主名称。②只出现药品名称的药品广告，必须标明药品的通用名称和药品广告批准文号。③药品质量标准和使用说明书中规定有禁忌内容的，必须在广告中醒目标示。不能全部标示的，除标明主要内容外，应当标示"其他禁忌详见药品说明书"。

2. 对广告内容禁止性规定　《药品管理法》和《广告法》规定，药品广告不得含有虚假的内容，即不得以广告形式对所推销的药品进行欺骗性宣传，从而对患者产生误导。

（1）根据《药品管理法》和《广告法》的规定，药品、医疗器械广告不得有下列内容：①含有不科学的表示功效的断言或者保证的；②说明治愈率或者有效率的；③与其他药品的功效和安全性比较的；④利用医疗科研单位、学术机构、医疗机构或者专家、医生、患者的名义和形象作证明的；⑤法律、行政法规禁止的其他内容。

（2）《药品广告审查管理办法》中进一步明确，药品广告不得利用国家机关、医药科研单位、学术机构或者专家、学者、医师、药师和患者的名义和形象做证明。药品广告不得与其他药品进行功效和安全性对比，不得贬低同类产品，不得含有药品有效率、治愈率、排序、评比等综合评价或者获奖的内容。

（3）药品广告中不得出现下列情形：①含有药到病除等不科学地表示功效的断言或者保证，使用不恰当的表现形式，引起公众对所处健康状况、所患疾病产生不必要的担忧或恐惧，或使公众误解不使用广告宣传的药品会患某种疾病或加重病情；②夸大药品的功能疗效或者把药品的功能疗效神秘化；③含有"安全"、"无毒副作用"等承诺的内容；④违反科学规律，明示或者暗示包治百病、适合所有症状。药品广告应当鼓励和引导合理用药，不得直接或间接怂恿任意、过量使用药品。

（4）药品广告不得含有以下内容：①声称免费治疗、无效退款、保险公司保险的；②含有最新技术、最高科学、最先进制法、药之王、国家级新药、不复发、不反弹、永葆青春、显著、消除、解除、根治、根除、药到病除等绝对化的用语和表示的；③有奖销售、让利销售及馈赠、降价、指定产品、专用产品、以药品作为礼品或奖品的；④声称或暗示药品为正常生活或治疗病症所必需，服用该药能应付现代紧张生活或升学、考试的需要，能帮助改善或提高成绩，能使精力旺盛、增强竞争力等。

（5）药品商品名称不得单独进行广告宣传。药品广告中必须标明药品的通用名称、忠告语、药品广告批准文号、药品生产批准文号；以非处方药商品名称为各种活动冠名的，可以只发布药品商品名称。

（四）药品广告的监督处理

1. 药品广告的监督管理部门 《药品管理法》规定，省、自治区、直辖市药品监督管理部门应当对其批准的药品广告进行检查，对于违反本法和《中华人民共和国广告法》的广告，应当向广告监督管理机关通报并提出处理建议，广告监督管理机关应当依法做出处理。

2. 需撤销广告批准文号的情况 下列情况之一的，原广告审批部门应当收回或撤销药品广告批准文号：

（1）《药品生产许可证》《药品经营许可证》被吊销的；

（2）药品生产批准文号被撤销的；

（3）已被国家食品药品监督管理总局和省级药品监督管理部门责令停止生产、销售和使用的药品；

（4）《药品管理法》规定的假药、劣药；

（5）发现药品有新的不良反应；

（6）《药品生产许可证》《药品经营许可证》《营业执照》被吊销的；

（7）被撤销生产批准文号的；

（8）药品广告内容超出药品广告审查机关审查批准的内容的；

（9）被国家列为淘汰的药品品种的；

（10）药品广告复审不合格的；

（11）药品监督部门认为不宜发布的；

（12）广告监督管理机关立案查处的。

本 章 小 结

本章主要介绍了药包材、药品标识物与药品广告的相关内容，包括药品信息管理与药品包装质量管理；药包材定义、分类与管理；药品标识物的内容和功能；药品包装、标签和说明书管理；以及药品广告管理。

重点：药包材、药品标识物和药品广告的管理；药包材分类、质量标准以及注册和再注册申请等相关管理要点；药品说明书内容、书写格式与要求的相关管理规定；药品标签书写印制管理规定；药品广告要求与规定。

难点：我国药品包装、标签、说明书管理法规的运用。

思考题

1. 什么是药品包装？药品包装有哪些基本功能？
2. 我国对药包材注册及再注册申请有哪些管理规定？
3. 简述药品内标签、外标签、原料药标签和运输包装标签的主要内容。
4. 我国对药品标签和说明书有哪些具体的管理规定？
5. 药品广告有哪些作用？药品广告的发布有哪些限制？

（王　韵）

第十二章　中药管理

根据《中华人民共和国药品管理法》"国家发展现代药和传统药，充分发挥其在预防、医疗和保健中的作用。国家保护野生药材资源，鼓励培育中药材。"中药材作为中药产业的重要基础，我国制定了相关的一系列法律规范。为保护和合理利用我国野生药材资源，国务院发布了《野生药材资源保护管理条例》，于 1987 年 12 月 1 日起施行；为提高中药材质量，规范中药材生产，国家药品监督管理局颁布了《中药材生产质量管理规范（试行）》，于 2002 年 6 月 1 日起施行；为加强中药饮片生产经营的管理，卫生部、国家中医药管理局于 2011 年 1 月 5 日印发了《关于加强中药饮片监督管理的通知》；为保障医疗安全和患者用药安全，2008 年 12 月 24 日，卫生部下达了《关于进一步加强中药注射剂生产和临床使用管理的通知》；为继承中医药传统，突出中医药特色，鼓励创新，保护先进，国务院颁布了《中药品种保护条例》，于 1993 年 1 月 1 日起实施。国家科技部等八部委联合制定《中药现代化发展纲要》（2002～2010 年）；2007 年 1 月，科技部、国家食品药品监督管理局等 16 个部门联合发布《中医药创新发展规划纲要（2006～2020 年）》；2012 年 7 月 10 日，国家中医药管理局发布《中医药事业发展"十二五"规划》；2015 年 4 月，工信部、中医药局等 12 个部委联合发布《中药材保护和发展规划》（2015～2020 年）更是为中药现代化、中医药的继承与创新发展和中医药事业的可持续发展指明了目标。

第一节　概　述

中药的概念有广义的与狭义的区分。广义的中药包括中药材、中药饮片、中成药和民族药。狭义的中药是指用中医药学的术语表述药物的性能、功效，并在中医理论指导下应用的药物，包括中药材、中药饮片和中成药。

1. 中药材 指药用植物、动物、矿物的药用部分采收后经产地初加工形成的原料药材。

2. 中药饮片 指药材经过炮制后可直接用于中医临床或制剂生产使用的处方药品。

3. 中成药 是根据疗效确切、应用范围广泛的处方、验方和秘方，具备一定质量规格，批量生产供应的药物。中成药是以中药材为原料，按照现代药品生产工艺批量生产出来的药品。

从上述定义可以看出，中药材是生产中药饮片和中成药的原料，因此中药材的质量将直接影响到中药饮片和中成药的优劣，最终关系到中医临床效果。

民族药是指我国的一些少数民族经过长期的医疗实践积累，用少数民族文字记载并运用的药品，在使用上具有一定的地域性。如：藏药、蒙药、维药、壮药等。

知识链接

《中医药创新发展规划纲要（2006～2020年）》

《中医药创新发展规划纲要（2006～2020年）》（以下简称为《纲要》），提出了推动"中医药传承与创新发展"的重点任务，明确指出"发展绿色中药材种植（养殖）业，促进中药材规范化生产，确保中药产业可持续发展"的任务。其中"中药产业发展"是优先领域之一。

《纲要》中关于中药产业发展的具体内容为：

以建立现代中药产业链、保障中医药疗效为目标，不断提高中药产业和产品创新能力，为市场提供疗效确切、品质优良、安全方便、质量可控的中药产品，为培育健康产业服务。

1. 加快构建中药农业技术体系。

2. 加强中药工业关键技术的创新研究。

3. 开展以中药为基础的相关产品的研发。

4. 构建体现中药特点的研发技术平台。

第二节 野生药材资源保护管理

一、野生药材资源的保护

1. 野生药材的概念 我们把产自自然分布区、自然生长的药材品种，称为野生药材。

2. 国家重点保护的野生药材物种及其分级 国家重点保护的野生药材物种共76种，中药材42种，分三级管理，见表12-1。

表 12 - 1　国家重点保护的野生药材分级管理情况

分级	概念	野生药材物种数	中药材品种数	中药材名称
一级	濒临灭绝状态的稀有珍贵野生药材物种	4	4	虎骨、豹骨、羚羊角、鹿茸（梅花鹿）
二级	分布区域缩小、资源处于衰竭状态的重要野生药材物种	27	17	马鹿茸、麝香、熊胆、穿山甲片、蟾酥、蛤士蟆油、金钱白花蛇、乌梢蛇、蕲蛇、蛤蚧、甘草、黄连、人参、杜仲、厚朴、黄柏、血竭
三级	资源严重减少的主要常用野生药材物种	45	21	川（伊）贝母、刺五加、黄芩、天冬、猪苓、龙胆（草）、防风、远志、胡黄连、肉苁蓉、秦艽、细辛、紫草、五味子、蔓荆子、诃子、山茱萸、阿魏、连翘、羌活、石斛

注：1993 年 5 月 29 日国务院发布《关于禁止犀牛角和虎骨贸易的通知》中规定：取消虎骨药用标准，今后不得再用虎骨制药。2006 年 3 月 21 日国家食品药品监督管理局发布的《关于豹骨使用有关事宜的通知》中规定：自 2006 年 1 月 1 日起全面禁止从野外猎捕豹类和收购豹骨；药品生产企业现有库存的豹骨，准许其继续使用完毕；对非内服中成药处方中含豹骨的品种，一律将豹骨去掉，不用代用品；对内服中成药处方中含豹骨的品种，有关药品生产企业可根据具体品种的有关情况，按药品补充申请注册事项"替代或减去国家药品标准处方中的毒性药材或处于濒危状态的药材"的有关要求上报资料。

二、野生药材的分级管理

一级保护的野生药材物种禁止采猎；二、三级保护的野生药材的采猎需凭计划执行，采猎者需持有采药证及采伐证或狩猎证采猎，禁止在禁猎区、禁止采猎期内采猎，并不得使用禁用工具；一级保护的野生药材物种属于自然淘汰的，其药用部分由各级药材公司负责经营管理，不得出口；二、三级保护的野生药材物种由中国药材公司统一经营管理；保护品种之外的野生药材应凭计划收购。收购计划由县及以上医药管理部门（含当地人民政府授权管理该项工作的有关部门）会同同级野生动物、植物管理部门制定，报上一级医药管理部门批准。

三、我国的野生药材资源情况

中药资源是我国大众防治疾病的重要物质基础，是祖国医药学宝库的重要组成部分。全国性的中药资源普查工作曾开展过三次，通过第三次全国中药资源普查（1983～1987 年），确认我国有中药资源 12000 多种，野生药材总蕴藏量为 850 万吨。从 2011 年起至 2015 年底，我国第四次全国中药资源普查正在进行中。

虽然我国野生药材资源丰富，但是近 20 年来，天然植物药的需求翻了三番，加上经济利益的驱动，肆意采挖野生药材、破坏野生药材资源的情形依然存在，野生药材品种萎缩、资源减少。据有关报道，12000 种中药资源现已下降到 6000 余种，400 种常用药材中有 20% 以上已经处于短缺状态，这种现象已经引起了有关部门的高度重视。

四、中药资源的可持续利用

要坚持合理开发、有效利用的原则最大限度地提高资源利用率，才能更好的保护资源，满足需求。具体途径如下：

1. 以法为本，完善和健全资源保护的法律法规体系和机构；
2. 保护现有野生资源及其环境；
3. 坚持利用、保护与科学研究相结合；
4. 规范化生产大宗和市场紧缺产品；

5. 开发新的药材资源；

6. 建立中药资源动态监测及预警系统。

第三节 中药材生产质量管理

课堂互动

2014 年 9 月 23 日，CFDA 通报了在全国 31 个省（区、市）专项抽检有关中药材及饮片的生产、经营和使用单位的情况。在包含蒲黄、柴胡、川贝母、薄荷等 10 个品种 772 批样品中，共有 93 批次不符合标准规定。CFDA 认为本次抽检的中药材质量状况普遍不容乐观。请问你如何看待我国现阶段中药材的质量问题？

《中华人民共和国药品管理法》第 3 条明确指出：国家保护野生药材资源，鼓励培育中药材。《中华人民共和国药品管理法实施条例》第 40 条：国家鼓励培育中药材。对集中规模化栽培养殖、质量可以控制并符合国务院药品监督管理部门规定条件的中药材品种，实行批准文号管理。

中药材最初主要来源于野生的动、植物，现在中药材多为人工种（养）植。

其中道地药材是指历史悠久，品种优良，疗效显著，产量宏丰，具有明显地域特色的药材（《中国大百科全书·中国传统医学卷》）。如：如浙江的浙贝母，甘肃的当归，宁夏的枸杞，四川的黄连、附子，内蒙古的甘草，吉林的人参，山西的黄芪、党参，河南怀庆的牛膝、地黄、山药、菊花，江苏的苍术，云南的茯苓、三七，广东的地龙、金钱白花蛇等。

要实现中药的现代化、标准化、国际化，必须从提高中药材品质入手。1998 年，我国首次提出了中药材生产质量管理规范的概念。国家药品监督管理局开始着手组织制定中药材 GAP，经过周密的调研和反复的修改，国家药品监督管理局以第 32 号令发布《中药材生产质量管理规范（试行)》，于 2002 年 6 月 1 日起施行。

一、中药材生产质量管理规范

中药材 GAP 是《中药材生产质量管理规范》（Good Agricultural Practice for Chinese Crude Drugs）的英文缩写。

实施中药材 GAP，对中药材生产全过程进行有效的质量控制，是保证中药材质量稳定、可控，保障中医临床用药安全有效的重要措施；有利于中药资源保护和持续利用，促进中药材种（养）植的规模化、规范化和产业化发展。对进一步加强药品的监督管理，促进中药现代化，具有重要意义。

（一）中药材 GAP 认证的概念

中药材 GAP 认证是国务院食品药品监督管理部门对生产企业生产的中药材品种是否符合《中药材生产质量管理规范》进行审核，并确定是否发给《中药材 GAP 证书》的过程。

国务院食品药品监督管理部门负责全国中药材 GAP 认证；中药材 GAP 认证检查评定标准及相关文件的制定、修订；中药材 GAP 认证检查员的培训、考核和聘任等管理工作。

国家食品药品监督管理总局食品药品审核查验中心（以下简称"审核查验中心"）承担中药材 GAP 认证的具体工作。

省、自治区、直辖市食品药品监督管理局负责本行政区域内中药材生产企业的 GAP 认证申报资料初审和通过中药材 GAP 认证企业的日常监督管理工作。

（二）中药材生产的管理

我国的《中药材生产质量管理规范》，是中药材生产和质量管理的基本准则，内容涵盖了中药材生产企业生产中药材（含植物、动物药）的全过程。分为 10 章 57 条，其主要内容有：

1. 产地环境要求　中药材产地的环境如空气、土壤、灌溉水、动物饮用水应符合国家相应标准。即：空气应符合大气环境质量二级标准；土壤应符合土壤质量二级标准；灌溉水应符合农田灌溉水质量标准；药用动物饮用水应符合生活饮用水质量标准。药用动物养殖企业应满足动物种群对生态因子的需求及与生活、繁殖等相适应的条件。

2. 种质和繁殖材料　对用于中药材生产的药用动植物，应准确鉴定其物种，包括亚种、变种或品种。对种子、菌种和繁殖材料在生产、储运过程中应实行检验和检疫制度；对动物则按习性进行药用动物的引种及驯化。加强中药材良种选育、配种工作，建立良种繁育基地，保护药用动植物种质资源。

3. 药用植物栽培管理　应根据药用植物生长发育要求，确定栽培适宜区域，制定种植规程。根据药用植物的营养特点及土壤的供肥能力，确定施肥种类、时间和数量，施用的肥料以有机肥为主，允许施用经充分腐熟达到无害化卫生标准的农家肥；根据药用植物不同生长发育时期的需水规律及气候条件、土壤水分状况，适时、合理灌溉和排水；根据药用植物生长发育特性和不同的药用部位，加强田间管理，及时采取打顶、摘蕾、整枝修剪、覆盖遮荫等栽培措施，调控植株生长发育，提高药材产量；应采取综合防治策略防治药用植物病虫害，必须施用农药时，应采用最小有效剂量并选用高效、低毒、低残留农药。

4. 药用动物养殖管理　应根据其生存环境、食性、行为特点及对环境的适应能力等，确定相应的养殖方式和方法，制定相应的养殖规程和管理制度；科学配制饲料，定时定量投喂。适时适量地补充精料、维生素、矿物质及其他必要的添加剂，不得添加激素、类激素等添加剂；应视季节、气温、通气等情况，确定药用动物给水的时间及次数；养殖环境应保持清洁卫生，建立消毒制度；对药用动物的疫病防治，应以预防为主，定期接种疫苗；禁止将中毒、感染疫病的药用动物加工成中药材。

5. 采收与加工

（1）采集原则　采集应坚持"最大持续产量"原则，即不危害生态环境，可持续生产的最大产量。

（2）采收时间和方法　根据产品质量及植物单位面积产量或动物养殖数量，并参考传统采收经验等因素，确定适宜的采收时间和方法。

（3）对采收机械、器具要求　采收机械、器具应保持清洁、无污染，存放在无虫鼠害和禽畜的干燥场所。

（4）对采收后的要求　药用部分采收后，经过拣选、清洗、切制或修整等适宜的加工处理，需干燥的应采用适宜的方法和技术迅速干燥，并控制温度和湿度，使中药材不受污染，有效成分不被破坏。鲜用药材可采用冷藏、砂藏、罐贮、生物保鲜等适宜的保鲜方法，尽可能不使用保鲜剂和防腐剂。

（5）对加工场地的要求　加工场地应清洁、通风，具有遮阳、防雨和防鼠、虫及禽畜的设施。

（6）地道药材的加工　地道药材应按传统方法进行加工。

6. 包装、运输与储藏

（1）包装　包装应按标准操作规程操作，并有批包装记录，其内容应包括品名、规格、产地、批号、重量、包装工号、包装日期等。包装材料应是清洁、干燥、无污染、无破损，并符合药材质量要求。包装前应检查并清除劣质品及异物。每件药材包装上，应注明品名、规格、产地、批号、包装日期、生产单位，并附有质量合格的标志。易破碎的药材应使用坚固的箱盒包装；毒性、麻醉性、贵细药材应使用特殊包装，并应贴上相应的标记。

（2）运输运载容器　应具有较好的通气性，以保持干燥，并有防潮措施。批量运输时，不能与其他有毒、有害、易串味物质混装。

（3）储藏　仓库应通风、干燥、避光，必要时安装空调及除湿设备，同时具有防鼠、虫、禽畜的措施。地面应整洁、无缝隙、易清洁。药材应存放在货架上，与墙壁保持足够距离，防止虫蛀、霉变、腐烂、泛油等现象发生，并定期检查。在应用传统储藏方法的同时，应注意选用现代储藏保管技术。

7. 质量管理

（1）设置质量管理部门　质量管理部门负责中药材生产全过程的监督管理和质量监控，并应配备与药材生产规模、品种检验要求相适应的人员、场所、仪器和设备。

其主要职责是：负责环境监测、卫生管理；负责生产资料、包装材料及药材的检验，并出具检验报告；负责制订培训计划，并监督实施；负责制订和管理质量文件，并对生产、包装、检验等各种原始记录进行管理。

（2）包装前的检验　药材包装前，质量检验部门应对每批药材按中药材国家标准或经审核批准的中药材标准进行检验。检验项目至少包括药材性状与鉴别、杂质、水分、灰分与酸不溶性灰分、浸出物、指标性成分或有效成分含量。农药残留量、重金属及微生物限度均应符合国家标准和有关规定。不合格的中药材不得出场和销售。

8. 人员与设备

（1）人员　生产企业的技术负责人和质量管理部门负责人应有药学或相关专业大专以上学历，要有药材生产实践经验和药材质量管理经验。从事中药材生产的人员应具有基本的中药学、农学或畜牧学常识，并经生产技术、安全及卫生学知识培训。从事田间工作的人员应熟悉栽培技术，特别是农药的施用及防护技术；从事养殖的人员应熟悉养殖技术。对从事中药材生产的有关人员应定期培训与考核。

（2）卫生　从事加工、包装、检验人员应定期进行健康检查。患有传染病、皮肤病或外伤性疾病等不得从事直接接触药材的工作。生产企业应配备专人负责环境卫生及个人卫生检查。

（2）设备　生产和检验用的仪器、仪表、量具、衡器等其适用范围和精密度应符合生产和检验的要求，有明显的状态标志，并定期校验。

9. 文件管理
生产企业应有生产管理、质量管理等标准操作规程。每种中药材的生产全过程均应详细记录，必要时可附照片或图像。所有原始记录、生产计划及执行情况、合同及协议书等均应存档，至少保存 5 年。档案资料应有专人保管。

（三）中药材 GAP 认证程序

中药材 GAP 认证程序包括企业申请与受理、现场检查、审批与公告三个阶段。

1. 企业申请与受理　申请中药材 GAP 认证的企业，其申报品种至少要完成一个生产周期。申报时填写《中药材 GAP 认证申请表》，并向省级食品药品监督管理部门提交相关材料。省级食品药品监督管理部门完成初审（40 个工作日内），符合规定的，将申报相关材料、

《中药材 GAP 认证初审意见表》随申请表一同转报国家食品药品监督管理总局进行形式审查（5 个工作日内）。符合要求的予以受理并转国家食品药品监督管理总局审核查验中心。

2. 现场检查　GAP 认证现场检查时间一般安排在该品种的采收期，时间长度为 3~5 天；一般由 3~5 名检查员组成检查组；省级食品药品监督管理部门可以选派 1 名负责中药材生产监督管理的人员作为观察员，负责联络、协调检查有关事宜。

3. 审批与公告　现场检查报告、缺陷项目表、每个检查员现场检查记录和原始评价以及其他相关资料应在检查结束后报送总局审核查验中心。总局审核查验中心进行技术审核，符合规定的报国家食品药品监督管理部门审批。颁发《中药材 GAP 证书》并予以公告。

《中药材 GAP 证书》由国家食品药品监督管理部门统一印制，应当载明证书编号、企业名称、法定代表人、企业负责人、注册地址、种植（养殖）区域（地点）、认证品种、种植（养殖）规模、发证机关、发证日期、有效期限等项目。

《中药材 GAP 证书》有效期一般为 5 年。生产企业应在《中药材 GAP 证书》有限期满前 6 个月，重新申请中药材 GAP 认证。其认证程序如图 12-1 所示。

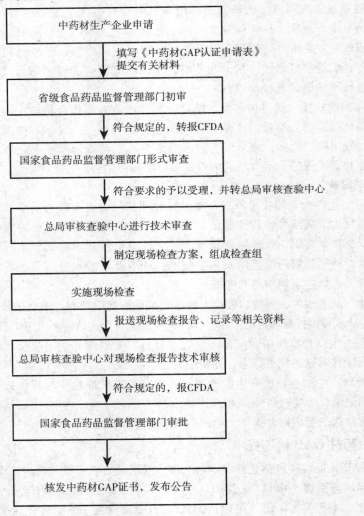

图 12-1　中药材 GAP 认证程序

二、中药材经营管理

1. 中药材经营场所 中药材经营场所有 2 个，即：中药材专业市场和城乡集贸市场。

国家禁止在中药材专业市场内出售国家规定限制销售的中药材、中成药、中药饮片，化学原料药及其制剂、抗生素、生化药品、放射性药品、血清、疫苗、血液制品和诊断药品。

在中药材专业市场国家禁止销售的中药材包括：罂粟壳、27 种毒性中药材品种、国家重点保护的 42 种野生药材品种。

2. 销售中药材的要求 销售中药材要有包装，包装上应标明品名、产地、日期、调出单位，并附有质量合格的标志。

3. 国家对中药材进口的管理规定 依据国家食品药品监督管理局《进口药材管理办法》（2006 年 2 月 1 日起执行），中药材进口有关要求是：

（1）进口药材要进行申请和审批程序。

（2）《进口药材的批件》分为一次性有效批件和多次使用批件。一次性有效批件的有效期为 1 年，多次使用批件的有效期为 2 年。

（3）国家药品监督管理部门对濒危特种药材或者首次进口药材的进口申请，颁发一次性有效批件。

4. 国家对中药材出口的管理规定

（1）贯彻"先国内，后国外"的原则。对国内供应不足的品种，应减少甚至停止出口。对国内有剩余的，应争取多出口。

（2）出口中药材需要到国家商务部办理"出口中药材许可证"后，方可办理中药材出口手续。

（3）目前国家对 35 种中药材出口实行审批，它们是：人参、鹿茸、当归、蜂王浆、三七、麝香、甘草、杜仲、厚朴、黄芪、党参、黄连、半夏、茯苓、菊花、枸杞、山药、川芎、生地、贝母、银花、白芍、白术、麦冬、天麻、大黄、冬虫夏草、丹皮、桔梗、元胡、牛膝、连翘、罗汉果、牛黄。

三、中药材专业市场管理

中药材专业市场是指经国家中医药管理局、卫生部和国家工商行政管理局检查验收批准，并在工商行政管理部门核准登记的专门经营中药材的集贸市场。

目前经批准而开设的中药材专业市场有 17 家，它们是：安徽亳州中药材专业市场、河北安国中药材专业市场、河南禹州中药材专业市场、江西樟树中药材专业市场、重庆解放路中药材专业市场、山东鄄城县舜王城中药材专业市场、广州清平中药材专业市场、甘肃陇西中药材专业市场、广西玉林中药材专业市场、湖北省蕲州中药材专业市场、湖南岳阳花板桥中药材专业市场、湖南省邵东县中药材专业市场、广东省普宁中药材专业市场、昆明菊花园中药材专业市场、成都市荷花池中药材专业市场、西安万寿路中药材专业市场、兰州市黄河中药材专业市场。

其中安徽亳州中药材专业市场、河北安国中药材专业市场、河南禹州中药材专业市场、江西樟树中药材专业市场 4 家中药材专业市场，因有着悠久的历史，被称为"四大药都"。

第四节 中药饮片管理

一、中药饮片的概念

1. 基本概念 中药饮片是指中药材经过炮制后可以直接用于中医临床或制剂生产的处方

药品。

2. 相关法律法规 《药品管理法》规定："中药饮片必须按照国家药品标准炮制；国家药品标准没有规定的，必须按照省、自治区、直辖市人民政府药品监督管理部门制定的炮制规范炮制。省、自治区、直辖市人民政府药品监督管理部门制定的炮制规范应当报国务院药品监督管理部门备案。""生产新药或者已有国家标准的药品的，须经国务院药品监督管理部门批准，并发给药品批准文号；但是，生产没有实施批准文号管理的中药材和中药饮片除外。""实施批准文号管理的中药材、中药饮片品种目录由国务院药品监督管理部门会同国务院中医药管理部门制定。"

《药品管理法实施条例》规定："生产中药饮片，应当选用与药品性质相适应的包装材料和容器；包装不符合规定的中药饮片，不得销售。""中药饮片包装必须印有或者贴有标签。中药饮片的标签必须注明品名、规格、产地、生产企业、产品批号、生产日期，实施批准文号管理的中药饮片还必须注明药品批准文号。"

《药品经营质量管理规范》对药品批发企业、零售企业从事中药饮片相关工作的人员条件、设施与设备、验收、销售等均作出了明确的规定。

根据《关于加强中药饮片监督管理的通知》，中药饮片的生产经营企业必须依法取得《药品生产许可证》《药品经营许可证》，通过 GSP 认证、GMP 认证。按照规定开展生产经营活动。各省级食品药品监管、卫生行政和中医药管理部门应加强中药饮片生产、经营及使用环节的监督和现场检查。

二、中药饮片的生产管理

生产中药饮片，必须持有《药品生产许可证》《药品 GMP 证书》。

必须做到：必须以中药材为起始原料，使用符合药用标准的中药材，并应尽量固定药材产地；必须严格执行国家药品标准和地方中药饮片炮制规范、工艺规程；必须在符合药品 GMP 条件下组织生产，出厂的中药饮片应检验合格，并随货附纸质或电子版的检验报告书。批发零售中药饮片必须持有《药品经营许可证》《药品 GSP 证书》，必须从持有《药品 GMP证书》的生产企业或持有《药品 GSP 证书》的经营企业采购。批发企业销售给医疗机构、药品零售企业和使用单位的中药饮片，应随货附加盖单位公章的生产、经营企业资质证书及检验报告书（复印件）。

严禁生产企业外购中药饮片半成品或成品进行分包装或改换包装标签等行为。严禁经营企业从事饮片分包装、改换标签等活动；严禁从中药材市场或其他不具备饮片生产经营资质的单位或个人采购中药饮片。

三、中药饮片的经营与使用管理

中药饮片是国家基本药物目录品种，属于处方药，应严格凭处方调配。销售时应标明产地。

中药调剂，即中药饮片的调剂，系指按照医师临床处方所开列的药物，准确地配制药剂的操作技术。

（一）中药饮片的经营与使用管理

《药品经营质量管理规范》对中药饮片的经营做出了以下要求。

1. 人员条件 从事中药饮片质量管理、验收、养护、采购人员应当具有中药学中专以上学历或者具有中药学专业初级以上专业技术职称，直接收购地产中药材的，验收人员应当具有中药学中级以上专业技术职称；从事中药饮片调剂的人员应当具有中药学中专以上学历或者具备中药调剂员资格，其中负责审方与调配处方的人员应当是经过资格认定的中药学专业技术人员，即必须是中药师及以上技术人员或执业药师（中药类）。

2. 设施与设备 批发企业经营中药饮片的，应当有专用的库房和养护工作场所。零售企业经营中药饮片的，应当有存放饮片和处方调配的设备。医疗机构的中药饮片调剂室应当有与调剂量相适应的面积，要有通风、调温、调湿、防潮、防虫、防鼠、除尘的设施；工作场地、操作台面应当保持清洁卫生。

3. 验收 应验明供货单位的资质证明文件、质量检验报告书以及饮片的包装、标签、品名、数量、规格、产地、生产企业、产品批号、生产日期、供货单位、到货数量等，实施批准文号管理的中药饮片还应验明药品批准文号。

4. 保管与养护

（1）中药饮片要求专库存放 中药饮片应存放在独立的库房中。库房的一般要求是：干燥通风，避免日光直射，室内温度不超过20℃，相对湿度35%~75%，饮片含水量控制在13%以下。

（2）中药饮片应采取适宜的养护方法 应按中药饮片的特性采用不同的养护方法并做好记录。如石灰干燥法、乙醇防虫法、化学药品灭虫法、气调法、对抗贮藏法和冷藏法等。所采取的养护方法不得对药品造成污染。

（3）加强毒性中药饮片管理 毒性中药饮片必须按照国家有关规定，实行专人、专库、专账、专用衡器、双人双锁保管，做到账、货、卡相符。

知识链接

常用中药饮片的储存常识

由于中药饮片来源广泛、品种繁多、性质各异、成分复杂，易受到受各种因素影响，应选择适宜的储存方式。

（1）对含淀粉多的中药饮片炮制后要及时干燥，储存在通风、干燥、阴凉处，防虫蛀、防潮。

（2）对含挥发油多的中药饮片，储存时环境温度不能太高，否则易散失香气或泛油、吸湿霉变和虫蛀，应置阴凉干燥处保存。

（3）对含糖分及黏液质较多的饮片，不易干燥，在温度高湿度大的环境极易变软发黏，易被污染，应防霉、防虫蛀，置通风干燥处储存。

（4）种子类药材，应储存在缸、罐中并封闭保管，防虫防鼠。

（5）酒炙饮片、醋制饮片均应储存于密闭容器中，放置阴凉处。

（6）盐炙的饮片很容易吸湿受潮变软。故应贮于，置通风干燥处以防受潮。

（7）蜜炙的饮片因糖分大，较难干燥，特别容易受潮且易被污染，虫蛀、霉变，应贮于密闭容器内，同时尽量密闭以免吸潮，置通风干燥处保存养护。

（8）某些矿物类饮片，如硼砂、芒硝等在干燥空气中，容易失去结晶水而风化，故应储存于密封的缸、罐中，置于阴凉处养护。

5. 陈列 零售企业中药饮片柜斗谱的书写应当正名正字；装斗前应当复核，防止错斗、串斗；应当定期清斗，防止饮片生虫、发霉、变质；不同批号的饮片装斗前应当清斗并记录。

6. 销售管理 中药饮片销售记录应当包括品名、规格、批号、产地、生产厂商、购货单位、销售数量、单价、金额、销售日期等内容。销售中药饮片要做到计量准确，并告知煎服方法及注意事项。提供中药饮片代煎服务的，应当符合国家有关规定。

（二）中药调剂工作流程

中药调剂工作流程分为审方、处方调配、复核、发药四个环节。

1. 审方与处方调配 调剂人员在调配处方时，应当按照《处方管理办法》和中药饮片调剂规程进行审方和调剂。对存在"十八反"、"十九畏"、妊娠禁忌、超剂量等可能引起用药安全问题的处方，应由处方医生确认（"双签字"）或重新开具处方后方可调配。

调配含有毒性中药饮片的处方，需凭医生签名的正式处方。每次处方剂量不得超过2日极量。对处方未注明"生用"的，应给付炮制品。如在审方时对处方有疑问，必须经处方医生重新审定后方可调配。处方保存2年备查。

罂粟壳不得单方发药，必须凭有麻醉药处方权的执业医师签名的淡红色处方方可调配，每张处方不得超过3日用量，连续使用不得超过7日，成人一次的常用量为每天3～6g。处方保存3年备查。

中药饮片调配每剂重量误差应当控制在±5%以内。

2. 复核与发药 处方调配后，必须经中药房其他技术人员复核无误后方可发出。完成处方调剂后，调配人员和复核人员应当在处方上签名或者加盖专用签章。

总之，保管与养护中药饮片，以保证质量为核心；调剂中药饮片要求准确无误，做到安全合理用药。

第五节 中药品种保护

案例解析

中药产品侵权事件

原告A公司生产的"抗癌平丸"是经国家药品监督管理局批准的国家中药保护品种，取得了《中药保护品种证书》，保护期为2002年9月12日至2009年9月12日。原告发现被告B公司在国家食品药品监督管理局发布该中药品种保护公告之后依然继续大量生产和低价销售同品种的"抗癌平丸"。即开始对此开展调查。B公司辩称："抗癌平丸"是B公司于1974年研制，1979年首先生产，并已获国家批准生产，依法享有在先权，不是仿制，不存在侵权。中药保护并无绝对排他权，B公司也已按规定正在申报同品种保护。

提问： B公司是否构成侵权？

解析： 根据《中药品种保护条例》及有关规定，该品种（抗癌平丸）在保护期内只限由获得《中药保护品种证书》的企业生产，B公司即使按规定申请了"抗癌平丸"中药保护，但在未取得《中药保护品种证书》期间亦应暂停生产。因此B公司对A公司构成了侵权。

一、中药品种保护的目的和意义

实施中药品种保护，是保护中药知识产权的重大举措。为了提高中药品种质量，维护中药生产企业的合法权益，促进中药事业的发展，国务院颁布了《中药品种保护条例》（中华人民共和国国务院令第106号，1993年1月1日起施行）；为了加强中药品种保护的监督管理，国家食品药品监督管理局颁布了《关于中药品种保护有关事宜的通知》（2006年2月6日），制定了《中药品种保护指导原则》（2009年2月12日），进一步规范了中药品种保护受理审批程序。

《中药品种保护条例》适用于中国境内生产制造的中药品种，包括中成药、天然药物的提取物及其制剂和中药人工制成品。其中，申请专利的中药品种，依照专利法的规定办理，不适用本条例。

国务院药品监督管理部门负责全国中药品种保护的监督管理工作。国家中医药管理部门协同管理全国中药品种的保护工作。

二、中药品种保护的分级

（一）中药保护品种等级划分

受保护的中药品种，必须是列入国家药品标准的品种。中药品种保护分为一级和二级。

1. 申请中药一级保护品种应具备的条件　符合下列条件之一的中药品种，可以申请一级保护：

（1）对特定疾病有特殊疗效的；

（2）相当于国家一级保护野生药材物种的人工制成品；

（3）用于预防和治疗特殊疾病的。

其中，条件（1）所指：对特定疾病有特殊疗效，是指对某一疾病在治疗效果上能取得重大突破性进展。例如，对常见病、多发病等疾病有特殊疗效；对既往无有效治疗方法的疾病能取得明显疗效；或者对改善重大疑难疾病、危急重症或罕见疾病的终点结局（病死率、致残率等）取得重大进展。

条件（2）所指：相当于国家一级保护野生药材物种的人工制成品，是指列为国家一级保护物种药材的人工制成品；或目前虽属于二级保护物种，但其野生资源已处于濒危状态物种药材的人工制成品。

条件（3）所指：用于预防和治疗特殊疾病中的特殊疾病，是指严重危害人民群众身体健康和正常社会生活经济秩序的重大疑难疾病、危急重症、烈性传染病和罕见病。如恶性肿瘤、终末期肾病、脑卒中、急性心肌梗死、艾滋病、传染性非典型肺炎、人禽流感、苯酮尿症、地中海贫血等疾病。

用于预防和治疗重大疑难疾病、危急重症、烈性传染病的中药品种，其疗效应明显优于现有治疗方法。

2. 申请中药二级保护品种应具备的条件　符合下列条件之一的中药品种，可以申请二级保护：

（1）符合本条例第6条规定的品种或者已经解除一级保护的品种；

（2）对特定疾病有显著疗效的；

（3）从天然药物中提取的有效物质及特殊制剂。

其中，条件（2）所指：对特定疾病有显著疗效，是指能突出中医辨证用药特色，具有显著临床应用优势，或对主治的疾病、证候或症状的疗效优于同类品种。

条件（3）所指：从天然药物中提取的有效物质及特殊制剂，是指从中药、天然药物中提取的有效成分、有效部位制成的制剂，且具有临床应用优势。

注意：凡存在专利等知识产权纠纷的品种，应解决纠纷以后再办理保护事宜。

（二）保护期限

中药一级保护品种的保护期限分别为 30 年、20 年、10 年；中药二级保护品种的保护期限为 7 年。

（三）保护措施

被批准保护的一级、二级中药品种，在保护期内仅限于获得《中药保护品种证书》的企业生产。被批准保护的中药品种，自公告之日起，国务院药品监督管理部门不再批准其他企业提出的已有国家标准药品的注册申请。

1. 中药一级保护品种的保护措施

（1）中药一级保护品种的处方组成、工艺制法，在保护期限内由获得《中药保护品种证书》的生产企业和药品监督管理部门、有关单位和个人负责保密，不得公开。负有保密责任的有关部门、企业和单位应当按照国家有关规定，建立必要的保密制度。

（2）向国外转让中药一级保护品种的处方组成、工艺制法的，应当按照国家有关保密的规定办理。

（3）因特殊情况需要延长保护期限的，由生产企业在该品种保护期满前 6 个月，依照中药品种保护申请程序申报。延长的保护期限由国家药品监督管理部门确定，且不得超过第一次批准的保护期限。

2. 中药二级保护品种的保护措施　中药二级保护品种在保护期满后可以申请延长保护期限，时间是 7 年。由生产企业在保护期满前 6 个月，依照条例规定的程序申报。

（四）中药保护品种的申请类别与申请程序

1. 中药保护品种的申请类别　中药保护品种的申请分为：初次保护申请、同品种保护申请、延长保护申请。

（1）初次保护申请　是指首次提出的中药品种保护申请；其他同一品种生产企业在该品种保护公告前提出的保护申请，按初次保护申请管理。

（2）同品种保护申请　是指初次保护申请品种公告后，其他同品种生产企业按规定提出的保护申请。其中同品种，是指药品名称、剂型、处方都相同的品种。

（3）延长保护期申请　是指中药保护品种生产企业在该品种保护期届满前按规定提出延长保护期的申请。

2. 中药品种保护申请审批程序　中药品种保护申请审批程序上分为受理、初审和审评、审批和公告三个阶段。（图 12 - 2）

（1）受理　申请中药品种保护的企业，向国家食品药品监督管理总局行政事项受理服务和投诉举报中心（以下简称为总局受理中心）报送一份完整资料，并将 2 份完整的相同资料报送申请企业所在地的省（区、市）食品药品监督管理部门。总局受理中心应在 5 日内完成形式审查。对形式审查合格的出具受理通知书，同时抄送受理通知书到企业所在地的省（区、市）食品药品监督管理部门，并将申报资料转送国家中药品种保护审评委员会。

（2）初审和审评　省（区、市）食品药品监督管理部门在收到受理通知书后的 20 日内对申报资料的真实性进行核查和初审，并将核查报告、初审意见和企业申报资料各 1 份一并寄至国家中药品种保护审评委员会。国家中药品种保护审评委员会收到上述资料后，开始技术审评工作，该工作在 120 个工作日内完成。

（3）审批和公告　国家食品药品监督管理部门根据审评结论，决定对申请的中药品种是否给予保护。经批准保护的中药品种，由国家食品药品监督管理部门发给《中药保护品种证书》，并在国家食品药品监督管理部门网站和《中国医药报》上予以公告。

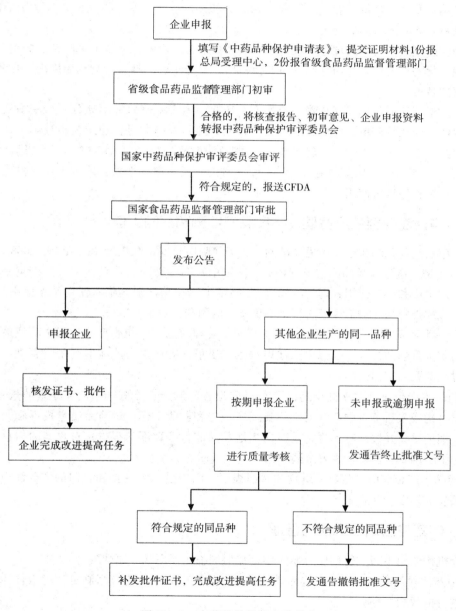

图 12 - 2　中药品种保护审批程序

第六节　中药注射剂管理

一、概述

中药注射剂是指从中药材中提取的有效成分，经采用现代科学技术和方法制成的可供注入体内，包括肌内、穴位、静脉注射和静脉滴注使用的无菌溶液、混悬液，或临用前配成液体的无菌粉末等注入人体的制剂。

中药注射剂是传统医药理论与现代生产工艺相结合的产物，突破了中药传统的给药方式，是中药现代化的重要产物。与其他中药剂型相比，中药注射剂具有生物利用度高、疗效确切、作用迅速的特点。

但是，中药注射剂依然存在着一定的安全风险。由于基础研究不充分、药用物质基础不明确、生产工艺比较简单、质量标准可控性较差，药品说明书对合理用药指导不足，以致使用环节存在不合理用药等问题。近年来，"鱼腥草注射液""刺五加注射液""炎毒清注射液""复方蒲公英注射液""鱼金注射液"等多个品种的中药注射剂因发生严重不良事件或存在严重不良反应被暂停销售使用。

二、中药注射剂生产管理、不良反应监测和召回工作

针对中药注射剂临床使用中出现的问题，为保障医疗安全和患者用药安全，2008年12月24日，卫生部、国家食品药品监督管理局、国家中医药管理局联合发布了《关于进一步加强中药注射剂生产和临床使用管理的通知》，并制定了《中药注射剂临床使用基本原则》，药品生产企业应加强中药注射剂生产管理、不良反应监测和召回工作。

1. 药品生产企业应严格按照《药品生产质量管理规范》组织生产，加强中药注射剂生产全过程的质量管理和检验，确保中药注射剂生产质量；应加强中药注射剂销售管理，必要时应能及时全部召回售出药品。

2. 药品生产企业要建立健全药品不良反应报告、调查、分析、评价和处理的规章制度。指定专门机构或人员负责中药注射剂不良反应报告和监测工作；对药品质量投诉和药品不良反应应详细记录，并按照有关规定及时向当地药品监督管理部门报告；对收集的信息及时进行分析、组织调查，发现存在安全隐患的，主动召回。

3. 药品生产企业应制定药品退货和召回程序。因质量原因退货和召回的中药注射剂，应按照有关规定销毁，并有记录。

三、中药注射剂临床使用管理

医疗机构使用中药注射剂应遵循《中药注射剂临床使用基本原则》。

1. 中药注射剂应当在医疗机构内凭医师处方使用，医疗机构应当制定对过敏性休克等紧急情况进行抢救的规程。

2. 医疗机构要加强对中药注射剂采购、验收、储存、调剂的管理。药学部门要严格执行药品进货检查验收制度，建立真实完整的购进记录，保证药品来源可追溯，坚决杜绝不合格药品进入临床；要严格按照药品说明书中规定的药品储存条件储存药品；在发放药品时严格

按照《药品管理法》《处方管理办法》进行审核。

3. 医疗机构要加强对中药注射剂临床使用的管理。要求医护人员按照《中药注射剂临床使用基本原则》，严格按照药品说明书使用，严格掌握功能主治和禁忌证；加强用药监测，医护人员使用中药注射剂前，应严格执行用药查对制度，发现异常，立即停止使用，并按规定报告；临床药师要加强中药注射剂临床使用的指导，确保用药安全。

4. 医疗机构要加强中药注射剂不良反应（事件）的监测和报告工作。要准确掌握使用中药注射剂患者的情况，做好临床观察和病历记录，发现可疑不良事件要及时采取应对措施，对出现损害的患者及时救治，并按照规定报告；妥善保留相关药品、患者使用后的残存药液及输液器等，以备检验。

5. 各级卫生行政部门要加强对医疗机构用药安全的监管，指导医疗机构做好中药注射剂相关不良事件的监测和报告工作；各级药监部门、卫生部门、中医药部门要密切配合，及时通报和沟通相关信息，发现不良事件果断采取措施进行处理；组织有关部门对医疗机构留存的相关样品进行必要的检验。

6. 各级药监部门要加强对中药注射剂的质量监督检查；组织对医疗机构留存疑似不良反应事件相关样品进行必要的检验；加强对中药注射剂不良反应监测工作，对监测信息及时进行研究分析，强化监测系统的应急反应功能，提高药品安全性突发事件的预警和应急处理能力，切实保障患者用药安全。

知识拓展

中药注射剂临床使用基本原则

1. 选用中药注射剂应严格掌握适应证，合理选择给药途径。能口服给药的，不选用注射给药；能肌内注射给药的，不选用静脉注射或滴注给药。必须选用静脉注射或滴注给药的应加强监测。

2. 辨证施药，严格掌握功能主治。临床使用应辨证用药，严格按照药品说明书规定的功能主治使用，禁止超功能主治用药。

3. 严格掌握用法用量及疗程。按照药品说明书推荐剂量、调配要求、给药速度、疗程使用药品。不超剂量、过快滴注和长期连续用药。

4. 严禁混合配伍，谨慎联合用药。中药注射剂应单独使用，禁忌与其他药品混合配伍使用。谨慎联合用药，如确需联合使用其他药品时，应谨慎考虑与中药注射剂的间隔时间以及药物相互作用等问题。

5. 用药前应仔细询问过敏史，对过敏体质者应慎用。

6. 对老人、儿童、肝肾功能异常患者等特殊人群和初次使用中药注射剂的患者应慎重使用，加强监测。对长期使用的在每疗程间要有一定的时间间隔。

7. 加强用药监护。用药过程中，应密切观察用药反应，特别是开始的30min。发现异常，立即停药，采用积极救治措施，救治患者。

⌐本 章 小 结⌐

　　本章主要介绍了中药的概念，中药品种保护制度、野生药材资源保护、中药材生产质量管理、中药饮片生产经营管理、中药注射剂管理的要求。

　　重点：国家保护野生药材资源，对重点保护的野生药材实行分级保护；国家实行中药品种保护制度，对中药品种保护品种实行分级保护。

　　难点：生产、经营中药饮片的企业必须遵守的规范和标准；中药注射剂生产管理、不良反应监测和召回工作，中药注射剂临床使用管理。

思考题

1. 简述中药、中药材、中药饮片、中成药的概念。
2. 简述中药保护品种的分级及相应的申报条件。
3. 简述制定中药材 GAP 的目的。
4. 简述国家重点保护野生药材的分级情况及分级保护措施。
5. 关于中药饮片的生产有哪些具体要求？

（俞双燕　木巴拉克·伊明江）

第十三章 药品上市后监督管理

学习导引

知识要求

1. **掌握** 药品上市后再评价的概念及主要内容,药品不良反应报告与监测的有关概念,药品不良反应报告与处置,药品召回的基本概念,药品召回的分类和分级。

2. **熟悉** 药品上市前研究的局限性和上市后应用的风险,药品上市后监督管理的主要措施,药品上市后再评价的实施与处理方式,药品重点监测,药品生产、经营企业和使用单位在药品召回中的义务。

3. **了解** 药品上市后监督管理的现状与发展,药品上市后再评价的发展概况,药品不良反应的评价与控制,药品召回的监督管理。

能力要求

1. 熟练掌握如何开展药品上市后再评价、药品不良反应报告与监测及药品召回工作。

2. 学会应用药品上市后再评价、药品不良反应报告与监测及药品召回的基础知识分析我国目前药品上市后监督管理存在的问题。

第一节 概　述

药品是把双刃剑,在治疗疾病的同时也存在有一定的风险。百余年来,世界上屡屡发生的药害事件引起了医药工作者的密切关注,世界各国药品监督管理部门逐渐意识到加强药品上市后监督管理的必要性和紧迫性。近年来,我国发生的一系列药害事件,如"齐二药"、"欣弗"、"鱼腥草注射液"、"双黄连注射液"、"铬超标胶囊事件"等引起了人们对药品安全问题的关注,同时也对我国药品上市后的监督管理工作带来了巨大的挑战。

一、药品上市后监督管理的现状与发展

从20世纪60年代开始,世界各国纷纷建立药品上市后监督管理制度和组织机构,对上市后的药品进行再评价。目前,国际上许多国家均进一步加大了药品上市后的监督管理力度,已将或逐渐将工作重点从药品的上市前审批转移到上市后的监督管理,建立了各自药品上市后的监督管理办法和评价制度,已形成了药品上市后安全性监测和再评价的模式和标准。

我国药品上市后的监督管理工作还处于起步阶段,药品上市后的监督管理和技术评价都

还较薄弱。"十二五"时期，我国食品药品监督管理部门不断加大监管力度，建立和完善上市后药品再评价制度，完善再评价工作程序和机制，依法、科学、规范开展上市后药品再评价工作。通过进一步加强药品不良反应监测和应用相关监管手段，对发现存在安全性问题的已上市药品组织专家和相关技术单位开展风险效益评价，采取措施，加强对已上市药品的风险管理，淘汰存在严重安全隐患和风险大于效益的药品，以保障公众用药的合法权益和生命健康。在完善药品上市后监督管理的组织系统和工作机制方面，建立健全省级以下药品不良反应监测组织网络；构建报告、评价和服务三个体系；针对突发和群体性药品不良反应事件制定较为完善的工作体系。"十二五"期间，我国药品不良反应监测机构建设进一步加强，同时充分发挥大专院校和相关研究机构的作用，有力促进了生产企业开展药品上市后研究，从而进一步完善上市后药品再评价的技术支撑体系。

课堂互动

拜斯亭事件

德国拜耳公司于 2001 年 8 月 8 日向全球所有隶属医药公司发出了紧急指示：立即停止销售西立伐他汀（商品名拜斯亭），包括所有剂型。国家药品监督管理局随后发出了关于暂停销售、使用拜斯亭的通知。由于拜斯亭与吉非贝齐药品合用有发生横纹肌溶解症不良反应的危险，为此拜耳公司主动将拜斯亭从市场上撤回。

1. 请结合拜斯亭事件思考新药上市后有哪些风险。
2. 在学习完本章后，试述拜斯亭事件对我国开展药品上市后监督管理工作有哪些启示？

二、药品上市前研究的局限性和上市后应用的风险

新药在经过了严格的动物实验和临床研究后才被批准上市，但药品上市前的研究受到许多因素的限制，存在着局限性。主要原因有：动物实验的结果不足以用于预测人类用药的安全性；临床试验对象人数有限，试验对象年龄范围太窄，用药条件控制严格；研究时间短；试验目的单纯等，会导致一些发生频率低于1%的不良反应和一些需要较长时间应用才能发现或迟发的不良反应、药物相互作用等均未能发现。而且药品上市后应用人群广泛，年龄、性别、种族、患病情况、病情、合并用药等均有较大差异，因此，每种药品获得批准上市后，并不意味着对其评价的结束，而是表明已具备在社会范围内对其更深入研究的条件。药品上市后再评价、不良反应监测管理、药物警戒和药品召回等就成为保障公众用药安全的必要环节。

药品上市后应用的风险包括自然风险和人为风险。自然风险，又称"必然风险"、"固有风险"，是药品的内在属性，属于药品设计风险。药品的自然风险是客观存在的，和药品的疗效一样，是由药品本身所决定的，来源于已知或者未知的药品不良反应。而人为风险是指人为有意或无意违反法律法规或违反合理用药原则而造成的药品安全风险，存在于药品的研制、生产、经营、使用各个环节。人为风险属于药品的制造风险和使用风险，主要来源于不合理用药、用药差错、药品质量问题、政策制度设计及管理导致的风险，是药品安全风险的关键因素。药品上市后的风险管理一直是各国政府部门监管的重要环节。随着民众生活质量的逐步提高，广大消费者对医药产品的需求日益增长，人们对药品潜在的风险也更加关注。我国

的药品风险管理体系正在建立和完善之中。

三、药品上市后监督管理的主要措施

1. 健全药品上市后监督管理的各项法律法规　现有的药品上市后的不良反应监测，以及对存在安全隐患的药品实行召回，对已上市药品进行再评价等法律法规，是我国药品上市后监督管理的法律基础。

《国家药品安全"十二五"规划》明确提出，健全药品上市后再评价制度，开展药品安全风险分析和评价，重点加强基本药物、中药注射剂、高风险药品的安全性评价，完善药品再评价的技术支撑体系。经再评价认定疗效不确切、存在严重不良反应、风险大于临床效益危及公共健康的药品，一律注销药品批准证明文件。

2. 完善药品上市后监督管理的相关组织体系建设　目前国家食品药品监督管理总局下设有药品化妆品注册管理司、药品化妆品监管司、总局药品评价中心、国家药品不良反应监测中心等机构，形成了我国药品上市后监督管理的行政和技术支撑体系。其中国家食品药品监督管理总局药品评价中心（国家药品不良反应监测中心）和各级药品不良反应监测机构是主要的技术支撑机构，相关医药大专院校和科研机构及广大医药专家是重要的专业技术力量，药品生产企业是工作的主体。

3. 加大对上市药品的风险管理的力度　做好国产药品再注册工作。通过再注册工作，一是规范药品上市后研究，督促申请人按照批准上市时的要求完成相关研究、履行不良反应监测以及监测期义务等；二是掌握再注册品种的处方工艺、质量标准以及生产状态等信息。

对一些用药量大，涉及人群广，有较严重安全隐患的药品，加大主动监测和评价力度，有计划、有重点地开展再评价工作，不断为药品的安全监管提供依据，不断促进临床合理使用，保障用药安全有效。

4. 加强药品生产、经营、使用环节的管理　药品生产企业应当担负药品整个生命周期的安全性监测和风险管理工作，依据药品上市后的临床应用安全信息及时完善、修订药品的质量标准，监管部门应当加强 GMP 执行的监督管理，防止出现"只审批、不监管；重审批、轻监管"的局面；药品经营企业承担药品流通环节的风险管理责任，制定流通环节的风险管理计划，积极配合有关部门采取药品安全风险干预措施，监管部门应当加强药品流通监管，通过 GSP 的管理对药品流通环节进行药品安全风险控制；药品的使用是药品安全风险管理中最重要的一个环节，使用单位在临床用药过程中应当做好药品安全性事件信息的识别、报告、分析、评价工作，并积极配合有关部门的药品安全风险干预措施，包括药品不良反应监测以及药品召回等，保障用药安全。

5. 加大药品安全宣传力度　通过各种形式和方法，不断加强宣传和培训，普及药品不良反应监测方面的相关知识，使社会各界正确认识、科学对待药品不良反应，提高全民药品安全意识，增强药品生产经营者守法意识、责任意识和自律意识。营造良好的药品安全监管环境。

第二节　药品上市后再评价

案例解析

从美国药品撤市看药品上市后再评价

　　阿洛司琼，该药于2000年批准用于治疗妇女肠易激综合征，因严重便秘并发症和缺血性结肠炎，该药于同年撤市。2001年该药生产企业提出了一份增补 NDA 申请，FDA 于2002年批准其重返市场，但伴有严格的控制措施。该药的风险管理措施包括产品标签上示以严重警告，包括患者用药指南；对患者和开处方者加以限制；为患者就治疗的利益和风险进行强制性咨询；患者主动随访的说明与指导。由此看出：如果一个药品对某些患者有重要的临床益处，但是对其他的患者有明显的安全风险，如果适当的风险管理措施能够保证该药只用于特定患者，其他患者不能获得时，仍可保留该药品。

　　提问：何谓药品上市后再评价？药品上市后再评价的处理方式有哪些？

　　解析：药品上市后再评价是根据医药学的最新学术水平，从药理学、药剂学、临床医学、药物流行病学、药物经济学及药物政策等方面，对已经批准上市的药品在社会人群中的疗效、不良反应、用药方案、稳定性及费用等是否符合安全、有效、经济的合理用药原则做出科学评价。

　　药品上市后再评价的处理方式包括修改标签、发出警告、采取限制使用措施、召回和撤市等。

　　药品上市后再评价工作在保障人民用药安全方面逐渐受到人们的广泛关注和重视。与药品上市前评价相比，其更利于全面评价药品的安全性及有效性，并能对药品的使用进行及时监控，在发生药品安全事故时可提供相应的技术支持。相比药品上市前较为健全的研究，我国药品上市后再评价工作相对薄弱。

　　药品上市后再评价的法律体系是开展药品上市后再评价的依据。我国《药品管理法》第33条、第42条及《药品管理法实施条例》第41条对药品上市后再评价都做了相关的规定。《药品管理法》第33条规定，国务院药品监督管理部门组织药学、医学和其他技术人员，对新药进行审评，对已经批准生产的药品进行再评价。第42条规定，国务院药品监督管理部门对已经批准生产或者进口的药品，应当组织调查；对疗效不确、不良反应大或者其他原因危害人体健康的药品，应当撤销批准文号或者进口药品注册证书。《药品管理法实施条例》第41条规定，国务院药品监督管理部门对已批准生产、销售的药品进行再评价，根据药品再评价结果，可以采取责令修改药品说明书，暂停生产、销售和使用的措施；对不良反应大或者其他原因危害人体健康的药品，应当撤销该药品批准证明文件。

一、药品上市后再评价的概念

　　我国的研究人员从不同的研究角度出发给予药品上市后再评价如下定义：①根据医药学

的最新学术水平，从药理学、药剂学、临床医学、药物流行病学、药物经济学及药物政策等方面，对已经批准上市的药品在社会人群中的疗效、不良反应、用药方案、稳定性及费用等是否符合安全、有效、经济的合理用药原则做出科学评价。②通过药品不良反应监测、药物流行病学调查和临床试验等方法，对药品在使用过程中的疗效、不良反应、相互作用以及在特殊人群的使用情况做出风险/效益评价。③根据医药学的最新学术水平，运用循证原理，结合药物经济学以及国家药物政策，对上市药品做出包括药品的安全性、有效性、经济性以及是否符合合理使用原则做出综合性评价。

二、药品上市后再评价的发展概况

1. 国外药品上市后再评价概况 近年来，世界各国如美国、英国、瑞典、德国、法国、西班牙、日本等都建立了各自的药品上市后监测的管理方法和评价指南，已经形成了较成熟的评价模式和标准。《欧盟人用药品风险管理制度指南》中指出，药品上市后研究的目的是为了确定前期未了解的安全性问题，调查可能的危险性，或确认某一药品在上市后预期会发生的安全性问题。《美国联邦法》第 314 章中详细规定了药品上市后的报告程序和报告要求，主要内容有：新药申请的警戒报告和年度报告、广告和说明书管理及撤销上市药品的规定。2007 年，美国颁布《食品和药品管理修正法案》（FDAAA），首次明确提出/加强对药物上市后的安全监管，此举标志着 FDA 对药品上市后安全性研究的监管权力和职能正式获得了法律地位，并赋予了 FDA 更大的权力和更多的资源。日本药品上市后监测的目的是收集上市药品的情报，以掌握已知的有效性和副作用，发现新的疗效、适应证和副作用等，并将最新情报迅速地提供给医务人员。日本的药品上市后监测分为三个部分：药物不良反应监测制度、再审查制度和再评价制度。英国于 1964 年成立了药品安全委员会，建立了药品上市后监测制度。1993 年，英国药品管理局制定了《英国上市后药品安全评价的指导原则》，其主要内容有：①上市后药品安全性再评价的界定；②上市后药品安全性评价研究的范围与目的；③研究设计评价。2003 年，英国组建药品和健康产品管理局（MHRA），MHRA 的药品安全委员会监督上市后药品的安全性，并在安全危害确认后采取有效的措施。

2. 我国药品上市后再评价概况 我国药品上市后再评价的相关法律法规正在逐步完善，2009 年发布的《药品上市后临床试验指导原则（草案）》，填补了药品上市后再评价我国法律依据的空白，奠定了再评价法律法规的基础。2007 年 12 月发布的《药品召回管理办法》又对药品召回具体要求作了细致的规定。这项法规的出台使我国药品召回有法可依。2010 年发布的《中药注射剂安全性再评价 7 个技术指导原则（试行）》，对中药注射剂的质量安全保障做出详细的规定。2011 年《药品不良反应报告和监测管理办法》的修订推动了我国药物警戒的发展和药品不良反应突发事件预警机制的建立。国家药品不良反应监测中心及各省级药品不良反应监测中心的设立，也为我国系统地开展药品上市后再评价工作奠定了坚实的基础。《国家药品安全规划（2011～2015 年）》将药品上市后再评价制度作为"十二五"时期药品安全工作的总体目标和重点任务之一；对全面提高药品安全保障能力，降低药品安全风险提出了更高的要求；其中特别强调"完善不良反应和药物滥用监测制度，健全药品上市后再评价制度"。

三、药品上市后再评价的主要内容

药品上市后的再评价是药品监督工作中的重要环节之一。研究一个创新药物约需 10 年，且评审时有严格的标准和要求，但仍有许多问题不能完全掌握。新药上市前研究的动物实验和临床试验都存在一定的局限性，因此有必要在药品经正式批准进入市场后，对其安全性、有效性、经济性等方面继续进行更为全面、完整的科学评价，为指导和规范临床合理用药提供建议，也为药品监督管理部门制定相关药品政策提供依据。我国药品上市后再评价的主要内容包括有效性评价、安全性评价、经济性评价及药品的质量评价等。

1. 有效性评价　鉴于上市前研究的局限性，药品上市后在广大人群中应用的有效性、长期效应和新的适应证以及临床应用中影响药品疗效的因素的研究是上市后再评价的重要内容。药品上市后的有效性评价可以充分补充上市前研究的不足，对全面认识药物的性质、掌握应用规律具有重要意义。有效性评价的内容包括对现有临床疗效的再评价、新适应证疗效的再评价，并根据具体情况采取相应措施。

2. 安全性评价　安全性评价即不良反应评价，是一个从实验室到临床，又从临床到实验室的多次往复过程。评价内容包括药品在广大人群中使用发生的新的、严重的不良反应以及在长期使用条件下发生的不良反应，同时研究影响药品安全性的因素、不良反应的发生率以及特殊人群的用药。

3. 经济性评价　药物经济学是针对医药资源配置问题而发展起来的新兴交叉学科，其评价和研究的视角主要包括社会角度、患者角度、医疗机构角度和保险方角度。不同的研究角度需要计量的成本和收益范围是不同的。在药品上市前评审和上市后评价中，药物经济学评价均具有重要的应用意义。药品上市后经济性评价是从全社会角度出发，运用药物经济学的理论和方法，通过成本与收益来衡量效价关系，从而制定最佳医疗方案，优化药物资源配置。

4. 药品的质量评价　药品的质量评价是对上市药品进行质量跟踪与比较评价，主要通过制定控制标准和检测方法来控制药品生产质量，为药品上市后合理用药提供保障。如制剂稳定性、生物利用度、生物等效性研究等。

四、药品上市后再评价的实施与处理方式

1. 药品上市后再评价的组织机构　国家药品监督管理部门负责药品上市后再评价工作。CFDA 药品评价中心主要负责药品试产期及上市后的再评价和药品淘汰筛选的技术业务组织工作、药品不良反应检测的技术业务组织工作等。省级药品监督管理部门协助监督管理本行政区内的药品上市后再评价工作。

医疗机构是药品上市后再评价的具体操作实施单位。药品生产、经营企业是药品上市后再评价的主体。

2. 药品上市后再评价的实施方式　药品上市后再评价采取定期系统性评价和不定期的专题评价相结合的模式。定期系统性评价是根据市场现有药品的使用情况，按药品评价指导原则有计划、按系统地组织评价。它是在相应的法律或制度的框架下，按程序由相关部门或企业组织实施的常规性评价。不定期专题评价是根据国家基本药物和 OTC 遴选提出的需要以及不良反应事件的因果分析等的需要进行的评价。

3. 药品上市后再评价的处理方式

（1）我国药品上市后再评价的处理方式　依据相关法律，根据药品再评价结果，一般情况下，责令修改药品说明书，限制其使用范围，暂停生产、销售和使用，将非处方药转换为处方药等；对疗效不确切、不良反应大的应撤销药品批准证明文件；经再评价属于疗效不确

切、不良反应大或者其他原因危害人体健康的药品不予再注册。

（2）国外药品再评价的处理方式　美国：①发出临床治疗警告；②修改药品说明书，对新的警告信息用黑框标明警示；③对存在较严重安全隐患，但临床急需或没有更好的替代治疗药品，采取限制使用措施；④发布临床用药指南，特别标明严重的用药风险并告知患者应采取的避免措施；⑤药品被召回，暂停药品生产或销售；⑥药品被撤销上市权。

日本：如遇下列任何一种情况的均将撤销其生产、销售和使用资格：①有效性未得到证实的；②与有效性相比，有害作用更显著；③无使用价值的；④性状、质量明显不合格的。

第三节　药品不良反应报告与监测管理

在药物发展史上曾发生过多起重大药品安全事件，其中最令人震惊的是发生在 20 世纪 60 年代初的"反应停"（沙利度胺）事件，为此 WHO 于 1968 年制订了一项国际药物监测合作试验计划并建立了国际药品监测合作中心，简称乌普萨拉监测中心（UMC）。其作用是收集和交流药品不良反应报告，制定药品不良反应报表、药品不良反应术语、药品目录，发展计算机报告管理系统。

我国的药品不良反应监测工作始于 20 世纪 80 年代末，经过多年的努力，在法规和监测体系建设方面取得了长足的发展。1998 年 3 月我国正式加入 WHO 国际药品监测合作中心并成为第 68 个成员国。1999 年 11 月，国家药品监督管理局和卫生部正式颁布实施了《药品不良反应监测管理办法（试行）》，2001 年 2 月新修订的《药品管理法》对药品不良反应报告制度做出明确规定，这些都标志着我国药品不良反应报告和监测工作步入法制化的轨道。近年来，随着药品不良反应监测工作的不断推进，该办法已于 2004 年、2011 年经历两次修订和完善。新修订的《药品不良反应报告和监测管理办法》（卫生部令第 81 号）于 2011 年 7 月 1 日正式实施，对于有力推动我国药品不良反应监测工作向纵深发展具有重要意义。目前我国已建立了国家药品不良反应监测中心，34 个省级药品不良反应监测机构，全国 300 多个地市都成立了药品不良反应监测机构，部分地区还成立了县级药品不良反应监测机构，已初步建成了以国家、省、地市为基础的药品不良反应监测和管理组织体系。

一、概述

WHO 国际药品监测合作中心对药品不良反应的定义是：正常剂量的药品用于人体作为预防、诊断、治疗疾病或调节生理机能用途时出现的有害的和与用药目的无关的反应。该定义排除有意的或意外的过量用药及用药不当引起的反应。我国《药品不良反应报告和监测管理办法》（卫生部令第 81 号）对药品不良反应的定义是：合格药品在正常用法用量下出现的与用药目的无关的有害反应。该定义也排除了治疗失败、药物过量、药物滥用、不依从用药和用药差错的情况。药品不良反应报告和监测即是指药品不良反应的发现、报告、评价和控制的过程。

近年来，药品不良反应报告与监测工作越来越得到药品监督管理部门的重视，其为评价、整顿和淘汰高风险药品提供临床依据，为临床安全用药提供指导，是药品风险管理的重要环节。药品不良反应报告是进行药品不良反应分析评价的基础，其中新的和严重的药品不良反应/事件报告数量及比例是影响药品不良反应报告系统敏感度的重要指标之一。

严重药品不良反应是指因使用药品引起以下损害情形之一的反应：①导致死亡；②危及生命；③致癌、致畸、致出生缺陷；④导致显著的或者永久的人体伤残或者器官功能的损伤；⑤导致住院或者住院时间延长；⑥导致其他重要医学事件，如不进行治疗可能出现上述所列情况的。新的药品不良反应是指药品说明书中未载明的不良反应。说明书中已有描述，但不良反应发生的性质、程度、后果或者频率与说明书描述不一致或者更严重的，按照新的药品不良反应处理。

WHO 的《药品不良反应监测和报告指南》指出：若通过多份报告发现病例报告事件与某药品之间有必然联系，且是先前未知或未被描述过的，那么我们便获得了一个有效"信号"。可见，已知的药品不良反应报告并不是一个有效的信号，新的和严重的报告才是有效预警信号的来源。药品上市后，某些未知或严重的药品不良反应不容易被发现，其对人体生命健康的威胁更大，一旦发现这类新的和严重的药品安全隐患，便需要重新对药品的风险/效益进行综合、定性或定量评价，以确定采取何种控制措施。对上市药品采取警示、修改说明书、撤市等措施，往往都是因为在药品不良反应监测中发现了新的、严重的不良反应，因此这类报告是药品不良反应监测系统最需要关注的。

二、药品不良反应报告和处置

1. 药品不良反应报告和监测工作体系　药品不良反应报告和监测是药品上市后监督管理的重要内容，是药品监督管理部门和卫生行政部门保障公众用药安全的重要职责，是药品安全评价的重要依据。根据《药品不良反应报告和监测管理办法》（卫生部令第 81 号）规定，国家食品药品监督管理部门主管全国药品不良反应报告和监测工作，地方各级药品监督管理部门主管本行政区域内的药品不良反应报告和监测工作。各级卫生行政部门负责本行政区域内医疗机构与实施药品不良反应报告制度有关的管理工作。地方各级药品监督管理部门应当建立健全药品不良反应监测机构。药品不良反应监测机构负责本行政区域内药品不良反应报告和监测的技术工作。

国家药品不良反应监测中心，为国家食品药品监督管理总局直属事业单位，在国家药品监督管理部门的领导下，负责全国药品不良反应报告和监测的技术工作。省（区、市）药品不良反应监测机构在省药品监督管理部门领导和国家药品不良反应监测机构的业务指导下，负责本行政区域内药品不良反应报告和监测的技术工作。设区的市级、县级药品不良反应监测机构在同级药品监督管理部门领导和上级药品不良反应监测机构的业务指导下，负责本行政区域内药品不良反应报告和监测资料的收集、核实、评价、反馈和上报；开展本行政区域内严重药品不良反应的调查和评价；协助有关部门开展药品群体不良事件调查；承担药品不良反应报告和监测的宣传、培训等工作。

目前，全国基层药品不良反应监测体系建设取得了突破性的进展，333 个地市都成立了药品不良反应监测机构或指定专门机构及人员负责药品不良反应监测工作，为药品不良反应监测工作的深入开展奠定了基础。新建设的药品不良反应监测信息网络系统也在 2011 年开始试运行，网络直报覆盖面越来越广，在线报告单位继续增加，监测数据的总体质量和可利用性不断提高，药品不良反应监测事业保持了良好的发展态势，为公众用药安全提供了有效保障。

2. 药品不良反应的报告主体和报告范围　药品生产企业（包括进口药品的境外制药厂商）、经营企业和医疗机构是我国药品不良反应报告制度的法定报告主体，应当建立药品不良反应报告和监测管理制度。药品生产企业应当设立专门机构并配备专职人员，药品经营企业和医疗机构应当设立或者指定机构并配备专（兼）职人员，承担本单位的药品不良反应报告和监测工作。从事药品不良反应报告和监测的工作人员应当具有医学、药学、流行病学或者统计学等相关专业知识，具备科学分析评价药品不良反应的能力。此外，国家鼓励公民、法人和其他组织报告药品不良反应。

药品生产、经营企业和医疗机构获知或者发现可能与用药有关的不良反应，应当通过国家药品不良反应监测信息网络报告；不具备在线报告条件的，应当通过纸质报表报所在地药品不良反应监测机构，由所在地药品不良反应监测机构代为在线报告。报告内容应当真实、完整、准确。个人发现新的或者严重的药品不良反应，可以向经治医师报告，也可以向药品生产、经营企业或者当地的药品不良反应监测机构报告，必要时提供相关的病历资料。

我国药品不良反应的报告范围是：新药监测期内的国产药品应当报告该药品的所有不良反应；其他国产药品，报告新的和严重的不良反应。进口药品自首次获准进口之日起 5 年内，报告该进口药品的所有不良反应；满 5 年的，报告新的和严重的不良反应。

3. 个例药品不良反应的报告和处置　根据《药品不良反应报告和监测管理办法》，药品生产、经营企业和医疗机构应当主动收集药品不良反应，获知或者发现药品不良反应后应当详细记录、分析和处理，填写《药品不良反应/事件报告表》并按照规定的时限和程序报告。

药品生产企业、药品经营企业、医疗机构等报告单位发现或者获知新的、严重的药品不良反应应当在 15 日内报告，其中死亡病例须立即报告；其他药品不良反应应当在 30 日内报告。有随访信息的，应当及时报告。

设区的市级、县级药品不良反应监测机构应当对收到的药品不良反应报告的真实性、完整性和准确性进行审核。严重药品不良反应报告的审核和评价应当自收到报告之日起 3 个工作日内完成，其他报告的审核和评价应当在 15 个工作日内完成。对死亡病例，自收到报告之日起 15 个工作日内完成调查报告，报同级药品监督管理部门和卫生行政部门，以及上一级药品不良反应监测机构。

省级药品不良反应监测机构对严重药品不良反应报告应在 7 个工作日内完成评价工作。对死亡病例，事件发生地和药品生产企业所在地的省级药品不良反应监测机构均应及时根据调查报告进行分析、评价，必要时进行现场调查，并将评价结果报省级药品监督管理部门和卫生行政部门，以及国家药品不良反应监测中心。

国家药品不良反应监测中心应当及时对死亡病例进行分析、评价，并将评价结果报国家食品药品监督管理部门和卫生行政部门。

4. 药品群体不良事件的报告和处置　药品群体不良事件是指同一药品在使用过程中，在相对集中的时间、区域内，对一定数量人群的身体健康或者生命安全造成损害或者威胁，需要予以紧急处置的事件。同一药品是指同一生产企业生产的同一药品名称、同一剂型、同一规格的药品。

药品生产、经营企业和医疗机构获知或者发现药品群体不良事件后，应当立即通过电话或者传真等方式报所在地的县级药品监督管理部门、卫生行政部门和药品不良反应监测机构，必要时可以越级报告。

药品生产企业获知药品群体不良事件后应当立即开展调查，在 7 日内完成调查报告，报所在地省级药品监督管理部门和药品不良反应监测机构；同时迅速开展自查，分析事件发生的原因，必要时应当暂停生产、销售、使用和召回相关药品，并报所在地省级药品监督管理部门。

药品经营企业对发现的药品群体不良事件应当在报告的同时立即告知药品生产企业，同时迅速开展自查，必要时应当暂停药品的销售，并协助药品生产企业采取相关控制措施。医疗机构发现药品群体不良事件后应当积极救治患者，迅速开展临床调查，分析事件发生的原因，必要时可采取暂停药品的使用等紧急措施。

设区的市级、县级药品监督管理部门获知药品群体不良事件后，应当立即与同级卫生行政部门联合组织开展现场调查，并及时将调查结果逐级报至省级药品监督管理部门和卫生行政部门。

省级药品监督管理部门与同级卫生行政部门联合对设区的市级、县级的调查进行督促、指导，对药品群体不良事件进行分析、评价，对本行政区域内发生的影响较大的药品群体不良事件，还应当组织现场调查，评价和调查结果应当及时报国家食品药品监督管理部门和卫生行政部门。

国家食品药品监督管理部门应当与卫生行政部门联合开展全国范围内影响较大并造成严重后果的药品群体不良事件的相关调查工作。药品监督管理部门可以采取暂停生产、销售、使用或者召回药品等控制措施。卫生行政部门应当采取措施积极组织救治患者。

5. 境外发生的严重药品不良反应的报告和处置 进口药品和国产药品在境外发生的严重药品不良反应（包括自发报告系统收集的、上市后临床研究发现的、文献报道的），药品生产企业应当填写《境外发生的药品不良反应/事件报告表》，自获知之日起 30 日内报送国家药品不良反应监测中心。国家药品不良反应监测中心要求提供原始报表及相关信息的，药品生产企业应当在 5 日内提交。

进口药品和国产药品在境外因药品不良反应被暂停销售、使用或者撤市的，药品生产企业应当在获知后 24h 内书面报国家食品药品监督管理总局和国家药品不良反应监测中心。

国家药品不良反应监测中心应当对收到的药品不良反应报告进行分析、评价，每半年向国家食品药品监督管理部门和卫生行政部门报告，发现提示药品可能存在安全隐患的信息应当及时报告。

6. 定期安全性更新报告 药品生产企业应对本企业生产药品的不良反应报告和监测资料进行定期汇总分析，汇总国内外安全性信息，进行风险和效益评估，撰写定期安全性更新报告。

设立新药监测期的国产药品，应当自取得批准证明文件之日起每满 1 年提交一次定期安全性更新报告，直至首次再注册，之后每 5 年报告一次；其他国产药品，每 5 年报告一次。首次进口的药品，自取得进口药品批准证明文件之日起每满一年提交一次定期安全性更新报告，直至首次再注册，之后每 5 年报告一次。

国产药品的定期安全性更新报告向药品生产企业所在地省级药品不良反应监测机构提交。进口药品（包括进口分包装药品）的定期安全性更新报告向国家药品不良反应监测中心提交。

省级药品不良反应监测机构应当对收到的定期安全性更新报告进行汇总、分析和评价，于每年4月1日前将上一年度定期安全性更新报告统计情况和分析评价结果报省级药品监督管理部门和国家药品不良反应监测中心。

国家药品不良反应监测中心应当对收到的定期安全性更新报告进行汇总、分析和评价，于每年7月1日前将上一年度国产药品和进口药品的定期安全性更新报告统计情况和分析评价结果报国家食品药品监督管理部门和卫生行政部门。

三、药品重点监测

药品重点监测是指为进一步了解药品的临床使用和不良反应发生情况，研究不良反应的发生特征、严重程度、发生率等，开展的药品安全性监测活动。

药品生产企业是药品重点监测中的主体和实施单位。药品生产企业应当经常考察本企业生产药品的安全性，对新药监测期内的药品和首次进口5年内的药品，应当开展重点监测，并按要求对监测数据进行汇总、分析、评价和报告；对本企业生产的其他药品，应当根据安全性情况主动开展重点监测。省级以上药品监督管理部门根据药品临床使用和不良反应监测情况，可以要求药品生产企业对特定药品进行重点监测；必要时，也可以直接组织药品不良反应监测机构、医疗机构和科研单位开展药品重点监测。

省级以上药品不良反应监测机构负责对药品生产企业开展的重点监测进行监督、检查，并对监测报告进行技术评价。省级以上药品监督管理部门可以联合同级卫生行政部门指定医疗机构作为监测点，承担药品重点监测工作。

药品重点监测主要是观察上市后药品在广泛人群使用情况下的不良反应，具体内容包括：

（1）研究已知不良反应的发生率。

（2）观察新的不良反应的发生情况。

（3）研究靶向不良反应/事件的关联性、发生率、严重程度、风险因素等。靶向不良反应/事件包括：①临床前研究、临床研究、常规监测中发现的药品安全性信号；②严重不良反应，其严重程度、发生率、风险因素等仍不明确的；③同类产品（相同活性成分/组方、相同作用机制）存在的严重类反应，且重点监测药品也可能存在的；④省以上药品监督管理部门或药品生产企业关注的其他不良反应/事件。

（4）特殊人群用药的不良反应发生情况。特殊人群包括孕妇、儿童、老年人、肝肾功能损害患者、特殊种族/有基因倾向或某种合并症的患者，以及上市前临床试验缺乏安全性数据的其他人群。

（5）观察到的可能与药品使用、包装、质量等相关的其他安全性问题。

（6）对于药品监督管理部门要求开展的重点监测，药品生产企业应针对管理部门提出的要求来确定重点监测的具体内容。

四、药品不良反应的评价与控制

1. 药品生产、经营企业和医疗机构对药品不良反应的评价与控制　药品生产企业应当对收集到的药品不良反应报告和监测资料进行分析、评价，并主动开展药品安全性研究。对已确认发生严重不良反应的药品，应当通过各种有效途径将药品不良反应、合理用药信息及时告知医务人员、患者和公众；采取修改标签和说明书，暂停生产、销售、使用和召回等措施，减少和防止药品不良反应的重复发生。对不良反应大的药品，应当主动申请注销其批准证明文件。

药品生产企业应当将药品安全性信息及采取的措施报所在地省级药品监督管理部门和国家食品药品监督管理部门。

药品经营企业和医疗机构应当对收集到的药品不良反应报告和监测资料进行分析和评价，并采取有效措施减少和防止药品不良反应的重复发生。

2. 药品不良反应监测机构对药品不良反应的评价与控制　省级药品不良反应监测机构应当每季度对收到的药品不良反应报告进行综合分析，提取需要关注的安全性信息，并进行评价，提出风险管理建议，及时报省级药品监督管理部门、卫生行政部门和国家药品不良反应监测中心。省级以上药品不良反应监测机构根据分析评价工作需要，可以要求药品生产、经营企业和医疗机构提供相关资料，相关单位应当积极配合。省级药品监督管理部门根据分析评价结果，可以采取暂停生产、销售、使用和召回药品等措施，并监督检查，同时将采取的措施通报同级卫生行政部门。

国家药品不良反应监测中心应当每季度对收到的严重药品不良反应报告进行综合分析，提取需要关注的安全性信息，并进行评价，提出风险管理建议，及时报国家食品药品监督管理总局和卫生部。国家食品药品监督管理部门根据药品分析评价结果，可以要求企业开展药品安全性、有效性相关研究。必要时，应当采取责令修改药品说明书，暂停生产、销售、使用和召回药品等措施，对不良反应大的药品，应当撤销药品批准证明文件，并将有关措施及时通报卫生部。

知识拓展

药品不良反应监测、药品上市后研究与药品上市后再评价的关系

药品不良反应监测的是药品在广泛人群的使用中，在药品的真实世界中发生的不良反应/事件，是药品再评价安全性"信号"的挖掘来源，有利于药品安全性再评价的发起与实施，是药品安全性再评价的重要组成，但不能等同于药品再评价。

药品上市后研究是运用规范的方法学对已经批准上市的药品在广泛人群中的有效性、安全性、经济性进行研究，可以由各部门发起实施，其研究结果为药品再评价提供评价依据。

药品上市后再评价是国家药品监督管理部门按照法定程序，根据上市后研究结果，进行分析评价并依据评价结论采取相应的风险控制措施。如修改药品说明书、撤销相关批准文件等。上市后再评价的职能主体只能是国家药品监督管理部门。

第四节　药品召回

药品召回是一种科学的管理理念，是药品上市后对药品安全性监督管理的一项有利措施。召回的药品是指存在安全隐患的药品，即发现有可能对健康带来危害的药品。药品召回可以有效地降低缺陷药品所导致的风险，更大限度地保障公众用药安全；还可降低行政执法成本，简化由严重药品不良反应造成的复杂经济纠纷，降低可能发生的更大数额的赔偿；同时维护了企业的良好形象，维护消费者对企业的信赖，为广大消费者安全用药建立了一道保护屏障。《药品召回管理办法》（局令第 29 号）的发布标志着我国药品召回制度正式开始实施。

知识链接

美国默克公司召回普泽欣

美国默克制药公司 2007 年 12 月 12 日在美宣布，主动召回约 100 万剂儿童用 B 型流行性感冒嗜血杆菌结合疫苗（简称 HIB），理由是公司一家制造工厂被发现疫苗生产过程存在杀菌问题，可能致使疫苗受污染。中国内地仅进口一批该疫苗，批号为 J2438，共计 104930 支，部分已经销往北京、天津、山东、浙江、福建、广东、海南、四川 8 个省市，自 2007 年 10 月起销售使用。默沙东（中国）有限公司及该疫苗进口单位负责对其实施二级召回。

国家食品药品监督管理局于 12 月 13 日接到默沙东（中国）有限公司北京办事处关于美国默克公司主动召回 B 型流感嗜血杆菌偶联疫苗（商品名：普泽欣）的情况报告，根据《药品召回管理办法》启动了相应监督工作。国家食品药品监督管理局要求美国默克公司严格按照我国《药品召回管理办法》规定，提交对于该疫苗安全隐患的调查评估报告和详细召回计划，切实落实相关规定要求。所有使用单位应当立即停止使用该批号疫苗，加强对注射后出现不良反应的监测，并协助进口单位做好疫苗收回工作。相关药品经营企业应当及时传达、反馈召回信息，按照召回计划积极协助控制和收回该批疫苗。这是我国《药品召回管理办法》出台后的首次药品召回事件。

一、药品召回的基本概念

1. 有关概念

（1）**药品召回** 是指药品生产企业（包括进口药品的境外制药厂商）按照规定的程序收回已上市销售的存在安全隐患的药品。

（2）**安全隐患** 是指由于研发、生产等原因可能使药品具有的危及人体健康和生命安全的不合理危险。

2. 药品召回分类 药品召回分为主动召回和责令召回两类。主动召回是指药品生产企业对收集的信息进行分析，对可能存在安全隐患的药品进行调查评估，发现药品存在安全隐患的，由该药品生产企业决定召回。责令召回是指药品监管部门经过调查评估，认为存在安全隐患，药品生产企业应当召回药品而未主动召回的，责令药品生产企业召回药品。必要时，药品监督管理部门可以要求药品生产企业、经营企业和使用单位立即停止销售和使用该药品。

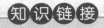

药品召回制度产生背景

缺陷产品召回制度（Defect Product Recall System）作为一种国际通行的制度，在很多国家被写入了法律。当产品有严重缺陷或即使正确使用也存在重大安全隐患时，制造商和经销商有责任回收该产品加以替换或修理。在召回制度成熟的国家，产品召回的程序、监督和赔偿等都有明确规定。

召回制度最早起源于美国，1966年，美国在《国家交通与机动车安全法》中首次以法律的形式提出了召回制度。20世纪70年代初期，召回制度被引入药品监管领域。美国（《食品、药品及化妆品法》）、加拿大（《产品召回程序》）、澳大利亚（《医药产品统一召回程序》）和欧盟（欧盟部长理事会令75P319PEEC）等国家和地区均已建立药品召回制度。

2007年12月10日，我国《药品召回管理办法》的出台，标志着我国药品召回管理进入一个新的阶段。2010年我国《药品生产质量管理规范》修订后，注重了与《药品召回管理办法》的衔接，从制度上进一步完善了我国药品召回的各环节对接。

3. 药品召回分级　根据药品安全隐患的严重程度，药品召回分为：①一级召回，使用该药品可能引起严重健康危害的；②二级召回，使用该药品可能引起暂时的或者可逆的健康危害的；③三级召回，使用该药品一般不会引起健康危害，但由于其他原因需要收回的。药品生产企业应当根据召回分级与药品销售和使用情况，科学设计药品召回计划并组织实施。

二、药品生产、经营企业和使用单位在药品召回中的义务

1. 药品召回的责任主体　药品生产企业是药品召回的责任主体。药品生产企业应当保存完整的购销记录，建立和完善药品召回制度，收集药品安全的相关信息，对可能具有安全隐患的药品进行调查、评估，召回存在安全隐患的药品。

进口药品的境外制药厂商与境内药品生产企业一样是药品召回的责任主体，履行相同的义务。进口药品需要在境内进行召回的，由进口单位负责具体实施。

药品召回级别及生产企业召回药品的时间规定见表13-1。

表13-1　药品召回级别及召回药品的时间规定

召回环节	一级召回	二级召回	三级召回
通知停止销售和使用，并向所在地省级药品监督管理部门报告	24h内	48h内	72h内
启动药品召回后，向所在地省级药品监督管理部门提交调查评估报告和召回计划	1日内	3日内	7日内
向所在地省级药品监督管理部门报告药品召回进展情况	每日	每3日	每7日

2. 药品经营企业和使用单位在药品召回中的职责　药品经营企业、使用单位发现其经营、使用的药品存在安全隐患的，应当立即停止销售或者使用该药品，通知药品生产企业或者供货商，并向药品监督管理部门报告。

药品经营企业和使用单位应当建立和保存完整的购销记录，保证销售药品的可溯源性。

在药品生产企业实施药品召回时，药品经营企业、使用单位应当协助药品生产企业履行召回义务，按照召回计划的要求及时传达、反馈药品召回信息，控制和收回存在安全隐患的药品。

3. 药品召回涉及的法律责任

（1）药品生产企业 药品监督管理部门确认药品生产企业因违反法律、法规、规章规定造成上市药品存在安全隐患，依法应当给予行政处罚，但该企业已经采取召回措施主动消除或者减轻危害后果的，可从轻或者减轻处罚；违法行为轻微并及时纠正，没有造成危害后果的，不予处罚。药品生产企业召回药品的，不免除其依法应当承担的其他法律责任。

药品生产企业违反《药品召回管理办法》规定，发现药品存在安全隐患而不主动召回药品的，责令召回药品，并处应召回药品货值金额 3 倍的罚款；造成严重后果的，由原发证部门撤销药品批准证明文件，直至吊销《药品生产许可证》。

药品生产企业违反《药品召回管理办法》规定，拒绝召回药品的，处应召回药品货值金额 3 倍的罚款；造成严重后果的，由原发证部门撤销药品批准证明文件，直至吊销《药品生产许可证》。

药品生产企业未在规定时间内通知药品经营企业、使用单位停止销售和使用需召回药品的；未按照药品监督管理部门要求采取改正措施或者召回药品的；未对召回药品的处理详细记录，并向所在地省级药品监督管理部门报告的。以上三种情形之一将予以警告，责令限期改正，并处 3 万元以下罚款。

未按规定建立药品召回制度、药品质量保证体系与药品不良反应监测系统的；拒绝协助药品监督管理部门开展调查的；未按照规定提交药品召回的调查评估报告和召回计划、药品召回进展情况和总结报告的；变更召回计划，未报药品监督管理部门备案的。以上四种情形之一将予以警告，责令限期改正；逾期未改正的，处 2 万元以下罚款。

（2）药品经营企业和使用单位 药品经营企业、使用单位发现其经营、使用的药品存在安全隐患的，未立即停止销售或者使用，未通知药品生产企业或者供货商，并未向药品监督管理部门报告，责令停止销售和使用，并处 1000 元以上 5 万元以下罚款；造成严重后果的，由原发证部门吊销《药品经营许可证》或者其他许可证。

药品经营企业、使用单位拒绝配合药品生产企业或者药品监督管理部门开展有关药品安全隐患调查、拒绝协助药品生产企业召回药品的，予以警告，责令改正，可以并处 2 万元以下罚款。

（3）药品监督管理部门 药品监督管理部门及其工作人员不履行职责或者滥用职权的，按照有关法律、法规规定予以处理。

三、药品召回的监督管理

国家食品药品监督管理部门监督全国药品召回的管理工作。召回药品的生产企业所在地省级药品监督管理部门负责药品召回的监督管理工作，其他省级药品监督管理部门应当配合、协助做好药品召回的有关工作。国家食品药品监督管理部门和省级药品监督管理部门应当建立药品召回信息公开制度，采用有效途径向社会公布存在安全隐患的药品信息和药品召回的情况。

药品监督管理部门对药品可能存在的安全隐患开展调查时，药品生产企业应当予以协助。药品经营企业、使用单位应当配合药品生产企业或者药品监督管理部门开展有关药品安全隐患的调查，提供有关资料。

知 识 链 接

药品召回与药品撤市

当上市后药品出现问题时，通常会采取2种处理方式，即药品召回（drug recall）与药品撤出市场（drug withdrawal）。

美国FDA对药品召回界定为："A drug recall is an action taken by a firm to remove a product from the market that FDA considers to be in violation of the law."可以看出，药品召回的原因多是因为违反相关法律法规的规定而出现包装（packaging）、制造（manufacturing）、污染或混淆（contamination）等方面问题，使药品面临不确定、不合理的使用风险。美国通过发布每周报告，对药品召回进行公告。在公告中会公布产品、编号、企业、原因、流通数量、销售范围，也会公布召回的级别。

FDA对药品撤市规定为："A conclusion that a drug should no longer be marketed is based on the nature and frequency of the adverse events and how the drug's benefit and risk balance compares with treatment alternatives.（A Guide to Drug Safety Terms at FDA）"药品撤出市场包括2种情况：一是由于药品已经进入衰退期，销售量连续下降，利润也持续下降乃至亏损，不能给企业带来盈利；二是企业或FDA在全面考察药品的安全、有效性后，认为药品自然属性存在严重不良反应，从而决定将该品种从市场上撤出。与药品召回相比，其风险性更为确定，在做出决定的时候也更为慎重。企业在审查药品的各项指标后，往往是基于一个比较确定的结论而做出撤出市场的决定，其基础往往是危害已经发生或者确定将会发生。

本 章 小 结

本章主要包括药品上市后监督管理的发展现状、问题及主要措施。介绍了药品上市后再评价、药品不良反应报告与监测管理、药品召回等内容。

重点：药品上市后再评价的概念及主要内容，包括有效性评价、安全性评价、经济性评价及质量评价等；药品不良反应报告与监测的有关概念；药品不良反应报告与处置；药品召回的基本概念；药品召回的分类和分级。

难点：药品上市后再评价的实施与处理方式；药品重点监测；药品生产、经营企业和使用单位在药品召回中的义务。

思考题

1. 什么是药品上市后再评价？其主要内容包括哪些？
2. 简述药品不良反应的报告主体和报告范围。
3. 简述个例药品不良反应的报告和处置程序。
4. 什么是药品重点监测？其具体内容包括哪些？
5. 简述药品召回的概念、药品召回级别及召回药品的时间规定。

（吕雄文）

第十四章　药品知识产权

知识产权法律制度作为鼓励和保护创新、促进经济社会发展的基本法律制度，地位越来越重要。加强医药知识产权的创造、管理、运用、保护能力，是加速医药科技成果产业化，提高医药企业市场核心竞争力的一条重要途径，决定着企业的利润结构和空间。世界未来的竞争就是知识产权的竞争。

第一节　药品知识产权概述

案例解析

多发的医药知识产权案例

在近十年的全国十大知识产权案件评选中，有7件案件涉及与医药有关的知识产权侵权。2014年，"治疗乳腺增生性疾病的药物组合物及其制备方法"发明专利权无效行政纠纷案、"康王"药品驰名商标行政纠纷案；2013年，"头孢他啶"商业秘密案；

2011 年，"抗 β–内酰胺酶抗菌素复合物"发明专利无效案；2010 年，"吉西他滨及吉西他滨盐酸盐"专利案；2007 年，天士力"养血清脑颗粒"保护案；2006 年，"伟哥"发明专利案；2005 年，"越洋行动"跨国制售假药案。

提问： 这些知识产权案件多发的背后预示着什么？

解析： 药品知识产权是一个特殊而复杂的问题。其特殊性表现在药品知识产权具有明显的行业属性，法律规定有别于其他领域的知识产权；其复杂性表现在药品知识产权的含义非常广泛，涉及专利、商标、著作权和医药商业秘密等多个领域。因此，学习我国医药知识产权保护有关的法律法规，对于实施医药知识产权战略，加强知识产权保护具有重要意义。

一、知识产权的界定

1. 知识产权的概念 知识产权是指公民、法人或其他组织等权利人对创造性智力成果、工商业标记以及法律规定的其他知识信息享有的法定权益。该权益包括：①基于创造性成果的权利，如发明创造和文艺创作；②基于识别性标记的权利，如商标权、商号权和其他与制止不正当竞争有关的标记权；③基于其他知识信息的权利，如数据库。知识产权通常被归为无形资产范畴，与动产、不动产并称为人类财产的三大形态。

课堂互动

在案例解析中，涉及哪些种类的药品知识产权？为什么我国要加强药品知识产权保护？

2. 知识产权的种类 狭义或传统的知识产权，一般分为两类，一类是文学产权，包括著作权及与著作权有关的邻接权；另一类是工业产权，包括商标权和专利权。广义的知识产权，主要是《建立世界知识产权组织公约》和《与贸易有关的知识产权协议》（以下简称 TRIPS 协议）中所划定的范围。具体包括著作权及其邻接权、发明和实用新型专利权、商标权、工业品外观设计权、商业秘密权、地理标志权、商号权、集成电路布图设计权、反不正当竞争权、科学发现权等。我国也基本采用狭义的知识产权范围划分，对专利权、商标权、著作权及其邻接权单独立法予以保护，其他内容散见于《反不正当竞争法》等法律中予以保护。

二、药品知识产权的界定

1. 药品知识产权的定义 药品知识产权是指一切与药品有关的发明创造和智力劳动成果的法定权益。

2. 药品知识产权的种类 药品知识产权是一个完整的体系，概括起来，药品知识产权主要包括药品工业产权和药品著作权及其邻接权两大类。药品工业产权又包括药品专利权、药品商标权和医药商业秘密权等。

（1）药品专利权　药品专利权是指药品专利权人对其发明创造依法享有的专有权，包括人身权和财产权。人身权是指发明人或设计人对发明创造享有在专利文件上标明自己姓名的权利。财产权是指专利权人通过对专利实施独占、许可、转让、标记而取得收益的权利。

（2）药品商标权　药品商标权是药品商标注册人对其注册商标依法享有的权利，包括专用权、转让权、许可权和禁止权。

（3）药品著作权及其邻接权　药品著作权是指创作者对其创作的作品所享有的各项人身权和财产权。人身权主要包括发表权、署名权、修改权和保护作品完整权等；财产权主要包括复制权、展览权、表演权、播放权、演绎权等。著作邻接权是指作品传播者对其传播作品过程中所做出的创造性劳动和投资产生的成果所享有的权利，是与著作权相邻、相近或从属于著作权的一种权利，包括出版者权、表演者权、录制者权和广播电视组织权。

（4）医药商业秘密权　医药商业秘密权是指医药商业秘密的合法控制人通过采取保密措施，依法对其经营信息和技术信息所享有的不受非法侵犯的权利。商业秘密权作为一种无形财产权，商业秘密权利人依法享有占有、使用、收益和处分的权利。

3. 药品知识产权的特征　作为一种财产权，药品知识产权虽也属于民事权利的范畴，但和其他民事权利相比，具有以下不同的特征。

（1）非物质性　知识产权的客体是基于智力活动形成的创新成果，具有非物质性的特点。客体的非物质性是知识产权的本质属性，使其与一切有形财产区分开来。这种特性决定了权利人对其"占有"不能通过实在具体的控制来实现，所以它被侵犯的可能性明显高于有形财产。同时知识产权的权利人能够利用其权利控制他人对其智力成果的使用，并可允许多个民事主体同时使用或反复多次使用，因此具有极高的经济价值，是医药企业的一种重要无形财产。

（2）排他性　药品知识产权的排他性也被称为独占性或专有性，是指在知识产权权利人的同意、许可范围之外，任何人不得使用其知识产权（法律另有规定的除外）获得商业利益，即控制他人的商业使用权。主要体现在两个方面：一方面是知识产权为权利人所独占，权利人垄断这种专有权并受到严格保护，没有法律规定或权利人许可，任何人不得使用权利人的智力成果获得商业利益，否则即构成侵权行为。另一方面是一客体一权利，即同一知识产权客体不允许有两个或者两个以上同一属性的知识产权并存。如一项发明在中国取得专利权后，其他任何人不得就相同属性的发明在中国取得专利权，但这并不能剥夺具有相同技术而未能获得专利权的发明人对类似技术的占有，只是限制其市场商业推广或使用。

（3）时间性　为了发展科学技术，繁荣文化艺术，智力成果不宜被知识产权人长期排他性独占。因此，知识产权具有法定的保护期限，即知识产权具有时间性。一旦超过了法律规定的保护期，知识产权就丧失了法律效力，相应保护对象就会转化为全社会的共同财富，为全人类共同使用，有效解决了知识产权排他性与知识产权社会性的矛盾，体现了法律的公平。时间性特征是针对所有权而言，并非各类知识产权都具备，例如，商业秘密权、著作权中的署名权、修改权和保护作品完整权不受时间的限制；商标权的保护形式上有限，实质上无限。

（4）地域性　地域性是指药品知识产权的保护具有明显的国家界限。按照某一国或地区的法律获得承认和保护的知识产权，只能在该国或该地区发生法律效力，在其他国家或地区不受法律保护。一般而言，除知识产权所有人所在国或地区签有国际公约或双边互惠条约、协定以外，知识产权没有域外效力，域外其他国家可以无需权利人同意，自由使用该知识产权。因此，如果希望在其他国家或地区受到法律保护，就必须按照其他国家或地区法律规定另行提出申请。

由于知识产权的历史成因及其范围的扩大，导致它是一个发展的概念，其特征也是在动态的变化发展之中，随着知识产权概念的发展，上述某些特征也会像"时间性"一样逐渐淡出或被修正，这是符合发展规律的。

三、药品知识产权保护的意义

1. 有利于激发医药科技创新驱动力　新药研发需要投入大量的人力、物力和财力并耗费大量的时间和创造性的劳动方有成功的可能。若没有知识产权制度的保护，耗费了巨大成本而研制出来的新药会被他人任意仿制，发明人非但得不到任何回报，而且成本亦难收回，其创新积极性将会严重受挫。知识产权制度赋予了药品研发者在一定时间内独占市场的权利，使其凭借这种合法的垄断地位，收回研发成本并获得丰厚回报，从而激励其继续投入新的研发活动之中。美国一个著名经济学家曾研究分析，如果没有专利保护制度的建立，有38%的化学发明将不会出现，30%的发明即使出现也不会得到利用，60%的药品将不可能被研究出来，65%的药品即使研究出来也不会得到利用。可见，药品知识产权的法律保护对于促进现代医学科技的创新和应用具有非常重要的作用。

2. 有利于促进信息交流和提高资源配置效率　如果不对药品实施知识产权制度保护，一方面研发者因害怕他人仿制而不敢公开新药研制工艺从而难以避免他人的重复研究；另一方面有较好市场收益的新药的研制工艺公开后，医药企业争相进行水平不高的仿制，导致社会资源的重复消耗。药品知识产权制度的实施，能有效制止仿制药的泛滥，其他企业也可以方便地获得药品研发的最新资料，以便在更高水平上进行新药研发，从而在根本上约束了上述两种低水平的重复研制和生产行为，提高了资源配置效率。

3. 有利于加强对外科技贸易和交流　以前，由于没有知识产权保护，外企向我国企业出口先进医药技术时往往心存疑虑，或者借机索取高额附加费用；而我国企业向外商出口技术时，由于没有获得专利权，信誉没有保证，无法避免对方拼命压价。而知识产权制度则可以提供较好的互惠互信的法律环境，可以吸引更多的国家和企业对我国进行医药技术投资和科研合作，有效地促进我国的科学技术进出口贸易。

4. 有利于中药资源的保护和国际化　中药是我国最有优势拥有自己知识产权的研究开发领域。然而，改革开放初期，我国医药知识产权保护意识淡薄，很多经典古方被其他国家稍加改进后用于申请专利，导致"洋中药"大举挺进国际医药市场。如日本将我国的六神丸稍加改进制成救心丹，年销售额在1亿美元左右，而且大多在中国市场销售。因此，加强知识产权保护，可以避免或减少我国中医药资源的流失，使得我国中医药的长远利益得到保护。

四、我国药品知识产权法律制度认知进程

1. 对药品知识产权不予保护时期　为了鼓励发明创造、保护发明创造者的合法权益，1984年3月12日，《中华人民共和国专利法》（以下简称《专利法》）的诞生标志着我国从法律程序上完成了专利制度的建立。由于当时对医药产业的定位是解决国内缺医少药的问题，

《专利法》只对药物制备方法进行专利保护，药物本身则不予专利保护。

2. 对药品知识产权承诺保护时期 为了履行我国已经对外承诺的义务，1992 年 9 月 4 日，全国人大常委会通过了专利修正案，并于 1993 年开始施行。修订的《专利法》扩大了专利保护范围，延长专利权期限，增加对专利产品进口的保护，将对方法专利的保护延及依该方法直接获得的药品本身的保护，并增设本国优先权等。

3. 对药品知识产权主动保护时期 为适应我国经济体制改革的不断深化和与 TRIPS 协议接轨的需要，2000 年 8 月 25 日，我国对《专利法》进行第二次修订，进一步完善专利保护制度，简化完善有关程序，与《专利合作条约》衔接，完善专利行政执法体系，标志着我国开始自觉、主动、积极地对待知识产权法律制度。

4. 对药品知识产权精细保护时期 为提高自主创新能力，建设创新型国家，促进技术推广应用，行使我国参加的国际公约赋予的权利。2008 年 12 月 27 日，全国人大常委会通过了《专利法》第三次修正案，我国对制药产业的定位已经由解决缺医少药向发展制药产业转变。

5. 对药品知识产权全面保护时期 为加强知识产权运用和保护，健全技术创新激励机制，国家知识产权局于 2014 年启动了《专利法》第四次全面修改研究工作。2015 年 4 月形成《中华人民共和国专利法修改草案（征求意见稿）》并征求公众意见。《专利法》第四次修订后，我国将形成专利立法、行政、司法于一体的专利保护机制。

经过多年的发展与不断完善，结合国际法、国际公约的相关规定，我国已形成国际公约、法律、行政法规、部门规章等多种形式有机结合的药品知识产权保护法律体系，见表 14 - 1。知识产权保护法律体系的建立与完善标志着我国已经基本具备了保护知识产权的政治、经济、文化环境。

表 14 - 1 我国药品知识产权保护法律体系

类别	项目
国际公约	建立世界知识产权组织公约、保护工业产权巴黎公约、商标国际注册马德里协定、保护文学艺术作品伯尔尼公约、世界版权公约、专利合作条约、商标注册用商品与服务国际分类尼斯协定、国际承认用于专利程序的微生物保存布达佩斯条约、商标国际注册马德里协定的议定书、建立工业品外观设计国际分类洛加诺协定、国际专利分类斯特拉斯堡协定、国际植物新品种保护公约、《中国人民解放军实施〈药品管理法〉办法》、与贸易有关的知识产权协议、商标法条约、商标国际注册马德里协定、保护原产地名称及其国际注册里斯本协定、生物多样性国际公约、商标注册条约、世界知识产权组织版权条约、制止商品产地虚假或欺骗性标记马德里协定、商标图形国际分类维也纳协定、工业品外观设计国际保存海牙协定、专利法条约
法律	《宪法》《民法通则》《反不正当竞争法》《合同法》《商标法》《著作权法》《专利法》《药品管理法》《刑法》《公司法》《科学技术进步法》
行政法规	《野生药材资源保护管理条例》《专利代理条例》《中药品种保护条例》《植物新品种保护条例》《药品行政保护条例》《计算机软件保护条例》《著作权法实施条例》《商标法实施条例》《专利法实施细则》《著作权集体管理条例》《药品管理法实施条例》《中医药条例》《国防专利条例》《信息网络传播权保护条例》《知识产权海关保护条例》《特殊标志管理条例》《海关关于知识产权保护的实施办法》《药品行政保护条例实施细则》
部门规章	《医药行业关于反不正当竞争的若干规定》《关于中国实施 < 专利合作条约 > 的规定》《关于禁止侵犯商业秘密行为的若干规定》《植物新品种保护条例实施细则（国家林业局部分）》《中医药专利管理办法（试行）》《专利行政执法办法》《国家知识产权局行政复议规程》《专利实施强制许可办法》《专利代理管理办法》《药物临床试验质量管理规范》《药品进口管理办法》《生物制品批签发管理办法》《互联网药品信息服务管理办法》《药品注册管理办法》《植物新品种保护条例实施细则（农业部分）》

第二节 药品专利及技术转让

奥氮平化合物专利纠纷

奥氮平是一种主要治疗精神分裂症的药物，A 公司于 1993 年在美国获得了奥氮平化合物专利，1991 年在我国申请了"制备一种噻吩并苯二氮杂䓬化合物的方法"专利（以下简称 91 专利），1996 年申请了"2 – 甲基 – 噻吩并苯二氮杂䓬的结晶形式及制备方法"专利（以下简称 96 专利）。1998 年，B 公司选择奥氮平作为仿制对象。于是，A 公司状告 B 公司，认为 B 公司未经许可制备奥氮平，侵犯其专利权。而 B 公司认为，针对 91 专利，他们采用的合成方法和工艺路线与其完全不同，同时针对 96 专利向国家知识产权局专利复审委员会提出无效宣告请求，认为权利要求 1 至 8 和 10 与 1993 年以前在美国申请的化合物专利并没有实质差别，只是在其基础上少许改进，请求宣告 96 专利部分无效。

提问：本案例中，根据我国法律，B 公司是否构成专利侵权？

解析：本案例中，A 公司采用司法程序对其专利进行保护，但 1993 年实施专利法修正案之前，我国《专利法》对药物产品本身不予保护，只对其制备方法予以保护。1993 年的奥氮平化合物专利属于药物本身的专利，不被我国法律保护，因此奥氮平被 B 公司选为仿制对象并不侵权。91 专利是一种制备方法发明专利，B 公司只要避开原有的工艺路线，并不侵犯对方制备方法专利。96 专利权利要求内容 1 至 8 和 10 由于与奥氮平化合物专利无实质差别，因此不满足专利权授予条件中的新颖性和创造性要求，不在专利权保护范围内。因此，B 公司并不构成专利侵权。

一、药品专利

（一）药品专利与药品专利权的概念

药品专利是指源于药品领域的发明创造，转化为一种具有独占权的形态，是各国医药企业普遍采取的以独占市场为主要特征的谋求市场竞争有利地位的一种手段。

药品专利权是指一国专利主管部门依该国专利法授予药品专利权人在法定期限内对其发明创造成果依法享有的专有权。药品专利权基本点包括两个方面：一是以法律手段实现对技术独占；二是以书面的方式实现对技术信息及技术权利状态的公开，即专利的技术内容是公开的，但技术的商业使用受到限制。

（二）药品专利的分类

在我国，专利权的客体包括发明、实用新型和外观设计三类。药品专利也分为发明专利、实用新型专利和外观设计专利三类。

1. 药品发明专利 药品发明专利是指对产品、方法或者其改进所提出的新的技术方案。包括新产品专利、新制备方法专利和新用途专利。

（1）**新产品专利** 主要包括：①有一定医疗用途的新物质（新化合物）；新基因工程产品；新生物制品；用于制药的新原料、新辅料、新中间体、新代谢物和新药物前体；新异构体；新的有效晶型；新分离或提取得到的天然物质等。②药物组合物，指两种或两种以上元素或化合物按一定比例组成具有一定性质和用途的混合物，包括中药新复方制剂、中药有效部位、药物新剂型等。③经过分离成为纯培养物，并具有特定工业用途的生物制品、微生物及其代谢产物。

（2）**新制备方法专利** 主要包括新工艺、新配方、新的加工处理方法；新矿物、新微生物的生产方法；中药新提取、新纯化、新炮制方法等。

（3）**新用途专利** 主要包括已知化合物新的医药用途、新给药途径、药物的新适应证等。

2. 实用新型专利 实用新型专利是指对产品的形状、构造或者其结合所提出的适于实用的新的技术方案。主要包括：①某些与功能相关的药物剂型、形状、结构的改变。②某种新型缓释制剂。③生产制剂的专用设备；诊断用药的试剂盒与功能有关的形状、结构。④某种单剂量给药器以及药品包装容器的形状、结构、开关技巧等。

3. 外观设计专利 外观设计专利是指对产品的形状、图案或者其结合所作出的富有美感并适于工业应用的新设计。主要包括：①药品外观和包装容器外观等，如药品的新造型或其与图案、色彩的搭配与组合。②新的盛放容器，如药瓶、药袋、药品瓶盖等。③富有美感和特色的说明书、容器和包装盒等。

二、药品专利的申请与授权

（一）药品专利的申请

1. 专利申请的法定原则

（1）**书面申请原则** 专利申请以及后续审批过程中所有的手续都必须以书面形式提交国务院专利行政部门。

（2）**先申请原则** 两个以上的申请人分别就同样的发明创造申请专利时，专利权授予专利申请日靠前的申请人。两个以上的申请人同日（指申请日；有优先权的，指优先权日）分别就同样的发明创造申请专利的，应当自行协商确定申请人。协商不成的，申请均将被驳回。

（3）**单一性原则** 一份专利申请文件只能就一项发明创造提出专利申请。

（4）**优先权原则** 申请日是专利申请文件递交到国务院专利行政部门之日，如果申请文件是邮寄的，以寄出的邮戳日为申请日。申请人第一次提出专利申请的申请日为判断新颖性的时间标准，第一次提出申请的日期称为优先权日。在优先权期限内申请人就相同主题在他国或本国提出专利申请时享有优先权，其目的在于防止抄袭者在其他国家申请相同专利。

2. 专利申请文件的撰写 申请发明或者实用新型专利应提交请求书、说明书及其摘要和权利要求书等文件。申请外观设计专利应提交请求书、该外观设计的图片或者照片以及对该外观设计的简要说明等文件。依赖遗传资源完成的发明创造，申请人应当在专利申请文件中说明该遗传资源的直接来源和原始来源；申请人无法说明原始来源的，应当陈述理由。

除了以上所述的必要申请文件外，申请人还可根据具体要求递交各种附加申请文件。比如，优先权证明、发明提前公开申明、实质审查请求书、代理人委托书、著录项目变更申请书、费用减缓申请书等。

(二) 药品专利的审批与授权

1. 审批程序　依据《专利法》，药品发明专利申请的审批程序包括受理、初审、公布、实审以及授权五个阶段。实用新型或者外观设计专利申请在审批中不进行早期公布和实质审查，只有受理、初审和授权三个阶段。见图 14-1。

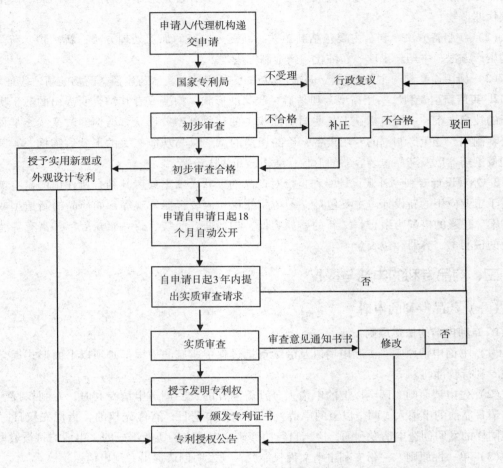

图 14-1　药品专利审批程序

2. 药品专利授予条件

（1）药品发明专利和实用新型专利　根据我国《专利法》，授予专利权的发明和实用新型，应具备新颖性、创造性和实用性。该"三性"要求基本上是各国专利立法的通行规定，属于授予专利权的"实质条件"。

①新颖性　该发明或者实用新型不属于现有技术，即在申请日以前未在国内外为公众所知的技术；也没有任何单位或者个人就同样的发明或者实用新型在申请日以前向国务院专利行政部门提出过申请，并记载在申请日以后公布的专利申请文件或者公告的专利文件中。处于保密状态的技术内容由于公众不能得知，因此不属于现有技术。

②创造性　与现有技术相比，该发明具有突出的实质性特点和显著的进步，该实用新型

具有实质性特点和进步。新颖性是创造性审查的前提，对于药品发明领域的创造性而言，基于结构改造的"模仿性创新"（me – too）是一种十分普遍的创新模式。

③实用性　该发明或者实用新型能够制造或者使用，并且能够产生积极效果。

（2）药品外观设计专利　授予专利权的外观设计，应当不属于现有设计，即在申请日以前未在国内外为公众所知的设计；也没有任何单位或者个人就同样的外观设计在申请日以前向国务院专利行政部门提出过申请，并记载在申请日以后公告的专利文件中；不得与他人在申请日以前已经取得的合法权利相冲突。

3. 不授予专利的技术领域

（1）违反法律、社会公德或者妨害公共利益的发明创造　例如吸毒器具，伪造国家货币的设备，非医疗目的的人造性器官或者其替代物等。

（2）违反法律、行政法规的规定获取或者利用遗传资源，并依赖该遗传资源完成的发明创造　例如含有我国特有的药用动植物品种基因的改良动植物药用材料不授予专利权。

（3）科学发现　科学发现是对自然界中客观存在的现象、变化过程及其特性和规律的揭示，并非人类的创造，故不授予专利权。

（4）智力活动的规则和方法　专利保护的是技术方案，智力活动是指导人们对信息进行思维、识别、判断和记忆的规则和方法，由于没有采用技术手段或者利用自然法则，也未解决技术问题和产生技术效果，因而不构成技术方案。例如药品生产管理方法、游戏方法等。但进行智力活动的设备、装置或者根据智力活动的规则和方法而设计制造的仪器等，如果具备专利条件，可以授予专利权。

（5）疾病的诊断和治疗方法　疾病的诊断和治疗是以有生命的人体或者动物体为直接实施对象，进行识别、确定或消除病因、病灶的过程。出于人道主义的考虑和社会伦理的原因，不应允许医生对疾病的诊断和治疗方法进行垄断。但用于疾病诊断和治疗的仪器和装置，以及诊断和治疗中使用的物质或材料可以授予专利权。

（6）动物和植物品种　动物和植物品种本身不授予专利，可通过其他法律保护，如《植物新品种保护条例》。但对培养或生产动植物新品种的非生物学方法则可授予专利权。

（7）用原子核变换方法获得的物质　原子核变换方法和物质关系到国家的经济、国防、科研和公共生活的重大利益，不宜为单位或私人垄断，因此不能被授予专利权。但为实现原子核变换而增加粒子能量的粒子加速方法（如电子行波加速法、电子驻波加速法、电子对撞法、电子环形加速法等），不属于原子核变换方法，则可授予专利权。

（8）对平面印刷品的图案、色彩或者二者的结合做出的主要起标识作用的设计。

（三）专利代理

1. 定义　专利代理是指专利代理机构以委托人的名义，在代理权限范围内，办理专利申请或者其他专利事务。

2. 机构　我国目前的专利代理机构包括：办理涉外专利事务的专利代理机构；办理国内专利事务的专利代理机构；办理国内专利事务的律师事务所。

3. 事务　专利代理机构承办下列事务：

（1）提供专利事务方面的咨询；

（2）代写专利申请文件，办理专利申请；请求实质审查或者复审的有关事务；

（3）提出异议，请求宣告专利权无效的有关事务；

（4）办理专利申请权、专利权的转让以及专利许可的有关事务；

（5）接受聘请，指派专利代理人担任专利顾问；

（6）办理其他有关事务。

除中国内地的单位或者个人可以自行申请专利或者办理其他专利事务，其余地区的单位或者个人应当委托代理机构办理。专利代理机构接受委托，承办业务，应当有委托人具名的书面委托书，写明委托事项和委托权限。

三、药品专利权的保护

1. 专利权人的定义　专利权人是专利权的所有人及持有人的统称，也就是专利权的主体。专利权人既可以是单位也可以是个人。

2. 专利权人的主要权利

（1）人身权　人身权主要是指发明人或设计人对发明创造享有在专利文件中写明发明人或设计人姓名的权利，即署名权。署名权可以不依赖财产权而存在，财产权转让后署名权仍然得以保留。

（2）财产权　财产权是指专利权人通过对专利技术的占有、使用而取得物质利益的权利。具体有下列几种：

①独占实施权　发明和实用新型专利权被授予后，除另有规定外，任何单位或者个人未经专利权人许可，都不得实施其专利，即不得为生产经营目的制造、使用、许诺销售、销售、进口其专利产品，或者使用其专利方法以及使用、许诺销售、销售、进口依照该专利方法直接获得的产品。外观设计专利权被授予后，任何单位或者个人未经专利权人许可，都不得实施其专利，即不得为生产经营目的的制造、销售、进口其外观设计专利产品。

②专利许可权　专利权人许可他人实施其专利技术并收取专利使用费的权利。任何单位或者个人实施他人专利的，应当与专利权人订立书面实施许可合同，向专利权人支付专利使用费。被许可人无权允许合同规定以外的任何单位或者个人实施专利，即只享有合同约定范围内的实施权，并不享有完整的专利权。被国务院专利行政部门强制实施许可的专利，可以不征得专利人许可，但使用人应支付使用费。

③专利转让权　专利申请权和专利权可以转让，但转让必须签订书面合同并向国务院专利行政部门登记，经公告后转让合同才生效。转让自登记之日起生效。中国单位或者个人向外国人、外国企业或者外国其他组织转让专利申请权或者专利权的，应当依照有关法律、行政法规的规定办理手续。

④专利标记权　专利权人享有在其专利产品或使用专利方法获得的产品或产品的包装上标注专利标记和专利号的权利。通过标记，可以起到宣传作用，有助于扩大产品的销售；也可以起到警示作用，提示产品不能被随意仿造。

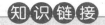

专利发明人（设计人）的定义及主要权利

1. 专利发明人（设计人）的定义　专利发明人（设计人）是对发明创造的实质性特点作出创造性贡献的人，其中发明人是针对发明专利的创作人，设计人则是针对实用新型和外观设计专利的创作人。发明人（设计人）只能是自然人，不能是单位或者集体。在完成发明创造过程中，只负责组织工作的人、为物质技术条件的利用提供方便的人或者从事其他辅助工作的人不是发明人。

2. 专利发明人（设计人）的主要权利

（1）职务发明创造申请专利的权利归单位，单位作为专利权人有权占有、使用、处分其专利，发明人或设计人享有署名权和获得必要报酬的权利，但无权占有、使用、和处分专利，不能擅自转让专利获得利益。

（2）非职务发明创造，申请专利的权利和专利权都属于发明人，只有发明人才能占有、使用和处分该专利，由此获得经济利益。

（三）药品专利权的保护、终止和无效

1. 专利权保护期限　根据《专利法》规定，发明专利权的保护期限为20年，实用新型专利权和外观设计专利权的保护期限为10年，均自申请日起计算。

2. 专利权的终止　根据《专利法》规定，专利权除了期满终止外，有下列情形之一的，专利权在期限届满前终止：①没有按照规定缴纳年费的；②专利权人以书面声明主动放弃其专利权的。专利在期限届满前终止的，由国务院专利行政部门登记和公告。

3. 专利权的无效　自国务院专利行政部门公告授予专利权之日起，任何单位或者个人认为该专利权的授予不符合《专利法》及其实施细则中有关规定的，可以提请专利复审委员会复审确认并宣告其无效。宣告专利权无效的决定，由国家知识产权局登记和公告。被宣告无效的专利权视为自始不存在。

（四）药品专利权的保护范围

1. 发明专利和实用新型专利　发明或实用新型专利的保护范围以其权利要求的内容为准，说明书及附图可用于解释权利的要求。

2. 外观设计专利　外观设计专利权的保护范围以表示在图片或者照片中的该产品的外观设计为准，简要说明可以用于解释图片或者照片所表示的该产品的外观设计。

（五）药品专利侵权责任

专利侵权，是指未经专利权人许可，以生产经营为目的，实施了依法受保护的有效专利的行为。专利侵权行为具体形态包括实施他人专利的行为、假冒他人专利行为、过失假冒行为、反向假冒行为。专利侵权行为发生时，专利权人可采取行政程序、司法程序保护自己的权益，侵犯专利权的诉讼时效为2年。侵权行为人应当承担相应的行政责任、民事责任甚至刑事责任。

1. 行政责任　对专利侵权行为，管理专利工作的部门有权责令侵权行为人停止侵权行为、责令改正、罚款、调解赔偿数额等。

2. 民事责任 ①诉前禁令：提起诉讼前法院依照当事人请求，采取及时有效的临时措施责令侵权人停止有关行为，以防止迟误可能给权利人造成不可弥补的损害或者证据被销毁的危险。②停止侵权：专利侵权行为人应根据管理专利工作的部门的处理决定或人民法院的裁判，立即停止正在实施的专利侵权行为。③赔偿损失：按照专利权人因被侵权而受到的损失或者侵权人获得的利益确定赔偿数额，难以确定损失或者利益的，可参照该专利许可使用费的倍数合理确定。④消除影响：当侵权行为给专利产品在市场上的商誉造成损害时，专利侵权行为人应采取适当的方式承认自己的侵权行为，恢复专利权人的商誉。

3. 刑事责任 我国《专利法》和《刑法》规定，假冒他人专利，情节严重的，处3年以下有期徒刑或者拘役，并处或者单处罚金。

四、药品专利技术的转让

1. 药品专利技术转让的定义 药品专利技术转让是指药品专利权人把其拥有的专利技术相关权益在专利法授权保护区域内出让给另一方，获取相应约定价款的商业行为。

2. 药品专利技术转让的类型 传统的专利转让的类型有以获得授权的专利权为基础的专利实施许可、以专利权的全部内容为基础的专利权转让、以专利申请提出前和专利申请提出后的专利申请权为基础的专利申请权转让。其中，专利实施许可按照被许可人取得的实施权的范围以及被许可人享有的权利，可分为普遍实施许可、排他实施许可、独占实施许可、分售实施许可和交叉实施许可。专利申请权的转让只可能发生在授予专利权之前。法律上可划分为专利申请提出前的转让和专利申请提出后的转让。前者只要当事人双方达成转让合同即可，后者需将转让合同交国务院专利行政部门登记、公告。

目前，以专利申请权和专利权转让为基础，又出现了一些专利技术与企业经营、融资相关联的新的专利转让表现形式。比如，专利技术入股、专利联营许可、企业并购中的专利转让、特许经营中的专利转让、专利拍卖、专利权继承、专利权质押等。

3. 药品专利技术转让的程序

（1）准备《专利权转让合同》《著录项目变更申报书》。根据《合同法》的规定，技术转让合同包括以下类型：

①专利权转让合同 专利权人作为让与人将其发明创造专利的所有权或者持有权移交受让人，受让人支付约定价款所订立的合同。

②专利申请权转让合同 让与人将其就特定的发明创造申请专利的权利移交给受让人，受让人支付约定价款所订立的合同。

③专利实施许可合同 专利权人或者其授权的人作为让与人许可受让人在约定的范围内实施专利，受让人支付约定使用费所订立的合同。

其中，中国单位或者个人向外国以及香港、澳门或者台湾地区的个人、企业或者其他组织转让专利申请权或者专利权的，还应当依照有关法律、行政法规的规定办理手续，出具国务院商务主管部门颁发的《技术出口许可证》或者《自由出口技术合同登记证书》，或者地方商务主管部门颁发的《自由出口技术合同登记证书》，以及双方签字或者盖章的转让合同。

（2）向国家知识产权局提交转让合同和著录项目变更申报书，办理登记手续，缴纳相应费用，并经专利局公告。合同自登记之日起生效。

第三节　药品的商标权保护

商标"Viagra"纠纷案

　　1996 年，A 药企注册申请使用"Viagra"商标，核定使用商品为第 5 类人用药品和其他医用制剂。2003 年，B 通讯公司申请注册商标"小伟哥 Little Viagra"，使用在电子字典等电子产品上。A 药企认为，"小伟哥 Little Viagra"与"Viagra"构成类似商标，提出商标异议申请，请求不予核准，但商标局裁定通过了"小伟哥"商标的注册。A 药企向商标评审委员会提出复审。2010 年，商标评审委员会裁定维持"小伟哥"商标的注册。A 药企不服，向法院起诉，要求撤销该裁定。该公司认为，"Viagra"商标已经取得了极高的知名度，应被认定为驰名商标。B 通讯公司在知晓该商标显著性和知名度的情况下，故意抄袭和复制该商标，并在非类似商品上申请注册。

　　法院认为，A 药企提交的证据不足以证明"Viagra"商标为中国内地相关公众广为知晓，从而不构成驰名商标，并且两个商标涉及领域明显不同，因此判决维持商标评审委员会的裁定。

　　提问： 本案例中 A 公司采取了哪些方法进行商标保护？

　　解析： 本案例中，A 公司先后采用了行政和司法程序对其商标权进行保护，我国注册商标专用权以核定使用的商品为限，对注册驰名商标的保护可扩展至任何商品和服务项目。A 药企商标核定使用商品为第 5 类人用医药制剂，而 B 通讯公司商标核定用于电子产品，商品在所属领域、消费对象等方面差异明显，不易引起相关公众混淆。同时，确认 A 药企商标是否系驰名商标，应顾及有关公众对其知晓程度，A 药企并不能证明该商标在中国大陆已经满足驰名商标认定标准，因此不适用于驰名商标的跨类保护。

一、商标

　　1. 商标的定义　　商标是指任何能够将自然人、法人或者其他组织的商品或者服务与他人的商品或者服务区别开的标志，包括文字、图形、字母、数字、三维标志、颜色组合和声音等，以及上述要素的组合，附注在商品、商品包装、服务设施或者相关的广告宣传品上，显著而醒目，有助于消费者将一定的商品或者服务项目与其他经营者的同类商品或者服务项目相区别，便于消费者认牌购物，也便于经营者展开正当竞争。

　　2. 商标的特征　　商标作为一种识别性标记，具有以下基本特征：

　　（1）**显著性**　　即不与他人的商标相混同。显著性是商标的核心要件，缺乏显著性的标志不能作为商标注册，商标的使用就是为了与其他商品或服务进行区别，只有具有鲜明个性的标记，才能便于消费者识别。

　　（2）**独占性**　　注册商标所有人对其商标具有专有权、独占权；未经许可，他人不得擅自使用，否则即构成侵权。

　　（3）**依附性**　　商标是依附于商品或者服务而存在的标志，与一定的识别对象密不可分，其识别对象是具体商品或者服务。

（4）价值性　商标代表一种商品或者服务的质量，代表一个企业的信誉和竞争力，是一种无形资产；同时，商标能吸引消费者认牌购物，具有重大经济价值。

（5）竞争性　商标是参与市场竞争的工具，象征着一个企业的市场，商标知名度越高，其商品或服务的竞争力越强。

二、药品商标

1. 药品商标的定义　药品商标是指文字、图形、字母、数字、三维标志、颜色组合和声音等，以及上述要素的组合，能够将药品生产、经营者的药品或药学服务区别于其他生产、经营者的显著性标记。

2. 药品商标的特性　药品商标除具有一般商标的特征外，还有以下一些特性：

（1）药品商标必须符合医药行业的属性　包括健康性、安全性、生命性，药品商标不得使用对药品特征具有直接描述性的文字，否则容易误导消费者，带来安全隐患。

（2）药品商标叙述性词汇多，不易把握　药品商标常含有企业或企业产品信誉、质量、安全、疗效相关的代名词，所以叙述性词汇多，不易把握。

3. 药品商标的分类

（1）根据商标的形态　药品商标可分为：①平面商标：包括单一的文字商标、图形商标、数字商标以及文字与图形的组合商标。如某产品标志"快克"。②立体商标：以商品形状或者其容器、包装的形状构成的三维标志。如某产品注册的菱形和蓝色相结合的立体商标。

（2）根据商标的标示对象　药品商标可分为：①商品商标：使用于生产、制造、加工、拣选或者经销的商品上的商标。如"九芝堂"浓缩六味地黄丸。②服务商标：用于服务行业，以便与其他服务行业相区别的标记。如"老百姓"大药房。

（3）根据商标的知名度　药品商标可分为：①知名商标：指由市级工商行政管理部门认可，在该行政区域范围内具有较高声誉和市场知名度的商标。②著名商标：指由省级工商行政管理部门认可的，在该行政区划范围内具有较高声誉和市场知名度的商标。③驰名商标：指根据具体商标案件需要，由国务院工商行政管理部门或者最高人民法院指定的人民法院认定的在市场上享有较高声誉并为相关公众所熟知的商标。商标的驰名与否采用认定方式，而不是注册取得。

（4）根据商标的作用功能　药品商标可分为：①集体商标：是指以团体、协会或者其他组织名义注册，供该组织成员在商业活动中使用，以表明使用者在该组织中的成员资格的标志。如"林都北药"表明商品的经营者或提供者属于伊春市北药开发协会的成员。②证明商标：是指由对某种商品或者服务具有监督能力的组织所控制，而由该组织以外的单位或者个人使用于其商品或者服务，用以证明该商品或者服务的原产地、原料、制造方法、质量或者其他特定品质的标志。如"松潘贝母"、"川白芷"。③联合商标：是指商标所有人在自己生产或者销售的相同或类似的商品上注册几个近似的商标，以构成一张立体交叉的保护网，有效地防止近似商标的出现，扩大注册商标专用权的范围。如"娃娃哈"、"哈娃娃"、"哈哈娃"、"娃哈娃"、"小哈哈"等商标。

三、药品商标的取得

（一）药品商标的注册申请原则

1. 申请在先原则　两个或两个以上的申请人，在同一种或类似商品上，以相同或者近似的商标申请注册的，申请在先的取得商标权。两个或两个以上的申请人于同一天申请注册相同或近似的商标时，使用在先的商标取得商标权。

2. 自愿注册与强制注册相结合原则 我国原则上实现自愿注册制度，但对少数商品实行强制注册，如烟草。药品遵循自愿注册原则。

3. 优先权原则 商标注册申请人自其商标在国外第一次提出商标注册申请之日起6个月内，又在中国就相同商品以同一商标提出商标注册申请的，依照该外国同中国签订的协议或者共同参加的国际条约，或者按照相互承认优先权的原则，可以享有优先权。商标在中国政府主办的或者承认的国际展览会展出的商品上首次使用的，自该商品展出之日起6个月内，该商标的注册申请人可以享有优先权。

（二）药品商标的审批与授权

1. 主管部门 国家工商行政管理总局商标局统一办理全国商标注册工作。国务院工商行政管理部门设立商标评审委员会，负责处理商标争议事宜。

2. 审批程序 见图14-2。

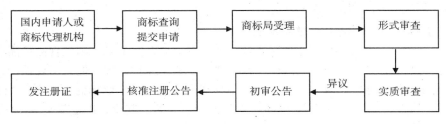

图14-2 药品商标注册审批程序

申请商标注册的，首先应当按规定填报使用商标的商品或服务的类别和名称。我国采用基于《商标注册用商品和服务国际分类尼斯协定》的国际分类表修订的《类似商品和服务区分表》，该表将商品和服务分为45类，前34类为商品，后11类为服务。药用及其他医用制剂属于第5类，医疗服务属于第44类。使用《类似商品和服务区分表》中规范的商品及服务名称，有助于加快商标的注册进程。

对申请注册的商标，商标局应当自收到商标注册申请文件之日起9个月内审查完毕，符合《商标法》有关规定的，予以初步审定公告。

3. 药品商标的形式与内容

（1）不得作为商标使用的标志 同中华人民共和国的国家名称、国旗、国徽、国歌、军旗、军徽、军歌、勋章等相同或者近似的，以及同中央国家机关的名称、标志、所在地特定地点的名称或者标志性建筑物的名称、图形相同的；同外国的国家名称、国旗、国徽、军旗等相同或者近似的，但经该国政府同意的除外；同政府间国际组织的名称、旗帜、徽记等相同或者近似的，但经该组织同意或者不易误导公众的除外；与表明实施控制、予以保证的官方标志、检验印记相同或者近似的，但经授权的除外；同"红十字"、"红新月"的名称、标志相同或者近似的；带有民族歧视性的；带有欺骗性，容易使公众对商品的质量等特点或者产地产生误认的；有害于社会主义道德风尚或者有其他不良影响的。县级以上行政区的地名或者公众知晓的外国地名，不得作为商标。但是，地名具有其他含义或者作为集体商标、证明商标组成部分的除外；已经注册的使用地名的商标继续有效。

（2）不得作为商标注册的标志 仅有本商品的通用名称、图形、型号的；仅直接表示商品的质量、主要原料、功能、用途、重量、数量及其他特点的；其他缺乏显著特征的。

（三）药品商标权的主要内容

1. 专用权　专用权是指商标权人在被核准使用的医药商品类别或服务类别范围内使用核准的注册商标的权利。

2. 禁止权　商标权人有权禁止他人未经许可在同一种商品或者类似商品上使用与其注册商标相同或者近似的商标，或以其他方式侵犯其商标专用权的权利。对于注册驰名商标，国家实行跨类扩大保护，商标权人有权禁止他人将驰名商标或与驰名商标相类似的商标使用到任何商品和服务项目上。

3. 转让权　药品商标权人在法律允许范围内，与受让人签订转让合同，并向商标局提出申请，将其注册商标有偿或无偿转让的权利。商标转让的法律后果是商标权利主体的变更。

4. 许可权　许可权是指商标权人通过与他人签订许可使用合同，将其对注册商标的专用权许可他人行使的权利。

（四）药品商标使用的特殊规定

1. 在药品说明书和标签中的使用规定

（1）药品说明书和标签中禁止使用未经注册的商标以及其他未经国家食品药品监督管理总局批准的药品名称。为告知公众商标已经注册，受法律保护，警示他人不要误用，以免造成侵权，使用注册商标应标明"注册商标"字样或者注册标记。商标的标记有："注"外加〇、"R"外加〇和TM，标示在商标的右上角或者右下角。其中，R是英文registration（注册）的字头，是国际通用的注册标记，与我国的"注"、"注册商标"是同一含义，表示已经注册的商标；TM是英文trademark（商标）的缩写字头，主要是表明该图形或文字是作为商标使用的，并不是已注册商标，一般取得商标受理通知书后，领取《商标注册证》之前可以使用TM标记。依据我国现行法律法规，药品商标的使用应遵循如下原则：药品可以不使用任何商标；如需使用，则必须使用注册商标，即禁用TM标记。

（2）药品标签使用注册商标的，应当印刷在药品标签的边角，含文字的，其字体以单字面积计不得大于通用名称所用字体的1/4。

2. 在药品广告中的使用规定

（1）处方药名称与该药品的商标、生产企业字号相同的，不得使用该商标、企业字号在医学、药学专业期刊以外的媒介变相发布广告。

（2）不得以处方药名称或者以处方药名称注册的商标以及企业字号为各种活动冠名。

（3）药品广告中不得以产品注册商标代替药品名称进行宣传，但经批准作为药品商品名称使用的文字型注册商标除外。

（4）药品生产、经营企业在广告中宣传的企业名称中含有处方药通用名称或者商品名称，或者是广告中含有以处方药商品名称注册的商标内容的，属于药品广告的一种表现形式，必须经过药品广告审查机关批准。

（5）药品生产、经营企业的注册商标与处方药的商品名称（包括曾用名）相同，企业字号与处方药通用名称或者商品名称相同时，不得使用该注册商标、企业字号在指定的医学、药学专业刊物之外进行广告宣传。

（6）以处方药通用名称或者商品名称、处方药的注册商标作为企业字号成立的各种咨询服务机构或者医疗服务机构，不得在大众传播媒介发布广告。

四、药品商标的保护

（一）商标权的保护范围与期限

1. 商标权的保护范围 注册商标专用权的保护，以核准注册的商标和核定使用的商品或服务为限。

2. 商标权的保护期限 注册商标的有效期为 10 年，自核准注册之日起计算。注册商标有效期满，需要继续使用的，商标注册人应当在期满前 12 个月内按照规定办理续展手续；在此期间未能办理的，可以给予 6 个月的宽展期。每次续展注册的有效期为 10 年，自该商标上一届有效期满次日起计算。期满未办理续展手续的，注销其注册商标。

（二）药品商标侵权责任

商标侵权是指未经商标所有人同意，擅自使用与注册商标相同或近似的标志，或者妨碍商标所有人使用注册商标，并可能造成消费者产生混淆的行为。侵权行为人应承担的责任主要包括：行政责任、民事责任和刑事责任。

1. 行政责任 工商行政管理部门有权责令侵权行为人停止侵权行为，没收、销毁侵权商品和主要用于制作侵权商品、伪造注册商标标识的工具，罚款，调解赔偿数额等。

2. 民事责任 主要根据工商行政管理部门的处理决定或人民法院的裁定，停止侵权，赔偿损失，消除影响。

3. 刑事责任 我国《刑法》规定了三种侵犯商标权的犯罪及其刑事责任，包括假冒注册商标罪，销售假冒注册商标商品罪，伪造、擅自伪造他人注册商标标识罪。

知识拓展

"商品名＝商标名"乱象

目前，药品"一药多名"现象比较严重，给公众用药安全带来隐患，而"商标药名化"是导致该现象产生的主要原因。

《关于进一步规范药品名称管理的通知》要求，除含有新的化学结构、新的活性成分的药物，以及持有化合物专利的药品外，其他品种（包括原料药、中成药、仿制药）一律不得使用商品名；同一药品生产企业生产的同一药品，成分相同但剂型或规格不同的，应当使用同一商品名。

因此，目前国内的药品中，真正有资格使用商品名的并不多。在这种情况下，文字商标便成为了一种"最佳"选择，一些企业在包装上使用与药品名称或功效相近的文字商标，有的还用未经注册的 TM 商标冒充药品名称。因此，市场上充斥着各种名字的药品，而大部分是文字商标，并不是商品名。比如，市面上通用名为复方氨酚烷胺胶囊的药品有 999 速复康、快克、仁和可立克、盖克、泰克、尽克、即克、双克、感诺等，其中只有泰克和仁和可立克为商品名，其余都为文字商标。

第四节　与医药有关的著作权

一、著作权的界定

1. 著作权的定义　著作权，亦称版权，是指作者或其他著作权人依法对文学、艺术或科学作品所享有的各项专有权利的总称。

2. 著作权保护的医药相关作品

（1）与医药有关的百科全书、教材、文献、期刊、论文、译著、工具书、摄影、录像等作品。如毕业论文，药事管理教材、课件，中医药图谱等。

（2）与医药有关的计算机软件。如全医药学大词典、合理用药监测系统等。

3. 著作权的特征　著作权属于知识产权，因此具有知识产权的所有特点。同时，还具有权利自动产生的特征，即作者因创作作品自动产生著作权，不必履行登记、注册手续。此外，著作人身权还具有不可转让性。我国《著作权法》只规定了财产权可以转移，说明人身权是不可转移、不可剥夺的权利。

二、著作权的内容和保护

1. 著作权的内容　著作权的内容是指著作权人基于作品所享有的各项人身权和财产权。人身权是指作者基于作品创作所享有的与人身相联系而无直接财产内容的发表权、署名权、修改权、保护作品完整权等权利。财产权是指著作权人自己使用或者授权他人以复制、发行、出租、展览、表演、放映、广播、信息网络传播、摄制或者改编、翻译、汇编等方式使用作品而获得经济利益的权利。

2. 著作权的产生和保护

（1）著作权的产生　我国《著作权法》规定：中国公民、法人或者其他组织的作品，不论是否发表，均享有著作权。外国人、无国籍人的作品根据其作者所属国或者经常居住地国同中国签订的协议或者共同参加的国际条约享有的著作权，受著作权保护。外国人、无国籍人的作品首先在中国境内出版的，享有著作权。未与中国签订协议或者共同参加国际条约的国家的作者以及无国籍人的作品首次在中国参加的国际条约的成员国出版的，或者在成员国和非成员国同时出版的，受著作权保护。著作权自作品完成创作之日起产生，并受到著作权法的保护。

（2）作品取得著作权的条件

①独创性　独创性是指作品是独立构思而成的属性，作品不是或基本不是与他人已发表的作品相同，即作品不是抄袭、剽窃或篡改他人的作品。因此，独创性是作品取得法律保护的前提条件。

②可复制性　《著作权法》不保护作品中的思想、观念，只保护这些思想、观念的独创性表达，同时还要求作品能以有形形式复制，即作品能通过印刷、绘画、录制等手段予以复制才受到著作权保护。

（3）著作权保护期限

①人身权保护期限　作者的署名权、修改权、保护作品完整权的保护期不受限制。其中，发表权作为一种人身权，是财产权产生的前提。因此，发表权保护期与财产权保护期相同。

②财产权保护期限

1）公民作品的财产权　保护期为作者终生加死后50年，截止于作者死亡后第50年的12月31日；如果是合作作品，截止于最后死亡的作者死亡后第50年的12月31日。

2）法人作品和职务作品的财产权　保护期为50年，截止于作品首次发表后第50年的12月31日，但作品自创作完成后50年内未发表的，《著作权法》不再保护。

3）电影作品和以类似摄制电影的方法创作的作品、摄影作品的财产权　保护期为50年，截止于作品首次发表后第50年的12月31日，但作品自创作完成后50年内未发表的，《著作权法》不再保护。

4）计算机软件的财产权　我国《著作权法》按照文字作品的保护标准规定软件的保护期限，保护期同公民或法人作品的财产权保护期规定。

5）匿名作品和假名作品的财产权　作者身份不明的作品，由作品原件的所有人行使除署名权以外的著作权，财产权保护期为50年，截止于作品首次发表后第50年的12月31日。作者身份确定后，由作者或者其继承人行使著作权，其财产权保护期适用公民或法人作品保护期的规定。

3. 著作权侵权责任　著作权侵权是指未经著作权人的同意，又无法律上的根据，擅自对著作权作品进行使用以及其他以非法手段行使著作权的行为。根据我国《著作权法》的规定，侵犯著作权行为应承担的法律责任主要有民事责任、行政责任和刑事责任。

（1）民事责任　侵权行为人对著作权人承担主要以补偿损失为目的的民事责任，包括停止损害、消除影响、公开赔礼道歉和赔偿损失。

（2）行政责任　著作权行政管理机构视其情节分别给予没收违法所得，没收、销毁侵权复制品，处以罚款和没收用于制备侵权复制品的材料、工具、设备等。

（3）刑事责任　我国《著作权法》没有规定刑事责任条款，但我国《刑法》规定了侵犯著作权罪，侵犯著作权罪是指以营利为目的，违反著作权管理法规，侵犯他人著作权，违法所得数额较大或有其他严重情节的行为。

第五节　医药商业秘密和医药未披露数据保护

一、医药商业秘密

（一）医药商业秘密的定义和特征

1. 医药商业秘密的定义　医药商业秘密是指在医药行业中，不为公众所知悉、能为权利人带来经济利益、具有实用性并经权利人采取保密措施的技术信息和经营信息。

2. 医药商业秘密的主要特征　医药商业秘密的特征，也称为医药商业秘密的构成要件，根据医药商业秘密的定义，医药商业秘密具有以下四个特征，即秘密性、价值性、实用性和保密性。

（1）秘密性　秘密性是指该类信息是不为公众所知悉的，它是处于保密状态的，是商业秘密的首要特征。相关领域的技术人员或经营者只能以某种法律方式或与商业秘密的持有人签订许可使用协议获取，不可能在公共渠道以普通方式获得。但对商业秘密的利用可能导致其他人以合理的手段获得该信息而使其失去秘密性。

（2）价值性　价值性是商业秘密的本质特征，体现在商业秘密的现实和潜在的实用价值。一方面，商业秘密作为一种可操作性方案，能为企业降低成本、增加收入、缩短周期，为权利人带来现实的和潜在的竞争优势和经济价值。另一方面，如果权利人拥有的商业秘密为其竞争对手所期待，对方愿意投资去获取，则认为该商业秘密也具有价值。

（3）实用性　商业秘密区别于理论成果，具有现实的或潜在的使用价值，如果不能直接或间接使用于生产经营活动的信息不具有实用性，不属于商业秘密。即使一些失败的实验、夭折的计划等，可使权利人少走弯路，具有实用性，也可以是商业秘密。

（4）保密性　保密性是指商业秘密持有人主观上将该信息视为秘密，客观上采取适当的保密措施以维持信息的秘密性。采取保密措施是商业秘密蕴含价值的客观体现，只有采取了能够明示其保密意图的措施，才能成为法律意义上的商业秘密。

上述四个特征，是医药商业秘密缺一不可的构成要件。只有同时具备四个特征的技术信息和经营信息，才属于商业秘密。

（二）医药商业秘密的类型与内容

医药行业属于高科技行业，在药品的研究开发、生产经营过程中包含了大量的技术信息和经营信息。医药商业秘密按内容性质可分为医药技术秘密和医药经营秘密。

1. 医药技术秘密　医药技术秘密是指与医药产品的生产制造检验过程相关的技术诀窍或秘密技术。该信息、技术知识是未公开的，具有实用性，能给权利人带来经济利益，且权利人已对其采取了保密措施。主要包括：

（1）产品信息　企业自行研究开发的新药，在既没有申请专利，也没有正式投入市场之前，尚处于秘密状态，就是一项商业秘密。即使药品本身不是秘密，它的组成部分或组成方式也可成为商业秘密。

（2）配方和工艺　医药产品的工业配方、化学配方、药品配方、中药秘方、民间的"祖传秘方"等是商业秘密的一种常见形式。有时几个不同的设备，尽管其本身属于公知范畴，但经特定组合、产生新生产工艺和先进的操作方法，也可能成为商业秘密。如化合物的合成工艺、药物制剂工艺、消毒工艺、包装工艺等。

（3）机器设备的改进　在公开的市场上购买的机器设备，经公司的技术人员对其进行技术改进，使其更具多用途或更高的效率，则对该机器设备的改进也可以是商业秘密。

（4）研究开发的有关文件　记录了需保密的研究和开发活动内容的文件，这类文件就是商业秘密。如蓝图、图样、实验结果、设计文件、技术改进后的通知、标准件最佳规格、检测原则、质量控制参数等。

2. 医药经营秘密　经营秘密是指与药品的生产、经营销售有关的保密信息。主要包括：

（1）与企业各种重要经营活动有关联的文件　包括产品采购计划、供应商清单、市场调研报告、产品的推销计划、拟采用的销售方式和方法、会计财务报表、利益分配方案、企业的远期目标和近期发展计划、投资意向等资料。

（2）客户情报　包括客户名单、销售渠道、协作关系、货源情报、招投标中的标底、标书等信息。

（3）管理技术　包括各种行之有效，为企业所独具的管理模式、管理方法、管理诀窍。如医药企业为实施企业的方针战略所制定的一系列的标准操作规程、人员培训方法和技术业务档案管理办法等。

（三）医药商业秘密的保护

医药商业秘密的保护主要采取自我保护为主的主动防御策略，商业秘密被侵犯后救济途径主要采取法律保护为主的被动防御策略。两种保护相辅相成，缺一不可。

1. 自我保护　法律对商业秘密的保护主要集中在商业秘密被侵犯后的司法救济，并不能真正起到防患于未然的作用。因此，医药企业应加强自我保护意识，把保护商业秘密纳入企业的管理体系中以弥补法律保护的不足。可通过以下措施进行保护：①企业内部设立专门的商业秘密管理机构；②与涉及商业秘密的人员签订针对具体技术、经营秘密的保密合同以及竞业限制协议；③在具体的管理上实行分级管理；④定期对涉及商业秘密的人员进行培训，灌输保护商业秘密的意识，提高人员商业秘密保护能力等。权利人采取的上述保密措施应该是合理的、具体的、有效的。具体，是指保密措施针对的保密客体是明确的、具体的，仅有一般的保密规定或者保密合同，而无明确的保密客体，就不能认为该项保密措施是具体的。有效，是指保密措施得到确实的执行，并能有效地控制涉密范围，形同虚设的保密措施不能认为是有效的。

2. 法律保护 目前，我国没有专门保护商业秘密的法律或法规。我国法律中大部分为原则性规定，具体案件的处理多依据一些司法解释或行政规章。如《反不正当竞争法》《民法通则》《合同法》等。

我国法律规定的侵犯商业秘密行为的法律责任，包括民事责任、行政责任和刑事责任三种。一般说来，侵犯商业秘密的行为应当主动承担民事违约责任和民事侵权责任；当侵犯行为构成不正当竞争行为时，依法还应当承担行政责任；情节严重、构成犯罪的，则应当承担刑事责任。

（四）医药商业秘密保护的风险及对策

从国家立法保护到企业自身保护，一项技术、信息的保护手段多种多样，但是无论哪一种保护都有其自身的缺陷。

1. 当采用商业秘密保护一项技术、信息秘密时，可能存在以下风险：①他人独立地研制开发出相同的技术，并不构成对商业秘密的侵犯，而一旦他人申请专利获得专利权后，原商业秘密权人则因专利技术、信息的公开而丧失商业秘密权，甚至不能继续使用该项技术、信息。②商业秘密保护依赖于保密措施，但不能够防止他人以正当手段，如反向工程等破解该秘密。因此，商业秘密的保护，明显弱于著作权和专利权的保护，且具有较大的保密成本和泄密风险。

2. 当采用专利权申请保护一项技术、信息秘密时，可能存在以下风险：①并非所有的技术都满足获得专利权的实质条件。②即使获得了专利权，专利权的保护期限也是有限的。③专利必须公开，使得专利技术更容易受到他人的侵害。

3. 医药企业在决定是采用专利权申请保护还是商业秘密保护时应考虑多个方面的因素，主要包括：①技术信息是否易于研发，如果不是很复杂，容易被反向工程获取，应考虑专利保护。②技术信息是否能达到申请专利的条件，如果无法达到专利的新颖性、创造性和实用性要求，应考虑商业秘密保护。③技术信息的寿命长短，如果技术信息更新快导致寿命较短，应考虑商业秘密保护以避免专利的繁琐注册程序。④技术信息的效益程度，如果技术信息带来的经济效益有限，应考虑商业秘密保护以减少专利年费的支出。

二、医药未披露数据

（一）医药未披露数据的定义和内容

1. 医药未披露数据的定义 医药未披露数据是指在含有新型化学成分药品注册过程中，申请者为获得药品生产批准证明文件向药品注册管理部门提交自行取得的关于药品安全性、有效性、质量可控性的未披露的试验数据和其他数据。

2. 医药未披露数据的内容 医药未披露数据来源于药品研发过程中的临床前试验和临床试验，主要包括以下内容：

（1）针对试验系统试验数据：包括动物、器官、组织、细胞、微生物等试验系统的药理、毒理、药代动力学等试验数据。

（2）针对生产工艺流程、生产设备和设施、生产质量控制等研究数据：包括药物的合成工艺、提取方法、理化性质及纯度、剂型选择、处方筛选、制备工艺、检验方法、质量指标、稳定性等；中药制剂还包括原药材的来源、加工及炮制等；生物制品还包括菌毒种、细胞株、生物组织等起始材料的质量标准、保存条件、遗传稳定性及免疫学等研究数据。

（3）针对人体的临床试验数据：包括通过临床药理学、人体安全性和有效性评价等获得人体对于新药的耐受程度和药代动力学参数、给药剂量等试验数据。

（二）医药未披露数据的特征

1. 医药未披露数据不具有独占性 医药未披露的试验数据保护不禁止其他申请人自行独立获得该数据，其他申请人可以合法地使用自行独立获得的该数据，故未披露数据不具有独占性。

2. 医药未披露数据获得的途径不具备创新性 未披露数据保护中提到的"新型化学成分"不同于专利保护。医药未披露数据保护中的"新"是从药品注册的角度来定义，系指该化学成分尚未在我国注册。

（三）医药未披露数据的保护

1. 医药未披露数据保护的含义 医药未披露数据保护是对未在我国注册过的含有新型化学成分药品的申报数据进行保护。在一定的时间内，负责药品注册的管理部门和药品仿制者既不能披露也不能依赖该新药研发者提供的证明药品安全性、有效性、质量可控性的试验数据。医药未披露数据的保护目的在于禁止后来的药品注册申请者直接或间接地依赖前者的数据进行药品注册申请，有利于保护新药开发者的积极性。

2. 医药未披露数据保护的法律依据

（1）与保护有关的国际公约 世界贸易组织框架下的《与贸易有关的知识产权协议》第39条规定：当成员要求以提交未披露的试验数据或其他数据，作为批准采用新化学成分的医药用或农用化工产品上市的条件时，如果该数据的原创活动包含了相当的努力，则该成员应保护该数据，以防止不正当的商业使用。同时，除非出于保护公众的需要，或除非已采取措施保证对该数据的保护、防止不正当商业使用，成员均应保护该数据以防止其被泄露。

（2）与保护有关的行政法规和部门规章 根据中国在TRIPS协议中应当履行的国际义务，我国政府制定了与药品未披露数据保护相关的行政法规和部门规章。就药品数据保护的具体措施而言，我国与欧、美等国家相比还处于起步阶段，虽已基本建立了相关的法律框架，但还缺乏详细的实施细则。随着未披露数据保护制度和专利保护制度的进一步完善，将有利于改变我国制药企业低水平重复生产、同品种竞相仿制的局面，同时有利于我国更好地履行加入世界贸易组织后的相关义务。

《药品管理法实施条例》第35条规定：国家对获得生产或者销售含有新型化学成分药品许可的生产者或者销售者提交的自行取得且未披露的试验数据和其他数据实施保护，任何人不得对该未披露的试验数据和其他数据进行不正当的商业利用。自药品生产者或者销售者获得生产、销售新型化学成分药品的许可证明文件之日起6年内，对其他申请人未经已获得许可的申请人同意，使用前款数据申请生产、销售新型化学成分药品许可的，药品监督管理部门不予许可；但是，其他申请人提交自行取得数据的除外。除公共利益需要和已采取措施确保该类数据不会被不正当地进行商业利用外，药品监督管理部门不得披露本条第一款规定的数据。第72条规定：药品监督管理部门及其工作人员违反规定，泄露生产者、销售者为获得生产、销售含有新型化学成分药品许可而提交的未披露试验数据或者其他数据，造成申请人损失的，由药品监督管理部门依法承担赔偿责任；药品监督管理部门赔偿损失后，应当责令故意或者有重大过失的工作人员承担部分或者全部赔偿费用，并对直接责任人员依法给予行政处分。

《药品注册管理办法》第20条对《药品实施管理条例》第35条规定的未披露的试验数据保护制度进一步予以明确。

本 章 小 结

本章主要介绍了与医药有关的各类知识产权的概念、种类、特征、授予和保护等内容。

重点：药品知识产权的定义、分类和特征；药品专利的分类；药品的商标权保护；医药商业秘密的定义与特征。

难点：药品发明专利申请与转让的审批程序；医药商业秘密的保护主要采取的防御策略。

思考题

1. 试述药品知识产权保护的现实意义。
2. 简述药品专利类型和授予程序。
3. 简述药品商标的特殊使用规定。
4. 联系实际，试述与医药有关的著作权作品。
5. 简述医药商业秘密的主要特征和保护方式。

（童荣生）

第十五章　药物经济学

第一节　药物经济学的基本概念与评价方法

　　药物经济学是近年来新发展起来的一门交叉学科，是经济学原理与方法在药品领域的具体运用。药物经济学的任务主要是通过成本分析对比不同的药物治疗方案或药物治疗方案与其他治疗方案的优劣，设计合理的临床药学监护方案，保证有限的社会卫生资源发挥最大的效用。

　　药物经济学最早起源于美国，19世纪50年代以后，美国的公共医疗保健费用迅速增长，高昂的医疗保健费用令政府不堪重负，为了使有限的医疗保健资源能够最大限度地发挥效用，1979年美国国会责成其下属的技术评定局对公共医疗费用进行成本效用分析。到了20世纪80年代，产生了pharmacoeconomics（药物经济学）这一英文词汇，1989年在美国出版了第一本药物经济学专业期刊《Pharmacoeconomics》，1991年专著《药物经济学原理》出版，药物经济学作为一门交叉学科初步形成。

> **课堂互动**
>
> 　　"沉重的医疗费用、虚高的药品价格让我们不得不思考，如何用最少的费用支出达到患者最佳的治疗效果。"北京大学教授刘国恩表示，药物经济学研究结果作为指导临床治疗决策和合理用药的重要指标，已在许多国家得以推广应用，并在卫生决策过程中发挥不可替代的作用。
>
> 　　提问：药物经济学在卫生决策中能发挥什么样的作用？

一、药物经济学的基本概念

1. 药物经济学定义 广义的药物经济学主要研究药品供需方的经济行为，供需双方相互作用下的药品市场定价，以及药品领域的各种干预政策措施等。狭义的药物经济学是一门将经济学基本原理，方法和分析技术运用于临床药物治疗过程，并以药物流行病学的人群观为指导，从全社会角度展开研究，以求最大限度地合理利用现有医药卫生资源的综合性应用科学。药物经济学需要有经济学、药学、临床医学、流行病学、社会学、管理学、生物统计学、信息科学等多学科的知识。

2003 年国际药物经济学与结果研究协会（International Society for Pharmacoeconomics and Outcomes Research，ISPOR）组织 Berger 等专家编写了《卫生保健的成本、质量和结果》一书，对药物经济学的定义为："药物经济学是一门科学，它评价药品、服务及规划的总的价值，强调在预防、诊断、治疗和疾病管理干预措施中的临床、经济和人文的结果，提供最优化配置卫生资源的信息。"

2. 成本 药物经济学研究中的成本是指社会在实施某一药物治疗方案所投入的财力、物质和人力资源，又称费用，通常包括直接成本、间接成本和隐性成本。

（1）直接成本 指提供医疗服务的代价或资源的消耗，由直接医疗成本和直接非医疗成本两部分组成。

直接医疗成本是指实施某方案或项目所消耗的医药资源，如医疗费、药费、检验费、医生的时间、工资和其他保健成本。直接非医疗成本是指患者寻求医疗服务而导致的个人消耗，如差旅费、食宿费、营养食品费等。

（2）间接成本 指由于疾病、伤残或死亡所造成的收入损失。包括休学、停工、早亡所造成的工资损失等。

（3）隐性成本 指难以用货币单位确切表达的成本。一般是指疾病、预防或诊断措施等引起的疼痛、恐惧、担忧等肉体和精神上的痛苦和不适，以及生活与行动的不便等。

案例解析

颈部疼痛间接成本的计算

一项在荷兰进行的颈部疼痛疾病负担的研究中，研究者使用了人力资本法和摩擦成本法两种方法对 1996 年荷兰的颈部疼痛带来的间接成本进行测量。该研究发现，用这两种不同的方法测量得到的间接成本差异很大，前者约是后者的 5.5 倍。

1. 人力资本法 根据荷兰的卫生保健规定，患者可以带薪休假 52 周，52 周以后如还不能返回工作岗位，则可以申请领取伤残保障金，即患者离开工作岗位 52 周之内，作为请假处理，超过 52 周以上部分作为伤残处理。因此，研究者将间接成本的构成划分为因病请假成本和残疾成本两项。经计算，因请假引起的间接成本加上因残疾引起的间接成本等于该疾病采用人力资本法测算的总间接成本，为 5.264 亿美元。

2. 摩擦成本法 根据 Koopmanschap 和 Rutten 的研究，20 世纪 90 年代初期，荷兰社会的疾病摩擦期为 90 天，也就是说，即使一名患者休了 7 个月的病假，实际的社会生产力损失仅为 90 天。

在这项研究中，把颈部疾病患者分为两类：一类为因病请假小于等于 90 天（摩擦期）的患者，另一类为因病请假大于 90 天的患者（包括残疾患者）。如果患者的请假时间小于 90 天，则雇主需要承担生产力下降造成的损失，但不需要招聘新员工，如果患者的请假时间超过 90 天，则雇主需要招聘新员工，实际上仅需要承担 90 天的生产力下降造成的损失。经计算，1996 年荷兰全国以上两个患者群体的间接成本之和等于 9634.6 万美元，即摩擦成本法计算得到的间接成本。

（资料来源：刘国恩. 中国药物经济学评价指南及导读 [M] . 北京：科学出版社，2015.）

解析： 在本案例中，由于采用了不同的计算方法而得出的数据差别较大，会对决策者的决策产生明显影响。上述两种计算方法并无对错之分，只是因考虑问题的角度差别从而导致结果差异较大，从案例中可看出摩擦成本法更贴近社会实际情况。由此可知，在一个项目中，间接成本的计算需统一标准和方法并在研究全过程中保持一致，避免重复计算和漏算，仔细识别影响成本的各种因素，从而最大限度地减少成本计算的偏差。

3. 收益 收益是指实施预防、诊断或治疗措施所产生的有利或有益的结果，包括直接收益和间接收益。

直接收益是指实施预防、诊断或治疗措施直接产生的有利或有益的结果，如患者的健康恢复和促进等。

间接收益是指实施预防、诊断或治疗措施间接产生的有利或有益的结果。如疾病疗程缩短而减少的工资损失和家人陪护损失等。

在药物经济学研究中，根据计量指标的不同，收益又可分为效益、效果和效用。

效益是指实施药物治疗方案的有用结果，以货币单位表示，即转化为货币的用药结果。效益又可以分为直接效益、间接效益和无形（隐形）效益。直接效益可通过减少的卫生资源来确定，间接效益可通过减少的经济损失来确定，但无形（隐形）效益的测定相对复杂，一般通过减少的身体和精神不适来确定。

效果是指实施药物治疗方案的临床结果，即在一定人群中实施一项干预措施，达到预期目标的程度。效果可用治愈率、好转率、细菌转阴率、不良反应发生率等客观指标表示。

效用是以人们对实施预防、诊断或治疗措施所产生结果的满意程度来计量的收益，是患者对自身接受治疗后健康状况的主观判断。

二、药物经济学的分析方法

药物经济学的主要分析方法建立在成本分析（cost analysis，CA）的基础上，因此，常用的分析方法均以货币金额作为成本指标。主要分析方法包括成本 - 效果分析（cost - effectiveness analysis，CEA）、成本 - 效益分析（cost - benefit analysis，CBA）、成本 - 效用分析（cost - utility analysis，CUA）和最低成本（cost‑minimization analysis，CMA）等。

1. 成本分析（CA） 只评估投入的成本，不涉及产出或结果，如疾病的成本分析、药物的成本分析和药物不良反应的成本分析等，故 CA 无明显治疗学意义，只能为成本控制和资源优化配置提供参考依据。

2. 成本‑效益分析（CBA） 是一种将成本和结果均以货币单位进行测量与评估，并据此计算和比较成本得失净值或成本与效益比值的经济学分析方法。其中，成本包括药物治疗的直接成本（如就诊费、检查费、药费和病床费）和因病所产生的间接成本（如陪护费等），效益以货币来衡量药物治疗的结果。可见，CBA 可以比较成本和效益的相对高低（两者之差或比率），药物治疗是否有价值取决于所生效益是否超过所耗成本，当效益大于成本时则可认为该方案可行。因此，CBA 的优点在于它可对不同治疗方案间的效益和成本的比值进行直接比较，为在这种或多种方案中选择最佳者提供科学依据。

3. 成本‑效果分析（CEA） 是一种结果以某一特定的临床治疗目标（如症状缓解、疾病治愈或延长生命的时间等）为衡量指标，并据此计算和比较成本与效果比率或每单位所需成本的经济学分析方法，其目的是选择达到某一治疗效果时所需成本最低的治疗方案。

4. 成本‑效用分析（CUA） 旨在评估和比较改进生命质量所需成本的相对大小或质量调整生命年限（quality adjusted life years，QALY）所需成本的多少，以此描述人们在改进健康上每花费一定成本所获得的最大满意程度。QALY 是指用健康满意的生活年数来衡量患者实际的生命年数。

5. 最低成本分析（CMA） 是指当两种或多种方案效益相等时从中选出成本最低方案的一种分析方法。CMA 是 CBA 的一种特例，它是在临床效果完全相同的情况下，比较何种药物治疗（包括其他医疗干预方案）的成本最小。它首先必须证明两个或多个药物治疗方案所得结果之间的差异无统计学意义，即 $P > 0.05$，然后通过分析找出成本最小者。由于它要求药物的临床治疗效果，包括疗效、副作用、持续时间完全相同，所以应用范围较局限。CMA 虽然只对成本进行量化分析但也需要考虑效果，这是 CMA 与 CA 的区别。

三、药物经济学的作用

药物经济学在我国的发展已有十余年，但在国内仍然是一门新兴的学科。不同学科背景的研究者对药物经济学也有不同的理解。药物经济学有以下几个方面的作用：①提高药物资源的技术效率和配置效率；②促进临床合理用药；③控制药品成本的不合理增长；④药物定价与报销补偿；⑤提供市场营销依据；⑥提供药品政策决策依据。目前，药物经济学在国内已应用宏观药品政策的研究、药品价格的制定、药物经济学评价（成本及结果研究）、药物补偿和医院药品目录、药品市场营销和循证医学等几方面。

四、药物经济学与国家基本药物制度

制定国家基本药物制度和国家基本药物目录，都需要引入药物经济学的原理和方法对药物进行经济性评价。

我国人口众多，医疗卫生资源分配极不均衡，很多人还难以得到基本药物供应的保障，不合理用药现象非常突出。对政府而言，普及基本药物仍是一项艰巨的任务，应制定相应的政策使真正需要药品治疗的人群得到基本药物的治疗，特别是农村地区和偏远山区。

政府在制定和调整国家基本药物目录时，充分引用药物经济学的评价结果，有助于国家基本药物的遴选，满足我国低收入水平及不同层次的患者的用药，做到尽可能的公正、科学。目前，澳大利亚、加拿大等国已经制定各自的药物经济学研究准则，以确定药品能否进入《药品报销目录》。在评审时，这些国家要求按照规定的药物经济学指标提供候选药的药物经济学研究报告，此举取得了较好的效果。因此，加强对药物经济学的研究，并应用到基本药物领域，使基本药物的遴选更客观、更有说服力。

同时，成本的变化对成本效果分析的影响可以利用联合国系统里提供的药品指导价格信息，以及来源绝对可靠的成本信息来进行估算。只要能够获得公开发表的成本效果分析和系统评估，这些信息就可以加以利用。专家委员会在任何时候都会详细说明其建议并给出该建议的真实证据。新的目录更新程序将随着成员国应用成本效果分析的经验的积累而不断发展，也有利于药品价格的政府定价和监管。

在推进我国基本医疗保险制度改革的过程中，制定有基本医疗保险的用药目录，为医疗保险统筹基金的药品费用支付提供了依据。为了增加基本医疗保险的覆盖面，充分提供可靠的药品信息，引导公众使用仿制药品，不鼓励使用品牌药品，也应当在开展药物的经济性评价的基础上，制定和调整基本医疗保险的用药目录。同时，加强对药品定价的监管，鼓励价格竞争；在医疗机构推广药物经济性评价以提高用药效益，使民众以较低费用获得较大用药效果。

节省药品支出是发展中国家与发达国家政府部门都在关注的重要问题，因此，应当在大力推行基本药物目录的前提下，制定出合理的基本医疗保险用药目录。

第二节　药品的需求与供给

对药品需求与供给进行分析，找出影响需求与供给的各种因素，判断这些因素的影响程度，从而能够预测未来药品的需求与供给量。根据需求与供给量来合理配置药品资源，以有限的资源最大程度地满足人们的需求，这正是药物经济学发挥其重要作用的领域。

一、药品的需求

（一）药品的需求规律与弹性

药品需求是指在一定时期、一定价格水平下，消费者愿意并能够实现购买的药品总量。药品需求的形成需要有两个基本条件：首先是购买意愿，即消费者要有购买药品的意愿；其次是支付能力，即消费者能够买得起希望购买的药品。

根据经济学中的需求规律可知在一般商品市场中，产品需求与价格成反向关系，即产品价格上涨引起需求量减少。反之，价格下降引起需求量上升。但是药品属于特殊商品且并非生活必需品，根据国内学者朱航宇和顾海（2006）采用 ELES 模型进行的研究可知药品需求价格缺乏弹性。

（二）药品需求的特征

1. 集中性　药品的需求主要集中在城镇公费医疗和医院。我国药品的消费约 80% 在城镇，约 20% 在农村，在城镇消费的药品中一半以上是由公费医疗支付的。全国药品有约 80% 以上是通过医院到消费者手中，只有约 20% 是通过零售店卖给消费者的。

2. 信息不对称性　药品需求特别是处方药的需求，决策权不在使用者，一般掌握在医生手中，医生对药品需求有很大的影响，这是药品需求与其他商品需求的本质区别，是由药品需求的不对称性决定的。药品能否正确使用关系到患者的生命、健康和安全，患者在购买药品时，对于药品的适应证、性能、副作用、疗效等方面缺乏专业了解，不能自行决策，对医生存在着很强的依赖性，需要医生给予购药指导和决策，医患双方的信息不对称，导致患者非主动性消费现象突出。

3. 缺乏弹性 消费者对药品价格变动敏感性低，药品需求受市场价格变动的影响较少。由于药品是用于防病治病的，对消费者来说，生命是最重要的。药品价格升高，并不会引起整个消费需求的明显减少，尤其是用于治疗危及生命疾病的药品，其需求的价格弹性更小。

4. 波动性大 药品需求波动性大一般是由于突发性、流行性疾病等原因造成的。突发性、流行性疾病会使相关的药品的需求量增加，呈现出明显的波动性。

5. 消费结构多样化 由于消费者之间存在民族、居住地区、受教育程度、经济发展水平、用药习惯的明显差别，对药品的需求差异很大，消费层次多，消费结构呈现多样化。

6. 复杂性 药品有时单独使用，有时作为其他医疗服务的替代品或互补品，有时又作为其他药品的替代品或互补品。由于某种商品的替代品或互补品价格的变化会引起该种商品的消费量的变化，这种影响的强度通常用交叉弹性来表示，因此很多相关药品的价格变化都可能影响到某种药品的消费量，对于这种复杂的情况往往需要根据实际情况作出具体分析。

二、药品需求量的影响因素

影响药品需求量的因素可以分为三个层次：核心因素是个人的健康观念和生活方式；第二个层次是患者的经济承受能力；第三个层次是文化与亚文化、医学临床技术、医疗服务体系、社会保障制度与医疗保险、人口学与流行病学、邻里与学校的影响、政治、社会经济与社会发展等因素。

（一）经济承受能力影响

经济承受能力是指为了治疗疾病，在利用医疗卫生服务和消费药品和其他物品的过程中，支付相关的费用的能力。可以看到，在现代的社会收入结构与收入水平条件下，治疗疾病的费用远远超过普通居民的收入水平，除了疾病带来的痛苦之外，这种远远超过收入水平的经济负担，对于个人和家庭来说，所带来的破坏性作用是毋庸置疑的，极大地影响了药品的需求。

（二）疾病的严重程度及其认知水平

影响人们不能及时使用药品的第一位原因是自认为病情较轻，不用服药或就诊，这涉及到疾病所带来的痛苦程度是否被患者认可的问题。

首先是疾病带来的痛苦是否影响到了正常的工作和生活，如果病痛超出了患者的忍受程度，患者就会使用药品。其次是患者对感觉到的症状的可能性结果的推测与预期。尽管一些症状带来的痛苦并没有超过忍受程度，但是这些信息可能与一些不好的结果，或者是与严重的疾病有非常密切的关系，那么患者还是愿意使用药品的。再次是人们对那些尚未出现不良症兆，但是已经发生了可能导致疾病发生的一些事件给与的关注程度。如果这些事件恰好是疾病的重要起因，就容易引起人们的重视。例如尽管没有可信的证据证明化妆品对胎儿的影响，一些孕妇还是在孕期改变了过去的生活习惯，不再化妆。这是人们的健康知识和自我保健意识的影响。那些掌握一定健康知识的群体，更容易采取健康行为，在没有疾病发生或没有诱发疾病的条件存在的前提下，仍然预防性地使用药品、服用一些营养保健品、有计划地参加体育锻炼。

（三）社会环境影响

1. 社会文化因素的影响　文化是一个社会的特征，它影响人们的行为和思想，规定了大多数人的行为举止，是人们思考和行为的指南，在消费者决策中起至关重要的作用。

2. 消费价值观的影响　人的价值观是一种多维度、多层次的心理倾向系统。消费价值观是指人们对消费行为、消费方式的价值取向。不同的消费者对药品的价值评价是不一样的，由此会影响到他们的药品需求。

3. 消费习俗的影响　消费习俗则是人们在日常生活消费中，由于自然环境、物质生活条件、经济发展水平和民族发展历史等原因，形成了各个国家、各个民族独具特色的约定俗成的消费习惯。它影响着人们的价值观念、消费观念，具有较强的稳定性。消费习俗是以国家、民族和地区为基础形成的，不同国家、民族的不同消费习俗，直接影响着消费行为，影响着个体消费者对商品的选择。这种影响是深远的，很难改变的。

4. 宗教信仰的影响　宗教信仰也是影响药品需求的重要因素，具体表现为：影响消费者对药品价值的判断；影响消费者对药品的行为方式。

（四）家庭因素的影响

家庭对药品需求有着极为重要的影响，主要影响因素是家庭决策类型、家庭生命周期、家庭收入水平等。

1. 不同决策类型家庭的影响　家庭是消费活动中的基本单元，但药品购买决策的制定，通常不是家庭这个集体，而可能是家庭中的某一个人或几个人。一般来说，家庭药品购买决策者，往往是家庭收入来源主要提供者。不同家庭由于决策类型不同，其购买行为也会有所区别。家庭决策类型可以分为各自做主型、丈夫支配型、妻子支配型及共同支配型四种。不同的家庭决策类型，其购买行为带有明显的主要决策者的消费心理特征。

2. 家庭生命周期的影响　家庭生命周期是大多数家庭所必经的历程，是指家庭从建立到结束全过程所经历的时间。从家庭整体来说，生命周期是根据年龄、婚姻状况、子女及其成长状况来进行的。一般分为六个阶段：一是新婚阶段，指年轻夫妇，刚刚组成家庭，尚未有小孩；二是满巢期Ⅰ，指年轻夫妇，有一个6岁以下的小孩；三是满巢期Ⅱ，指年纪稍大的夫妇，有6岁以上的小孩；四是指满巢期Ⅲ，指年纪较大的夫妇，有能自立的子女；五是空巢期，指年纪大的夫妇，身边无子女；六是鳏寡期，指老年单身独居。处在不同阶段的家庭，对药品的需求和构成有极大的差别。

3. 家庭收入的影响　收入水平的高低直接影响着药品的需求状况。收入水平高的家庭，在满足了食物支出之后，剩余的可任意支配的收入较高，它就有较高的药品消费能力。当家庭成员产生药品需求时，家庭可在较短的时间内形成购买决策并加以实施行为以满足需要。相反，一个家庭如果收入偏低，那么除去食物方面的必要支出外，可任意支配的收入很少。当这类家庭需要药品时，他们对药品价格非常敏感，购买决策很慎重，可能需要较长时间进行准备之后才有能力实施购买。

（五）社会阶层的影响

社会生活中，每个消费者都归属于一定的社会阶层，他们对药品的需求必然要受到所属阶层的制约与影响，同一社会阶层的消费者在消费心理与行为表现上会有许多相似之处，而不同社会阶层的消费者则表现出明显的差异。

（六）相关群体的影响

相关群体是指能够影响药品购买行为的个人或集体。总之，只要某一群人在消费行为上存在相互影响，就构成了一个相关群体，不论他们是否相识或有无组织。某种相关群体的有影响力的人物称为"意见领袖"或"意见领导者"，他们的行为会引起群体内追随者、崇拜者的仿效。影响药品需求的常见相关群体包括：家庭、同学、同事、邻居、亲戚朋友、社会团体以及名人专家等。

（七）药品质量的影响

药品质量是药品的生命，在相同的市场和相同的药品结构条件下，质量好的药品也是影响需求的重要因素。患者使用药品的最终目的是获得身体的康复，所以衡量一种药品是否具有生命力和市场竞争力的标准之一就是其疗效。

三、药品供给

（一）药品供给的概念

药品供给是指生产者在一定时期内，在各种可能的价格下愿意而且能够提供出售的药品的数量。根据这个定义，要形成药品供给必须满足两个方面的条件：第一，生产者要愿意提供；第二，生产者要有提供药品出售的能力。

（二）药品供给规律与弹性

在药品市场中，一般药品的供给与价格成同向关系，即药品价格的涨跌会引起药品供给量的增加或减少。由于药品生产具有技术专业性的特点，生产企业短期内调整产量较为困难，导致药品供给的价格弹性通常小于其他商品。

（三）药品供给量的影响因素

1. 药品价格　药品价格是药品供给量最重要的影响因素。一般说来，某种药品的价格越高，制药企业的利润空间就越大，提供的药品产量就越大。相反，价格越低，提供的药品产量就越小。在政府的药品价格措施中，就应当着重降低那些定价过高的药品的价格。如果政府对原本利润空间就很小的低价药品进行降价，则可能导致药品的供给明显减少，甚至停产。

2. 生产成本　在药品市场价格不变的情况下，生产成本的升高会降低企业利润，从而减少药品供给量。相反，生产成本的降低会增加企业利润，从而增加药品供给量。在一个充分竞争的市场中，为了获得更高的利润，企业往往会想方设法地降低本企业的生产成本。

3. 生产技术水平　技术是企业生产中的重要投入要素。在一般情况下，生产技术的提高可以降低企业的生产成本，增加利润，企业将提供更多的产品。制药行业属于高新技术行业，本身就具有技术要求高的特点，因此技术创新对制药企业的影响尤其重要。

4. 相关商品的价格　这里的相关商品主要是指同一个企业或行业投入资源生产的多种商品。当一种商品价格不变，而另外一种相关的商品价格变化时，会影响到该药品的供给量。例如，对一个既生产抗生素又生产解热镇痛药的制药企业来说，如果解热镇痛药的价格不变而抗生素的价格降低，则企业会减少抗生素的供给，同时还会增加解热镇痛药的供给。

5. 生产者预期　如果生产者对前景乐观，预期商品价格将上涨（或需求量增加），就会增加商品的供给。相反，如果生产者对前景悲观，预期商品价格将下降（或需求量减少），就会减少商品的供给。例如，在进入冬季和春季之前，制药企业会预期由于季节变化的因素，感冒患者可能增加，对抗感冒药品的需求量将增加，企业就会提前进行准备，增加药品的供给。

第三节　合理用药与药物经济学

药物是人类防治疾病和维护自身健康的重要保障。迄今为止,在疾病的治疗中,绝大部分疗效是通过药物获得的。为了人类的生存和健康,不仅要研制更多更有效的药物,而且应当合理使用现有的药物,使之发挥应有的医学效益、社会效益和经济效益。药物的价值要在使用环节中体现,而对用药结果的评价正是药物经济学研究的主要内容,因此合理用药与药物经济学有着密切的联系。

一、合理用药概述

1985 年世界卫生组织在内罗毕召开的合理用药专家会议上,把合理用药定义为:"合理用药要求患者接受的药物适合他们的临床需要,药物的剂量符合他们个体需要,疗程足够,药价对患者及其社区最为低廉。"

1987 年 WHO 提出合理用药的标准是:①处方的药应为适宜的药物;②在适宜的时间,以公众能支付的价格保证药物供应;③正确地调剂处方;④以准确的剂量、正确的用法和疗程服用药物;⑤确保药物质量安全有效。

(一)合理用药内涵

"用药"的含义十分丰富,可以具体到个人使用药物防治疾病,调理身心状态,也可以宏观到一个国家整体意义上的药物利用情况。用药的主体依赖于描述的对象,临床上主要为单个的患者或医药卫生人员,有时则会把医疗机构、社区甚至国家作为用药主体,讨论普遍性的用药问题。

用药首先必须合法,人类的合法用药主要为达到一定的医学目的,包括:①预防、诊断和治疗病症;②调节机体生理机能;③增强体质,增进身体和心理健康;④有计划地繁衍后代。药物还在非医学的领域得到广泛应用,有些国家用药物作为执行死刑的工具。由于药物的特殊属性,药物被非法使用的现象越来越多,集中表现在竞技性体育活动中滥用兴奋剂、糖皮质激素等药品,少数人吸食麻醉药品和精神药品成瘾等。这些违法行为是必须禁止和严惩的。

从用药的过程和结果考虑,合理用药应当包括安全性、有效性、经济性和适当性四大要素。

1. 安全性　安全性是合理用药的首要条件,直接体现了对患者和公众切身利益的保护。安全性不是药物的毒副作用最小,或者无不良反应这类绝对的概念,而是强调让用药者承受最小的治疗风险获得最大的治疗效果,即获得单位效果所承受的风险(风险/效果)应尽可能低。

2. 有效性　人们使用药物,就是要通过药物的作用达到预定的目的。不同的药物用于不同的情形,其有效性的外在表现明显不同。对于医学用途的药物治疗,要求的有效性在程度上也有很大差别,分别为:①根除致病原,治愈疾病;②延缓疾病进程;③缓解临床症状;④预防疾病发生;⑤避免某种不良反应的发生;⑥调节人的生理功能。至于非医学目的的用药,要求的有效性更是千差万别,如避孕、减肥、美容、强壮肌肉等。

判断药物有效性的指标有多种,临床常见的有治愈率、显效率、好转率、无效率等,预防用药有疾病发生率、降低死亡率等。

3. 经济性　经济性并不是指尽量少用药或使用廉价药品，其正确含义应当是获得单位用药效果所投入的成本（成本/效果）应尽可能低，获得最满意的治疗效果。

造成药品供需矛盾的主要原因，不是药品产量不足，而是社会支付能力有限。不合理用药造成严重的药品浪费，加重了国家和社会组织的经济负担，使已经存在的药品分配不公更加突出。解决这种特殊的药品供需矛盾，关键在于合理控制药品的使用，因此，经济地使用药物就成为合理用药的新内容。

4. 适当性　合理用药最基本的要求是将适当的药品，以适当的剂量，在适当的时间，经适当的途径，给适当的患者，使用适当的疗程，达到适当的治疗目标。适当性的原则强调尊重客观现实，立足当前医药科学技术和社会的发展水平，避免不切实际地追求高水平的药物治疗。

（二）合理用药的意义

一方面，药物的作用具有两面性，其防治疾病、保障健康的有益作用是主要的，但其对人体造成的不良反应往往难以避免，对社会的危害更不容忽视。迄今为止，人类还不能达到研制出的药物完全有益无害，只有加强对药物使用权限、过程的监管，力求应用得当，趋利避害。

另一方面，药物是社会发展必不可少的宝贵资源，其实际种类数量十分有限，远远不能满足人类日益增长的卫生保健需求，必须在药物资源的配置和使用方面精打细算，通过正确选用、合理配伍，发掘现有药品的作用潜力，提高使用效率。

（三）我国目前临床用药状况

合理用药是临床用药的理想境界，但实际上，临床用药有许多是不合理的，这些不合理用药现象正是提出"合理用药"思想的直接原因。因此，推行合理用药，首先必须正视临床不合理用药的现状，探究影响合理用药的因素，分析产生临床不合理用药的原因，然后才能有针对性地寻求解决的办法。当前我国不合理用药主要有以下几个方面的表现。

1. 有病症未得到治疗　患者患有需要进行药物治疗的疾病或症状，但没有得到治疗，包括得不到药物和因误诊而未给予需要的药物。

2. 选用药物不当　指对患者存在的病症选用的药物不对症，对特殊患者有用药禁忌，或者合并用药配伍失当等。

3. 用药不足　包括剂量太小和疗程不足，多发生在因畏惧药物不良反应，预防用药，或以为病情减轻过早停药的情况下。

4. 用药过量或过分　给患者使用了对症的药物，但剂量过大或者疗程过长；或者给轻症患者用重药，联合用药过多等。

5. 不适当的合并用药　未根据治疗需要和药物特性设计合理的给药方案，无必要或不适当地合并使用多种药物。

6. 无适应证用药　患者并不存在需要进行药物治疗的疾病或不适，医生安慰性地给患者开药及给患者保险性用药。

7. 无必要地使用价格昂贵的药品　医生单纯为了提高医疗单位的经济收入而给患者开大处方，开价格昂贵的进口药。

8. 给药时间、间隔、途径不适当　表现在需要按时给药的药物不按时服用，不考虑空腹与否，不考虑用药方法的正确性等，从而导致药效降低，不良反应发生率增加。

9. 重复给药　包括多名医生给同一患者开相同的药物，并用含有相同活性成分的复方制剂和单方药物，或者提前续开处方。

总之，凡属人为因素造成的非安全、有效、经济、适当的用药都是不合理用药。

二、药物经济学在促进合理用药中的作用

对于治疗药物而言，由于其使用目的是治疗各种疾病，因此，药物经济学评价的任务是评价多个临床药物治疗方案之间，或者药物治疗方案与其他方案（如手术及其他各种治疗项目和临床药学服务项目）的相对成本与疗效的比较结果，为临床合理、经济、科学地使用药物提供依据。药物经济学评价的作用体现在以下几点。

1. 不同药物治疗方案的比较　药物经济学评价首先可以比较不同药物治疗方案的经济学差别。不同的药物治疗方案，在疗效、不良反应、成本等方面具有差别，药物经济学评价可以综合考虑这些因素，找出最优的治疗方案。如对同种疾病而言，不同的药物治疗方案有时可达到相同的治疗效果。因此，对不同的药物治疗方案的经济学评价还可帮助临床医师和患者在取得相同治疗结果的情况下获得更加经济的治疗方案。

2. 药物治疗与其他疗法的经济学评价　药物经济学同样可以评价药物治疗与其他疗法的经济学差别。例如抗癌药物的全身治疗与局部介入用药治疗方案的比较，使用 EPO 与输血的效果比较，药物治疗与手术治疗的比较，药物治疗与其他治疗方法如物理疗法的比较等。

3. 实施临床药学服务经济效益评价　临床药师参与制定药物治疗方案，可提高药物治疗合理性，从而减少药费开支；实施治疗药物监测可降低 ADR 发生率，从而节省住院时间和相关治疗费用；实施合理用药宣传，可提高患者服药依从性和药物治疗效率等。

第四节　新药研发与药物经济学

新药研发具有高投入、高风险、高收益的特点。新药研发的高风险性提高了研发总成本，高收益的获得通常以高投入为前提。因此要使新药研究开发能够获得高收益，主要在于最大限度地降低风险及适度地降低成本，避免风险，获得收益，这正是药物经济学研究的内容。

一、新药研究开发的成本特征

新药研究开发过程中的各种投入就是新药研究开发的成本，包括有形成本、无形成本以及风险成本。

1. 新药研究的人力资源成本　新药研究与开发是一项综合运用多种学科知识和高新技术的系统工程。因此，需要掌握相关知识与技能的高科技人才。新药研发涉及生命科学的绝大多数领域及化学合成、毒理学、药物及毒物代谢动力学、伦理学、计算机科学、信息技术、统计学、社会学、管理学、包装材料学、经济学、营销学等许多学科，需要多学科专家和高层次研究开发人员的通力协作。人力资本是新药研究和专利药品开发的关键。

医药研发创新来源于由科学家、工程师、技术人员、行政管理人员共同组成的团队。科技人才的质量和数量是研发能力的重要指标。高学历、高水平、技术能力强的人员要求是新药研究的最重要的条件，是基础成本。

2. 新药研发的硬件成本　新药研究是一种创新活动，不但需要高科技人才，还有对于基础设施的需求。从事药物研究开发的机构必须具有与其研究相适应的条件，新药的研究开发不但需要有实验室的科研仪器，还需要有中试生产的设备、设施，符合要求的实验动物，符合新药研发条件的环境设施，这些是新药研发的硬件条件，属于有形成本。

3. 新药研发的管理成本 为了保障人体用药安全和人民身体健康，国家制定了一系列法规来规范新药的研究，加强药品的监督管理。药品临床前和临床研究都需在质量保证体系下规范试验的真实性和可靠性，药物临床前研究中的安全性评价研究必须执行《药物非临床研究质量管理规范》，新药临床研究必须执行《药物临床试验质量管理规范》，新药的中试生产必须执行《药品生产质量管理规范》，这些都需要较高的成本。同样，研究决策者的经营管理和软件建设，实施发展战略，贯彻人力资本的激励机制等也有较高的成本产生。

4. 新药研发的过程和风险成本 从药物化合物的合成、筛选、药效、药理及毒理试验，直至经过临床研究到最终批准上市，中间要经过许多阶段，在新药研究的每一阶段都有失败的可能，正是在一次次的失败中，总结经验教训，才可完成新产品的设计和研究。新药的研发周期长，难度高，风险大，增加了新药研究开发的总成本。

5. 新药研发的时间成本 新药研发是一项复杂庞大的系统工程，从研发开始到最终上市，其时间跨度可达十几年。其中，约有30%的时间用于临床前研究，约50%的时间用于临床实验，约20%的时间用于药监部门的审批。

6. 创新药开发的费用、时间日益增大 药品的研究与开发代价高昂。20世纪50年代研发一个新药费用约为100万美元，70年代大约为5000万美元，80年代为3亿美元左右，到21世纪初已达8~10亿美元，而且各制药公司用于研究开发的费用已经增加到其销售额的15%~20%，为研发投向比重最高的行业，是排在第二位的电子设备的2倍，相当于其他化学工业的3倍以上。

7. 新药研发的规模经济性 根据创新经济学可知，在技术进步中存在明显的规模经济性。新药研发的规模经济性体现在两个方面，一是企业规模对新药研发启动概率的影响，对新药研究与开发投入资金的影响，对新药研发产业的影响。企业规模大直接决定着技术跟踪能力强。二是新药研发本身也具有规模经济性。新药研投入具有高阈值的特点，在低于这一水平的投入规模上，就难以开展有效的研活动。只有当各种要素都能够达到一定的"临界值"才能获得预期的效果。

总之，新药研究开发需要有较高的人力、物力、资金及时间的成本投入，由此也决定了新药研发科技含量高、研发阈值高的特点。

二、新药研究的风险特征

"风险"是人们日常生活和经济活动中经常使用的一个词语，新药研发过程是一个复杂、长期而又充满挑战的过程，在研发的整个过程中，环节错综复杂，每一环节都存在着失败的风险，即使是最有希望的新药研究，也有可能中途夭折。因而，新药研发的最突出的特征就是高风险。

根据新药研发的实际情况，在新药研发的整个周期中我们可以从风险产生原因的角度对风险进行划分，将新药研发的风险分为环境风险、决策风险、管理风险、技术风险、财务风险、生产风险、市场风险、人员风险等八类。

1. 环境风险 指由于新药研发项目外界环境的制约及变化而造成财产损失和损害以及人员伤亡的风险，具体可分为地理环境风险、法律法规风险以及政治风险等。药品是特殊商品，与人类的健康息息相关，因此新药研发必须遵循一定的法律法规，进入市场也有相关的法规限制，如果不遵循这些规章就会造成很大的经济和名誉损失。另外，随着中国的入世，知识产权保护所引起的风险对企业的经营活动尤其是技术创新活动越来越重要，新药研发产权风险的基本含义就是指由于知识产权保护不当或信息不足而导致新药研发的成果功亏一篑的可能性。它包括两方面的问题：一是在药物创新过程中使用相关专利技术时未经他人许可，导致专利纠纷，创新成果无法被承认；另一个问题是在药物创新过程中未注意从知识产权的角度保护创新成果，被他人廉价使用或侵犯，导致企业的技术创新收益下降。

2. 决策风险 企业产品创新决策，意味着必须对客观环境做出创造性反应。因为决策者在解决产品研发创新资源的配置过程中出现疑难问题时，没有可供利用的现成方案。决策风险主要来自两个方面：一方面是由于人们的认识能力和预测水平的局限性引起的。研发项目的决策，一般是经过充分的调研，并对项目的技术可行性、经济合理性进行科学预测和分析论证的基础上做出的。但由于人们的认识能力、预测手段的局限性，做出的判断可能带有某些不确定性，从而带来风险；另一方面是由于决策不科学等主观因素造成的主观臆断、盲目决策，从而提高了研发风险。以新药研发为例，随着医药行业竞争的加剧，市场细分更趋明显，新药研发立项决策阶段得做好充分的调研工作，避免开发的盲目性。

3. 管理风险 新药研发的管理能否有效保障新药研发的顺利组织实施即是所谓的管理方面的风险。它通常是指由于新药研发的有关各方面关系不协调以及管理不善等引起的风险，包括新药研发过程管理的方方面面，如：计划的时间、资源分配（包括人员、设备、材料）、质量管理、管理技术（流程、规范、工具等）的采用以及外包商的管理等。管理风险可以用项目的决策者素质、管理激励体制、进度风险、进入市场时机等指标来衡量。范围、时间与费用是新药研发项目的三个要素，它们之间相互制约，不合理的匹配必然导致项目进展困难，从而产生风险。组织结构不合理同样会造成沟通不畅和资源浪费产生组织风险。资源不足或资源冲突方面的风险同样不容忽视，组织中的文化氛围同样会导致一些风险的产生，如团队合作和人员激励不当导致人员离职等。各学科工作衔接不合理、缺少相应设备、存在某些技术上的失误、原材料供应不及时、缺少某方面的专家、沟通上的障碍、人事组织上的失误以及药品注册法规的改变等等，这些因素都有可能导致项目进度延期，带来进度风险。

4. 技术风险 指以现有的技术能力能否完成对新药的研制，其来源于两方面：一方面是对于创新药物的开发，由于技术本身还存在若干缺陷而使药品开发面临可能失败的风险，包括：技术上的不确定性，即现有技术能否按预期目标实现药品有效性和安全性等方面的指标在研发之前和研发过程中是不确定的，因技术上失败而终止新药项目的例子是很多的。药品生产和售后服务的不确定性，新药开发出来如不能进行成功的生产，仍不能完成创新过程，工艺能力、材料供应、零部件配套及设备供应能力等都会影响产品的销售和生产。技术效果的不确定性。技术寿命的不确定性，由于药品变化迅速，寿命周期短，因此极易被更新的技术代替，被替代的时间也是难以确定的，当更新的技术比预期提前出现时，原有技术将蒙受提前淘汰的损失。

5. 财务风险 高投入意味着高风险，但不一定有高回报。对于高投入的新药研发，它的财务风险主要包括筹资风险、投资风险、资金回收的风险三个方面。通常新药研发过程中在财务上有可能出现如下问题：由于决策者盲目决策，在项目立项过程中，没有科学地进行投资可行性分析，技术成果进入市场后企业获取的收益小于创新投入，净现金流为负值。在决策时没有事先做好资金和融资渠道的筹划准备，投入了超过自身财务资源所能承受的研发项目中，造成新药研发项目的失败，导致前期投入无法收回。融资渠道选择不当，使得技术创新的资金成本上升，降低了技术创新的收益。资金分配、运用不合理。企业或组织未能根据自身的特点和发展阶段合理地分配使用资金。在项目决策时对项目阶段划分不细，未能做好对具体项目的资金使用计划，使得新药研发项目中途无以为继，延缓了新药研发过程，给竞争者提供了超赶的机会，甚至由此丧失新药申报资格，前期的投入全部付之东流。

6. 生产风险 指在现有的生产条件下能否实现对药品的制造所引起的风险。在新药研发中原材料能否顺利采购、采购的原材料能否符合要求、生产所需能源能否保证供应、生产设备和生产工艺、车间操作人员的技术水平及熟练程度、生产所需费用能否得以保证，如此的这些情况都可能会给新药研发带来生产风险。

7. 市场风险 指新药上市后面临由市场接受能力、产品的竞争能力、市场需求变动、竞争者采取的行动等带来的风险。对于一个技术创新的新药来说，它的终极目标是占领市场，在新药研发时未能充分考虑拟研发新药的市场容量及同类药物的竞争度，未能把握拟研发新药相对于竞争者的优势，导致新药上市后缺乏竞争优势，不能很好地占领市场；如果药品开发成功，但却缺乏药物经济学价值，难以替代现有市场上的药品，那么这个药品开发就失去了上市的意义，就会给新药研发带来更大的经济损失。

8. 人员风险 指由于人员的能力不够、人员的不稳定等问题导致新药研发的风险损失。新药研发是典型的高科技项目，对人员素质要求很高，不仅要求有关人员具有很高的业务素质和专业技术水平，而且要有极强的质量意识和合作精神，否则就会影响新药研发的进展和最终的成功。它主要表现在两方面：一方面是由有关人员的能力不够造成的直接风险损失。研发人员缺乏应有业务素质和专业技术，不具备很好的团队意识和合作精神，最终影响到新药研发的进展计划。另一方面是由人员的不稳定带来的风险损失。研发人员变动过于频繁、关键岗位人才的流失等问题也会影响到整个新药研发的顺利进行。所以人员风险也是新药研发中不可忽视的风险。

三、新药研发的效益特征

新药研究开发而获得的回报是新药研究开发的收益，从经济学的角度讲，收益是推动新药研究工作不断前进的根本动力。新药研究开发一旦获得技术和商业上的成功，通常会得到丰厚的回报。

1. 新药研发和专利制度 企业要获得高收益，就需要在新药的研究阶段申请专利。专利法等知识产权法规授予发明创造者在一定的期限内独占利用其发明的权利，可以限制他人以盈利为目的的生产、销售和进口，这样就有效地制止了相同产品的重复生产，新药研究开发成功就意味着垄断市场的形成，而垄断市场的形成有助于开发者回收投资和获得回报，而且还获得下一轮的开发研究所需的资金，从而有效地鼓励新一轮的开发创新。这就是所谓的"融资—创新"循环。

医药工业最大的特点是产业的高度专利依赖性和专利药品发达国家的高度垄断性，这正如国际制药协会联合会指出的那样："全球医药行业的发展史正是一部医药专利战略的发展史。"

2. 专利产品收益高 药品专利的保护对象主要是药品领域的新的发明创造，即技术创新。包括新研发的原料药（即活性成分）、新的药物制剂或复方药物、新的制备工艺或其工艺改进、新用途或新的给药途径等。药品专利最重要的授权条件是新颖性、创造性和实用性。药品专利保护的是世界范围内最新的、付出了创造性的劳动后方才开发出来的药品或制备工艺，而所有填补国内空白的仿制药则不具有专利法意义上的新颖性，因此是不能得到专利保护的，这种要求显然高于其他行政法规。然而，药品专利只要求该药品或者制备工艺能够在产业上应用，也即具有产业化前景即可，而且，这种产业化应用主要是就其从技术上对疾病的治疗效果而言，而不对其毒性及安全性进行严格的审查。从这方面看，药品专利的要求低于其他行政法规。

医药领域与其他技术领域一样，专利也分发明、实用新型及外观设计三类，发明专利权的期限为20年，自专利申请日起计算。而有效专利期应从药品管理机构批准新药上市日开始计算，反映的是原创新药受到正式保护的期限。由于药品专利实行先申请制，多数企业为了抢时间，在动物试验证明了药品的效果后即申请专利，而新药临床研究和药品申请、审评及审批过程占用了大部分的专利期，导致实际的有效专利期缩短。对新药有效专利期影响最大的因素是提出专利申请到药品管理机构批准新药上市的时间间隔。有效专利期越长，新药的独占期越长，新产品的收益越大。据报道，在美国，有效专利期平均延长400天，销售额就能增长1亿美元。所以，为鼓励新药创新，美国和欧盟一些国家对批准上市的药品提供一种附加的保护证书，从而将其专利保护期有可能延长5~7年。

3. "重磅炸弹"药物（block buster，简称重磅药物）的开发 制药企业营业额和利润的增长几乎是完全依靠它的新产品开发能力，从国外大型跨国制药公司成功经验来看，销售排名居前40位的有影响的大型企业都是研究和开发型企业。如葛兰素史克、辉瑞、默克等跨国制药公司，都投入巨资开展创新药研究，尤其是重磅药物的开发。这些药物在给人类防治疾病带来新手段的同时，也给创制的企业带来巨额利润。

四、新药研发中的药物经济学评价

1. 开展药物经济学评价的意义 为防范风险、提高新药上市的成功机率，除了在技术上降低研究和生产成本以外，更需要研究者对市场情况、政策环境等因素进行充分的论证和估算，才能提高药品的上市成功率。一个新药的产生不仅要在科学领域具有先进性，还要在临床上有可行性，在市场上有经济合理性。也就是说，一个成功的药物产品要在制药企业利益不受损的前提下同时具备适应消费者"少花钱，用好药"的心理，满足医疗机构以低成本提供高质量卫生保健的需求，满足社会和政府部门分配卫生资源实现全社会医疗卫生保健水平不断提高的要求。药物经济学研究可以帮助人们更好地达成上述任务。

2. 实施步骤 新药研发阶段开展药物经济学评价，首先要明确研究对象。评价的对象包括两方面，即可供选择的各个治疗方案或治疗手段的成本和结果。选择现用的同类药物或非药物治疗手段作为对照，观测新药和替代疗法对受试者疾病转归或健康状况的影响和对治疗成本的影响。值得注意的是，药物经济学研究中，成本的测算要全面统计包括住院天数、占用医生时间、合并用药的情况等各种影响总成本的因素。合理全面的测算成本，对一项药物经济学评价案例来说至关重要。当然，并非所有的新药都适宜在研发阶段进行药物经济学评价。应选择与现有治疗药物在价格上或用量上有显著差异的品种，治疗周期不宜过长，且要注意选择具有一定代表性的医疗机构，各试验组中使用贵重仪器做检查、进入监护病房的数量要尽可能减少或相对平均。在不同的临床研究时期宜选择不同的评价方法。一般来说，在I期临床试验中宜采用最小成本法，分析新药和现有药物之间有否较大的成本差异，如果成本差异不大，又不能减少临床症状，该药即使临床效果很好也不会有更高的市场预期。在新药研发阶段使用最多的还是成本－效果法，依目前的情况来看，大多数新药的价格都高于现有药品，往往成本会高于现有水平。我们必须弄清楚新药给患者生活带来了哪些改善，给医疗机构减轻了多少工作量，一旦证实以新药的高成本换取的好效果确实值得，那么，该药还是具备一定的开发潜力的。成本－效果法适用于那些伴有严重毒副作用和缓解症状而非根除疾病的药物，如癌症化疗药和降压药等。在这些药物治疗的过程中，药物对患者生存质量的影响是长期的，效果比较明显。因此，在新药临床阶段，应把该药对患者生存质量的影响作为考察的关键内容之一。临床研究的各个时期都可以开展药物经济学评价，但最适宜的阶段还是Ⅲ期临床试验，因为，这个时期有足够的样本量，用药更接近实际情况，可以作为临床试验的一个组成部分，也完全可以单独设计并行的药物经济学评价研究。

3. 开展药物经济学评价应注意的问题

（1）药物比较对象的选择可能与临床试验的要求不相适应　药物经济学评价一定要比较现有药物治疗方案的优劣，而临床试验有时需要设置空白对照，若Ⅰ、Ⅱ期临床试验用的对照药物不适宜进行药物经济学评价，则给以后的经济学评价带来困难。

（2）药物经济学评价周期与新药上市时间的矛盾　绝大多数研发者和生产企业追求新药尽早上市，而药物经济学评价往往需要相对长时间的追踪、观察，这就需要研发单位和制药企业权衡利弊，不同的企业本着不同的目标会有截然不同的选择。

（3）偏倚　任何试验设计都可能产生偏倚。偏倚的产生有多方面的原因，缺乏规范的药物经济学试验准则是首要的原因，还包括人为因素的干扰、试验方法的缺欠和环境的局限等原因。为尽可能减少偏倚的影响，重要的一点是制定一套科学、严格的药物经济学临床试验规范，规定评价新药疗效的基本参数，治疗总成本的组成部分、公认的提示阳性结果的指标、对照药品或治疗的条件、试验样本的种类和大小、研究方法和过程等。尽可能使药物经济学试验采用随机、对照、前瞻性的方式进行，使药物经济学试验遵循严格规范的试验步骤，有统一的质量控制标准可循。

（4）文献资料的应用　在药物经济学试验中，经常可以借鉴他人的研究成果作为基础数据推断自己研究的可能结果，但参考文献时要注意选择跟自己研究目的相近、试验条件接近、具有可比性的试验结果，否则，会影响试验的真实性和可行性，得出错误结论。

知识链接

新药研发亟需药物经济学评价

新药研发的高投入、高风险、长周期特点，使新药研发决策的正确与否显得关系重大。决策正确，可以使企业获得巨额利润；决策失误，其结果就很可能是最终开发出来的药品因经济性差而得不到广泛的使用，从而使企业遭受巨大的经济损失。2005年阿斯利康在研的抗凝血新药Exanta治疗中风的疗效遭到FDA质疑，FDA认为该公司对药品的副作用管理计划有缺陷。该消息一经公布，阿斯利康股票立马在纽约和伦敦证券交易所重挫了3%～4%。而此前，Exanta是被业内人士一致看好将成为预防心肌梗死、肺栓塞和中风的标准疗法，一旦获得FDA的上市批准，它将成为60年来的首个抗凝血新药。

从新药研发目前的情况和未来的发展趋势看，即使新药在安全性和有效性方面符合有关要求而获得批准上市，也不等于该药物的市场前景就好，而且很可能因该药物的经济性差而销路不好。因此，研发一旦开展，就有必要对研发每个过程进行药物经济学评价，这样可以帮助人们及早获悉药物的经济性，并为每一个阶段适时做出继续或退出研发的决策提供依据，避免不必要的追加投入，为企业节约成本和时间，从而把新药研发失败的损失降到最低。

第五节　中药的药物经济学评价

中药历史悠久，源远流长，在古代有神农尝百草的传说，历经时代的演变，中药学不断发展进步，现今已经成为人们用于预防、治疗疾病的重要手段。中药主要是以制剂的形式应用，由此形成了中药的剂型。中药的剂型经历了从最初的散剂、汤剂、丸剂、膏剂、丹剂等逐渐出现了颗粒剂、胶囊剂、片剂、滴丸、注射剂等多种适用于临床不同病症并且方便临床应用的剂型。近年来还出现了缓、控释制剂以及靶向制剂，这为中药更为广泛的应用奠定了基础。在中成药的研发以及生产过程中，具有严格的质量管理体系，保证了其安全有效和质量可控，比如《中华人民共和国药品管理法》《中华人民共和国药典》等。但是对于中成药的经济性缺乏系统的评价，又在一定程度上阻碍了中成药的临床应用。

一、药物经济学评价在中成药新药上市评审中的应用

目前我国的中成药新药研发虽然质量有所提高，数量大幅度增加，但总体上仍为低水平重复，新药创新程度普遍不高。导致这一局面的原因之一就是对中成药新药研发缺乏科学的引导，上市评审标准不严格。低水平重复的新药开发既浪费了大量的社会资源，上市之后通常又成为医药界新的负担。针对我国目前中成药新药研发的现状，有必要对传统的上市评审标准进行适当扩展，增加"经济性"评审标准，实行"宽进严出"原则，以提高中成药新药上市的壁垒，引导企业开发具有成本－效果优势的中成药新药。与新药上市后的其他阶段要求进行经济学评价相比，在新药上市评审时就加入这一标准显得尤为必要。

二、中成药新药定价中的成本分析与经济学评价

我国药品生产企业制定药品价格主要采用成本加成法，《药品管理法》明确指出医药企业、医疗机构应向政府价格主管部门提供药品购销价格和数量，以便于监管部门对药价的监管。然而，我国药企虚报成本现象很突出，物价部门难以掌握药品的各项真实成本，尤其是中成药的制造成本比西药的制造成本更难以调查掌握。物价部门对药品成本大小及构成等情况的掌握处于严重信息不对称状态，使成本加成法制定的药品价格存在不同程度的虚高。因此，药品价格监管需要通过加强药物成本分析并开展药物经济学评价。对此，应通过大量调查研究切实掌握我国中成药成本的真实现状，确定成本的合理性，剔除不合理成本，比如夸大功效的广告宣传等支出成本。与其他产品相比，药品尤其是新药的成本构成存在"研高产低"的特点，即科技开发成本比例高、销售费用比例高、广告费用投入比例高，而制造成本比例较低。在对药品各项制造成本详细分析的基础上，核定药品的合理成本，以此为基础利用成本加成法判定药品价格。结合上市前的药物经济学评价结果，判断价格的科学性与合理性，并进行适当的调整，使最终确定的药品价格在弥补合理生产成本并使厂家获得合理利润的基础上，充分体现药物的经济学价值，体现优质优价，并鼓励新药的研制开发。

三、药物经济学评价在制定药品报销目录中的应用

目前，我国上市的中成药品种很多，约有一万种。但是如此之多中成药只有极低比例的品种被纳入国家基本医疗保险药品目录。我国在遴选药品时，首先给定一个药品目录的备选

药品名单，主要由遴选专家对其中的药品品种及诊疗方案的有效性、安全性和经济性进行综合评分以确定优选品种及诊疗方案。遴选专家的意见被统计分析及论证后即确定药品目录。

我国基本医疗保险药品的遴选条件为"临床必需、安全有效、价格合理、使用方便"。开展药物经济学评价可有效弥补专家主观评判的缺陷，可对药品的有效性、安全性和经济性进行客观的综合评价，从而大大提高药品目录制定的科学性。现阶段，对上市新药的增补以及目录内已有药品的调入和调出均应提供药物经济学评价依据，由相关机构负责提供这一产品的药物经济学评价报告。

四、中成药有效性的经济学评价

目前在我国对中成药进行科学合理的药物经济学评价还具有一定的难度，尤其是对中成药有效性的客观评价。中成药治疗的效果即有效性是对中成药进行药物经济学评价的先决条件，同时也是药物经济学评价的重要内容。解决中成药有效性评价问题，对中成药药物经济学研究具有重要意义。

针对中医药治疗的特殊性，在药物经济学评价中，中成药的有效性评定标准应包括以下几方面的内容：

1. 公认的西医疗效评定标准　当中成药以西医疾病主要适应证，或虽以中医疾病、证候为主要适应证，但中医病证与西医病名相对应，则宜首选公认的西医疗效判定标准，再辅以中医证候疗效判定标准。

2. 治疗前后证候变化的半定量评定标准　采用尼莫地平法计算积分变化［（治疗前积分 − 治疗后积分）／治疗前积分×100%］，根据积分变化程度将中医的证候疗效评定标准分为若干等级，分别代表不同的治疗效果，如临床痊愈、显效、有效及无效等。

3. 生存质量评定标准　由于中医药在改善生存质量方面具有重要作用，将生存质量应用于中医药临床疗效评价中，既体现了中医学的健康观，又有助于突显中医药的整体调节优势，从而充分反映中医药的疗效。在进行中成药有效性评价时，既要体现中医药的优势，采用生存质量和半定量评价指标，更要考虑与国际规范接轨，尽可能采用西医疗效判定标准，提高国际认可度。这样可以比较客观准确地衡量中成药治疗方案的产出，使中成药经济学评价结果更加科学合理。

综上所述，中成药有效性的评价应该根据中成药的治疗作用特点以及对照等具体情况选择中、西医疗效判定标准以及生存质量指标对中成药的有效性进行评价，此问题的解决对于中成药经济学评价的顺利开展具有重要意义。同时，药物经济学评价应该将市场的准入、价格的准入以及医疗保险的准入结合起来，进行综合评价，其评价结果才能为以上决策提供有价值的参考依据。

┌ 本 章 小 结 ┐

本章首先介绍了药物经济学的基本概念和主要评价方法。基本概念包括成本和收益，主要评价方法包括 CEA、CBA、CUA 和 CMA 等。其次，阐述了药品需求供给与药物经济学的关系。接着阐述了合理用药与药物经济学、新药研发与药物经济学的关系。最后，对中成药的药物经济学评价进行了探讨。

重点：药物经济学的主要评价方法；成本的识别及计算；药品需求及供给的影响因素；

合理用药与药物经济学、新药研发与药物经济学的关系。

难点：成本的识别及计算。

思考题

1. 效果、效用、效益的区别与联系是什么？
2. 怎样理解药物经济学在控制药品费用中的积极作用？
3. 药物经济学在促进合理用药中有何作用？

（华　东）

参考文献

1. 杨世民. 药事管理学 [M]. 第 5 版. 北京：人民卫生出版社，2011.

2. 刘兰茹. 药事管理学 [M]. 第 2 版. 北京：人民卫生出版社，2013.

3. 曾渝，何宁. 药事管理学 [M]. 北京：中国医药科技出版社，2014.

4. 王育红，黄金宇. 职业道德与药学伦理学 [M]. 北京：北京大学出版社，2014.

5. 张莉，刘世君，邱磊，等. 最新药品注册工作指南 [M]. 第 2 版. 北京：中国医药科技出版社，2012.

6. 田侃. 药事管理与法规 [M]. 上海：上海科学技术出版社，2015.

7. 孙利华. 药物经济学 [M]. 北京：中国医药科技出版社，2010.

8. 刘国恩. 中国药物经济学评价指南及导读. 北京：科学出版社，2015.

9. 海颖. 欧盟药物警戒信息监管体系的分析与借鉴 [J]. 中国执业药师，2011，08 (2)：30 – 33.

10. 兰茜，甄杰，翟所迪. 借鉴国外经验在我国建立国外处方药与非处方药分类管理制度的意义 [J]. 中国临床药理学杂志，2013，11：877 – 880.

11. 王岩. EDQM 机构与职能的简介 [J]. 中国药事，2008，22 (12)：1134 – 1135.

12. 曹站霞，王璟. 新医改环境下药师职责的转变 [J]. 中国现代药物应用，2013，7 (8)：136 – 137.

13. 张磊，邢花，吴洋. 医药电子商务医药电子商务 O2O 模式初探 [J]. 上海医药，2013，34 (11)：47 – 50.